W0261111

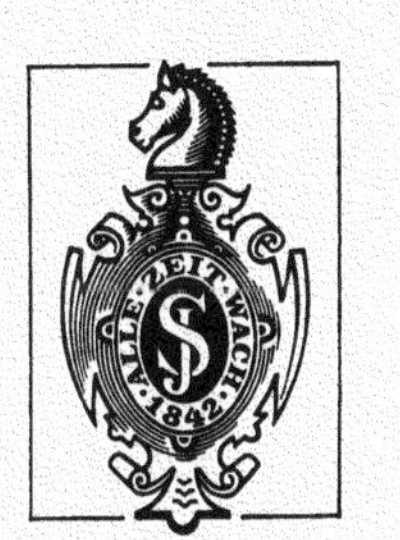
ALLE ZEIT WACH
1842

K. Musshoff · J. Weinreich · H. Willmann

Differentialdiagnose seltener Lungenerkrankungen im Röntgenbild

Dritte, überarbeitete und erweiterte Auflage

Mit 164 Abbildungen
in 317 Einzeldarstellungen

Springer-Verlag
Berlin Heidelberg New York 1979

Professor Dr. Karl Musshoff
Klinikum der Albert-Ludwigs-Universität, Radiologisches Zentrum,
Abteilung Strahlentherapie
7800 Freiburg i. Breisgau

Professor Dr. Jürgen Weinreich †
Evangelisches Diakoniekrankenhaus, Innere Abteilung
7800 Freiburg i. Breisgau

Dr. Hansjörg Willmann
Benedikt Kreutz Rehabilitationszentrum, Röntgenabteilung
7812 Bad Krozingen

ISBN-13:978-3-642-81324-5 e-ISBN-13:978-3-642-81323-8
DOI: 10.1007/978-3-642-81323-8

CIP-Kurztitelaufnahme der Deutschen Bibliothek. Musshoff, Karl: Differentialdiagnose seltener Lungenerkrankungen im Röntgenbild: e. Atlas / von Karl Musshoff; Jürgen Weinreich †, Hansjörg Willmann. – 3., überarb. u. erw. Aufl. – Berlin, Heidelberg, New York: Springer, 1979. NE: Willmann, Hansjörg.

Softcover reprint of the hardcover 3rd edition 1979

Vorwort zur dritten Auflage

Das vorgelegte Buch hat in seiner dritten Auflage eine neuerliche Überarbeitung und Erweiterung erfahren, nachdem auch die Ergänzungen in den früheren Auflagen eine freundliche Aufnahme gefunden hatten. Wiederum konnten aus einer wissenschaftlichen Ausstellung von Röntgenbildern anläßlich einer Tagung der Deutschen Gesellschaft für Tuberkulose- und Lungenkrankheiten viele neue Krankheitsfälle durchgesehen und in das Buch übernommen werden. Besonders interessierten uns hier ungewöhnliche Verlaufsformen und bei uns seltenere Formen parasitärer Erkrankungen.

Die frühere Darstellungsweise der einzelnen Fälle haben wir, ausgehend von dem üblichen Untersuchungsablauf, beibehalten, wohlwissend, daß dem Röntgenbild nicht in jedem Falle eine endgültige Funktion in der Diagnosefindung zukommt, sondern es in der Regel durch ein breites Spektrum ergänzender bronchologischer Untersuchungen eine Stützung erfahren muß. Andererseits liefert trotz Einsatz diverser ergänzender Untersuchungsmethoden die sorgfältige Analyse des Röntgenbildes auch heute fast ausnahmslos einen wichtigen Beitrag im Sinne einer Wegweisung auf dem oft mühsamen Weg zur definitiven Diagnose, wobei auch der alltägliche klinische Fall seine individuelle, einmalige und vielleicht daher seltene Problematik bekommen kann.

Punktförmige, lineare und flächenhafte Verschattungen sind Grundelemente von röntgenologisch erfaßbaren Lungenveränderungen. Deshalb haben wir auch die Aufteilung des vorliegenden Bildmaterials nach den angeführten Leitsymptomen flächenhafter, multipler fleckförmiger, streifig-netzförmiger und solitärer runder Verschattungen und von Aufhellungen der Lungenfelder und Mediastinalveränderungen als bewährte Gliederung beibehalten, was wiederum erlaubt, verschiedene ätiologische Möglichkeiten aufzuzeigen, die zu gleichen oder ähnlichen Veränderungen im Röntgenbild führen. Die Zuordnung von pathologisch-anatomisch faßbaren Lungenveränderungen zu den beschriebenen Lungenphänomenen ist differentialdiagnostisch und im Interesse einer Vergleichbarkeit von Verläufen wichtig. Dieses zunächst deskriptive Vorgehen hat sich nicht nur aus didaktischen Gründen bewährt und wir möchten an dieser grundsätzlichen Methodik mit unserem Beitrag gleichzeitig einem zunehmenden Trend der Erstellung des Röntgenbefundes, der auf die sorgfältige Trennung der beschreibenden Bildanalyse von der daraus abgeleiteten Beurteilung verzichtet, entgegenwirken und durch den nachdrücklichen Hinweis auf die Bedeutung der Bildanalyse die Diskussion um pathogenetische Faktoren offenhalten.

Allen Kollegen, welche uns das Bildmaterial zur Verfügung stellten und die in einem eigenen Register aufgeführt sind, sei an dieser Stelle besonders gedankt. Ebenfalls zu großem Dank verpflichtet sind wir auch Herrn Prof. Dr. Geinitz im Springer-Verlag, der uns zur Neuauflage ermuntert hat und uns zusammen mit seinen Mitarbeiterinnen, Frau Deigmöller und Frau Deus, bei der Bearbeitung der Neuauflage stets freundlich beriet und unterstützte.

Unser Mitautor, Herr Professor Dr. Jürgen Weinreich, verstarb vor den vorbereitenden Arbeiten der vorgesehenen Neuauflage, nachdem er nach seiner zwischenzeitlichen klinischen Tätigkeit in Lübeck in unseren Arbeitskreis zurückgekehrt war und die Leitung der Inneren Abteilung des Evangelischen Diakoniekrankenhauses in Freiburg i. Br. übernommen hatte. Seine Arbeit und Zielsetzung in den früheren Auflagen wollten wir auch in seinem Sinne in freundschaftlicher Verbundenheit und Hochachtung fortsetzen.

Freiburg i. Br. und
Bad Krozingen, im Februar 1979 K. Musshoff · H. Willmann

Inhaltsverzeichnis

Einleitung

1. Vorbemerkungen zur Technik der Lungenaufnahme

Thoraxübersichtsaufnahmen im sagittalen und frontalen Strahlengang sind die Grundlage jeder röntgenologischen Beurteilung der Lungen. Die Aufnahmen fordern oft eine Ergänzung durch eine Thoraxdurchleuchtung in verschiedenen Projektionen, durch Spezialverfahren, wie die Tomographie, die Broncho-, Angio- und Lymphographie, den diagnostischen Pneumothorax, das Pneumomediastinum und die Kymographie. Nicht selten ist jedoch eine definitive Aussage über einen pathologischen Lungenprozeß erst durch zusätzlich eingreifende diagnostische Verfahren, wie die Bronchoskopie, die Mediastinoskopie und die Thorakoskopie, unterstützt durch Nadel- und Zangenbiopsien, möglich.

Während man früher den Thoraxübersichtsaufnahmen oft eine Thoraxdurchleuchtung voranstellte, hat heute die Bedeutung der Übersichtsaufnahmen durch verbesserte Qualität und nicht zuletzt unter dem Zwang zur Vermeidung von unnötigen Strahlenbelastungen für den Patienten zugenommen. Die Thoraxdurchleuchtung ist dabei keineswegs überflüssig geworden. Sie gibt in unterschiedlichen Projektionen bei fließender Rotation des Patiententhorax Auskunft über schwer lokalisierbare Verschattungen in Herz, Hilus, Brustwand oder Zwerchfellnähe. Zugleich erlaubt sie eine Beurteilung von Bewegungsvorgängen bei der Atmung und des Kreislaufs, wodurch oft der weitere Untersuchungsplan zur Klärung von röntgenologisch dargestellten Phänomenen schneller und gezielter möglich ist.

Die Thoraxübersichtsaufnahme wird i.allg. im posterior-anterioren Strahlengang am stehenden Patienten angefertigt. Für die erforderliche zweite Ebene im frontalen Strahlengang sollte bei einseitigen Prozessen die erkrankte Seite dem Film anliegen. Bei doppelseitigen Prozessen sollte der Einzelbefund entscheiden, welche Seite dem Film anliegen soll und die Veränderungen mit geringerer Verzerrung zur Darstellung bringt.

Der diagnostische Wert von Thoraxaufnahmen wird in hohem Maße von der technischen Bildqualität und deren Konstanz bei Wiederholungsuntersuchungen bestimmt. Dieses Ziel wird durch die heute auch im Routinebetrieb möglichen technischen Fortschritte erreicht:

1. durch die Anwendung hoher Röhrenspannungen von 100–140 kV (Hartstrahltechnik),
2. durch eine automatische Steuerung der Filmbelichtung und
3. durch eine automatische Filmentwicklung.

1. Das Aufnahmeverfahren der *Hartstrahltechnik* bietet gerade für die Thoraxdiagnostik wichtige Vorteile. Bei Verwendung hoher Spannungen wird durch größere Dosisausbeute der Röntgenstrahlung von den bilderzeugenden bis zu den bildaufnehmenden Medien eine geringere Strahlungsdosis (in mAs) als bei einer Weichstrahlaufnahme benötigt. Den Dosisgewinn benutzt man zweckmäßigerweise zur Verwendung größerer Aufnahmeabstände (bis 2 m) und für den Einsatz feinzeichnender Verstärkerfolien und Streustrahlenraster zur Kontrastverbesserung, wobei dann immer noch eine genügend kurze Belichtungszeit bleibt, welche die einer normalen Weichstrahlaufnahme weit unterschreitet.

Der diagnostische Vorteil einer Hartstrahlaufnahme gegenüber einer Weichstrahlaufnahme liegt in dem größeren dargestellten Bildumfang mit größerer Bildschärfe und detailreicher Darstellung der Lungenstruktur, wobei der überlagernde knöcherne Brustkorb besser durchstrahlt wird. Die Vergrößerung des Bildumfangs bedeutet, daß ein größerer Anteil aller im Thorax vorhandenen Objekte unterschiedlichster Dichte gleichzeitig auf *einer* Aufnahme durch entsprechende Schwärzungsunterschiede abgebildet wird. Die Kontraste sehr dichter Objekte sind dabei noch dargestellt, ohne daß die Filmschwärzung durch weniger dichte Objekte zu stark wird. Bei seitlichen Aufnahmen stellen sich die stark überlagerten Spitzen der Oberlappen gleichzeitig mit den nicht überstrahlten Unterfeldern dar. Dabei ist von Bedeutung, daß die Hartstrahlaufnahmen das Lungenparenchym etwa in gleichem Kontrast wie bei Aufnahmen mit niedrigerer Röhrenspannung zur Darstellung bringen, während der Abbildungskontrast zwischen Weichteilen und Knochen und zwischen verschieden starken Knochenschichten geringer wird. Dies hat zur Folge, daß einerseits die Darstellung von Lungenherden nicht beeinträchtigt wird und andererseits die Überlagerung des knöchernen Brustkorbs in der Abbildung zurücktritt. Der knöcherne Thorax bekommt dadurch eine gläserne Durchsichtigkeit, wodurch auch Lungenherde, die hinter den Rippen, dem Schlüsselbein oder dem Sternum lokalisiert sind, besser sichtbar werden.

Die Erhöhung der Bildschärfe ist nicht nur Folge der Möglichkeit, feinzeichnende Verstärkerfolien zu verwenden, sondern auch der kürzeren Belichtungszeit, die die Bewegungsunschärfe durch Herz- und Gefäßbewegungen erheblich vermindert oder bei entsprechender apparativer Voraussetzung praktisch völlig vermeidet.

In den Fällen, in denen Schwierigkeiten in der Abgrenzung von kleinen Kalkherden in der Lunge gegenüber ähnlich geformten Narben entstehen oder ein größerer Kontrast in der Darstellung nicht überlagerter Herde oder eine bessere Beurteilung von Knochenstrukturen gefordert wird, muß selbstverständlich die Aufnahmetechnik mit niedrigen Röhrenspannungen (etwa 50–80 kV) und evtl. ohne Rasteranwendung den Erfordernissen angepaßt werden.

2. Eine optimale und gleichbleibende Filmschwärzung wird alleine durch eine *automatische Belichtung* gewährleistet, welche die Herstellung vergleichbarer Verlaufsserien über große Zeiträume unabhängig von der individuellen Patientenbeschaffenheit erlaubt. So hat sich die Belichtungsautomatik mit der Dreifelderkammer bewährt. Bei einseitigen Verschattungen kann wahlweise die linke oder rechte Lungenhälfte mit den zugeordneten Meßfeldern optimal belichtet werden, wobei durch zusätzliche Verwendung von Ausgleichsfiltern beide Lungenhälften gleichzeitig richtig dargestellt werden können. Die Ausgleichsfilter werden zweckmäßigerweise vor die Tiefenblende der Röntgenröhre eingeschoben, wodurch die Begrenzungslinien des Filters auf der Aufnahme nicht mehr erkennbar werden. Voraussetzung für Aufnahmen mit einer Belichtungsautomatik sind allerdings einheitliche Kassetten, Folien und Filme mit gleichbleibender Empfindlichkeit und deren gleichmäßige Dunkelkammerverarbeitung.

3. Die Konstanz der *Dunkelkammerverarbeitung* der Filme kann grundsätzlich auch durch manuelle Filmbearbeitung, durch Filmentwicklung nach Zeit unter Temperaturkonstanz und regelmäßiger Regeneration der Chemikalien zufriedenstellend erreicht werden. In rationellster Form ist eine gleichmäßige Bildqualität aber nur bei vollautomatischer Verarbeitung durch entsprechende Entwicklungsmaschinen gewährleistet.

2. Vorbemerkungen zur Beurteilung der Lungenaufnahme

Voraussetzung, eine Untersuchungsmethode diagnostisch voll auszuwerten, ist die Kenntnis ihrer Aussagemöglichkeiten und ihrer Aussagegrenzen. Die Aussagemöglichkeit des Röntgenbildes ist – unter Berücksichtigung der methodisch bedingten unterschiedlichen Betrachtungsweise – am ehesten dem makroskopischen Bereich der Anatomie und pathologischen Anatomie vergleichbar. Ihre Aufgabe ist darum in erster Linie eine deskriptive Darlegung der im Röntgenbild zur Darstellung kommenden anatomischen oder pathologisch-anatomischen Verhältnisse. Hierfür ist eine genaue Kenntnis der Anatomie des zu untersuchenden Organs und der Möglichkeiten seiner krankhaften Veränderungen selbstverständliche Voraussetzung. Bei der Beurteilung eines Röntgenbildes der Lunge ist – auch wenn das nicht in allen Fällen möglich sein wird – eine möglichst genaue Zuordnung der krankhaften Abweichungen vom Normalbild zum zugehörigen Teilsystem des Organs anzustreben. Das sind bei den Lungen das Parenchym und das Gerüst und hier wiederum das Stroma selbst, die im Gerüst geführten Systeme der Lymphwege mit den Lymphknoten, der Luftwege und der Gefäße mit den Arterien, Venen und, davon untrennbar, dem Herzen und der Pleura.

Die Röntgenuntersuchung kann selbstverständlich keine Aussage im mikroskopischen Bereich und damit durchweg keine unmittelbare Artdiagnose geben. Die Möglichkeit aber, röntgenologisch beobachtbare Phänomene topographisch im Sinne des Lungenaufbaus richtig einordnen zu können, kann ein Beitrag zur differentialdiagnostischen Einengung von in Frage kommenden Erkrankungen sein.

Das von uns gewählte Einteilungsprinzip von röntgenologischen Leitsymptomen kommt einer solchen morphologischen Zuordnung krankhafter Veränderungen entgegen. Dennoch bleibt das röntgenologische und das topographisch zugeordnete Substrat in einem Großteil der Fälle in seiner Ursache vielfältig und deshalb diagnostisch vieldeutig. Um zu einer weiteren Einengung der reinen Röntgendiagnose zu gelangen, ist es deshalb wichtig, nicht nur die Lungenveränderungen an sich zu registrieren, sondern sie auch hinsichtlich ihres Ausgangspunktes in den Lungen, ihrer Lage, Form und Begrenzung genauer zu betrachten und schließlich auch auf zusätzliche Zeichen an den extrapulmonalen Thoraxabschnitten zu achten. Aus der Berücksichtigung all dieser Befunde wird eine Diagnoss aus dem Röntgenbild eher möglich sein. Es ist deshalb bei Betrachtung eines Röntgenbildes notwendig, stets mit einer gewissen Systematik vorzugehen. Besonders sind folgende Punkte zu überprüfen:

2.1. *Die Topographie der Veränderungen.* Die Veränderungen können in einem oder mehreren Lungenlappen oder auch in einzelnen Segmenten liegen. Die Zuordnung nach Lappen und Segmenten ist für die Beurteilung der topographischen Situation und des Umfangs krankhafter Befunde wichtig und für die operative Intervention unerläßlich. Die Veränderungen können einen ganzen Lappen, ein ganzes Segment oder Teile davon betreffen; bei teilweisem Befall läßt sich gegebenenfalls noch eine Unterscheidung nach der Lokalisation im Lungen-(Lappen-, Segment-)kern oder -mantel treffen, jedoch wird eine genauere Lokalisation hinsichtlich der Segmentverteilung der Lungen bei Vorliegen von Aufnahmen in mehreren Ebenen möglich sein. Schließlich ist anzugeben, ob Veränderungen im Röntgenbild ein- oder doppelseitig, symmetrisch oder asymmetrisch angeordnet sind.

2.2. *Der Charakter der Veränderungen.* Die Veränderungen können als Verschattungen oder als Aufhellungen von unterschiedlicher Intensität vorkommen.

2.2.1. *Verschattungen.* Die Verschattungen können grundsätzlich flächenhaft, linear (streifig-retikulär) oder fleckförmig sein.

2.2.1.1. *Flächenhafte* Verschattungen werden ganz allgemein durch Veränderungen des Lungenparenchyms (Infiltrate, Neubildungen, Atelektasen) herbeigeführt. Sie können homogen und inhomogen, scharf und unscharf begrenzt sein. Sonderformen sind Rund- und Keilschatten.

2.2.1.2. *Streifig-retikuläre* Verschattungen sind durch Veränderungen des Lungengrundgerüstes selbst und der Organe des Gerüstes (Blut- und Lymphgefäße, Bronchien) bedingt.

Die normale, charakteristische, mehr lineare Lungenzeichnung wird im wesentlichen durch die Gefäßschatten des kleinen Kreislaufs gebildet. Dementsprechend kann eine Gefäßhypoplasie zu einer einfachen Verminderung, eine allgemeine Gefäßerweiterung zu einer Verstärkung der Lungenzeichnung führen, wobei gleichzeitig noch peripher gelegene Gefäßabschnitte erkennbar werden, die normalerweise nicht sichtbar sind. Pathologische Veränderungen des Bindegewebes selbst führen dagegen über die Gefäßzeichnung hinaus zu einer verstärkten retikulären Zeichnung, die alle Grade einer eben erkennbaren feinen Netzzeichnung bis zum groben und derben Maschennetz umschließt. Eine vermehrte Füllung der Lymphwege (Lymphstauung) oder eine Lymphangitis führen zu einer verstärkten Streifenzeichnung, die oft besenreiserartig von den Hili ausgeht. Dabei sind die Hiluslymphknoten oft vergrößert. Veränderungen der Bronchien, die mit Wandverdichtungen oder vermehrter Sekretabsonderung einhergehen, führen ebenfalls zu streifigen Verschattungen, die im Unterschied zu den vorherigen Veränderungen doppelt konturierte Verläufe erkennen lassen. Bei allen interstitiellen Veränderungen, die ihren Ursprung vom Hilus nehmen, sind die Verschattungen auf diesen ausgerichtet.

2.2.1.3. *Fleckförmige* Verschattungen nehmen ihren Ursprung am Parenchym oder Interstitium. Bei den letzteren entsteht dabei das Bild der nodulär-retikulären Verschattung. Die fleckförmigen Schatten treten fast ausnahmslos gehäuft auf, wobei die Größe der Fleckschatten von eben erkennbarer Größe eines Staubkorns bis zu gröberen Fleckschatten reichen kann.

Alle diese Lungenverschattungen – flächige, streifige und fleckförmige – können regelmäßig oder unregelmäßig, scharf oder unscharf begrenzt sein, Befunde, die oft Rückschlüsse auf die Ätiologie der Veränderungen ermöglichen.

2.2.2. *Aufhellungen.* Aufhellungen kommen durch eine Zunahme des Luftgehaltes in den Lungen oder in Teilen der Lungen zustande, wodurch das Verhältnis der schattengebenden Anteile der Lungen (Gewebe, Gewebeflüssigkeit und Blut) zugunsten des Luftanteils reduziert wird. Dabei können zwei Formen der Aufhellungen unterschieden werden:

2.2.2.1. Aufhellungen durch angeborene Hypoplasie, Mißbildungen oder erworbene Rückbildung von Lungengewebe und Überblähungen, wobei alle Anteile der Lungen im unterschiedlichsten Maße betroffen sein können. Die Hypoplasie oder Minderdurchblutung des Gefäßsystems führt durch ein vermindertes Blutvolumen im kleinen Kreislauf zu einer – wie oben schon ausgeführt – verminderten Lungengefäßzeichnung und dadurch erhöhten Strahlendurchlässigkeit im betroffenen Lungenabschnitt. Erweiterungen des Bronchialbaumes, vor allem angeborene, wie z.B. Bronchicktasen und Zysten, führen zu umschriebenen Aufhellungen, entsprechend dem anatomischen Bild der Erweiterungen der Bronchiallumina. Dabei ist allerdings zu berücksichtigen, daß durch sekundäre Veränderungen in Form von Sekretretention, entzündlichen Infiltraten oder Narbenbildungen das ursprüngliche röntgenologische Bild überlagert werden kann. Der Untergang von Lungenparenchym, wie er bei den verschiedenen Formen des Emphysems vorkommt, führt ebenfalls zu entsprechenden Aufhellungen, die alle Grade von einer eben erkennbaren Rarefizierung bis zum vollständigen Schwund jeder Lungenstruktur im betroffenen Gebiet erreichen können. In der Nachbarschaft geschrumpfter Lungenbezirke und distal von Ventilstenosen kann es zu einer Überblähung kommen, die zu einer Aufhellung dieser Lungenbezirke führt. Letztlich bedingt ein Pneumothorax durch einen Kollaps der Lunge eine homogene Aufhellung von Teilen eines Lungenfeldes, wobei eine differentialdiagnostische Abgrenzungsmöglichkeit gegenüber einer emphysematösen Aufhellung dadurch gegeben ist, daß die Pleura visceralis als Begrenzung der Lunge erkennbar bleibt.

2.2.2.2. Gegenüber diesen durch eine unmittelbare Reduktion von Lungengewebe und intrapulmonalem Blutvolumen bedingten Aufhellungen sind noch solche zu nennen, die durch Einschmelzungen von Lungengewebe im Gefolge anderer Erkrankungen verursacht sind. In diese Gruppe gehört eine große Zahl von entzündlichen, dystrophischen und tumorösen Erkrankungen, die sekundär einschmelzen können. In dem vorher verschatteten Lungengebiet entsteht dann eine Aufhellung, die aber nur im Vergleich zur umgebenden Verschattung als solche imponiert, jedoch nicht im Vergleich zur Strahlenresorption einer gesunden Lunge. Die Aufhellungen im Röntgenbild, die in einem besonderen Kapitel dieses Buches aufgeführt sind, befassen sich nur mit der ersten hier genannten Gruppe, die durch eine im Vergleich zur gesunden Lunge absolut erhöhte Strahlendurchlässigkeit gekennzeichnet ist.

2.3. *Extrapulmonale Veränderungen.* Diese können als Begleitprozesse im Gefolge von Lungenerkrankungen auftreten, aber auch ihrerseits Ausgangsort von Lungenveränderungen sein.

2.3.1. *Hilusveränderungen.* Die Hili können ein- oder doppelseitig vergrößert oder verkleinert sein.

2.3.1.1. Eine *Vergrößerung* ist durch Lymphknotenschwellungen, durch eine Erweiterung oder Erkrankung der Lymphgefäße verursacht.

Lymphknotenvergrößerungen im Hilus können sekundär als Metastasen oder als Lymphadenitis bei entzündlichen Lungenerkrankungen entstehen; sie können aber auch zuerst erkranken und dann Ausgangsort von Lungenerkrankungen sein, wie z.B. beim Morbus Boeck, der Lymphogranulomatose und anderen Erkrankungen des lymphatischen und retikulären Systems.

Eine Erweiterung der arteriellen Lungengefäße ist Folge einer Druckerhöhung oder eines vermehrten Blutvolumens im kleinen Kreislauf. Eine Unterscheidung zwischen Druckerhöhung im kleinen Kreislauf und einem vermehrten Durchfluß ist – neben dem Verhalten der zentralen Arterienpulsation – aus dem Verhalten der peripheren Gefäße und der zentralen Arterien und der Lungenvenen möglich, wobei die Venen im ersten Fall enggestellt, im zweiten Fall aber wie die zentralen Arterien erweitert sind. Die Verbreiterung der Lymphgefäße im Hilus ist entweder Folge einer Abflußbehinderung in dessen Bereich oder Ausdruck einer entzündlichen oder karzinomatösen Lymphangitis, die ihren Ausgang vom Hilus oder den Lungen nimmt.

2.3.1.2. Eine *Verkleinerung* des Hilus entsteht fast ausnahmslos durch eine erworbene Verengung oder angeborene Hypoplasie der zentralen Pulmonalarterien, die ja praktisch alleine die normale Hiluszeichnung ausmachen.

2.3.2. *Herz- und Gefäßveränderungen.* Der enge funktionelle Zusammenhang der Lungen mit dem Herzen bringt es mit sich, daß Lungenerkrankungen die Herzform beeinflussen und umgekehrt Herzerkrankungen auch das Lungenbild verändern können.

Eine ganze Reihe chronischer Erkrankungen der Lungen führt auf die Dauer zu einer Einengung der Strombahn im betroffenen Gebiet, damit zur Steigerung des arteriellen Druckes und zur Ausbildung eines sog. Cor pulmonale. Dieses Cor pulmonale im engeren Sinne (primäres Cor pulmonale) wird durch entzündliche, dystrophische und maligne Prozesse des Lungenparenchyms und -gerüstes der verschiedensten Genese und durch Erkrankungen der Lungenstrombahn selbst (Arteritiden, Thrombosen und Embolien) verursacht. Dabei führen die Erkrankungen der Lungenstrombahn zu einer stärkeren Einengung des Gefäßquerschnittes als die Erkrankungen des Parenchyms und des Lungengerüstes und somit auch zu einer schnelleren Entwicklung eines Cor pulmonale. Bei einer Einflußbehinderung in den linken Ventrikel als Folge einer muskulären Insuffizienz des Ventrikels, einer Mitralstenose oder beispielsweise eines einengenden Tumors im Bereich des linken Vorhofs kann es zu einer Stauung in der Lungenstrombahn und zur kompensatorischen Hypertrophie des rechten Ventrikels kommen (sog. sekundäres Cor pulmonale). Auch wenn das extrapulmonale Strömungshindernis nicht – wie in diesen Fällen – der Lungenstrombahn nachgeschaltet, sondern ihr, wie beispielsweise bei der Pulmonalstenose, vorgeschaltet ist, kommt es ebenfalls zur Hypertrophie des rechten Ventrikels mit Umformung des Herzens im Sinne eines Cor pulmonale, wobei sich allerdings das Bild der Lungenstrombahn infolge des verminderten Druckes und Durchflußvolumens im kleinen Kreislauf grundsätzlich von der ersten Form unterscheidet. So sind bei der Pulmonalstenose der Druck in der A. pulmonalis und der Lungendurchfluß vermindert, die Hilus- und Lungengefäße, mit Ausnahme der poststenotischen Erweiterung der A. pulmonalis, verschmälert, die Lungenzeichnung in ihrer Gesamtheit herabgesetzt und die Strahlendurchlässigkeit der Lungenfelder entsprechend erhöht. Demgegenüber ist bei der Pulmonalsklerose, primärer oder sekundärer Genese, der Druck in der A. pulmonalis erhöht und der Durchfluß in fortgeschrittenen Stadien vermindert, wodurch im Röntgenbild die zentralen Arterien erweitert und die peripheren Arterien und Venen verschmälert sind und es zu einem charakteristischen Kaliberabbruch der Arterien (sog. Hilusamputation) kommt. Schließlich können auch angeborene Herzfehler einen vermehrten Durchfluß des kleinen Kreislaufs bedingen, dessen Röntgenbild, solange keine Widerstandserhöhung vorliegt, eine oft eigene Charakteristik aufweist, die durch eine gleichmäßige Erweiterung aller Gefäße gekennzeichnet ist.

2.3.3. *Pleurale* Veränderungen. Bei sehr vielen Erkrankungen der Thoraxorgane ist die Pleura miterkrankt. Hierbei können wir unterscheiden zwischen feuchten (Transsudat, Exsudat) und festen Pleuraveränderungen (Schwarten, Geschwülste). Infolge des großen Gefäßreichtums der Pleura kommt es bei allen entzündlichen und malignen Prozessen der Pleura sehr schnell zur Exsudation, bei Stauung der Gefäße und der Lymphwege zur Transsudation (Stauungsergüsse) in den Pleuraraum hinein. Bei der Resorption eiweißhaltiger Ergüsse entsteht die Pleuraschwarte, die durch die narbige Einschnürung und ihre Tendenz zur Schrumpfung eine schwere Behinderung der Atemfunktion darstellen kann. Der Übergang dieses Exsudates in feste Schwarten ist im Röntgenbild dadurch gekennzeichnet, daß die vorher weichen und fließenden Schattenformen in harte Schatten mit unregelmäßigen Konturen übergehen. Hierbei ist allerdings zu berücksichtigen, daß bei Resorption der Ergüsse eine noch bestehende fibrinöse Pleuritis schon eine Vernarbung vortäuschen kann, die tatsächlich – wie dann weitere Kontrollen zeigen können – noch weitgehend rückbildungsfähig ist. Die Pleura kann aber nicht nur sekundär im Gefolge benachbarter Organveränderungen, sondern auch selbst erkranken, beispielsweise als rheumatische oder tuberkulöse Pleuritis, oder eigene Tumoren bilden (Mesotheliome).

2.3.4. Veränderungen des *Zwerchfells*. Bei Beurteilung der Zwerchfellbegrenzung ist in Verbindung zum Lungenbefund vor allem auf die Form, den Stand und die in- und exspiratorische Beweglichkeit beider Zwerchfellhälften sowie auf die Restzustände durchgemachter Pleuraerkrankungen mit ihren Folgen auf Form, Stand und Beweglichkeit zu achten. Einseitige Paresen weisen auf krankhafte Prozesse im Bereich des Mediastinums hin, die nicht nur maligner Art zu sein brauchen, sondern gelegentlich auch entzündlicher Genese sind.

2.3.5. Die *Thoraxform*. Beim jugendlichen Menschen ist die Thoraxform harmonisch gewölbt und konisch mit gleichmäßig abfallenden Rippen, während sie beim älteren Menschen und besonders beim Emphysematiker mehr faßförmig mit gespreizten und nahezu horizontal verlaufenden Rippen gestaltet ist. Thoraxdeformierungen weisen, wenn keine Wirbelsäulenverkrümmungen vorliegen, auf verschwielende und schrumpfende Prozesse der Lungen und der Pleura hin.

In den folgenden Kapiteln wird immer wieder auf die Bedeutung einer umfassenden Beurteilung von Lungenaufnahmen hingewiesen. Die Summe der einzelnen röntgenologischen Veränderungen erlaubt es in vielen Fällen, schon aus dem Röntgenbild zu einer Diagnose zu kommen oder sie bei Kenntnis zusätzlicher klinischer Daten mindestens wahrscheinlich zu machen.

I. Flächenhafte Lungenverschattungen

Flächenhafte Verschattungen der Lungenfelder werden durch krankhafte Veränderungen des Lungenparenchyms hervorgerufen. Sie können *entzündlicher* oder *neoplastischer* Art und gelegentlich auch durch *Mißbildungen* verursacht sein. Die flächenhaften Verschattungen des Lungenparenchyms müssen danach unterschieden werden, ob sie in sich homogen oder inhomogen sind. Inhomogene flächenhafte Verschattungen entstehen oft durch Konfluenz kleinerer Schattenbezirke, wobei der inhomogene Charakter i.allg. auch bei fortgeschrittenen Stadien erkennbar bleibt.

Primär homogene Verschattungen entstehen bei der Lobärpneumonie und bei Tumoren. Ist die lobäre Pneumonie durch einen Lappenspalt begrenzt, so ist ihre Begrenzung scharf, sonst unscharf und fließend. Dagegen sind homogene Verschattungen mit scharfer, regelmäßiger, aber auch unregelmäßig verlaufender Kontur, die nicht durch den Lappenrand begrenzt sind, verdächtig auf tumoröse Veränderungen im Parenchym. Primär inhomogene, konfluierende Verschattungen sprechen für einen exsudativ-entzündlichen Prozeß, der, wenn er mehr in ein produktives Stadium übergeht, schärfer begrenzt wird oder bei Sekundärveränderungen in Form von Atelektasen auch homogener werden kann. Hierbei gibt es aber auch Ausnahmen, wie bei der Besprechung der Lungenadenomatose noch gezeigt wird.

1. Unter den *entzündlichen* Prozessen, die zu flächenhaften homogenen Verschattungen im Röntgenbild führen, stehen an erster Stelle, dem behandelten Thema entsprechend, die **chronischen Pneumonien.** Als solche bezeichnet man pneumonische Infiltrate, die nicht zur Lösung kommen und länger als 6 Wochen bestehen. Die Ursachen für den chronischen Verlauf sind unterschiedlich, ihre Abklärung erfordert eine genaue Untersuchung mit Einsatz aller klinischen, bronchologischen und vor allem auch bakteriologischen Untersuchungsmöglichkeiten (Gartmann, 1961).

Chronische Pneumonien ergeben im Röntgenbild meist großflächige, homogene Verschattungen (Fall 1). Zu bedenken ist dabei, daß durch den chronisch vernarbenden Prozeß das im Erkrankungsgebiet liegende Bronchialsystem oder auch der N. phrenicus (Fall 12) mitbetroffen ist. Dabei kann es zu sekundären Bronchiektasen oder auch Bronchusstenosen kommen. Bronchusstenosen können so hochgradig sein, daß Atelektasen entstehen (Fall 11 u. 17). Ähnliche Einwirkungen auf das Bronchialsystem werden wir auch bei den interstitiellen Lungenveränderungen finden. Im Gegensatz zu diesen Erkrankungen wird aber bei den Parenchymprozessen eine Auswirkung auf die Lungengefäße mit ihren Folgen für den kleinen Kreislauf (Drucksteigerung) und das Herz (Ausbildung eines Cor pulmonale) weniger ausgeprägt gesehen (s. S. 5 u. 163).

Eine häufige Ursache chronischer Pneumonien ist eine Einengung des Bronchus durch gutartige oder bösartige Tumoren (Fall 8, 9, 13, 14, 15, 16, 29). Ob Lymphknotenschwellungen allein ausreichen, eine genügende Obstruktion eines Bronchus zu erzeugen, muß dahingestellt bleiben (Fall 17). Nach Erfahrungen Huzlys (1963) sind zur Kompression eines Bronchus große Lymphome erforderlich, es können aber auch große Lymphknotenpakete ohne Lumenveränderungen einhergehen. Bei Erwachsenen haben Wurm und Reindell (1963a) im Stadium I des Morbus Boeck trotz mächtiger Lymphknotentumoren nie Bronchuskompressionen gesehen. Auch Huzly (1963) beschreibt nur Lymphknotenimpressionen mit einer Spreizung der Bifurkation. Im Stadium II und III des Morbus Boeck kann es dagegen durchaus durch granulomatöse und narbige Veränderungen der Bronchialwand bzw. durch die Fibrose zur Bronchusstenose kommen. Im Stadium II unterscheidet Huzly (1963) zwei verschiedene Typen von Bronchusveränderungen im Bronchogramm; der eine ist ein dornförmiger Stop, der differentialdiagnostisch an ein Bronchialkarzinom denken läßt, der andere eine lange fadenförmige Stenose, die durch eine röhrenförmige Besiedlung der Schleimhaut mit granulomatösen Herden bedingt ist. Die dornförmigen Füllungsabbrüche stellen meist nur den Anfang einer solchen Bronchusstenose dar, die mangelnde Füllung wird durch das poststenotische Emphysem verursacht. Citron und Scadding (1957) sowie Kalbian (1957) zeigten multiple Bronchusstenosen, die an diffuse Bronchospasmen erinnern. Verlaufsbeobachtungen fadenförmiger Bronchusstenosen haben gezeigt, daß eine Rekanalisation und Wiederbelüftung des betreffenden Lungenabschnitts eintreten kann (s. Fall 125). Demgegenüber sind die Bronchusstenosen bei der Sarkoidose II durch eine peribronchiale Fibrose, also nicht unmittelbar durch den eigentlichen sarkoidotischen Prozeß selbst bedingt und nicht rückbildungsfähig.

Eine **obstruktive Pneumonie** zeigt oft die Tendenz zur Einschmelzung (z.B. Fall 29 und wohl auch Fall 34).

Als Sonderform einer chronischen Pneumonie gilt das sog. **Mittellappen-Syndrom** (Uehlinger u. Schoch, 1957b). Huzly (1962) versteht darunter ein poststenotisches Syndrom, das sich durch die anatomischen Besonderheiten des Mittellappenbronchus, seinen fast rechtwinkligen Abgang, sein relativ enges Kaliber, seine dünne Wandung und seine Umgebung von kranzförmig angeordneten Lymphknoten von den poststenotischen Syndromen anderer Lungenlappen unterscheidet. Es ist in hohem Prozentsatz eine **posttuberkulöse** Erkrankung (Fall 7). Als andere Ursachen kommen auch **unspezifische entzündliche** Stenosen des Mittellappenbronchus im Gefolge von Viruslymphadenitiden, einer Silikose oder Silikotuberkulose oder eines Morbus Boeck (Fall 6) in Betracht. Jedoch ist die primäre komprimierende Wirkung von Lymphknotenschwellungen alleine nicht entscheidend für die Entstehung der Stenose. Diese ist eher Folge einer Peribronchitis mit Schrumpfung und Knorpelnekrose und einer oft bis ins Kindesalter zurückzuverfolgenden, z.T. ulzerösen und stenosierenden Bronchitis, wodurch infolge der Stenose im Mittellappen dann gehäuft sekundär Pneumonien, Atelektasen und Bronchiektasen entstehen. Obwohl Neoplasien und spezifische Parenchymentzündungen im Interesse einer engen Begrenzung des Begriffes im Sinne der ursprünglichen Formulierung von Graham et al. (1948) und Brock (1950) nicht hinzugerechnet werden können, führen andererseits aber eine Bronchusstenosierung anderer Ursache, wie z. B. durch **Tumoren** (Fall 8), eine **Lymphogranulomatose** oder **Fremdkörper** ebenfalls flüchtig zum Bild einer Mittellappenatelektase, -pneumonie oder Induration wie beim Mittellappen-Syndrom.

Klinisch ist das Syndrom vielfach symptomlos und wird dann nur zufällig entdeckt. Es kann sich u. U. schon in wenigen Wochen entwickeln. Zur diagnostischen Klärung der Ursache eines Mittellappen-Syndroms bzw. der Art der Bronchusstenose tragen die Bronchographie und vor allem die Bronchoskopie wesentlich bei.

Das Bild einer chronischen Pneumonie können **Mykosen** bzw. verschiedene Pilze (Fall 2, 33, 36) verursachen. Einschmelzungen sind auch dabei möglich (Fall 33, 36) und erfordern dann eine sorgfältige Abgrenzung gegen eine Tuberkulose. Bisweilen können diskrete röntgenologische Kriterien diagnostische Hinweise vermitteln, z.T. ein weniger homogener Charakter der Verschattungen wie bei der **Candida-Pneumonie** (Fall 2) oder eine langsame Progredienz und rascher Schrumpfungstendenz bei der **Aktinomykose** (Fall 36). Aber auch präformierte Lungenbezirke, Abszeßhöhlen, Kavernen (Fall 33) oder sequestrierte Lungenbezirke bei der Lungensequestration (Fall 22) können sekundär mit Pilzen besiedelt werden. Ein typisches Beispiel hierfür ist die Aspergillusinfektion in Form des sog. **Aspergilloms** (s.S. 120). Derselbe Pilz (Aspergillus fumigatus) kann aber auch zu einer akuten Infektion unter dem Bild einer Bronchopneumonie oder Lappenpneumonie führen. Schließlich ist noch zu erwähnen, daß möglicherweise auch **Bronchitiden** durch Pilze verursacht werden (Wegmann, 1962). Der Sputumbefund wird für die Art der Pilzinfektion als Beweis herangezogen.

Eine großflächige Verschattung in der Lunge im Verlauf einer **Boeckschen Sarkoidose** ist nicht häufig, muß aber doch erwähnt werden, wobei ein solcher Lungenbezirk gelegentlich auch einmal zentral einschmelzen kann (Fall 30).

Der **hämorrhagische Lungeninfarkt** führt ebenfalls zu einer homogenen Verschattung, die sich aber nur in einem Teil der Fälle in der charakteristischen Keilform darstellt (Fall 4 u. 5). In der Mehrzahl kommt es bei der Lungeninfarzierung zu uncharakteristischen rundlichen oder fleckförmigen Verschattungen, oft mit unscharfer und verwaschener Zeichnung (wie z. B. in Fall 5).

Bei sehr schwerer Strahlenschädigung der Lunge kann die **strahleninduzierte Infiltration** zu einer mehr oder weniger vollständigen Induration des betroffenen Lungenabschnitts mit homogener Verschattung des Lungenparenchyms führen. Im allgemeinen kommt es zwar bei der Strahlenfibrose nicht zu Veränderungen am Bronchialsystem (Uehlinger u. Schoch, 1957a), bei solch schweren Schädigungen mit völliger Induration ganzer Lungenabschnitte ist dies aber doch möglich (Fall 18).

2. Durch *maligne Infiltrationen* im Parenchym hervorgerufene Verschattungen sieht man – außer bei dem **Bronchialkarzinom** oder Sarkom – auch öfter bei der pneumonischen Form der **Lymphogranulomatose** (Fall 10, 24, 31). Durch zusätzliche Einschmelzungen kann eine Differenzierung weiter erschwert werden (Fall 31).

Eine **Leukämie** führt gelegentlich einmal zu flächigen Verschattungen, meist sind diese Veränderungen aber mehr streifig, entsprechend dem perivaskulären Vordringen der Infiltrate (Fall 86).

Im Gegensatz zu den Tumorinfiltraten, die im Röntgenbild mehr homogene dichte Verschattungen mit scharfer Begrenzung hervorrufen (Fall 32), macht die diffuse pneumonische Form der sog. **Lungenadenomatose** (Synonyme nach Spencer: diffuse epitheliale Hyperplasie der Lungen, Alveolarzellkarzinom, Bronchiolarkarzinom, bronchioläre Adenomatose; nach Bell: diffuse epitheliale Hyperplasie; nach Taff und Nickerson: pulmonale, muköse, epitheliale Hyperplasie; nach Homann: Alveolenkarzinose; nach Eismayer: primäres Gallertkarzinom der Lunge; nach Ossermann und Neuhof: papilläres mukozelluläres bzw. gelatinöses Adenokarzinom; nach Eck: Carcinoma effusum superficiale tapetoideum aut alveolare) sehr viel häufiger inhomogene und konfluierende Bilder mit unscharfer Begrenzung, die einer diffusen Pneumonie oder konfluierenden Bronchopneumonie ähneln (Fall 25 u. 27).

Der histo- und morphogenetische Ausgangspunkt der Lungenadenomatose wird von einem Teil der Autoren ins Alveolarepithel verlegt, von der Mehrzahl aber als blastomatöse Wucherung des Bronchialepithels terminaler oder vorgeschalteter Anteile der Lungenstrombahn mit eigenartiger Wuchsform und mikroalveolärer Ausbreitung angesehen (Schulze, 1973). Eine Metastasierung erfolgt prinzipiell ebenso häufig wie bei verschiedenen Bronchialkarzinomformen (Eck et al., 1969). Die Erkrankung befällt im Gegensatz zum Bronchialkarzinom aber beide Geschlechter etwa gleich häufig. Ihr Anteil an allen Lungenkarzinomen beträgt bis zu 5%, ist also relativ selten, jedoch ist seit 1940 ein Anstieg der registrierten Fälle zu verzeichnen. Das besondere Merkmal dieses Tumors ist seine tapetenartige Ausbreitung an der Oberfläche der Alveolarwandung und eine reichliche Schleimsekretion mit Behinderung des Gasaustausches in den Lungen. Das klinische Bild wird daher nach einem oft stummen Intervall durch eine sich langsam verstärkende Atemnot, durch einen hartnäckigen Reizhusten und bisweilen große Mengen seifenlaugenähnlichen Auswurfs bestimmt. Abgesehen von der zunehmenden Atemnot kann jedoch der übrige klinische Befund relativ lange unauffällig sein.

Das Röntgenbild entwickelt sich, je nach Ausbreitung des Tumors, wie bei einer Lobärpneumonie in einem ganzen Lappen oder in großen Teilen der Lunge, das Bild einer Bronchopneumonie eher durch Befall vieler kleinerer Bezirke mit Konfluenz derselben (Fall 27). Grundsätzlich stellt aber eine diffuse pneumonische Form der Lungenadenomatose ein fortgeschrittenes Stadium der Erkrankung dar, wobei hier schon auf weitere Erscheinungsformen hingewiesen werden soll, die, entsprechend ihrer allmählichen Entstehung im Röntgenbild, als Rundherde (knotige Form) oder disseminierte miliare Herde (bei multifokaler Ausbreitung) erscheinen und deshalb in den Kapiteln II und III (S. 74 u. 121) näher behandelt werden. Das beschriebene, relativ charakteristische klinische Bild kann zur Differentialdiagnose gegenüber anderen pneumonischen Erkrankungen, wie der Karzinom- und Pilzpneumonie oder der Tuberkulose, eine Hilfe sein (Seidel, 1961). So ist beim Bronchialkarzinom oft bronchoskopisch oder bronchographisch der Bronchusverschluß mit nachgeschalteter Obstruktionsatalektase nachweisbar, während bei Lobär- oder Infarktpneumonien im Gegensatz zu dem schleichenden Beginn der Lungenadenomatose der Eintritt der Erkrankung meist akut ist (Walther u. Heuck, 1962). Differentialtherapeutisch

kann auch das Versagen einer Pneumoniebehandlung herangezogen werden.
3. Eine *Mißbildung*, die schon bei Kleinkindern eine homogene Verschattung einer ganzen Lunge verursacht, ist die **Lungenagenesie.** Betroffen ist aus ungeklärten Gründen vor allen Dingen die linke Lunge (Baumgartl, 1958). Der klinisch-auskultatorische Befund ist oft gering, da die normale Lunge weit überlappen kann, auch die übrigen klinischen Symptome sind nur wenig ausgeprägt. Eine Lungenagenesie kann mit anderen Mißbildungen vergesellschaftet sein. Sie kann durch die Angiokardiographie und Bronchographie bewiesen werden. Bei der Bronchographie ergeben sich dabei verschiedene Formen der Mißbildung: Der Stammbronchus kann völlig fehlen oder als Rudiment vorhanden sein, es können aber auch noch Lappenbronchien und kleine Anlagen von Segmentbronchien ausgebildet sein (Fall 19 u. 20).
Die sog. **Lungensequestration** wurde von Müller 1928 als ein einheitliches selbständiges Krankheitsbild im Gegensatz zu den angeborenen akzessorischen Lungenlappen beschrieben. Man versteht darunter eine Abtrennung eines Lungenlappenabschnitts aus seiner natürlichen Verbindung mit dem Bronchialbaum als Folge einer embryonalen Entwicklungsstörung. Die Sequestration wird dabei gelegentlich als „Nebenlunge" bezeichnet. Es werden verschiedene Formen unterschieden: Bei der extralobären Form hat die bronchopulmonale Sequestration einen eigenen vollständigen Pleuraüberzug und liegt in der Regel zwischen der komprimierten Lunge und dem Zwerchfell, wobei auch intraabdominelle Lokalisationen bekannt sind, die intralobäre Form hat keinen eigenen Pleuraüberzug und liegt innerhalb eines Lungenlappens.
Beiden Formen gemeinsam ist die arterielle Versorgung vom großen Kreislauf, jedoch können Verbindungen zu den Lungenvenen erhalten bleiben. Die Sequestration betrifft meist das posterobasale oder gelegentlich das mediastinale Unterlappensegment und findet sich links häufiger als rechts. Das sequestrierte Bronchialsystem ist zystisch, das Zwischengewebe fibrös deformiert, die Alveolen sind rudimentär. Infektiöse Veränderungen findet man in seltenen Fällen, in denen eine Verbindung zum Ösophagus besteht. Andererseits können auf dem Boden von infektiösen Veränderungen Verbindungen zum normalen Bronchialsystem entstehen und damit Drainagen erkennbar werden, wie sie auch röntgenologisch beschrieben wurden. Gewebseinschmelzungen können vorkommen (Müller, 1928; Stöcker, 1958; Spencer, 1963). Price (1946) fand bei 280 Pneumektomien 5 Sequestrationen (= 1,8%). Bei meist jugendlichem Alter der Patienten ist das klinische Bild durch eine längere Anamnese mit katarrhalischen Lungensymptomen gekennzeichnet. Im Röntgenbild sind Verschattungen in den posterobasalen oder mediastinalen Unterlappenschnitten typisch, die sich im frontalen Thoraxbild in den Herzzwerchfellwinkel und im Seitbild in den hinteren Anteil des Unterfeldes projizieren. Ist das sequestrierte Lungengewebe atelektatisch oder von flüssigkeitsgefüllten Zysten durchsetzt, so sind die Verschattungen homogen und weichteildicht, manchmal mit runder Begrenzung (Lindig, 1961; Schmidt, 1962). Wenn die zystischen Veränderungen im sequestrierten Lungenteil an das Bronchialsystem Anschluß gewonnen haben, so kann es zu umschriebenen streifig-flächigen Verschattungen, gelegentlich auch mit ringförmigen Aufhellungen und Spiegelbildungen, kommen (Schmidt, 1962; Wellauer, 1962). Bronchographisch läßt sich dann evtl. eine Kommunikation zum regulären Bronchialsystem darstellen, wobei sich hochgradig pathologisch veränderte Bronchien im sequestrierten Lungenabschnitt zeigen. Eine Füllung dieser Bronchien unterbleibt jedoch, wenn eine Verbindung der sequestrierten Lunge mit dem normalen Bronchialsystem nicht zustande gekommen ist (Fall 22, 23), hier wird lediglich der Bronchialbaum der anliegenden Unterlappenabschnitte durch den sequestrierten Lungenbezirk verdrängt. Wenn auch gelegentlich der Gefäßstiel zur Aorta im Schichtbild erkennbar wird, so kommt doch der angiographischen Darstellung der Gefäßverhältnisse im sequestrierten Lungenbezirk vor allen Dingen im Hinblick auf die chirurgische Intervention mit Entfernung der Nebenlunge die entscheidende diagnostische Bedeutung zu (Jochem et al., 1973; Roth u. Ranninger, 1973).
4. Weitere Verschattungen der Lungenfelder wechselnder Größe, unterschiedlicher Dichte und Begrenzung können gelegentlich bei einigen anderen Erkrankungen vorkommen, deren Röntgenbild eher durch andere Veränderungen charakterisiert ist (s. auch Kap. IV, S. 167ff.). Bei der

idiopathischen Lungenhämosiderose werden solchen Verschattungen durch Blutungen in die Alveolen verursacht, wobei deren räumliche Ausdehnung durch das Ausmaß der Blutung bestimmt wird und bis zu einer fast völligen Abschattung einer Lunge reichen kann (Coates u. Bellamy, 1961; Doering, 1960, 1961; Weingärtner, 1957; Fall 21).

Bei der **Periarteriitis nodosa,** der **Riesenzellarteriitis** oder dem **Wegenerschen Granulom** (Fall 38) führen Infarzierungen zu Verschattungen je nach Größe des betroffenen Lungenabschnitts, u. U. mit späterer Einschmelzung (Bessler, 1958; v. Dittrich et al., 1960; Doub et al., 1956; Leggat u. Walton, 1956; Rose, 1957; Strickland, 1955; Walter, 1958; Uehlinger et al., 1960; Vogel, 1961).

Beim **Lupus erythematodes disseminatus** schließlich sind solche flächenhaften Verschattungen mehr flüchtig und wechseln in relativ rascher Folge mit anderen z.T. unspezifischen Veränderungen, die durch Auftreten von Bronchopneumonien, Ödemansammlungen in den Lungen, in der Pleura oder im Perikard verursacht sind (Brednow, 1961; Cordasco et al., 1957; Purnell et al., 1955; Taylor u. Ostrum, 1959; Uehlinger u. Schoch, 1957a; Winslow et al., 1958; Fall 26).

Das **Lungenödem** selbst führt zwar auch zu flächenhaften Verschattungen, die jedoch deutlich einen konfluierenden Charakter erkennen lassen und relativ transparent sind (Fall 28). Durch ihre topographische Beziehung zur Pleura ist eine Verschattung bestimmt, die durch die beschriebene gewiß seltene **Splenose** von inokuliertem Milzgewebe auf der Pleura verursacht ist (Fall 37).

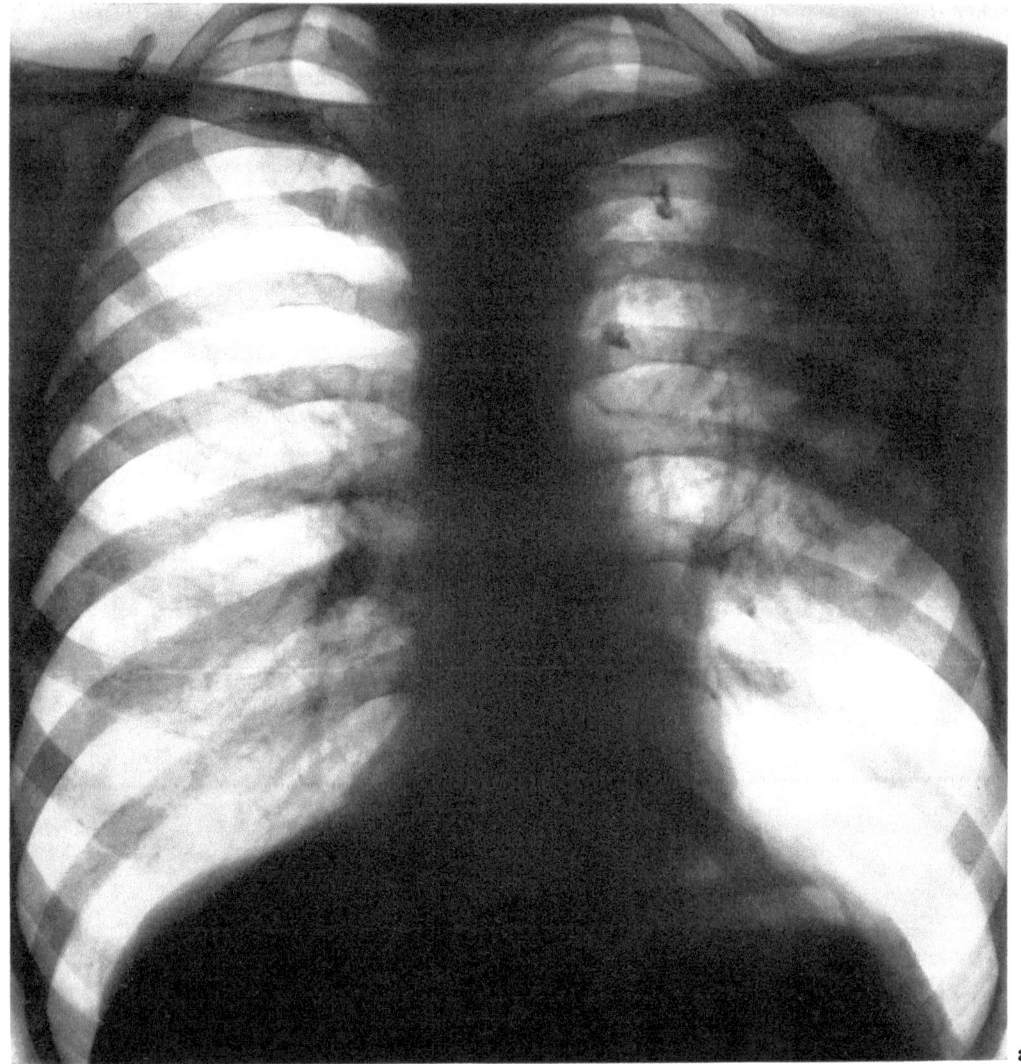

Fall 1 · L. P., ♂, 56 Jahre

Vorgeschichte: Bisher nie ernstlich krank gewesen. 3 Monate zuvor schleichender Beginn der Erkrankung mit Appetitlosigkeit, Müdigkeit und Gewichtsabnahme von 10 kg. 3 Wochen später akut einsetzendes hohes Fieber. Klinikaufnahme und Feststellung einer chronischen, abszedierenden Pneumonie im linken Oberlappen

Befund: Noch reduzierter Kräftezustand. Keine Temperaturen mehr. Blutsenkung 34/83. Im Blutbild leichte Leukozytose. Im Sputum und Magensaft keine Tuberkulosebakterien und keine Pilze. Histoplasmintest negativ

Röntgenbefunde

Bild a. *Übersicht.* Homogene Verschattung in den lateralen Anteilen des linken Ober- und Mittelfeldes, die nach medial in eine mehr streifige Verschattung übergeht. Mediastinale und diaphragmale pleurale Adhäsionen links. Mäßige Verkleinerung des linken oberen und mittleren Lungensitus mit Einziehung der Thoraxwand. Verkalkter Primärkomplex links

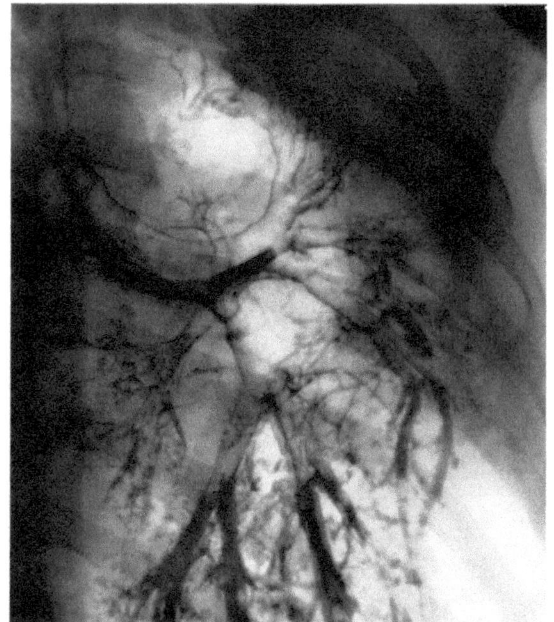

b

Bild b. *Bronchogramm p. a.* Die Bronchien des Oberlappens sind bis weit in die Peripherie dargestellt und durch eine Verdickung der Pleura auseinandergedrängt. Es findet sich kein Stop und keine Einengung im Bronchialsystem. Darstellung der Ausführungsgänge der Schleimdrüsen im Bereich des linken Stammbronchus

Bronchoskopie: Im linken Hauptbronchus reichlich Eiter. Der Oberlappenbronchus war gut zu übersehen, es bestand kein Anhalt für Tumor

Weiterer Verlauf: Unter Antibiotika- und Sulfonamid-Behandlung und nach Inhalationen kontinuierliche Besserung des Lungenbefundes und der Allgemeinsymptome

Diagnose: *Chronische Pneumonie*

Fall 2

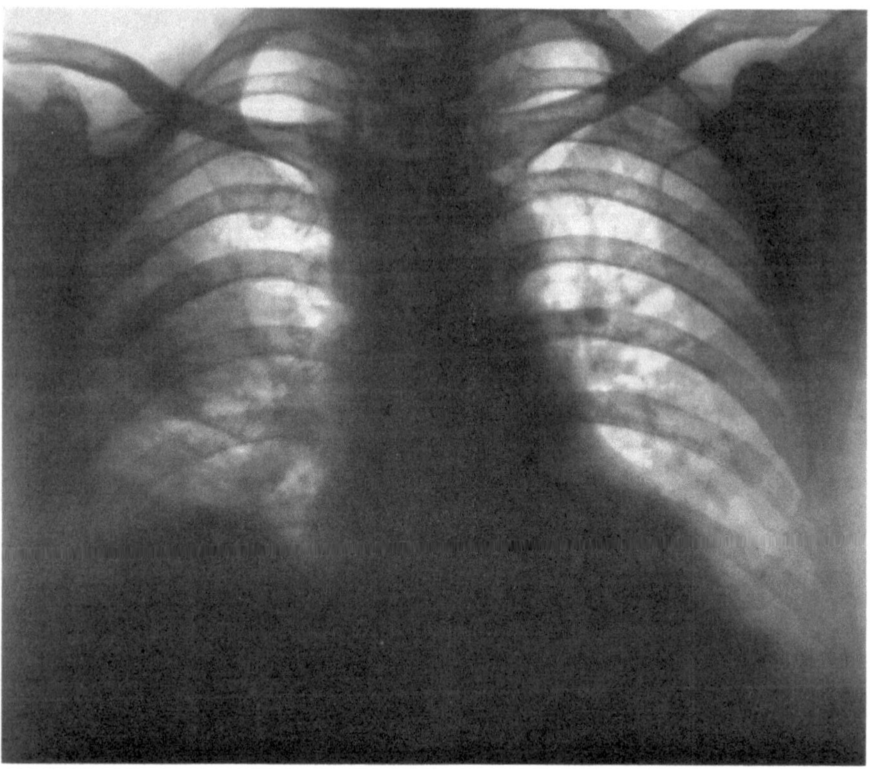

Fall 2 · M. R., ♀, 65 Jahre

Vorgeschichte: Früher nicht ernstlich krank gewesen. Vor 4 Wochen Beginn der Erkrankung mit hohem Fieber (bis 40° C) und Husten. Vorübergehende Besserung unter Antibiotikatherapie. Nach erneuter Verschlechterung Krankenhauseinweisung

Befund: Im Sputum waren nie Tuberkulosebakterien festzustellen, bei drei Kontrollen fand man aber immer Candida albicans. Die Pleurapunktion ergab ein steriles Punktat mit reichlich Eiweiß und Leukozyten

Röntgenbefund

Übersicht. Zum Teil homogene, z.T. streifigfleckförmig konfluierende Verschattungen der medialen und lateralen Anteile der rechten Lunge unter Ausschluß der Spitze. Pleuraerguß

Weiterer Verlauf: Abheilung nach Gabe eines Antimykotikums (Moronal) und unter physikalischer Therapie

Diagnose: *Akute Bronchopneumonie durch Candida albicans mit Begleitpleuritis*

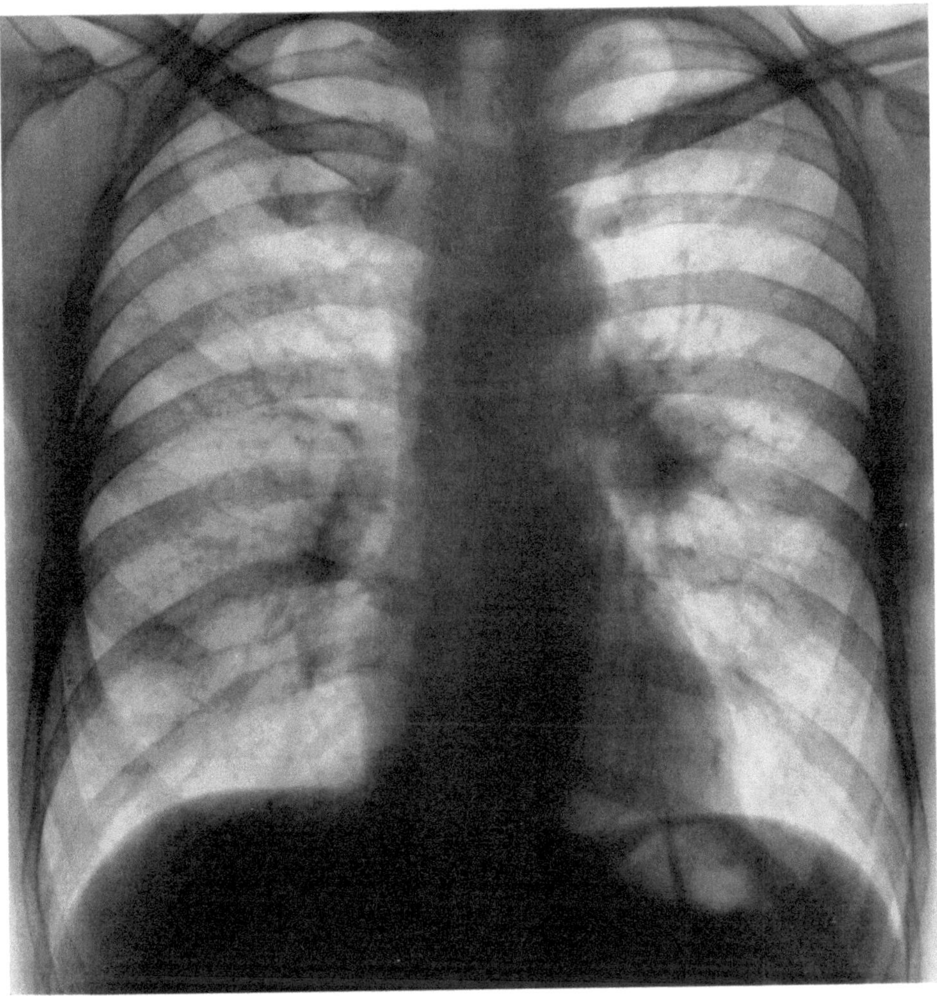

Fall 3 · K. K., ♂, 50 Jahre

Vorgeschichte: Die Erkrankung begann vor 5 Monaten mit Fieber. Der Patient erholte sich nicht vollständig und litt weiterhin unter Reizhusten und Müdigkeit, Gewichtsabnahme und zeitweise subfebrilen Temperaturen. Kein Auswurf

Befund: Blutsenkung mit 41/76 deutlich erhöht. Unauffälliges Blutbild

Röntgenbefund

Übersicht. Hinter dem linken Hilus liegt eine homogene Verschattung mit nicht ganz scharfer und unregelmäßiger Begrenzung. Die Verschattung ist – wie das nicht abgebildete *Tomogramm* aufweist – weitgehend homogen und im oberen Bereich von Bronchien durchzogen. Sie liegt in der Spitze des Unterlappens

Bei der **Bronchographie** war das Bronchialsystem unauffällig

Bronchoskopie: Kein besonderer Befund am Bronchialsystem

Diagnose: *Chronische (Cholesterin-)Pneumonie (durch Resektion des linken Unterlappens und histologische Untersuchung gesichert)*

Fall 4

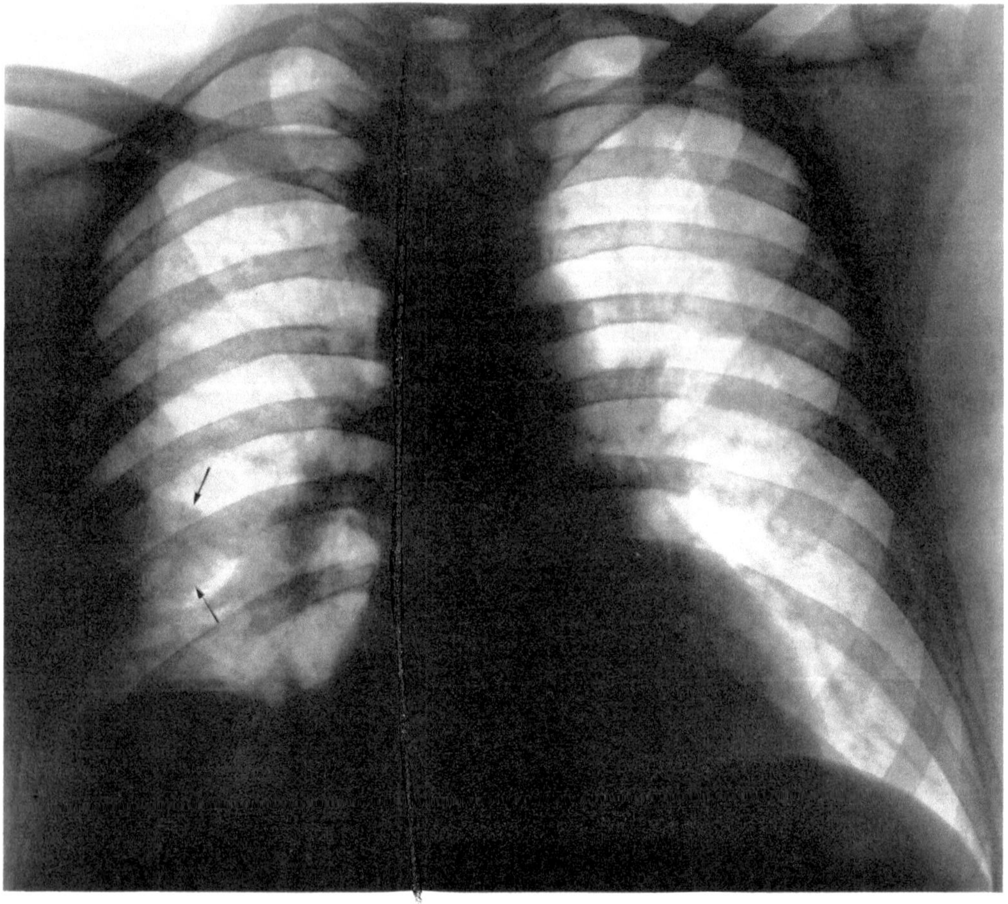

Fall 4 · K. E., ♂, 54 Jahre

Vorgeschichte: Vor 18 Monaten traten Störungen des Stuhlgangs mit zeitweise blutigen Beimengungen auf. Nachdem ein stenosierender Tumor im Sigma gefunden wurde, erfolgte Aufnahme zur Operation. Wenige Tage vor der Anfertigung der Röntgenaufnahme kam es zu Schmerzen bei der Atmung

Befund: Keine Zyanose. Temperaturen bis 39° C. Über dem rechten Unterfeld Dämpfung und feinblasige Rasselgeräusche. Blutiges Sputum, aber ohne Nachweis von Tuberkulosebakterien. Blutsenkung 40/85. Leukozytose von 10600 mit Linksverschiebung

Röntgenbefund

Übersicht. Annähernd homogener, keilförmiger Flächenschatten (↑), der der seitlichen Thoraxwand aufsitzt. Zusätzlicher Ergußschatten. Sehr deutliche Verbreiterung der A. pulmonalis rechts und deren Aufzweigungen

Weiterer Verlauf: In den nächsten Wochen wiederholten sich Anfälle von Atomnot, außerdem bestanden Venenentzündungen an den Beinen. Nach etwa 6 Wochen Krankenhausaufenthalt trat der Tod ein

Diagnose: *Infarktpneumonie im rechten Unterfeld bei rezidivierenden Lungenembolien nach Thrombophlebitis. Sigmakarzinom (durch Obduktion bestätigt)*

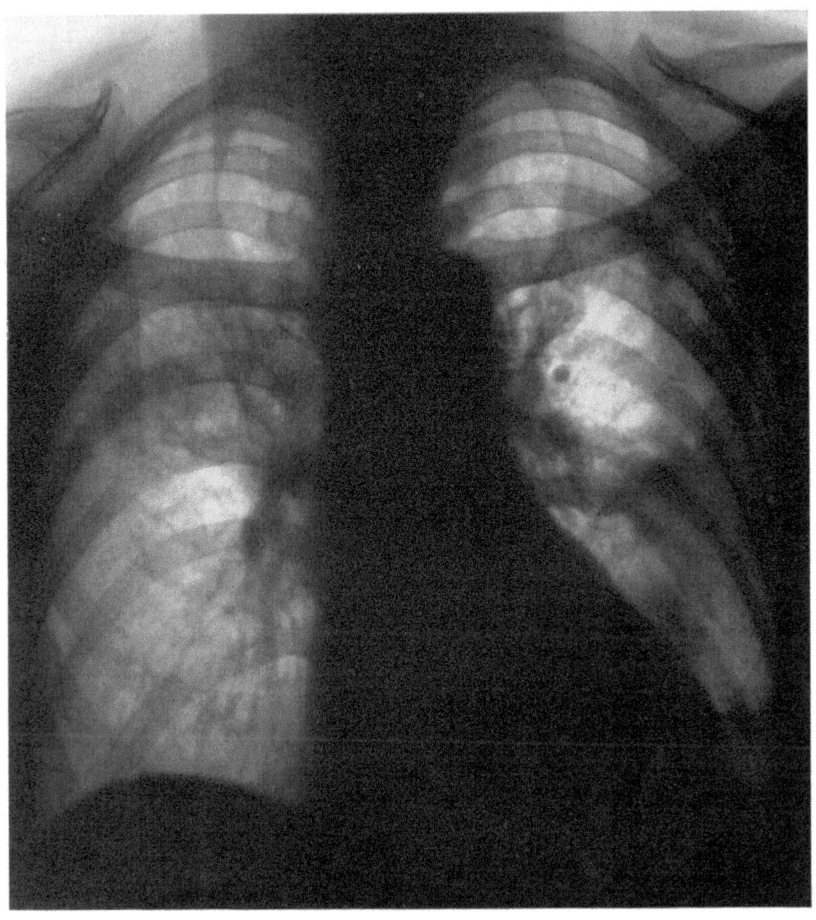

Fall 5 · B. F., ♀, 77 Jahre

Vorgeschichte: Vor 10 Jahren Hepatitis. Seit vielen Jahren chronischer Gelenkrheumatismus. Vor 1 Woche Aufnahme in der Chirurgischen Klinik wegen »Mesenterialinfarkt«. Dort traten mehrere Anfälle von Atemnot und Zyanose auf. Daraufhin Überweisung in die Medizinische Klinik

Befund: Deutliche Lippenzyanose, Dyspnoe. Über beiden Lungenunterfeldern Klopfschallverkürzung und nichtklingende Rasselgeräusche bei Vesikuläratmen. Verbreiterung des Herzens nach links, absolute Tachyarrhytmie. Dementsprechend im EKG Linkstyp, allgemeine Störung des Erregungsrückganges, Vorhofflimmern und Flattern. Keine sichtbaren Thrombosen an den Beinen. Temperatur 38° C. Rotes und weißes Blutbild unauffällig

Röntgenbefund

Übersicht. Im rechten Oberfeld, links infraklavikulär und im linken Mittel- und Unterfeld wolkige, z.T. miteinander konfluierende Verschattungen. Im linken Unterfeld kleiner Ergußschatten. Nach links vergrößertes Herz mit mäßig progredientem Conus pulmonalis. Verbreiterung der hilären Lungengefäßschatten

Weiterer Verlauf: Zunächst guter Rückgang der Lungeninfiltrationen und rasche Besserung des Allgemeinzustandes. Wenige Tage später erneute Atemnot und Zyanose, im Röntgenbild, neue infarktbedingte Verschattung. Daraufhin Einleitung einer Antikoagulationsbehandlung, die zu einem komplikationslosen Verlauf mit Rückbildung aller Lungenveränderungen führte

Diagnose: *Rezidivierende Lungenembolien bei chronischer Herzinsuffizienz*

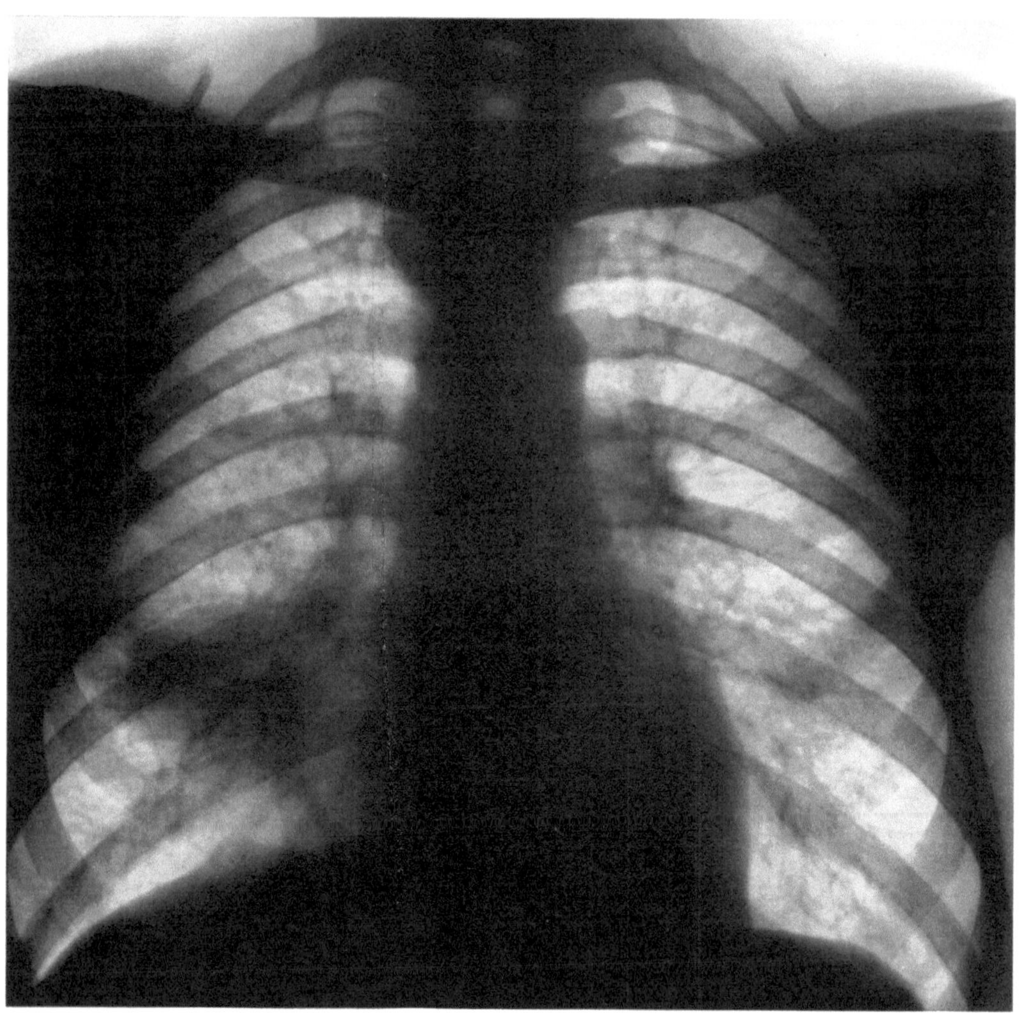

a

Fall 6 · N. J., ♂, 30 Jahre

Vorgeschichte: Seit 6 Jahren Husten. Es wurde damals eine geringe, vorwiegend feinfleckige Verschattung der Lunge festgestellt. Vor 1 Jahr fand sich bei anhaltendem Husten eine ausgedehnte Verschattung rechts im Bereich des Mittellappens. Der Befund wurde als Tuberkulose angesehen und als solche behandelt

Befund: Bei wiederholter Prüfung keine Tuberkulosebazillen. Tuberkulinreaktionen mehrfach negativ

Röntgenbefunde

Bild a. *Übersicht.* Homogener Dreieckschatten des rechten Unterfeldes, der dem Herzschatten breit aufsitzt und – wie das nicht abgebildete Seitenbild zeigt – dem Mittellappen zugehörig ist. Flachkonvexe Begrenzung der Verschattung nach kranial und kaudal. Gering vergrößerte Hiluslymphknoten. Adhärenz der benachbarten medialen Zwerchfellkuppe

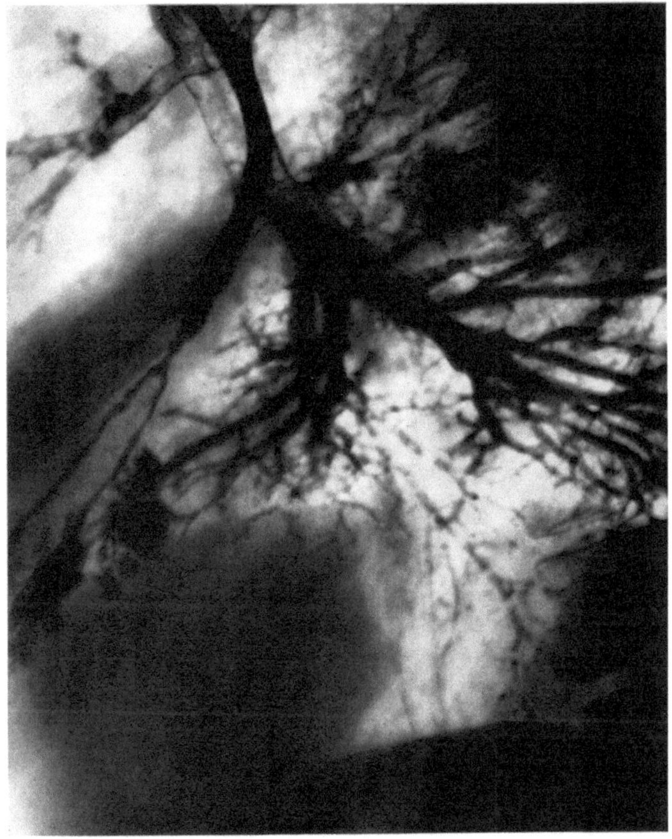

b

Bild b. *Bronchogramm.* Lange, fadenförmige Stenosierung der Mittellappensegmentbronchien. Auffüllung der endständigen Alveolen

Bronchoskopie: Fleckige Rötung des Zwischenbronchus, Ödem der Mittellappen-Carina

Biopsie aus dem Mittellappenbronchus: Zahlreiche »produktive Tuberkel«, zahlreiche Langhanssche Riesenzellen

Weiterer Verlauf: Resektion des Mittellappens, der mit der Umgebung verwachsen, bläulich verfärbt und derbknollig war. Im Präparat mikroskopisch hochgradige Bronchostenose, zahlreiche Epitheloidzellknötchen, keine Verkäsung

Diagnose: *Mittellappen-Syndrom bei Morbus Boeck (Stadium II, durch Resektion gesichert)*

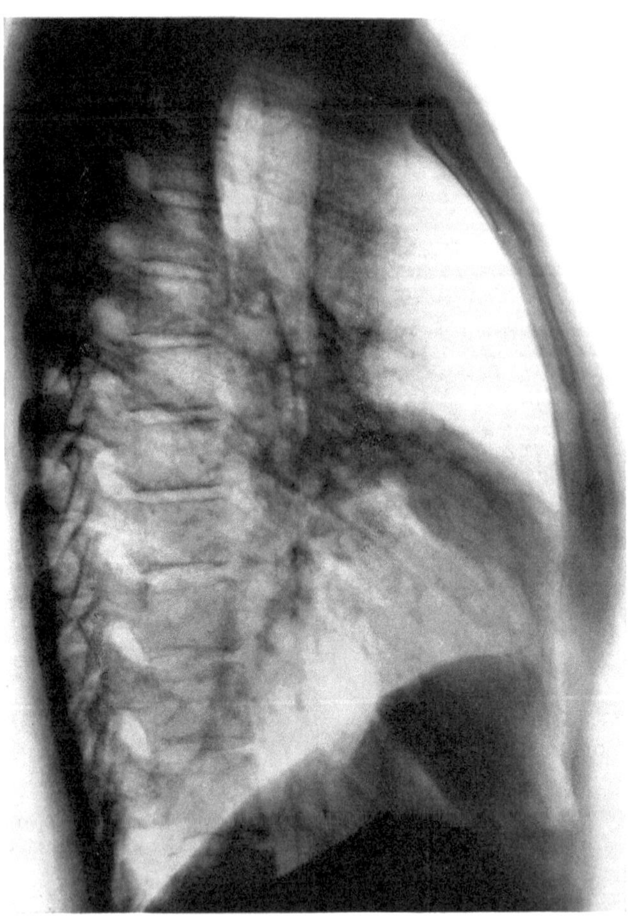
a

Fall 7 · M. F., ♀, 28 Jahre

Vorgeschichte: Vor 4 Jahren bei einer Reihenuntersuchung Verdacht auf spezifischen Lungenprozeß. Laufende Kontrollen beim Gesundheitsamt über 2 Jahre. Vor 3 Monaten Erythema nodosum. Wegen eines auswärts festgestellten Lungenbefundes Einweisung zur diagnostischen Klärung

Befund: Allgemeine Müdigkeit. Husten mit wenig Auswurf, in dem schon mikroskopisch Tuberkulosebakterien zu finden sind. Keine Dyspnoe oder Zyanose. Schallverkürzung über dem vorderen rechten Unterfeld. Leichte Anämie. Blutsenkung 40/60

Im Spirogramm normale Atemreserven

Röntgenbefunde

Bild a. *Seitliche Übersicht, rechts anliegend.* Homogene Verschattung des Mittellappens, der nach kranial und kaudal konvex begrenzt und in seiner Gesamtheit verkleinert ist

Bild b. *Bronchogramm, seitlich.* Der Mittellappenbronchus (MLB) ist unmittelbar nach seinem Abgang hochgradig eingeengt (↑), die Segmentbronchien füllen sich nur unvollständig und sind deformiert

Weiterer Verlauf: Unter mehrmonatiger Behandlung mit INH, Streptomycin und Cycloserin, zeitweillig auch mit Prednison, Rückbildung der Lymphknotenschwellungen und weitere Schrumpfung des Mittellappens mit völliger Stenosierung des Mittellappenbronchus

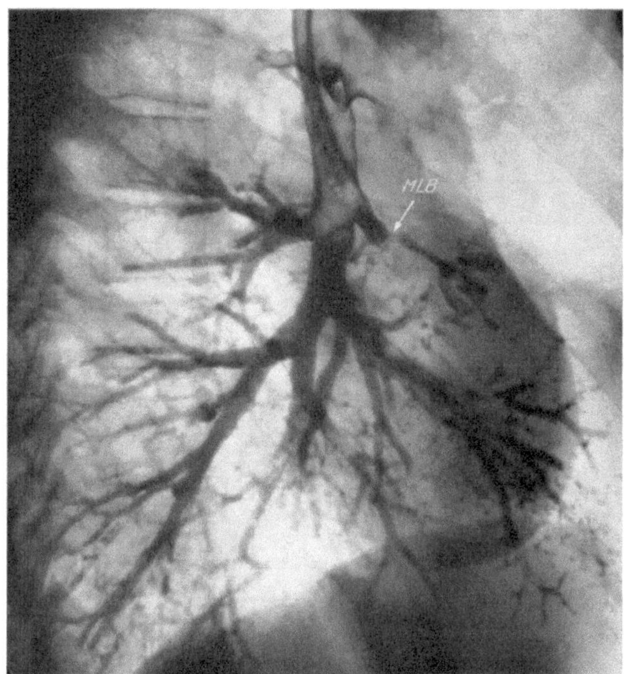

b

c

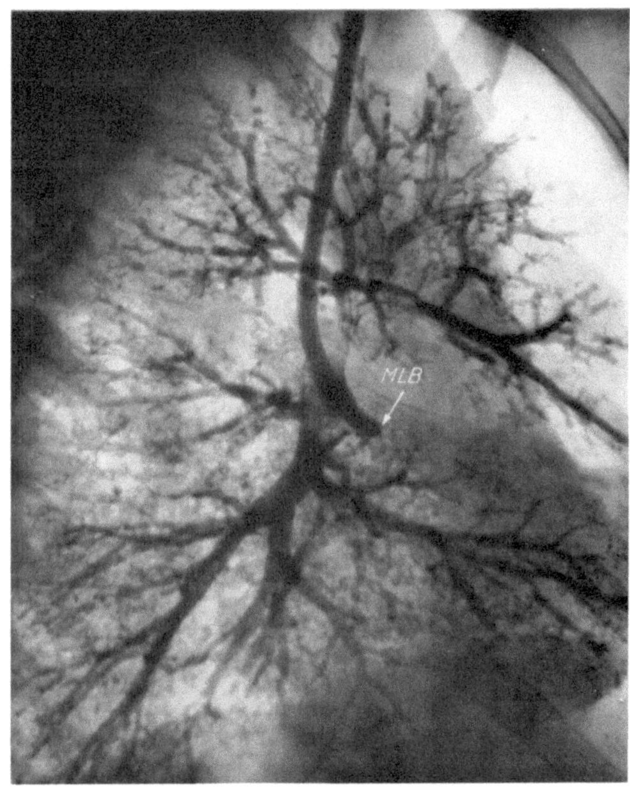

Röntgenbefund (5 Monate später)

Bild c. *Bronchogramm, seitlich.* Der Mittellappenbronchus (MLB) ist jetzt auch im Bronchogramm vollständig stenosiert (↑). Durch die weitere Verkleinerung des Mittellappens verstärkte kompensatorische Ausdehnung des Ober- und Unterlappens mit vermehrter Spreizung der Bronchien

Bronchoskopie: Trichterförmige Stenose des Mittellappenbronchus. Am Ostium des Mittellappenbronchus unspezifische Schleimhautentzündung

Diagnose: *Schrumpfende, käsige Mittellappenpneumonie, Hiluslymphknotentuberkulose (durch Lobektomie gesichert)*

Fall 8

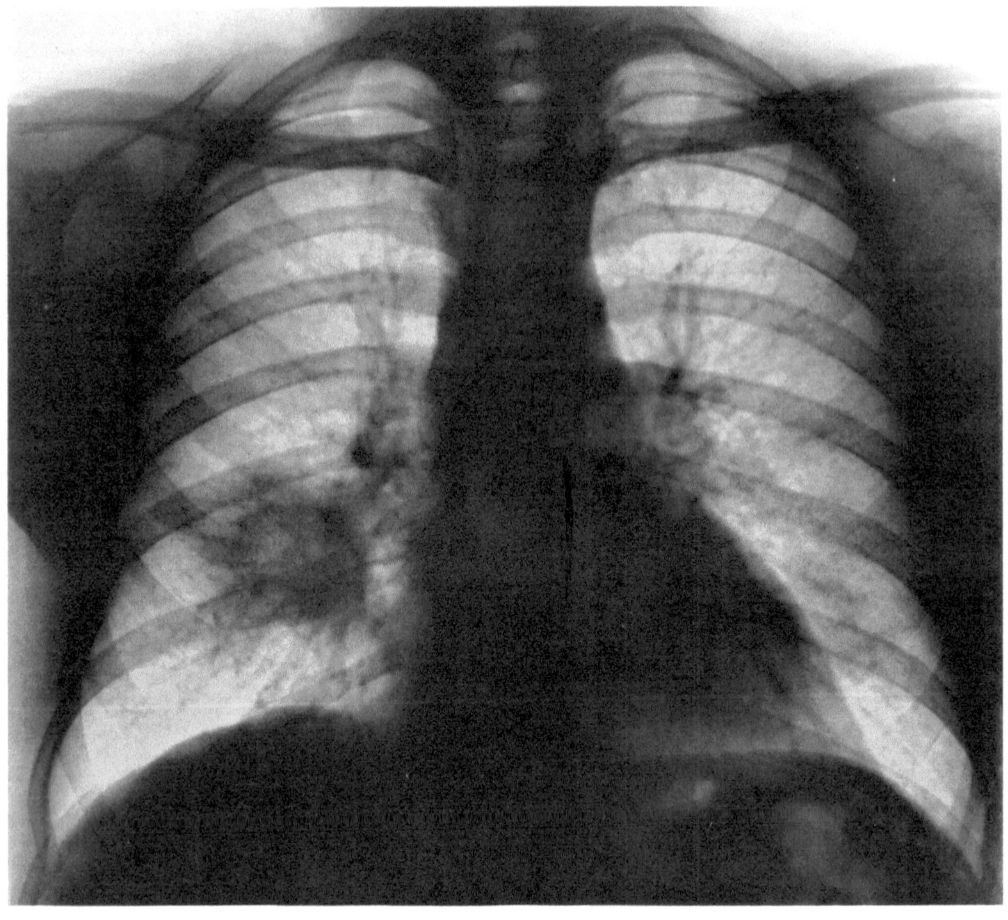

a

Fall 8 · E. R., ♂, 28 Jahre

Vorgeschichte: Wegen eines seit längerem bestehenden und therapieresistenten Hustens wurden mehrfach Röntgenuntersuchungen vorgenommen und dabei eine rechtsseitige Interlobärpleuritis diagnostiziert. Da konservative Behandlung aber keinen Erfolg hatte, wurde der Patient in die Klinik eingewiesen

Befund: Bronchovesikuläratmen über dem rechten Mittelgeschoß vorne. Sonst keinerlei krankhafter Befund

Röntgenbefunde

Bild a. *Übersicht.* Homogener Flächenschatten im medialen rechten Unterfeld, der nach kranial und kaudal unscharf begrenzt ist

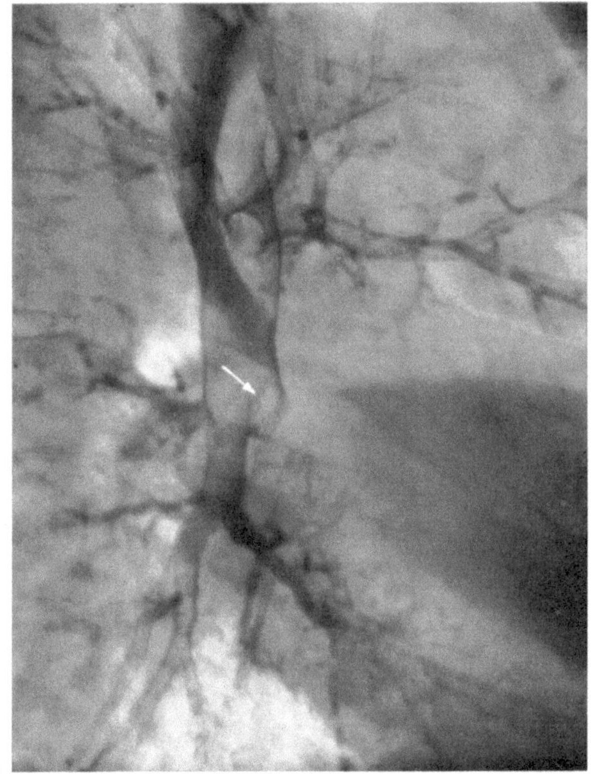

b

Bild b. *Bronchogramm, seitlich.* Der rechte Mittellappenbronchus ist an seinem Abgang verschlossen. Der bronchoskopisch sichtbare Tumor wölbt sich pelottenförmig in das Lumen des Zwischenbronchus vor (↑). Homogene Verschattung des Mittellappens mit beidseits flachkonvexer Begrenzung

Bronchoskopie: In die Lichtung des Mittellappenbronchus ragt ein Tumor hinein und verlegt den Bronchus

Diagnose: *Bronchusadenom mit chronischer Mittellappenpneumonie (durch Operation bestätigt)*

Fall 9

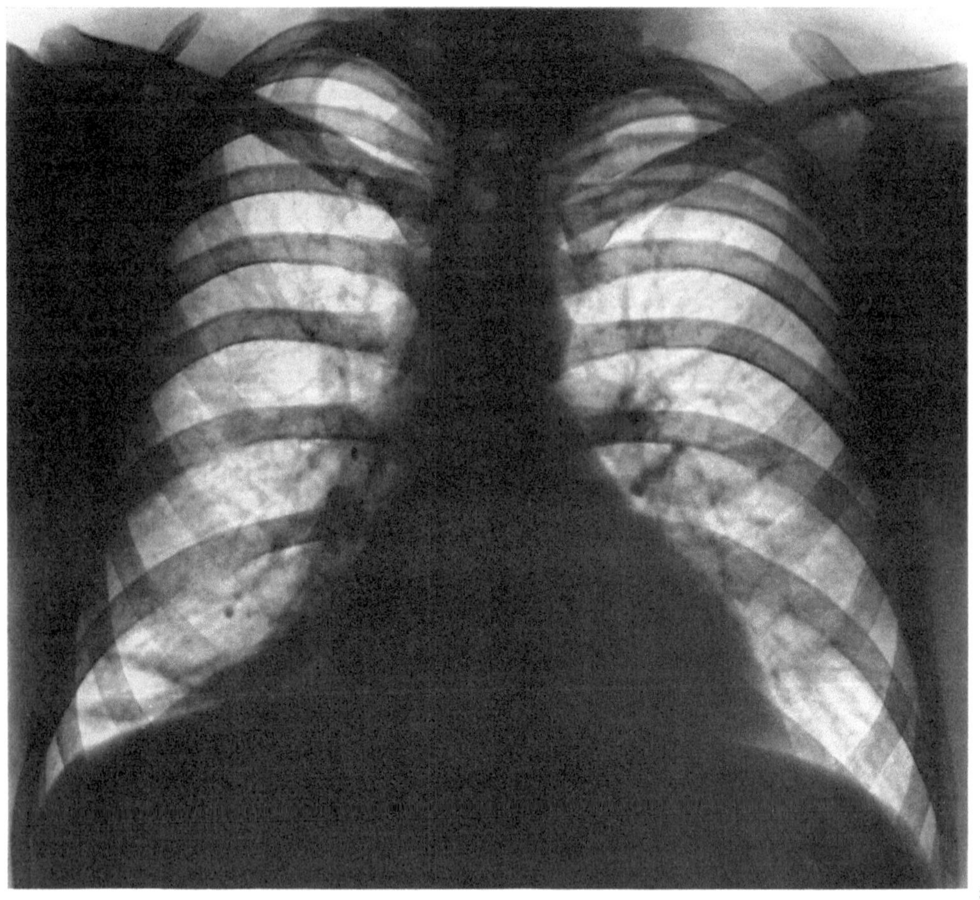

a

Fall 9 · H. H., ♂, 25 Jahre

Vorgeschichte: Seit dem 10. Lebensjahr »Asthma bronchiale«. Wegen eines Lungenbefundes vor 6 Monaten in $2^1/_2$ Monaten Krankenhausbehandlung mit INH, Streptomycin und PAS gut erholt mit einer Gewichtszunahme von 9 kg

Befund: Klinisch unauffällig. Blut-Eosinophilie von 9%, Sputum zytologisch und bakteriologisch negativ, Tuberkulintestung nach Mendel-Mantoux bei 1:10000 stark positiv

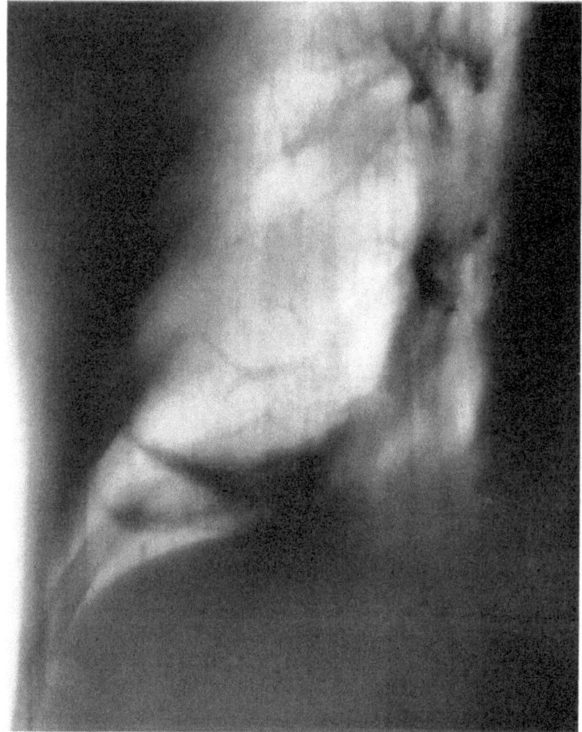

b

Röntgenbefunde

Bild a. *Übersicht*, b. *Tomogramm des rechten Unterfeldes in 8 cm Tiefe.* Teils streifige, teils bandförmige Verschattungen, die bis zur lateralen Thoraxwand reichen und dem rechten posterobasalen Unterlappensegment angehören

Bronchoskopie: Verschluß des latero- und posterobasalen Unterlappensegmentes rechts (B 9 u. B 10) durch einen polypösen Tumor. Nach endoskopischer Abtragung ergibt die histologische Untersuchung ein Bronchusadenom vom Karzinoidtyp

Verlauf: Keine endokrine Aktivität. Die Resektion des rechten Unterlappens zeigt histologisch keinen Rest des Tumors

Diagnose: *Partielle Atelektase des latero- und posterobasalen Unterlappensegments rechts durch Bronchusadenom vom Karzinoidtyp*

Fall 10

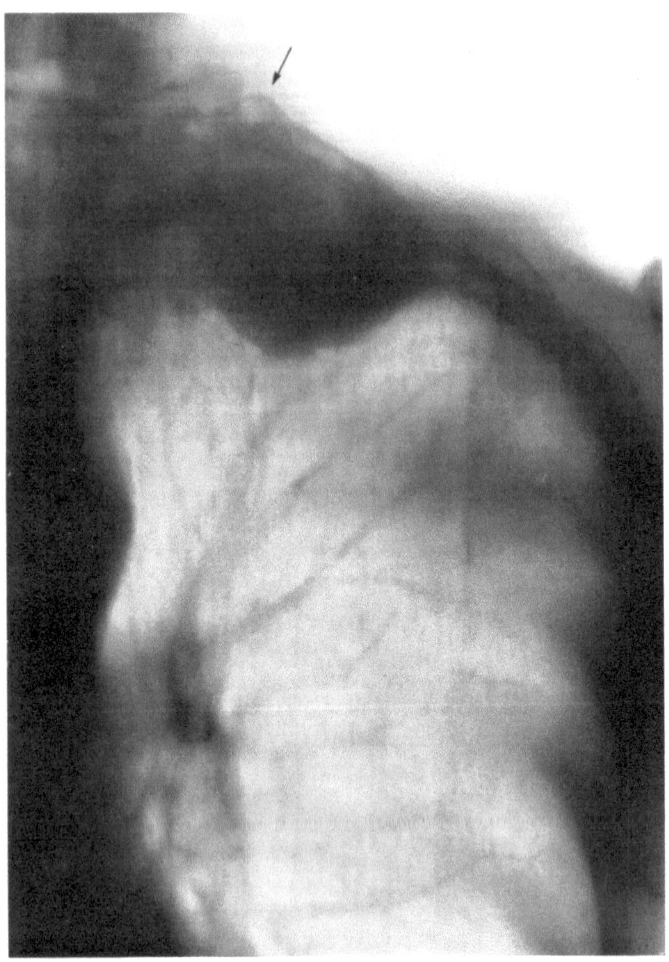

Fall 10 · L. G., ♀, 51 Jahre

Vorgeschichte: Vor $9^1/_2$ Jahren erstmalige Feststellung eines kleinen, harten Lymphknotens an der linken Halsseite. Die Probeexzision 6 Monate später ergab die Diagnose. Seit dieser Zeit mäßig ausgeprägter Juckreiz. Vor 6 Jahren stationäre Aufnahme wegen ausgedehnter mediastinaler Lymphknotenvergrößerungen mit linksseitigem Pleuraerguß. Nach Bestrahlung und zytostatischer Behandlung vollständige Rückbildung und volle Remission über 6 Jahre. Jetzt klagte die Patientin seit 6 Monaten über zunehmenden Hustenreiz, Müdigkeit und rheumaähnliche, ziehende Schmerzen in der linken Schulter und im linken Arm

Befund: Guter Allgemeinzustand. Geringe Lymphknotenschwellung links axillär. Leber und Milz nicht vergrößert. Über der linken Spitze abgeschwächtes Atemgeräusch. Temperaturen über 38° C. Blutsenkung 99/120. Im Blutbild 10000 Leukozyten und nur 18% Lymphozyten

Röntgenbefund

Frontalschicht linkes Oberfeld in 9 cm. Weichteildichte homogene Verschattung der linken Lungenspitze, die sich pelottenförmig in die Lunge vorwölbt und nach lateral kontinuierlich in die Pleura übergeht. Keine Lymphknotenvergrößerungen im Mediastinum oder in den Hili. Osteolytische Herde in der 1. Rippe (↑)

Weiterer Verlauf: Nach lokaler Röntgenbestrahlung der Lungenspitze und der linken Axilla mit zusätzlicher zytostatischer Monotherapie wieder volle 2. Remission über bisher 18 Jahre mit Besserung der objektiven und subjektiven Befunde nach einer Gesamtkrankheitsdauer von bisher 28 Jahren nach Stellung der Diagnose durch Probeexzision

Diagnose: *Lymphogranulomatose unter dem Bild eines Pancoast-Syndroms (durch Lungenpunktion zytologisch gesichert)*

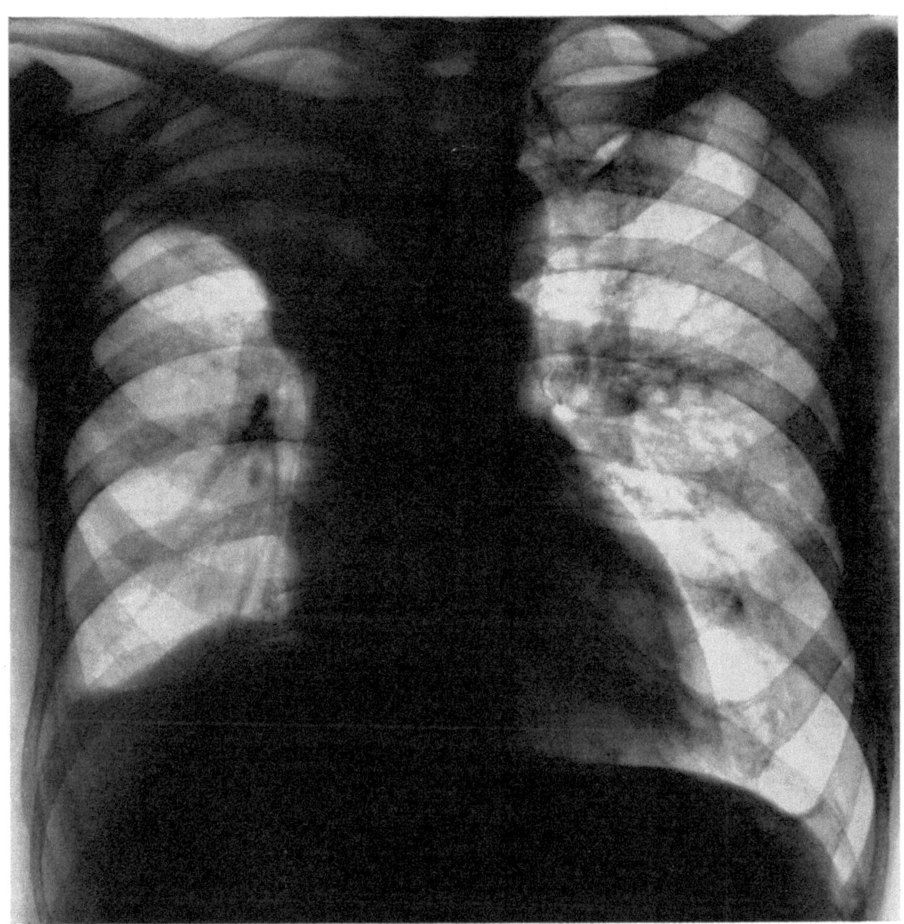

Fall 11 · W. H., ♂, 73 Jahre

Vorgeschichte: Seit 8 Jahren ist der Lungenbefund im rechten Oberfeld bekannt; es wurden deshalb mehrfach Behandlungen durchgeführt. Zeitweise bestanden subfebrile Temperaturen, Müdigkeit, Appetitmangel und Schmerzen in der rechten Thoraxseite, zeitweise war der Patient aber auch beschwerdefrei

Befund: Beschleunigung der Blutsenkung mit 52/76. Im Blutbild bei normaler Leukozytenzahl Linksverschiebung. Unspezifische Mischflora im Sputum

Röntgenbefund

Übersicht. Annähernd homogene Verschattung des rechten Oberlappens, der verkleinert ist. Hochraffung des rechten Hilus, Verziehung des oberen Mediastinums nach rechts und Einziehung der rechten oberen Thoraxwand. Verschwielung des rechten Zwerchfellrippenwinkels

Bronchographisch sah man einen glatten Stop im rechten Oberlappenbronchus.

Bronchoskopisch glatte Schleimhautwülste am Oberlappenostium rechts, histologisch kein Tumorgewebe

Diagnose: *Chronische Pneumonie im rechten Oberlappen mit chronisch-entzündlichen Veränderungen am Oberlappenbronchus. (Sicherung der Diagnose erst durch histologische Untersuchung nach Obduktion, makroskopisch imponierte der Befund als Tumor.)*

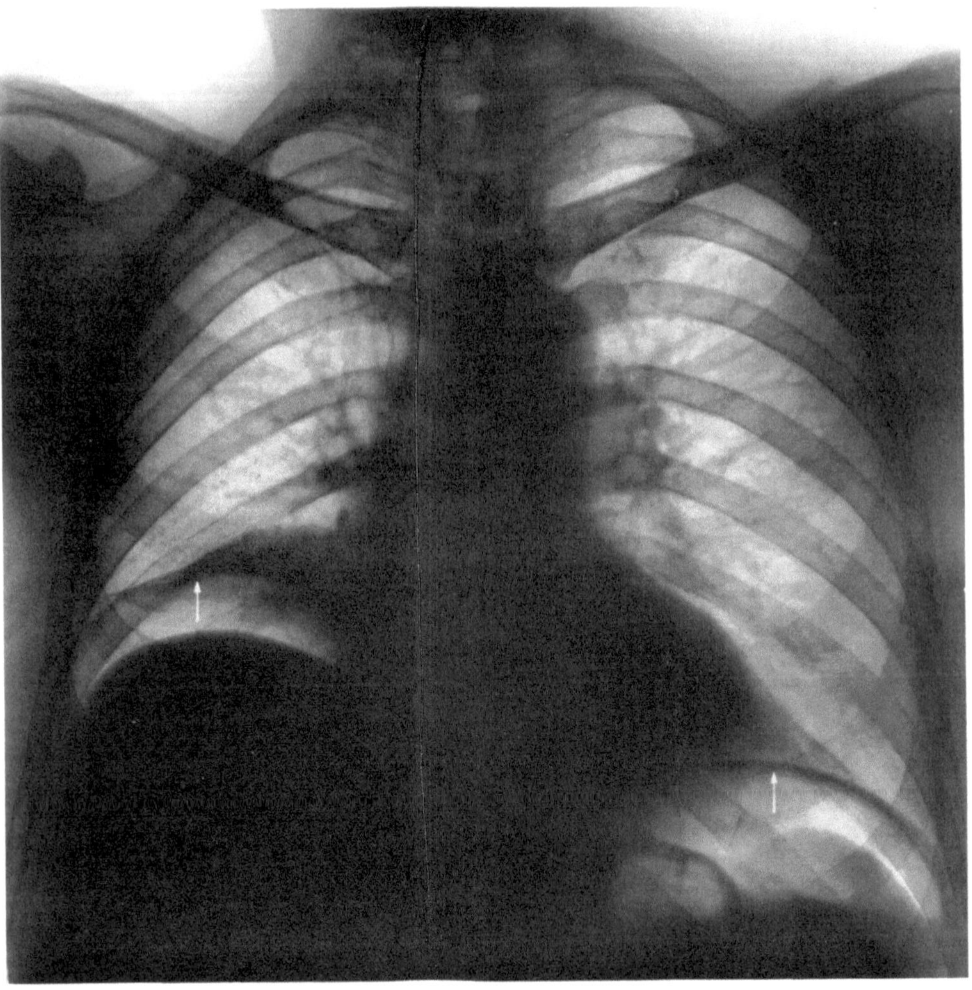

a

Fall 12 · G. K., ♂, 47 Jahre

Vorgeschichte: Vor 9 Monaten angeblich Hühnerknochen verschluckt. Vor 4 Monaten Grippe mit Stechen beim Atmen. Eine Röntgenuntersuchung der Lungen ergab damals nichts Auffälliges. Seither aber Gewichtsabnahme von 6 kg. Erstmals vor 3 Monaten Feststellung einer Lungenveränderung. Starker Reizhusten und erheblicher Auswurf. Außerhalb wurde eine starke Beschleunigung der Blutsenkung festgestellt. Zur weiteren Abklärung des Befundes Klinikeinweisung

Befund: Guter Allgemeinzustand. Keine Temperaturen. Im Sputum nur unspezifische Erreger, keine Tuberkulosebakterien. Zytologisch im Sputum keine Tumorzellen. Blutsenkung 40/56, Blutbild, Serumlabilitätsproben, Serumeisen und Serumkupfer normal

Röntgenbefunde

Bild a. *Übersicht.* Sichelförmige, homogene Verschattung der rechten Lungenbasis, die dem Zwerchfell breit aufliegt. Rechtsseitiger Zwerchfellhochstand mit paradoxer Beweglichkeit. Abgrenzung beider Zwerchfellkuppen (↑) durch ein Pneumoperitoneum

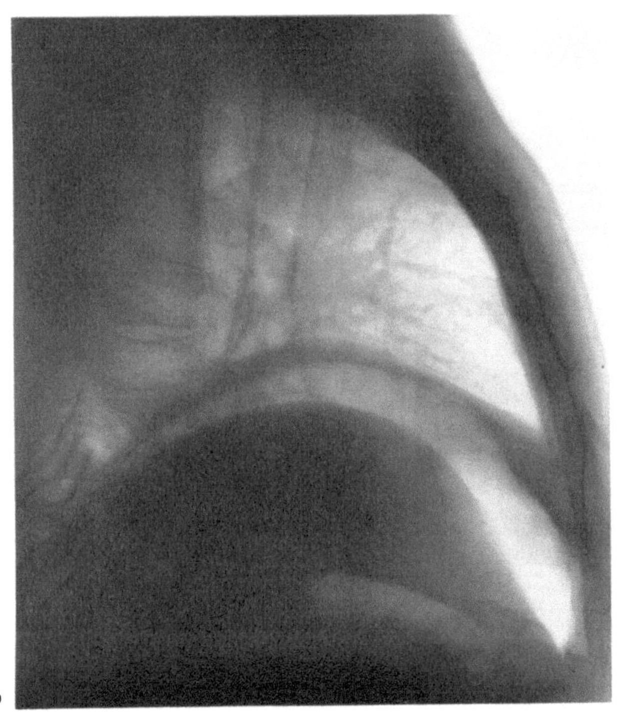

b

c

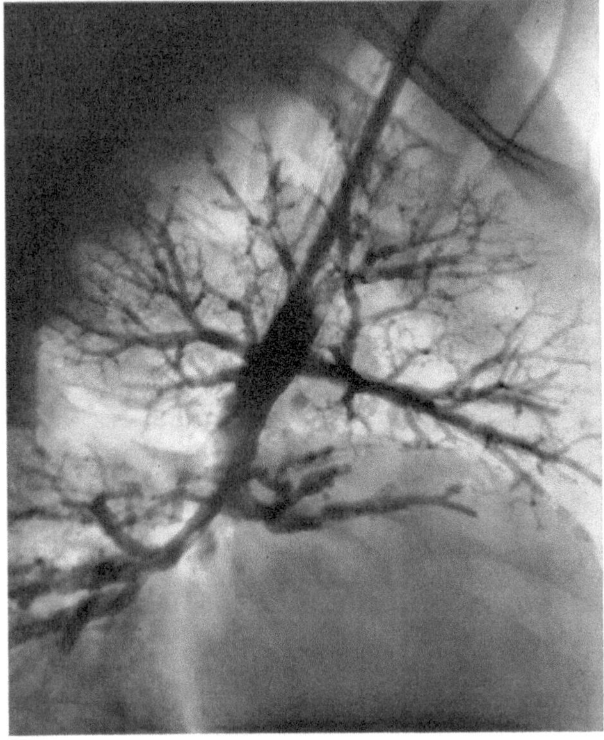

Bild b. Zugehöriges *Seitbild, rechts anliegend*

Bild c. *Bronchogramm, rechts seitlich.* Die Bronchien des Mittel- und Unterlappens sind nach oben gelagert und auseinandergedrängt, innerhalb der einzelnen Lappen aber gebündelt und deformiert, z.T. erweitert, z.T. eingeengt

Bronchoskopie: Eiterstraße bis in die Trachea hinauf. Völlige Verlegung des distalen Endes des Zwischenbronchus durch Eiter. Hochrote verdickte Schleimhaut, die bei Berührung leicht blutet

Diagnose: *Chronische Pneumonie des rechten Mittel- und Unterlappens bei Bronchitis muralis. Phrenicusparese durch Einbeziehung des Nervs in die chronische, auf das mediastinale Rippenfell übergreifende Entzündung (durch Bilobektomie und histologische Untersuchung gesichert)*

Fall 13

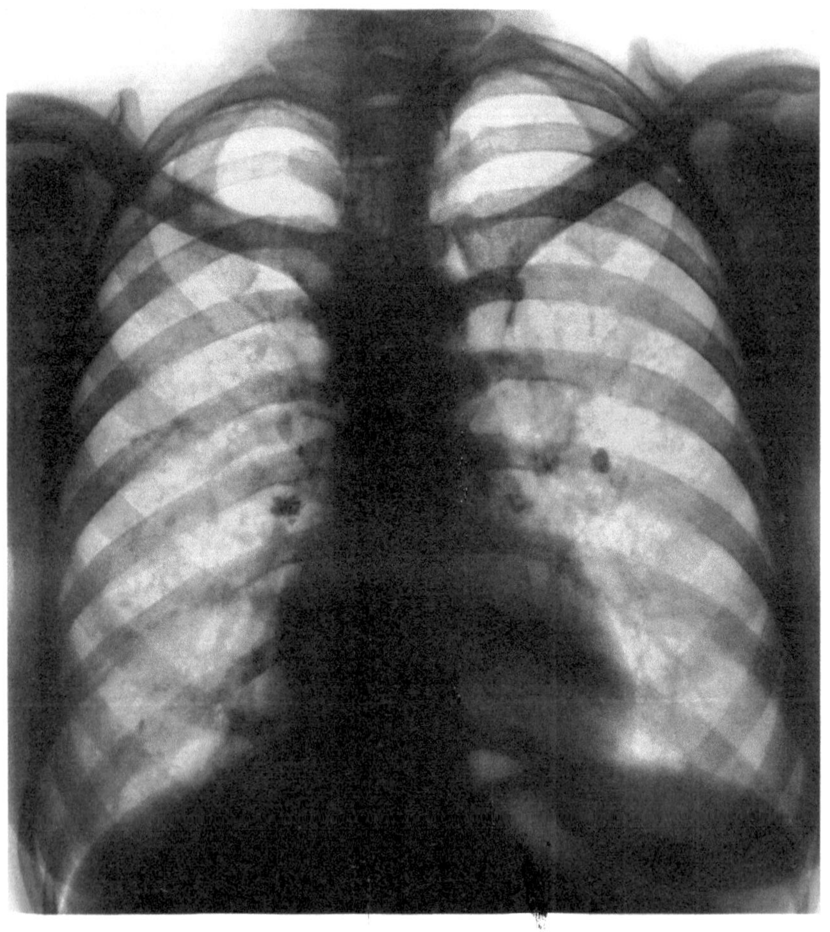

a

Fall 13 · B. E., ♀, 37 Jahre

Vorgeschichte: Vor 6 Jahren Lungenentzündung mit Pleuritis. Seither immer wieder fieberhafte Erkrankungen und zeitweise heftige Schmerzen im Bereich des rechten Rippenbogens. Vor 8 Wochen beim Husten plötzlich blutiges Sputum, das in den letzten Tagen erneut beobachtet wurde. Deshalb Klinikaufnahme zur Klärung der Diagnose

Befund: Guter Allgemeinzustand. Mäßige Schallverkürzung und abgeschwächtes Atemgeräusch über dem rechten Unterfeld. Negatives Sputum. Tuberkulintestung bis 1:10000 negativ. Blutbild unauffällig. Blutsenkung 26/40

Röntgenbefunde

Bild a. *Übersicht.* Homogene, nach lateral scharf begrenzte Verschattung des rechten Herzzwerchfellwinkels. Adhärenz der zugehörigen Pleura diaphragmatica. Verkalkte Lymphknoten in beiden Hili und perihilär

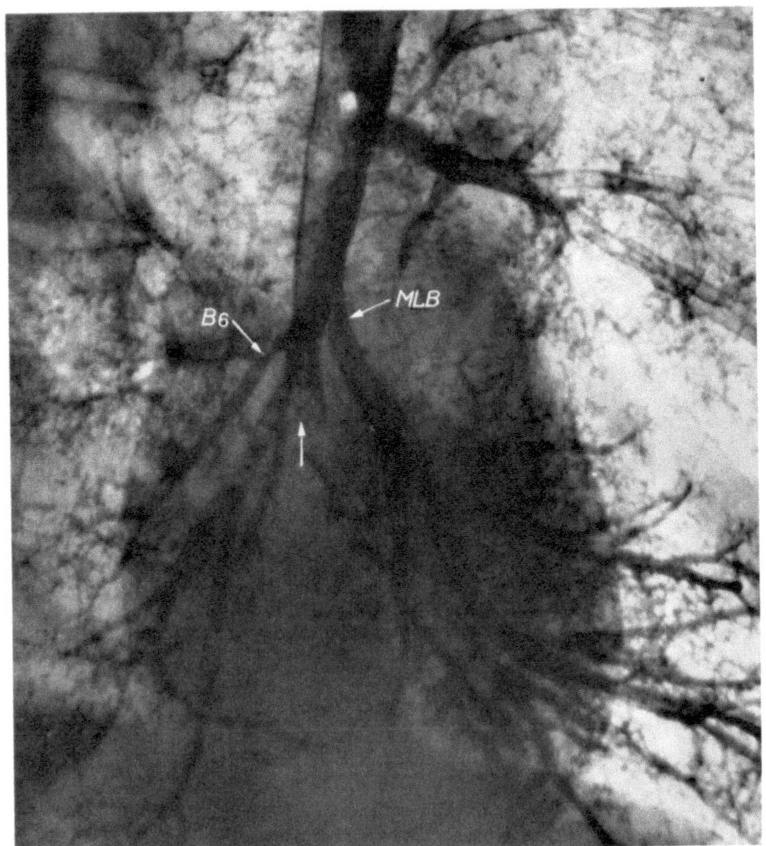

b

Bild b. *Bronchogramm, fast seitlich.* Pelottenförmiger Verschluß des rechten Unterlappenbronchus (↑) unterhalb des Abgangs des apikalen (B 6) und des posterobasalen Unterlappensegmentbronchus. Schrumpfung des Unterlappens mit Verlagerung des anterioren Oberlappensegments und des Mittellappens (MLB) nach kaudal

Bronchoskopie: Kugeliger, weißlicher Tumor mit glatter Oberfläche im rechten Unterlappenbronchus unter dem Abgang des Unterlappenspitzenbronchus. Unspezifische Bronchitis im ganzen Bronchialbaum rechts. Verziehung des Mittellappenbronchus nach unten

Diagnose: *Lipomyxom mit konsekutiver chronischer Pneumonie und Atelektase im rechten Unterlappenbronchus (bronchoskopisch und durch Lobektomie gesichert)*

Fall 14

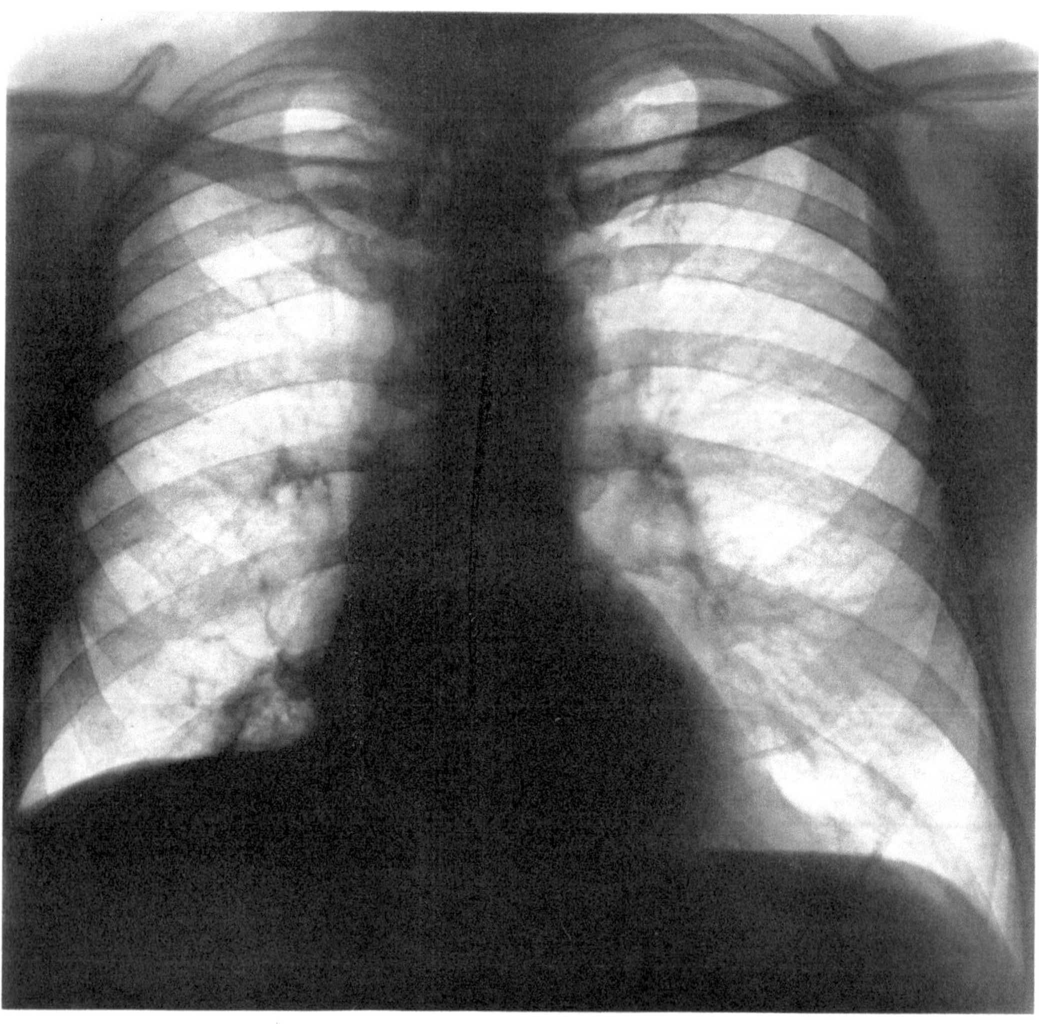

a

Fall 14 · W. H., ♂, 58 Jahre

Vorgeschichte: Vor 4 Jahren erstmals Lungenentzündung, die seither immer wieder rezidivierte. 2 Monate vor der Krankenhausaufnahme erneute Erkrankung mit Fieber, Schüttelfrost und Husten

Befund: Jetzt wieder normale Temperatur. Blutsenkung 13/40. Im Sputum keine Tuberkulosebakterien. Blutbild unauffällig

Röntgenbefunde

Bild a. *Übersicht.* Streifig-flächige Verschattung des rechten Herzzwerchfellwinkels. Adhärenz des Zwerchfells im rechten Sinus

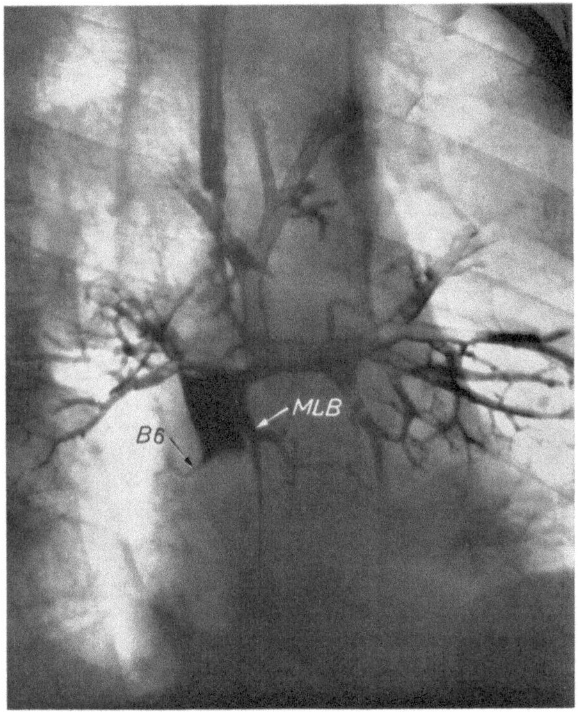

b

Bild b. *Bronchogramm, schräg.* Der rechte Unterlappenbronchus ist nach Abgang des Mittellappenbronchus (MLB) und unmittelbar nach Abgang des apikalen Unterlappensegmentbronchus (B 6) bogenförmig verschlossen. Vermehrte Auffächerung der Oberlappenbronchien

Bronchoskopie: Glatter, kugeliger, polypöser Tumor im rechten Unterlappenstammbronchus

Diagnose: *Submuköses Lipom (histologische Diagnose nach Tumorausräumung)*

Fall 15

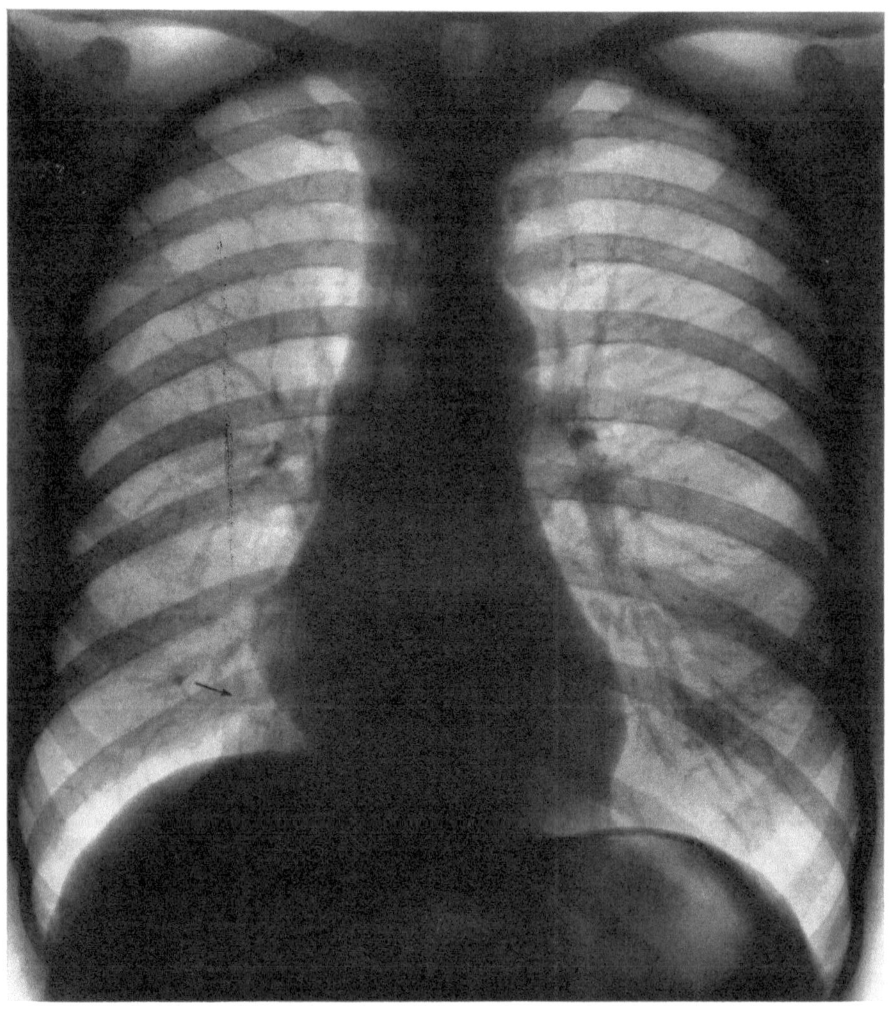

a

Fall 15 · G. H., ♀, 46 Jahre

Vorgeschichte: Vor 4 Jahren erstmals Fieber und Husten. Von da ab täglich morgens eine halbe Tasse voll eitrig-stinkendem Auswurf. Keine Gewichtsabnahme. Keine asthmatischen Beschwerden, keine Darmstörungen, keine Flush-Anfälle

Befund: Über dem rechten Unterfeld einzelne feuchte Rasselgeräusche. Blutbild und Serumlabilitätsproben unauffällig. Blutsenkung 18/48

Röntgenbefunde

Bild a. *Übersicht.* Man erkennt lediglich eine kleine dreieckförmige und zur Lunge hin glatt begrenzte Verschattung im rechten Herzzwerchfellwinkel (↑). Bogenförmige Ausziehung des rechten Herzrandbogens

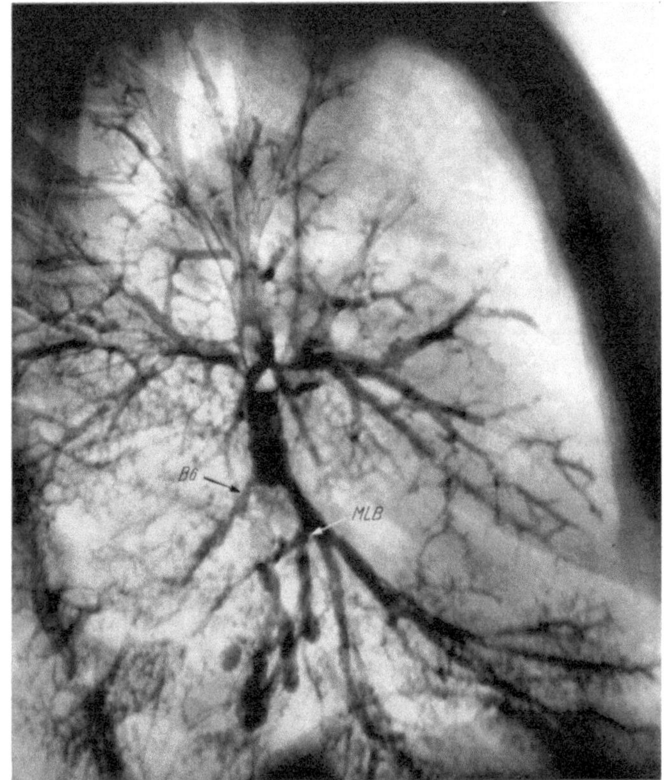

b

Bild b. *Bronchogramm, seitlich.* Großer Füllungsdefekt des rechten Unterlappenbronchus unmittelbar unterhalb des Abgangs des Unterlappenspitzenbronchus (B 6) und des Mittellappenbronchus (MLB). Das Lumen des Unterlappenbronchus ist nach ventral nicht völlig verschlossen. Schrumpfung des Unterlappens mit erheblicher Bronchiektasenbildung in allen Unterlappenbronchien, ausgenommen dem apikalen Unterlappensegmentbronchus (B 6)

Bronchoskopie: Haselnußgroßer Tumor im Bronchus intermedius

Diagnose: *Bronchuskarzinoid im Zwischenbronchus rechts mit chronisch-pneumonischer Induration des Mittel- und Unterlappens und Bronchiektasenbildung (durch Bilobektomie gesichert)*

Fall 16

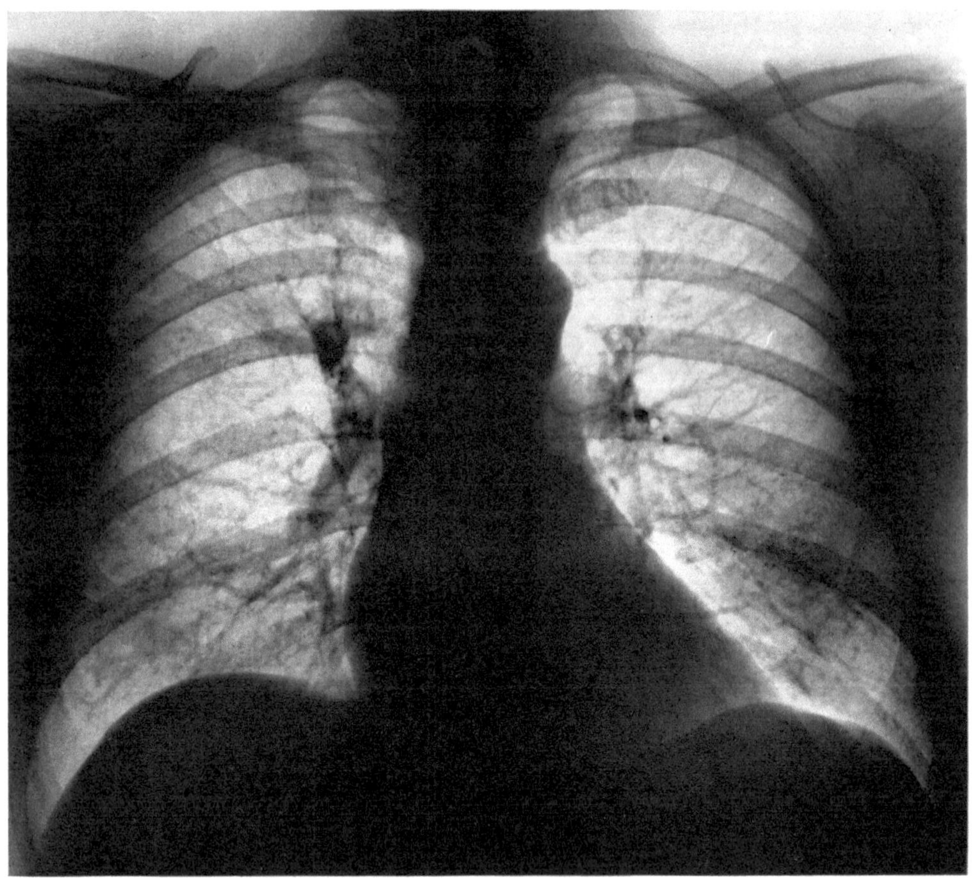

a

Fall 16 · F. E., ♂, 50 Jahre

Vorgeschichte: Vor etwa $^1/_2$ Jahr Erkältung. Die Beschwerden klangen nicht völlig ab, der Patient klagte weiter über trockenen Husten, Schlappheit, Frösteln, subfebrile Temperaturen und Gliederschmerzen

Befund: Lungen physikalisch o.B. Blutsenkung 17/26. Tuberkulinprobe bei 1:100 positiv. Unauffälliger Befund bei der Bronchoskopie, bei der zytologischen Untersuchung des abgesaugten Materials und bei der Mediastinoskopie

Röntgenbefunde

Bild a. *Übersicht*, b. *seitliche Schicht rechtes Mittel-Oberfeld.* Rundliche, nicht ganz homogene Verschattung in Projektion auf den rechten oberen Hiluspol, die im anterioren Oberlappensegment zu lokalisieren ist, wobei sich die Verschattung streifig-flächig bis zum oberen Hiluspol hin fortsetzt

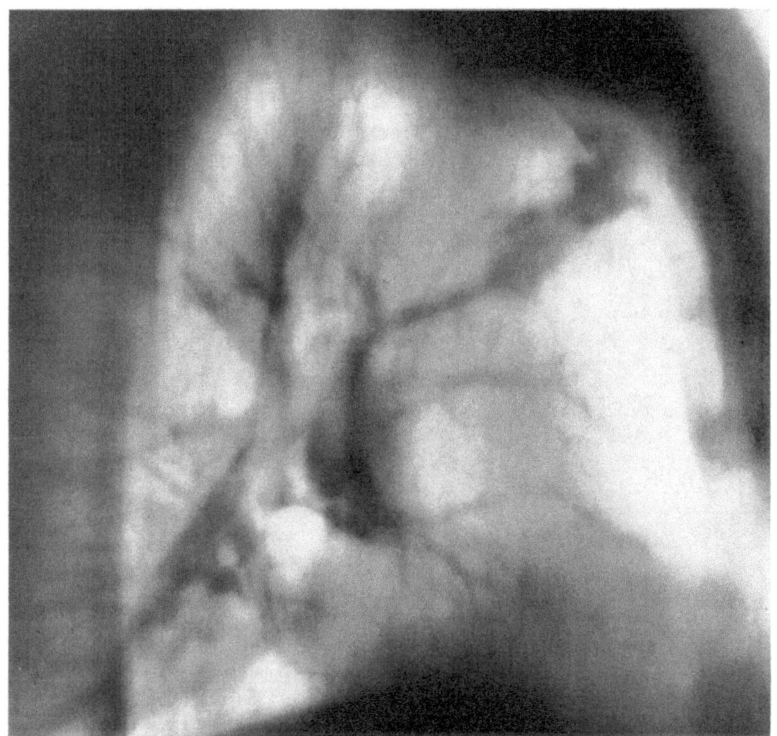

b

Endobronchiale Klemmenresektion: Gestielter polypöser Tumor im rechten anterioren Oberlappensegmentbronchus. Histologische Untersuchung: Chondrom.

Diagnose: *Polypöses endobronchiales Chondrom mit kleiner retrostenotischer Atelektase*

Fall 17

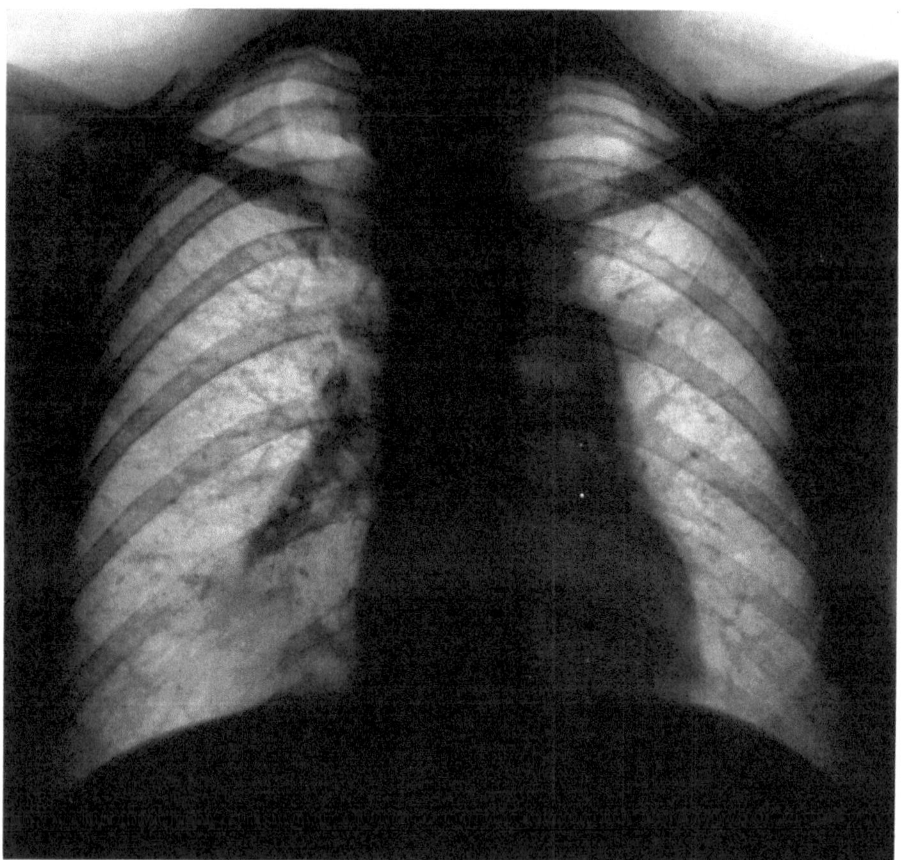

a

Fall 17 · E. R., ♀, 53 Jahre

Vorgeschichte: Die Patientin stammt aus einer tuberkulosebelasteten Familie. Der Ehemann ist vor 15 Jahren an einer Lungen- und Kehlkopftuberkulose verstorben. Vor 5 Jahren Klinikaufnahme wegen Lymphknotenschwellungen am Hals, die Probeexzision ergab eine Tuberkulose. Röntgenologisch fand man damals eine Verschattung im medialen linken Oberfeld. die als Verschwielung des oberen Mediastinums mit Hochziehung des linken Hilus durch Verschwielung gedeutet wurde. Damals einmal im Magensaft durch Kultur Tuberkulosebakterien nachgewiesen, später nie mehr. Der Röntgenbefund blieb im Laufe der folgenden Jahre völlig unverändert. Jetzt erfolgte Einweisung, da in letzter Zeit öfter subfebrile Temperaturen bestanden und eine stärkere Müdigkeit beobachtet wurde

Befund: Guter Allgemeinzustand. Temperaturen bis 38° C. Keine Zyanose oder Dyspnoe. Verschmälerung der linken Thoraxseite, die bei der Atmung nachhinkt. Normales Blutbild. Blutsenkung 15/36. Kein Sputum. Negativer Magensaft bei mehreren Kontrollen

Röntgenbefunde

Bild a. *Übersicht.* Verkleinerung des linken Lungensitus. Das obere Mediastinum ist nach links verlagert und unscharf begrenzt. Hochraffung des linken Hilus, der unscharf begrenzt und etwas verbreitert ist

Bild b. *Seitliche Übersicht, links anliegend.* Im ventralen Anteil des Spitzen-Oberfeldes findet sich eine längliche, dreieckige Verschattung, die allseits konvex und scharf begrenzt ist und deren stumpfer Winkel zum Hilus weist (↑)

Spirographisch leicht vermehrte Residualluft und verminderter Tiffeneau-Test, sonst normale Befunde

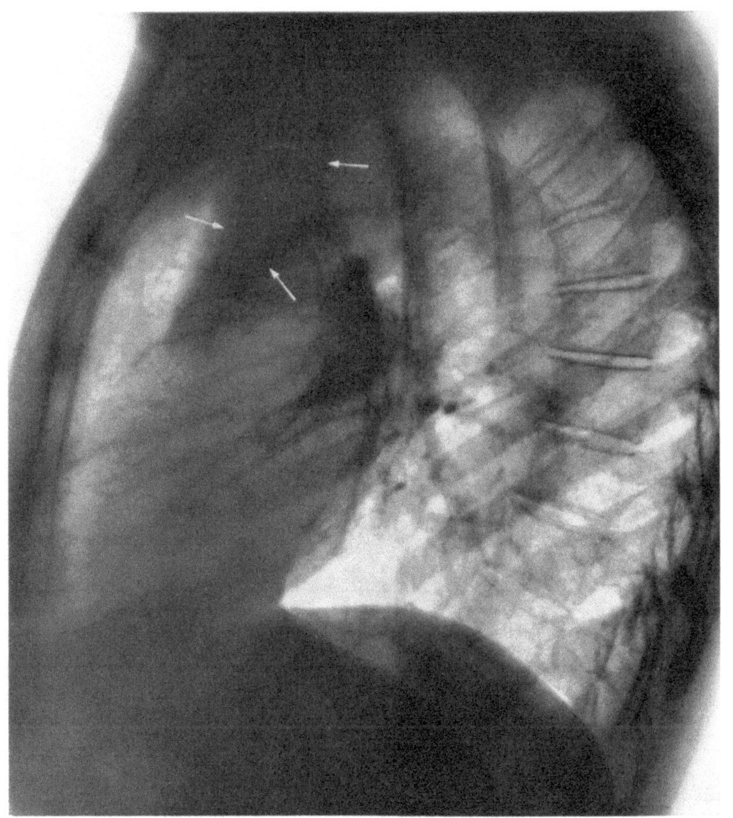

b

c

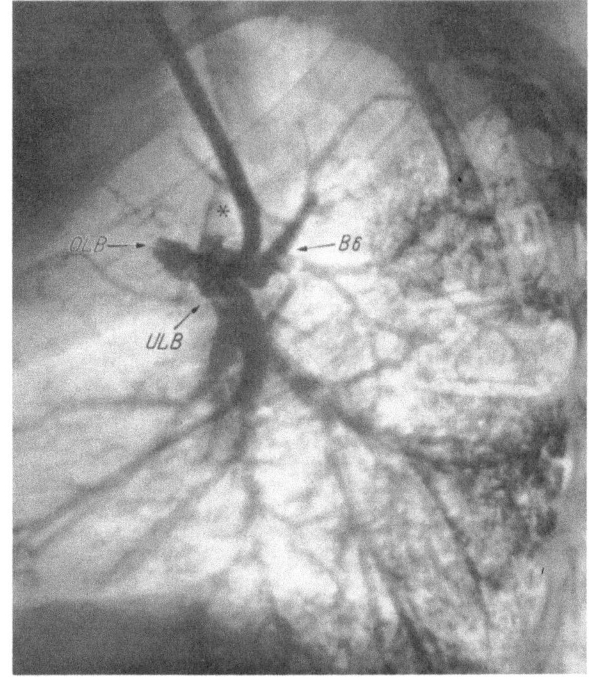

Bild c. *Bronchogramm, seitlich.* Kompletter Verschluß (*) des linken Oberlappenbronchus etwa 1 cm nach seinem Abgang (OLB). Kompensatorische Auffächerung des Bronchialbaumes des Unterlappens (ULB), der den linken Thoraxraum ausfüllt, wobei B 6 die Lungenspitze einnimmt

Bronchoskopie: Atrophische Schleimhaut des linken Hauptbronchus, längsovale Verengung des Oberlappenostiums, der Bronchus endigt kurz danach stenotisch. Völlig glatte, auch histologisch normale Schleimhaut des Oberlappenbronchus

Diagnose: *Komplette Oberlappenatelektase links (in Anbetracht der Vorgeschichte wohl Folge einer sekundären Bronchusstenose nach Lymphknotentuberkulose mit Bronchuseinbruch und Schleimhauttuberkulose)*

Fall 18

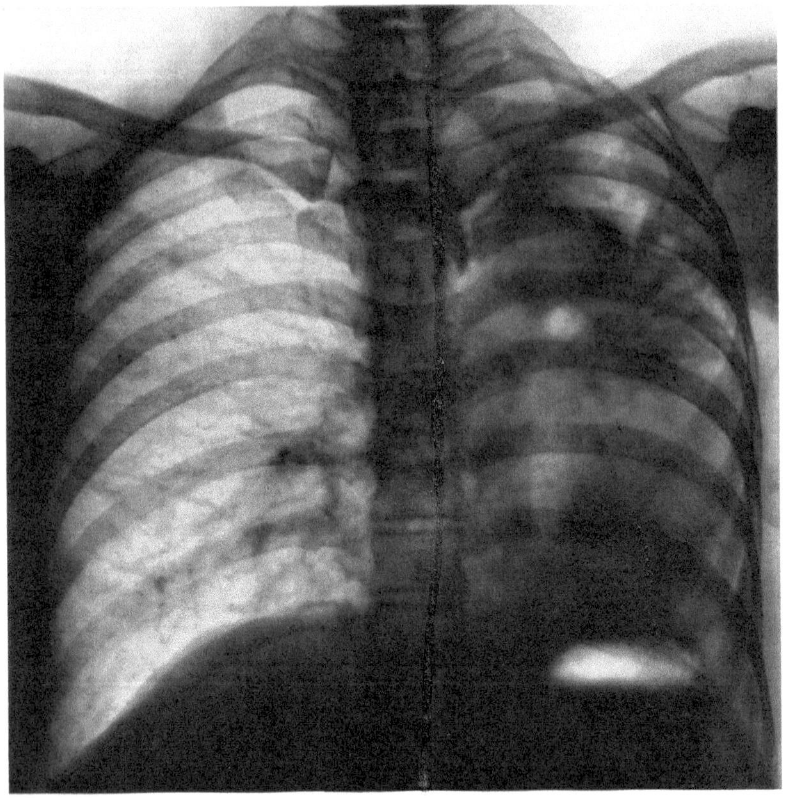
a

Fall 18 · M. H., ♀, 44 Jahre

Vorgeschichte: 3 Jahre vor der jetzigen Untersuchung an anderem Ort Radikaloperation der linken Mamma wegen eines Karzinoms. Anschließend daran erfolgte dort auch eine Röntgenbestrahlung. Im ganzen fühlt sich die Patientin wohl, nur in den kalten Monaten neigt sie zu Atemnot und Husten mit und ohne Auswurf. Die jetzige Untersuchung erfolgte zum Ausschluß einer Metastasierung

Befund: Guter Allgemeinzustand. Im Bereich der Bestrahlungsfelder (Brust und Rücken) ausgedehnte Teleangiektasien. Kein Hinweis für ein Rezidiv oder Metastasen

Röntgenbefunde

Bild a. *Übersicht.* Weitgehend homogene Verschattung der linken Lunge, die in ihrer Gesamtheit stark verkleinert ist. Körniger Kalkschatten im linken Oberfeld. Die Trachea ist nach links verzogen und erweitert. Das linksseitige Bronchialsystem ist innerhalb der Verschattung gut zu erkennen. Starke Verziehung des ganzen Mediastinums und des Herzens nach links. Kompensatorische Überblähung der rechten Lunge, die nach links überlappt

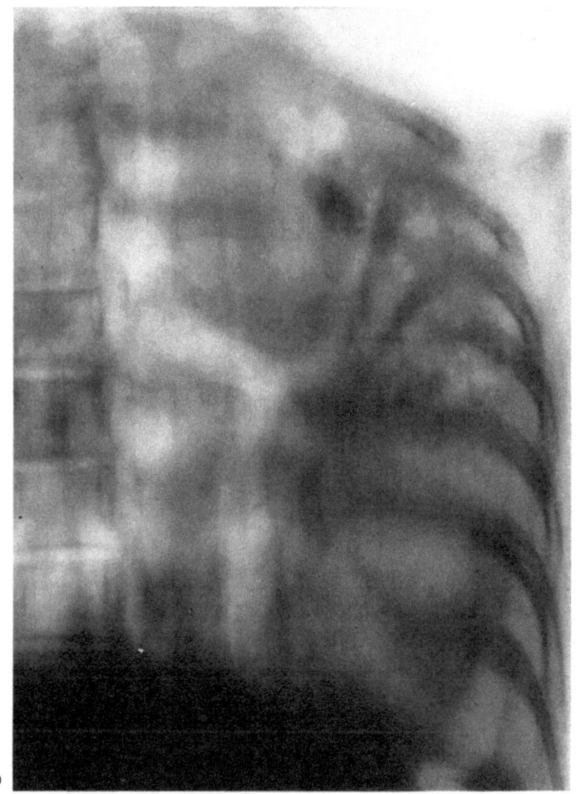

b

Bild b. *Schicht linke Lunge in 6 cm.* Die Aufnahme bestätigt die homogene Verschattung der ganzen Lunge und die Erweiterung, Deformierung und Bündelung der Bronchien im Oberfeld. In der Spitze noch kleine lufthaltige Lungenbezirke

Diagnose: *Ausgedehnte strahleninduzierte Fibrose (Induration) der linken Lunge mit Schrumpfung und Bronchiektasenbildung*

Fall 19

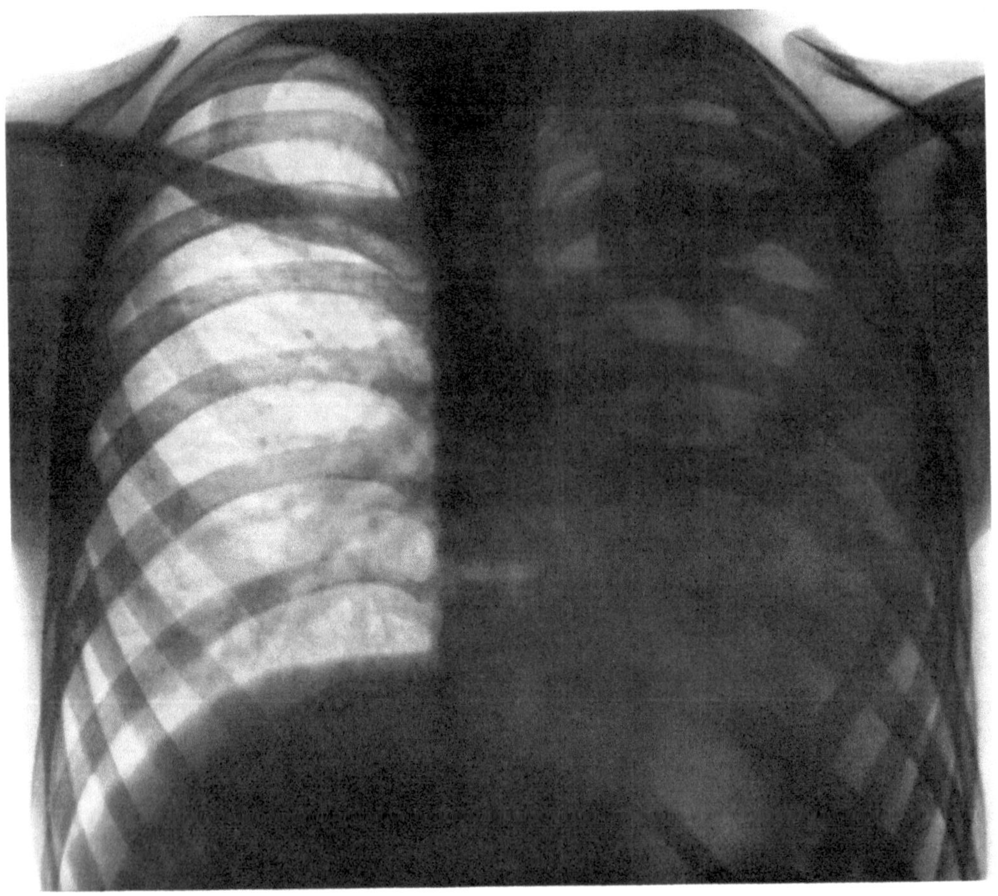

a

Fall 19 · P. Ch., ♀, 9 Jahre

Vorgeschichte: Seit dem 4. Lebensjahr rezidivierender Husten. Eine damals durchgeführte Röntgendurchleuchtung ergab eine homogene Verschattung der linken Thoraxhälfte, die als Pleuraschwarte aufgefaßt wurde. Wegen erneutem fieberhaftem Infekt erfolgte Klinikeinweisung

Befund: Altersentsprechend entwickeltes Mädchen. Skoliose der Brustwirbelsäule mit Trichterbrust und Abflachung der linken Thoraxseite, die bei der Atmung zurückbleibt

Röntgenbefunde

Bild a. *Übersicht.* Homogene Verschattung des linken Lungensitus mit Verlagerung des Mediastinums und des Herzens nach links

Bild b. *Bronchogramm p. a.* Der linke Hauptbronchus und die Lappenbronchien sind normal angelegt, die Segmentbronchien enden nach wenigen Zentimetern in kleinen Stümpfen. Die rechte Lunge lappt im Gebiet des vorderen Mediastinums nach links über (↑)

Bild c. *Angiokardiogramm.* Darstellung des rechten Vorhofs, der rechten Kammer und der Pulmonalarterien. Hochgradige Verlagerung des Herzens nach links. Die A. pulmonalis ist weit und gibt nach rechts normale Abzweigungen ab (A.p.d.), während sich nach links nur ein schmales Gefäß vom Pulmonalbogen aus nach unten verfolgen läßt (A.p.s.)

Diagnose: *Lungenagenesie links*

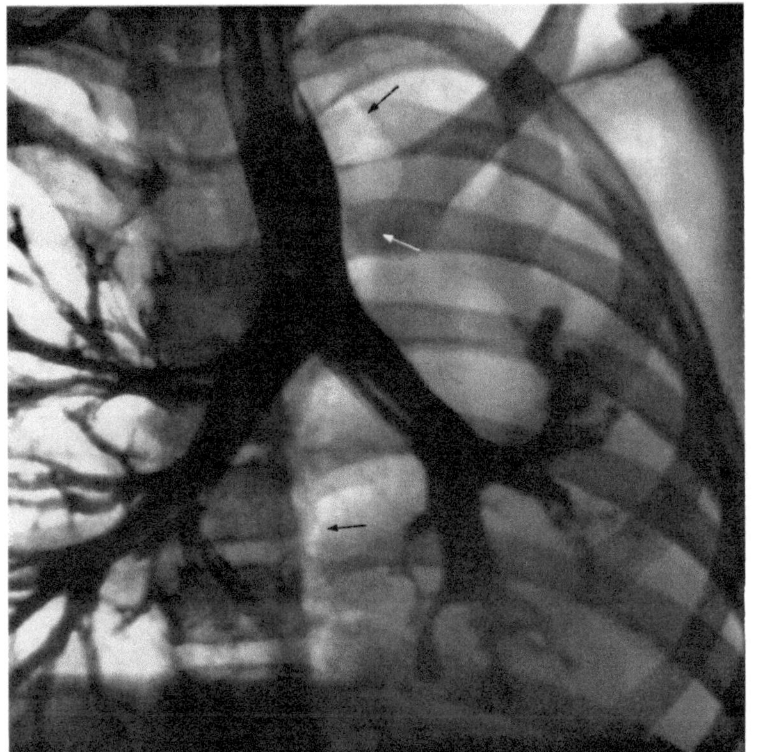

b

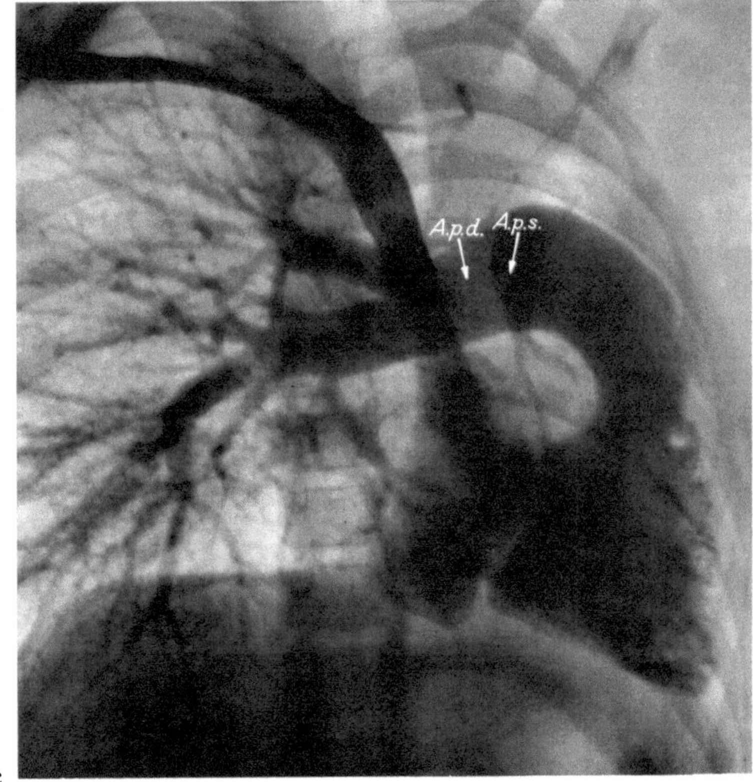

c

Fall 20

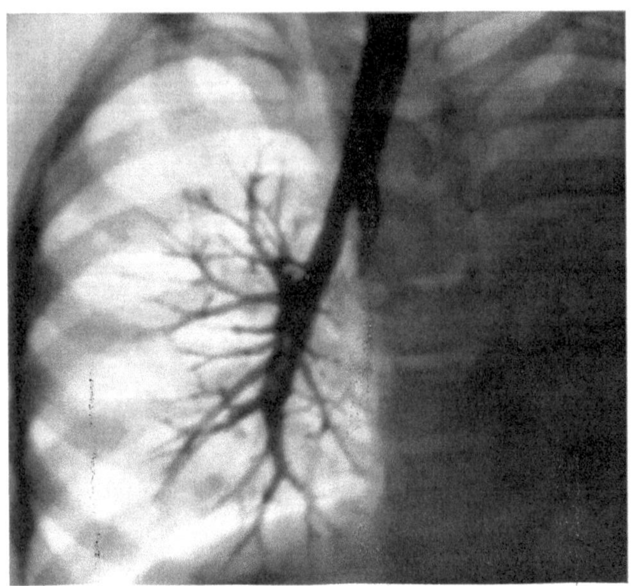

Fall 20 · X. Y., ♂

Vorgeschichte: Seit Geburt kurzatmig, als Säugling und Kleinkind Zyanose, besonders nach längerem Schreien. Häufig Erkältungskrankheiten

Befund: Über der linken Lunge fehlt teilweise ein Atemgeräusch völlig

Röntgenbefunde

(Die *Übersichtsaufnahme* zeigte eine völlige Verschattung der linken Thoraxhälfte, in die das Herz ganz hineingezogen war.)

Bronchogramm p. a. Vom linken Bronchialsystem füllt sich nur ein konisch zulaufendes Rudiment des Stammbronchus

Diagnose: *Lungenagenesie links*

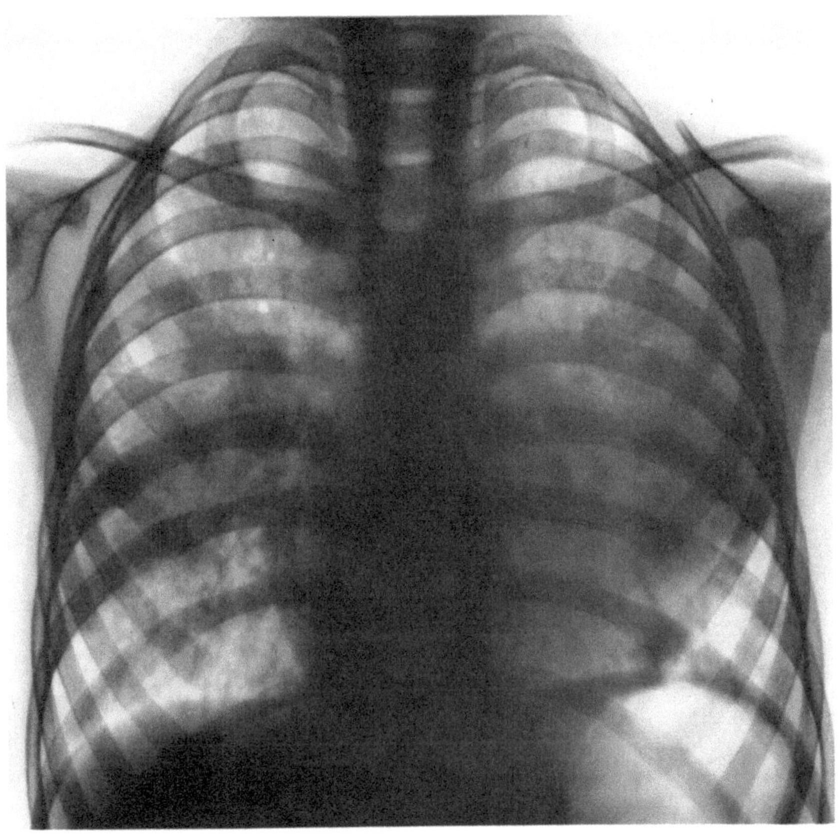

Fall 21 · O. M., ♀, 5 Jahre

Vorgeschichte: Bis zum 4. Lebensjahr normale Entwicklung. Dann erkrankte das Kind mit auffallender Blässe, weshalb Krankenhausaufnahme erfolgte

Befund: Untergewichtiges Kind in schwerstkrankem Zustand. Hochgradige Anämie. Dyspnoe und Zeichen einer Rechtsinsuffizienz. In einem Röntgenbild feinfleckig-wolkige Verschattungen in beiden Mittelfeldern von den Hili ausgehend bis in die Peripherie. Die Ober- und Unterfelder waren relativ frei

Röntgenbefund

Übersicht. In beiden Lungen ausgedehnte, dichte, wolkige Verschattungen, besonders ausgeprägt in den Mittelfeldern, die nach der Peripherie zu abnehmen. Zusätzlich vermehrte retikulär-noduläre Zeichnung

Weiterer Verlauf: Mit Transfusionen und kardialer Behandlung zeitweise Besserung. Nach etwa 8 Monaten haben die Veränderungen in den Lungen aber zugenommen, und das Kind verstarb unter den Zeichen des Herzversagens bald nach Anfertigung des abgebildeten Röntgenbildes

Diagnose: *Idiopathische Lungenhämosiderose mit Cor pulmonale (durch Sektion gesichert)*

Fall 22

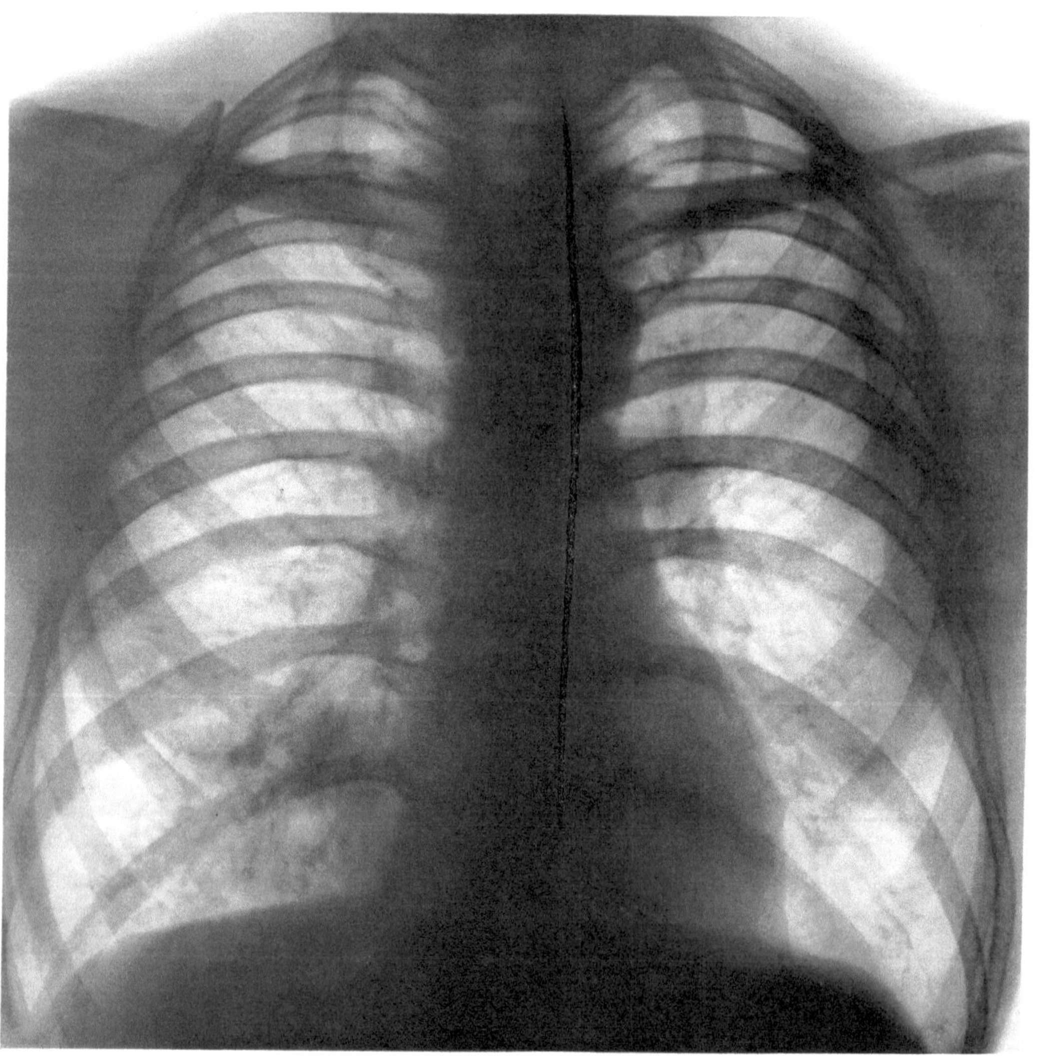

a

Fall 22 · H. H., ♂, 47 Jahre

Vorgeschichte: Seit längerer Zeit schon Husten und Auswurf. Wenige Monate vor der Aufnahme wurde bei einer Reihenuntersuchung eine Verschattung im rechten medialen Unterfeld festgestellt, die zur Einweisung Anlaß gab

Befund: Täglich etwa 20 ml schleimig-eitriger Auswurf. Im Sputum ließen sich Pneumokokken und Staphylococcus aureus sowie Candida albicans züchten. Auskultatorisch über dem rechten Unterfeld kein krankhafter Befund

Röntgenbefunde

Bild a. *Übersicht.* Wolkige Verschattung in einem apfelgroßen Bezirk des hinteren medialen Unterfeldes rechts

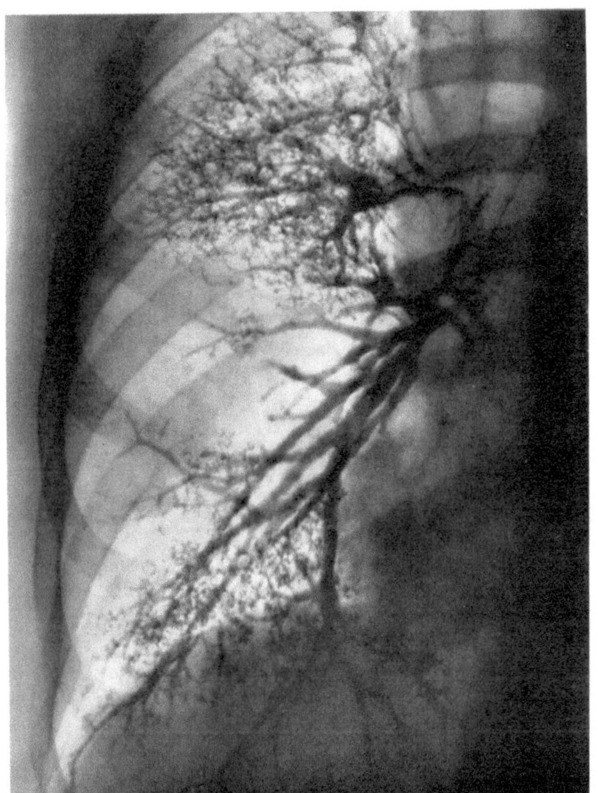

Bild b. *Bronchogramm p.a.* Im Bereich der Verschattung sind die Bronchien des Unterlappens bogenförmig nach lateral verdrängt

Bronchoskopie: Verlagerung des rechten Unterlappenbronchus nach lateral. Sonst keine Besonderheiten

Weiterer Verlauf: Unter der Vermutungsdiagnose einer Lungensequestration wurde die Lobektomie des rechten Unterlappens vorgenommen, dabei fand man eine bleistiftdicke Arterie, die aus der Aorta kam und aberrierend im Lig. pulmonale verlief. Das postoperative Ergebnis war gut

Diagnose: *Lungensequestration. Im Sequestrationsgebiet zahlreiche mit Pilzrasen gefüllte Zysten (nach Operation durch histologische Untersuchung gesichert)*

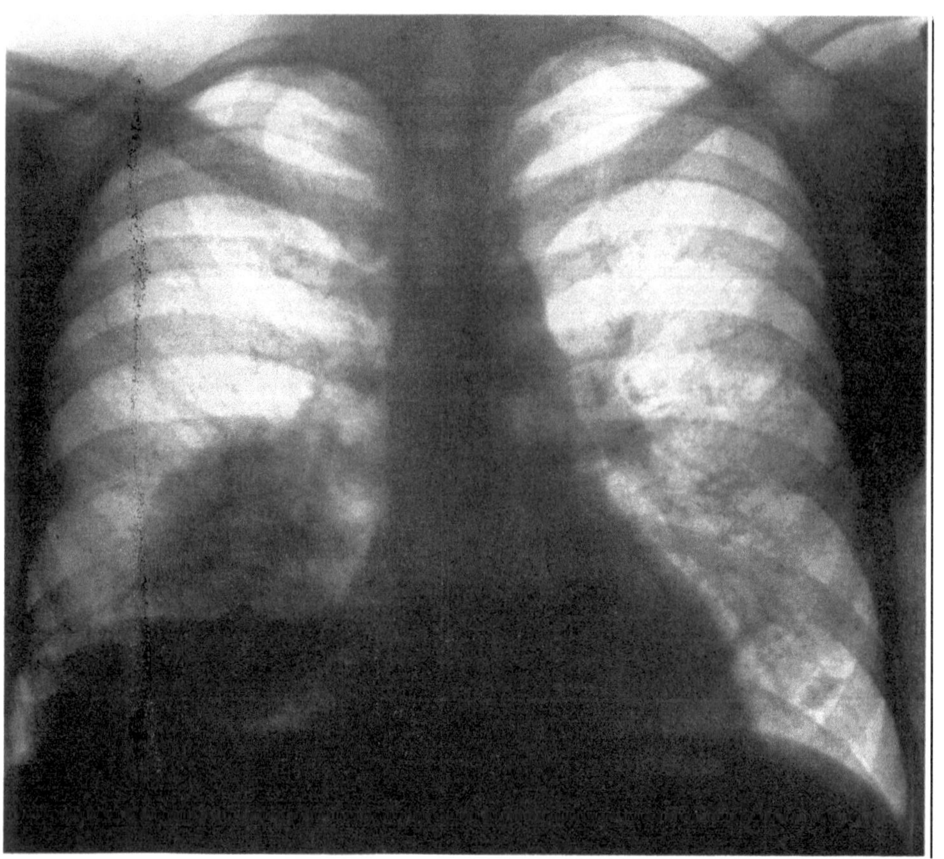

a

Fall 23 · St. K. D., ♂, 23 Jahre

Vorgeschichte: Im 9. Lebensjahr Rippenfellentzündung, anschließend über 12 Jahre in Überwachung der Lungenfürsorge wegen eines Restzustandes der Erkrankung. Nach pulmonalen Infekt jetzt Fieberanstieg und Einweisung in das Krankenhaus wegen Verdachts auf ein postpneumonisches Empyem

Befund: Handbreite Dämpfungszone über dem rechten Unterfeld mit abgeschwächtem Atemgeräusch und aufgehobenem Stimmfremitus. Expektoration von eitrigem Sputum. Blutsenkung 83/109. Kein Nachweis spezifischer Erreger bakteriologisch oder serologisch. Eitriges, sehr schleimiges Material bei der Pleurapunktion

Röntgenbefunde

Bild a. *Übersicht.* Inhomogener Verschattungsbezirk von Apfelsinengröße im rechten Unterfeld, der nach einer seitlichen Aufnahme nach dorsal zu lokalisieren ist

Bild b. *Rechtsseitige Bronchographie.* Verdrängung der basalen Segment- und Subsegmentäste des Unterlappens nach kranial ohne Füllung pathologischer Hohlräume

Bild c. *Aortogramm.* Abnorme, etwa 7 mm breite Stammarterie in Höhe des 11. BWK, die von der linken Seite der thorakalen Aorta

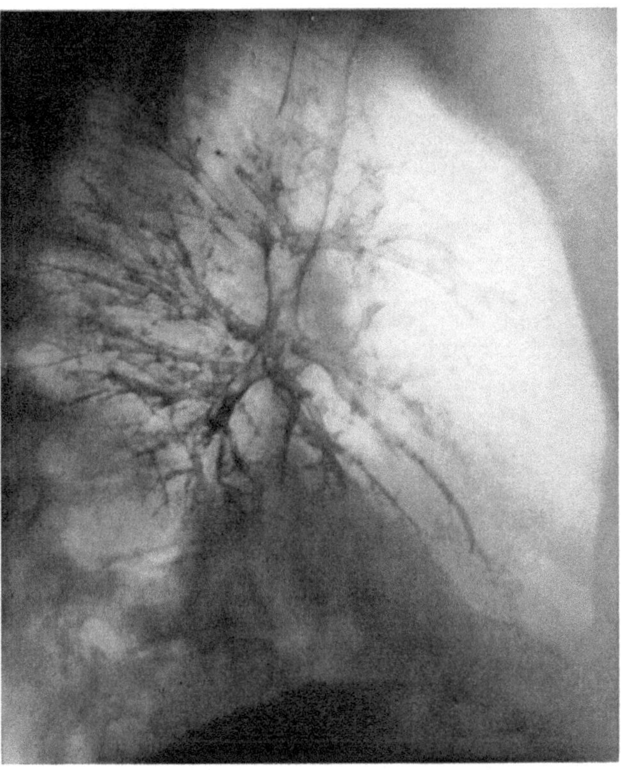

b

schräg nach rechts kranial verläuft und sich innerhalb des Verschattungsbezirkes mit rarefiziertem Gefäßbaum verzweigt. Gleichzeitige Füllung von Bronchialarterienästen, die z.T. mit der beschriebenen abnormen Arterie anastomosieren

Verlauf: Die Resektion des rechten Unterlappens ergab basale Pleuraschwarten, eine zystische, teils lederartige Konsistenz des Lungengewebes und bronchiektatische Kavernen mit verfestigtem Parenchym. Bei der histologischen Untersuchung fand sich eine verdickte Gefäßintima mit narbiger Induration aus Lymphozyten und Plasmazellinfiltraten im Unterlappen mit teilweise atelektatischem Lungengewebe

Diagnose: *Polyzystische Form der interlobären Lungensequestration mit chronischer karnefizierender Pneumonie (durch Lappenresektion gesichert)*

c

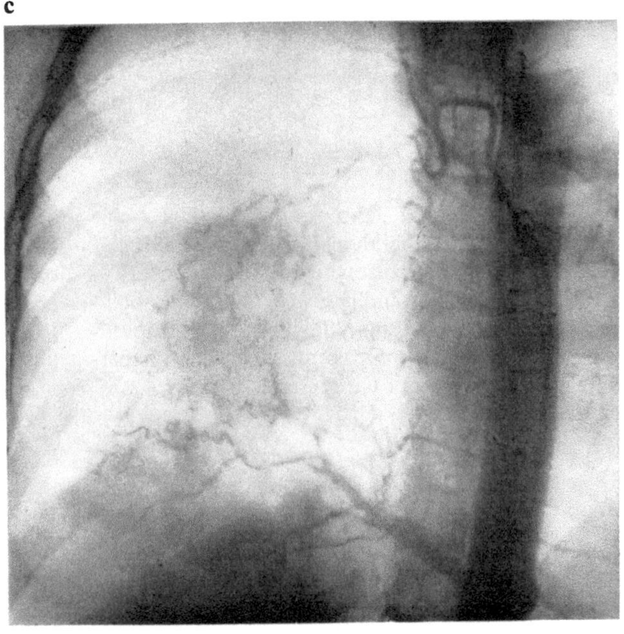

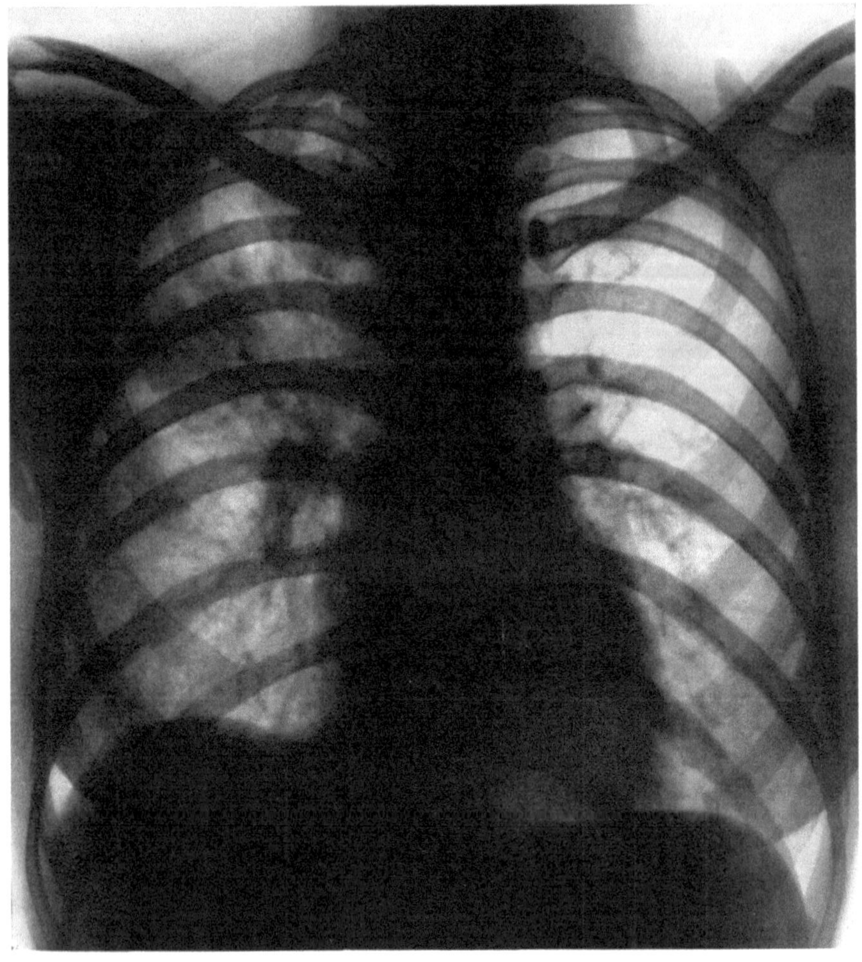

a

Fall 24 · H. E., ♀, 29 Jahre

Vorgeschichte: Vor 2 Jahren wurde erstmals eine kleine derbe Knotenbildung links supraklavikulär bemerkt. Die Probeexzision ergab die Diagnose. Zunächst stationäre Behandlung wegen Lymphknotenschwellung beidseits supraklavikulär. Die Einweisung erfolgte wegen einer vorausgegangenen fieberhaften Erkrankung mit Husten und Auswurf

Befund: Guter Allgemeinzustand. Keine peripheren Lymphknoten, keine Milzvergrößerung. Über dem rechten Oberfeld Schallverkürzung. Subfebrile Temperaturen. Blutsenkung 52/91. Im Blutbild bei 9200 Leukozyten nur 10% Lymphozyten und 3% Eosinophile

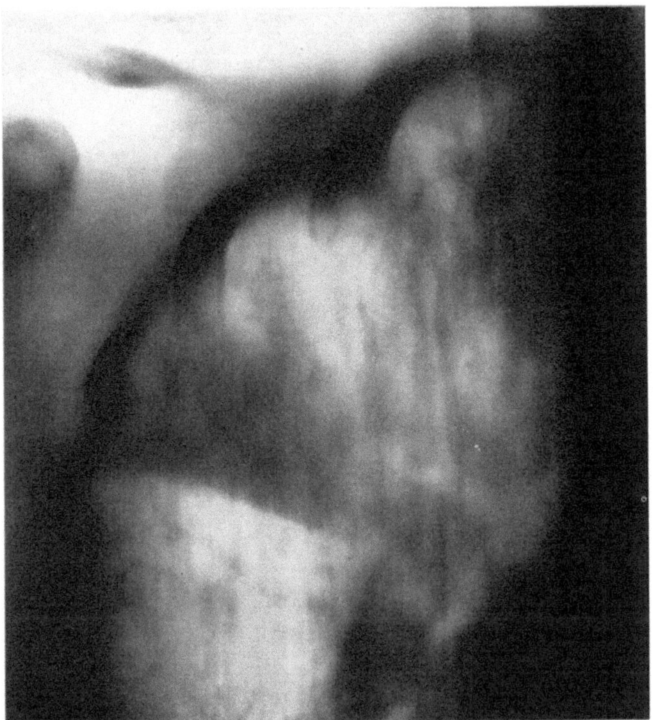
b

Röntgenbefunde

Bild a. *Übersicht*, b. *Schicht rechtes Ober-Mittelfeld in 10 cm.* Verschattung im rechten Oberfeld, die nach der Schichtaufnahme (Bild b) auf den Oberlappen begrenzt ist und lappenrandnahe einen homogen-flächenhaften, in den übrigen Oberlappenbezirken einen grobfleckig-konfluierenden Charakter hat. Die Bronchien sind bis weit in die Peripherie hinein lufthaltig

Weiterer Verlauf: Auf antibiotische Behandlung keinerlei Änderung des Lungenbefundes und der klinischen Daten, erst unter zytostatischer Behandlung wesentliche Rückbildung der pneumonischen Veränderungen in der Lunge und Normalisierung der Blutsenkung. 1 Jahr später kam es zu einem Rezidiv der Lungeninfiltration, das eine Röntgenbestrahlung erforderte. Etwa $4^1/_2$ Jahre nach der ersten Feststellung der Erkrankung verstarb die Patientin an den weiteren Folgen der Krankheit

Diagnose: *Pneumonische Form einer Lymphogranulomatose*

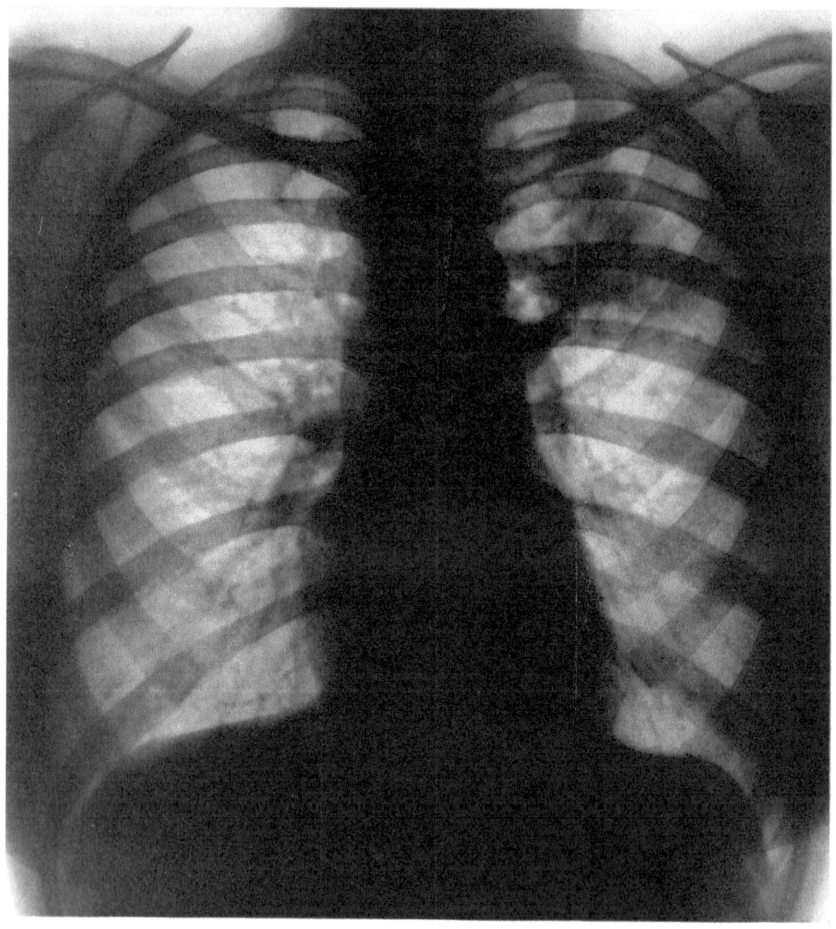

a

Fall 25 · B. H., ♀, 35 Jahre

Vorgeschichte: Vor fast 2 Jahren trockene Rippenfellentzündung. $1^1/_2$ Jahre später stellte man bei einer Reihenuntersuchung einen Befund im linken Oberfeld fest, deshalb für 3 Monate Heilstättenbehandlung mit INH, Streptomycin und Conteben. Da keine Beeinflussung zu beobachten war, wurde der Verdacht auf einen malignen Prozeß geäußert und die Krankenhauseinweisung veranlaßt

Befund: Normale Temperaturen. Blutsenkung 4/10. Normale Serumlabilitätsproben und Elektrophorese. Im Sputum kein Nachweis von Tuberkulosebakterien

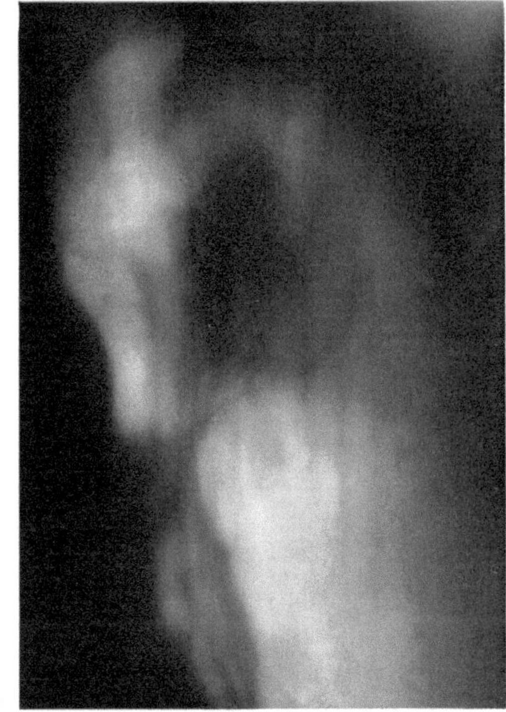
b

Röntgenbefunde

Bild a. *Übersicht*, b. *Schicht linkes Oberfeld in 10 cm.* Kleinapfelgroße wolkige Verschattung unterschiedlicher Dichte und durchweg unscharfer Begrenzung im linken Oberfeld, die in streifiger Verbindung zum geringfügig deformierten Hilus steht. Wie das Schichtbild (Bild b) und ein nicht abgebildetes Bronchogramm zeigen, sind die die Verschattung durchziehenden Bronchien zum größten Teil lufthaltig, z.T. auch etwas deformiert

Diagnose: *Alveolarzellkarzinom (durch zytologische Untersuchung und Thorakotomie gesichert) = diffus-pneumonische Form der Lungenadenomatose*

Fall 26

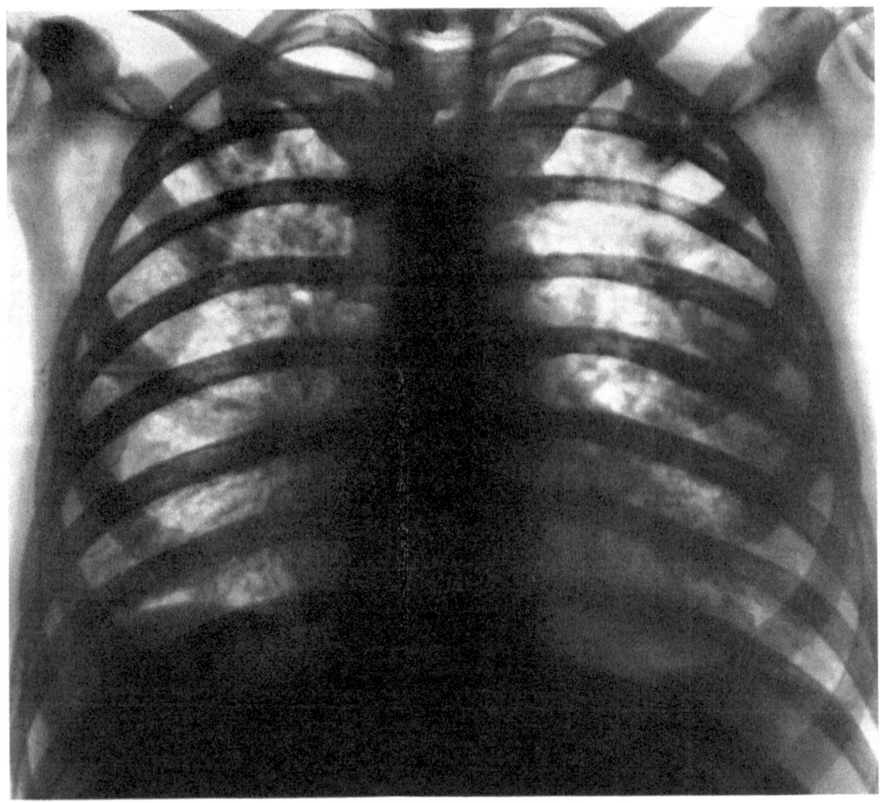

Fall 26 · S. S., ♀, 17 Jahre

Vorgeschichte: Vor 3 Monaten erkrankte die Patientin unter den Zeichen einer akuten, fieberhaften, salizylresistenten Polyarthritis

Befund: Temperaturen bis 40° C. Tachykardie bis zu 125/min. Über beiden Handrücken fand man typische Veränderungen der Grundkrankheit. Positiver LE-Zelltest

Röntgenbefund

Übersicht. Im linken Mittel- und Unterfeld findet sich eine großflächige, inhomogene Verschattung, die in den apikalen Randbezirken kleinfleckig-konfluierenden Charakter hat. In der rechten Lunge, insbesondere im Oberfeld, besteht dagegen eine mehr streifig-noduläre, unscharfe Zeichnung

Bei späteren Kontrollen teilweise Rückbildung, teilweise Neubildung der Lungenveränderungen, z.T. werden sie durch zusätzliche Pleuraergüsse überdeckt

Weiterer Verlauf: Nach 3monatiger Krankheitsdauer und 2 Wochen nach Anfertigung des Röntgenbildes trat der Tod unter den Zeichen des Herz- und Atemversagens ein

Diagnose: *Lupus erythematodes disseminatus acutus mit pulmonaler Beteiligung (durch Obduktion bestätigt)*

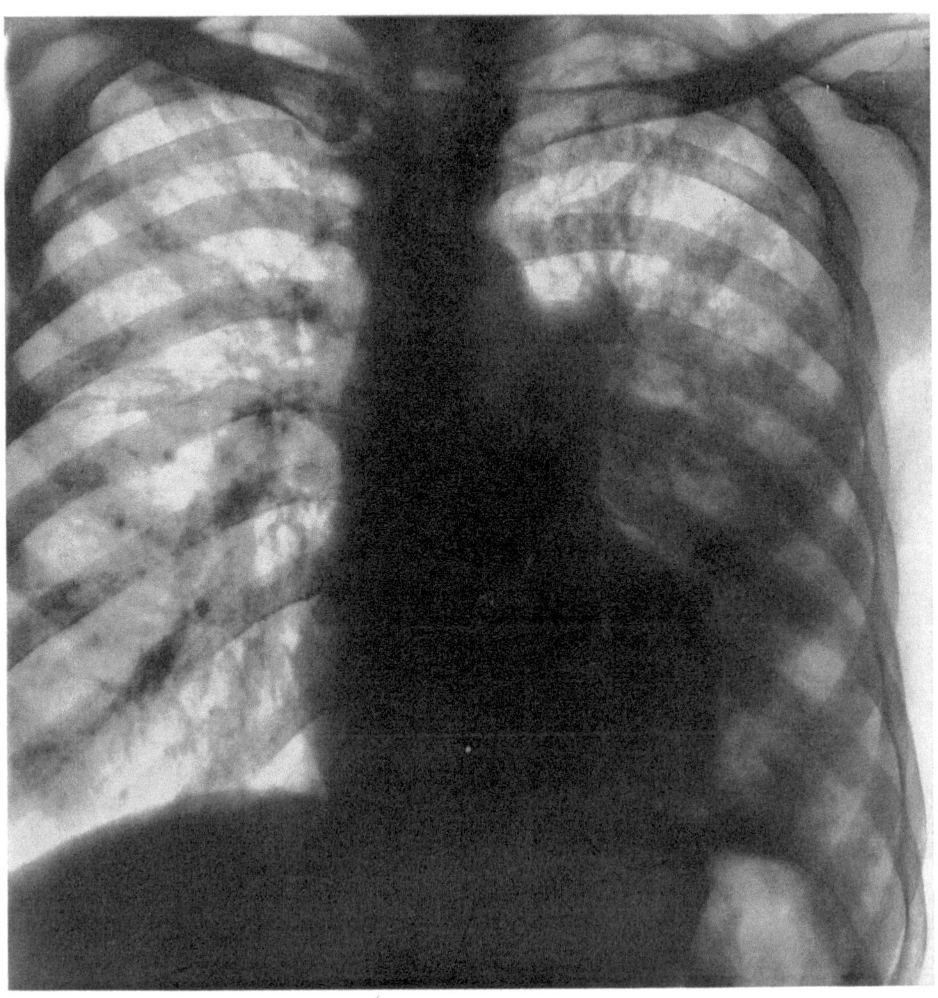

Fall 27 · K. A., ♂, 56 Jahre

Vorgeschichte: Vor 22 Jahren 3monatige Kur wegen einer Tuberkulose. Danach ausgeheilt. Vor 4 Monaten zunehmende Verschlechterung des Allgemeinbefindens und starke Müdigkeit. Einweisung unter der Diagnose einer frischen Streuung einer alten Lungentuberkulose

Befund: Subfebrile Temperaturen, Zyanose und Atemnot. Reichlich schleimig-eitriges Sputum (über 200 ml/Tag). Über allen Lungen verschärftes Atemgeräusch und teilweise klingende Rasselgeräusche, Dämpfung über dem linken Unterlappen. Kein positiver Sputumbefund. Blutsenkung 102/110. Im Blutbild geringe Anämie und Leukozytose von 13400 mit Vermehrung der Granulozyten

Röntgenbefund

Übersicht. Ausgedehnte wolkig-konfluierende Verschattungen vom bronchopneumonischen Typ im linken Mittel- und Unterfeld. Knotige Vergrößerung des linken Hilus. Alte linksseitige Spitzen-Obergeschoßtuberkulose. Verschwielungen im Bereich der Pleura mediastinalis und diaphragmatica sowie interlobär

Weitere Verlauf: 3 Monate nach Krankenhausaufnahme trat der Tod ein

Diagnose: *Lungenadenomatose, bronchopneumonische bis pneumonische Form (durch Obduktion gesichert)*

Fall 28

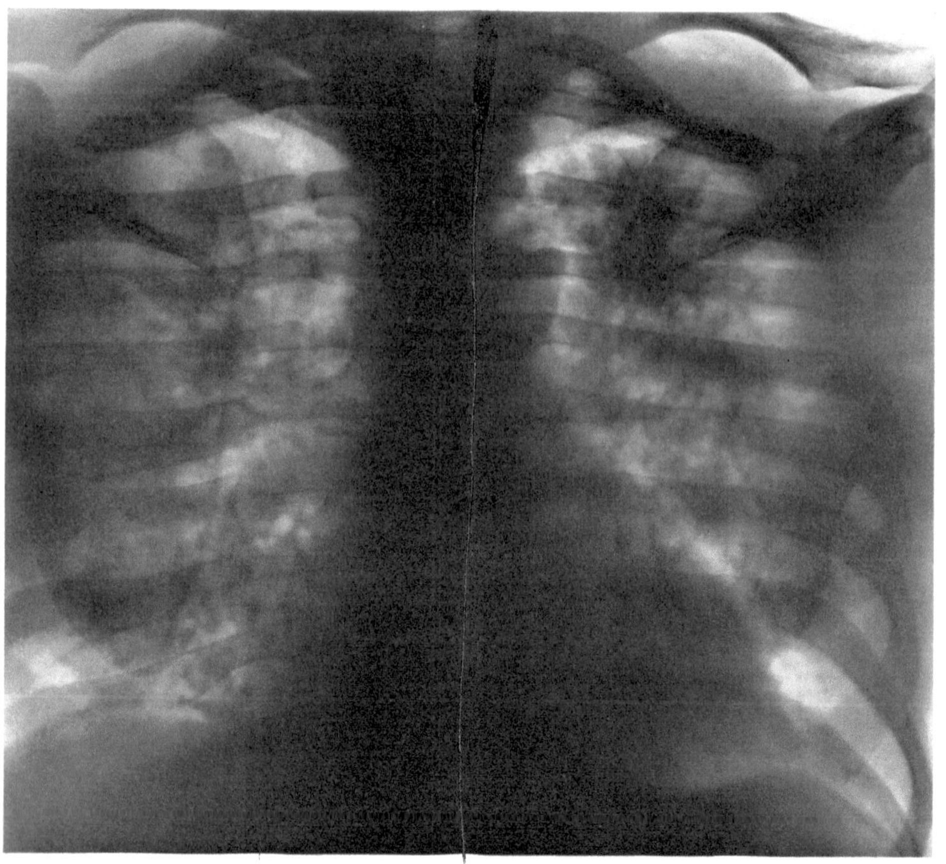

a

Fall 28 · S. F., ♂, 42 Jahre

Vorgeschichte: Vor 20 Jahren Nephrolithiasis festgestellt. Vor 2 Jahren Nephrektomie links wegen Pyonephrose bei narbiger Ureterstenose, außerdem Uretropyelotomie zur Steinentfernung rechts. 1 Jahr später Präurämie. Wieder 1 Jahr später Krankenhausaufnahme wegen urämischem Koma

Befund und weiterer **Verlauf:** Rest-N 246,7 mg-%, eine Beeinflussung des Komas war nicht mehr möglich. Präterminal stellte sich ein Lungenödem ein

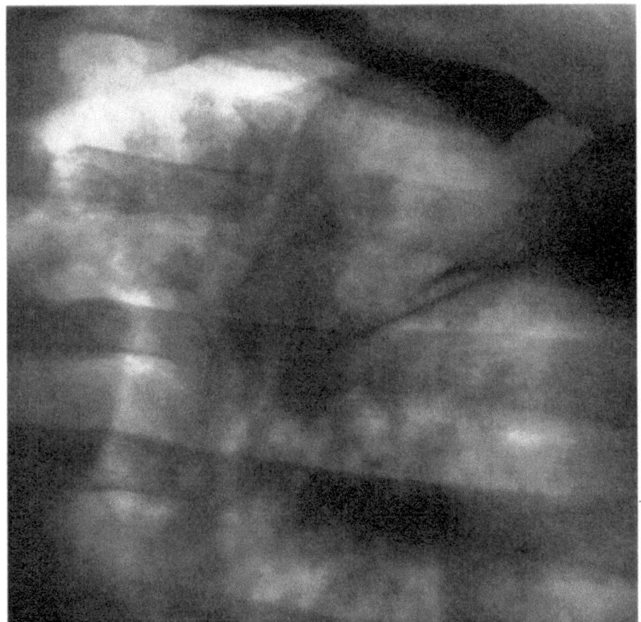

b

Röntgenbefunde (1 Tag vor dem Tod)

Bild a. *Übersicht*, b. *Ausschnitt linkes Oberfeld.* Ausgedehnte weichflächig-konfluierende Verschattungen in beiden Lungen, die zur Peripherie hin an Dichte abnehmen. Beidseits vergrößertes Herz

Diagnose: *Lungenödem, keine pneumonischen Infiltrationen. Maligne Nephrosklerose der verbliebenen rechten Niere (Obduktionsbefund)*

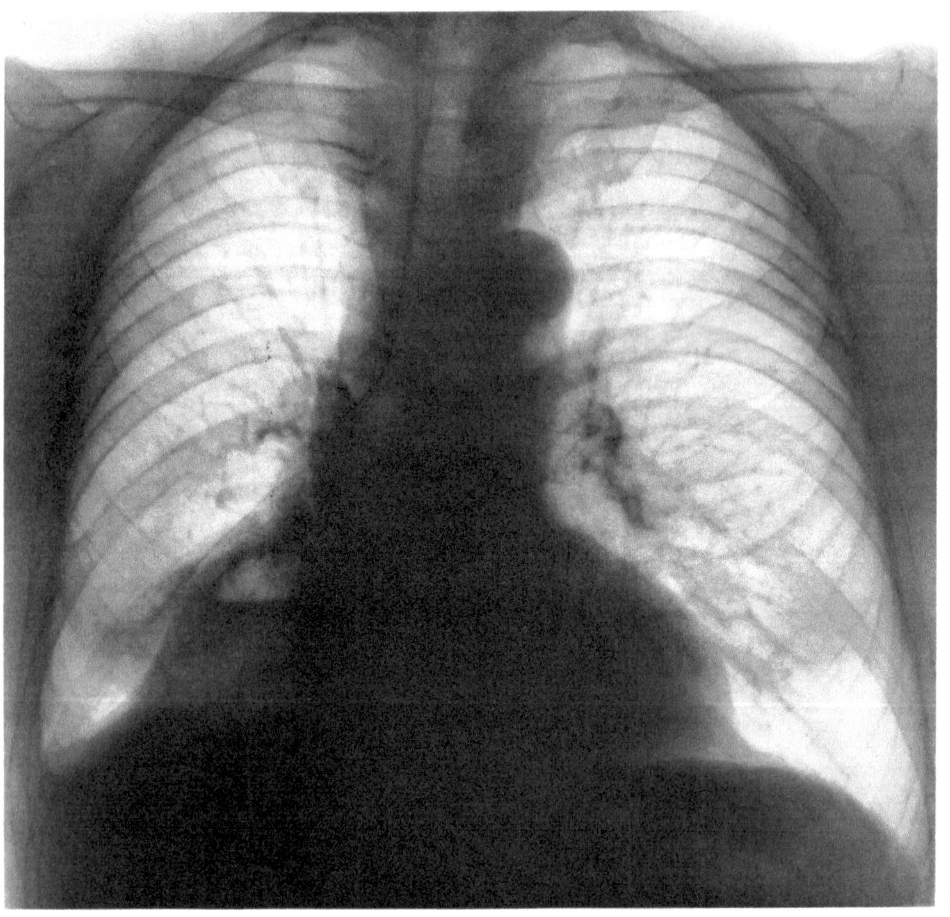
a

Fall 29 · G. R., ♂, 64 Jahre

Vorgeschichte: Vor 3 Monaten relativ plötzlich mit Fieber, Husten und blutig-schaumigem Auswurf erkrankt. Auch nach Entfieberung blieben der Husten und der Auswurf bestehen. Zur Klärung der Diagnose erfolgte Klinikaufnahme

Befund: Guter Allgemeinzustand. Keine Dyspnoe oder Zyanose. Dämpfung über der rechten unteren Lunge mit teilweise aufgehobenem Atemgeräusch. Im Sputum keine Bakterien, vor allem auch keine Tuberkulosebakterien. Blutsenkung 58/95. Im Blutbild Leukozytose von 11600

Röntgenbefunde

Bild a. *Übersicht.* Bogenförmig und scharf begrenzte, homogene Verschattung im rechten medialen Unterfeld mit Aufhellung und Spiegelbildung in den oberen Anteilen

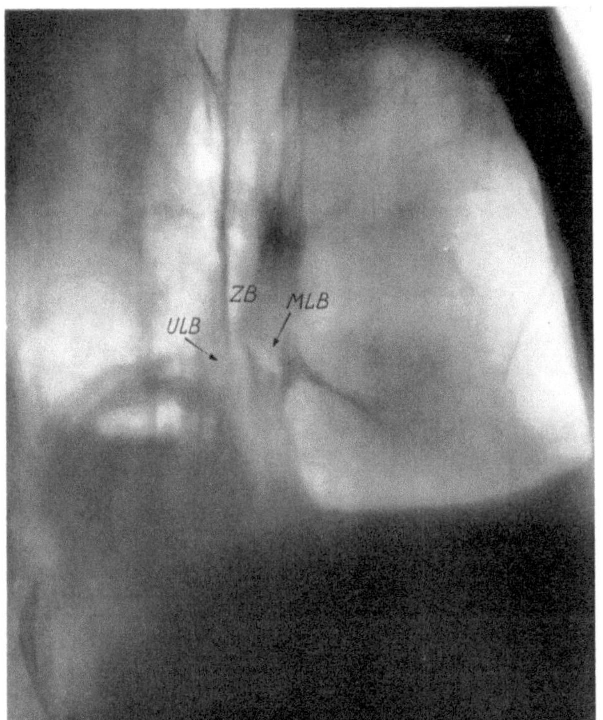

b

Bild b. *Sagittalschicht rechtes Unterfeld in 13 cm.* Die Verschattung liegt nach hinten basal im Bereich des Unterlappens. Der Unterlappenbronchus (ULB) ist nach dem Abgang des Mittellappenbronchus (MLB) verschlossen (ZB = Zwischenbronchus)

Bronchoskopie: Starke trichterförmige Einengung des Unterlappenbronchus unterhalb vom Abgang des Mittellappenbronchus. Reichlich blutiges Sekret im Unterlappenbronchus, die Schleimhaut blutet bei Berührung

Diagnose: *Abszedierende Obstruktionspneumonie im rechten Unterlappen bei einem nicht verhornenden Plattenepithelkarzinom im Unterlappenbronchus (durch Probeexzision und operativ durch Pneumonektomie bestätigt)*

Fall 30

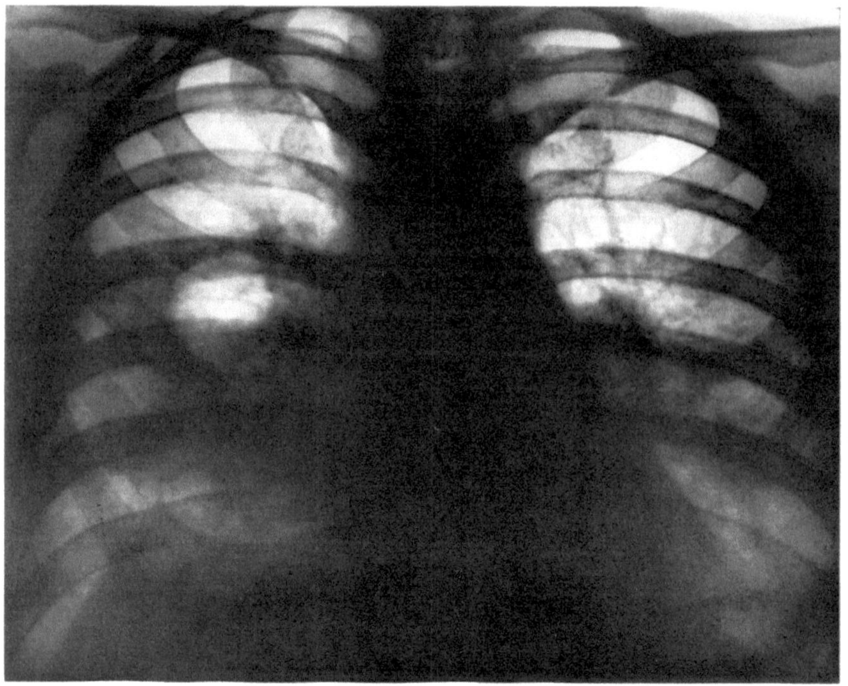

Fall 30 · E. B., ♀, 38 Jahre

Vorgeschichte: Vor 6 Jahren wurde erstmalig eine Vergrößerung der Hiluslymphknoten beidseits und eine von diesen ausgehende, vermehrte, streifig-fleckförmige Zeichnung in beiden Mittelfeldern gesehen. 2 Jahre später Auftreten eines Lupus pernio, wobei die Hautbiopsie die Diagnose der Grundkrankheit stellen ließ. Im Laufe der nächsten Jahre gewisse Rückbildung der Hiluslymphome, dagegen Zunahme der Veränderungen in den Lungen bei gleichzeitiger Ausbildung eines konsekutiven Emphysems. In den letzten 2 Monaten Cortison-Therapie, die wegen bronchopneumonischer Erscheinungen abgebrochen werden mußte

Befund: Tuberkulintestung nach Mendel-Mantoux mehrfach bei 1:100 negativ. Purulentes Sputum (bis 200 ml/Tag) mit unspezifischer Mischflora. Kein Nachweis von Tuberkulosebakterien, auch nicht in Kulturen oder im Tierversuch

Röntgenbefund

Übersicht. Von den vergrößerten Hili ausgehende, vorwiegend flächenhafte, z. T. auch streifige Verschattungen in beiden Mittel-Unterfeldern mit großer Einschmelzung rechts. Emphysem der Oberfelder. Zeltförmige Hochziehung der rechten Zwerchfellkuppe

Weiterer Verlauf: Nach weiteren 8 Monaten starb die Patientin plötzlich an einer Hämoptoe

Diagnose: *Morbus Boeck (Stadium III) mit Einschmelzung im rechten Oberlappen (durch Obduktion gesichert). Die unspezifische Entzündung spielt wahrscheinlich bei der Entstehung der Einschmelzungshöhlen in dem von der Sarkoidose befallenen und veränderten Lungengewebe eine wichtige Rolle*

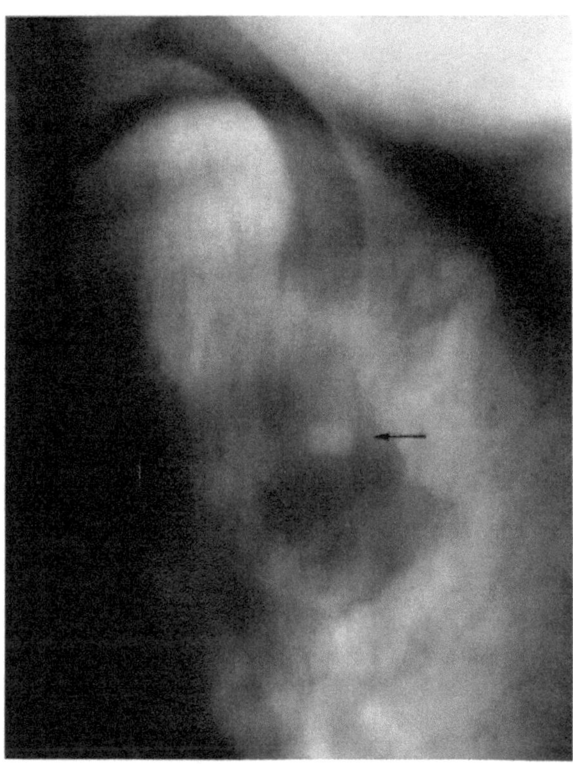

Fall 31 · L. E., ♀, 21 Jahre

Vorgeschichte: Vor etwa 3 Jahren erstmals Lymphknotenschwellungen an beiden Halsseiten, kurze Zeit später auch im Mediastinum. Die wenige Monate später vorgenommene Probeexzision ergab die Diagnose. Nach entsprechender Behandlung mit Bestrahlung des Mediastinums und der peripheren Lymphknoten nur kurze Remission. Dann erneute Verschlechterung mit Herden im Knochensystem. Vor etwa 9 Monaten erstmals zwei Rundherde in der linken Lunge, die sich unter zytostatischer Behandlung vorübergehend verkleinerten. Jetzt klagte Patientin über stärkeren Hustenreiz

Befund: Mäßig reduzierter Allgemeinzustand. Keine peripheren Lymphknotenschwellungen, keine Vergrößerung der Leber und Milz. Mehrere frische Knochenherde im rechten Oberschenkel; die schon behandelten Knochendefekte sind weitgehend sklerosiert. Blutsenkung 20/40. Im Blutbild keine Lymphopenie, aber Linksverschiebung und Eosinophilie von 14%

Röntgenbefund

Schicht linkes Ober-Mittelfeld in 12 cm. Homogene Verschattung im linken Oberfeld, die in breiter Verbindung zum Hilus und Mediastinum steht. Sie wird von lufthaltigen Bronchien durchzogen und weist eine kleinbohnengroße Einschmelzungshöhle auf (↑)

Weiterer Verlauf: Nach Bestrahlung völlige Rückbildung der Lungenveränderungen und 3 Jahre anhaltende Vollremission. Danach traten erneut immer wieder Herde im Skelet, in weiteren Lymphknotenregionen und verschiedenen Organen (Leber, Lungen, Pleura, Perikard) auf. Unter lokaler Strahlenbehandlung der manifesten Herde und zurückhaltender medikamentöser Behandlung überlebte die Patientin, die zu keiner Zeit systematisch nach den heute herrschenden Vorstellungen behandelt wurde, die im letzten Lebensjahrzehnt durchweg aktibe Erkrankung um 22 Jahre

Diagnose: *Lymphogranulomatöses Infiltrat mit spontaner Einschmelzung im linken Oberfeld bei histologisch gesicherter Lymphogranulomatose beginnend im Stadium CS IIA mit schnellem Übergang in das disseminierte Stadium IV)*

Fall 32

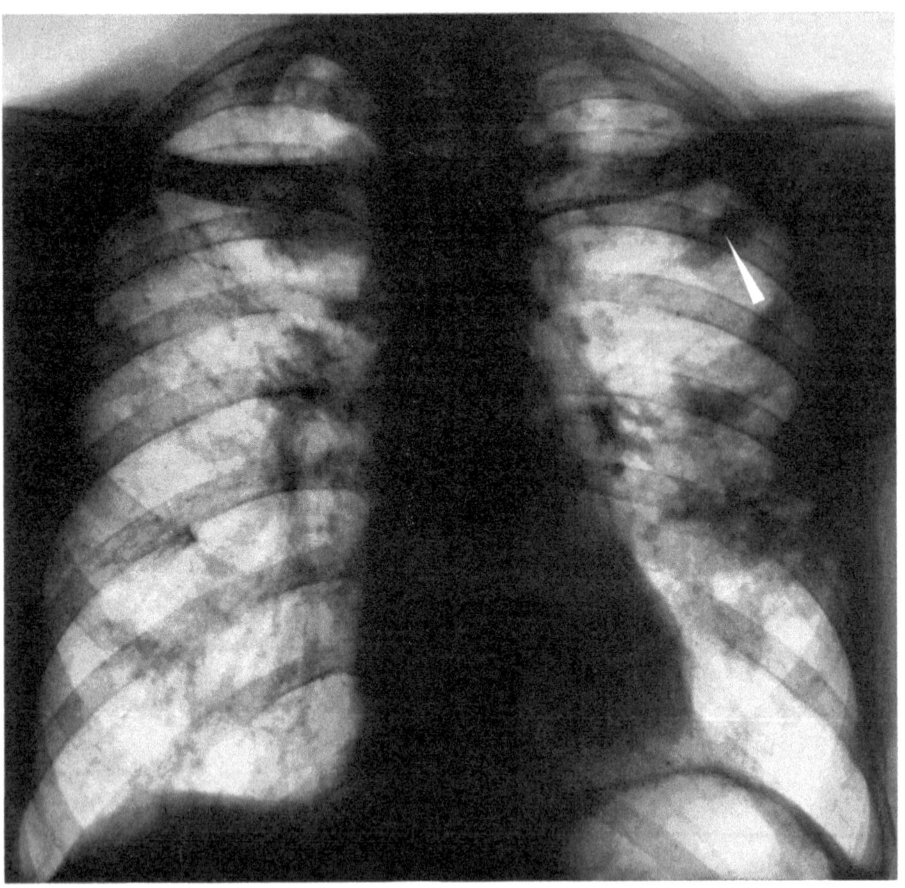

a

Fall 32 · W. H., ♂, 47 Jahre

Vorgeschichte: Lungentuberkulose als Kriegsbeschädigung anerkannt. Wegen doppelseitiger aktiver Lungentuberkulose und tuberkulösem Morbus Addison ins Sanatorium eingewiesen

Röntgenbefunde

Bild a. *Übersicht.* Streifig-flächige Verschattungen in beiden Oberfeldern mit konfluierenden, flächigen Verschattungen im linken Mittelfeld, walnußgroßer Aufhellung links infraklavikulär (↑) und mehreren kleineren Aufhellungen innerhalb der flächigen Verschattung des linken Mittelfeldes. Röntgendiagnose: zirrhotische kavernöse Obergeschoßtuberkulose mit spezifischer kavernöser Pleuropneumonie

Verlauf: Positiver Tuberkelbakteriennachweis im Sputum. Auffallende Hämaturie. Die weitere internistische und urologische Untersuchung deckte ein Hypernephrom auf. Nach der Nephrektomie Auftreten von pleuropulmonalen Metastasen

b

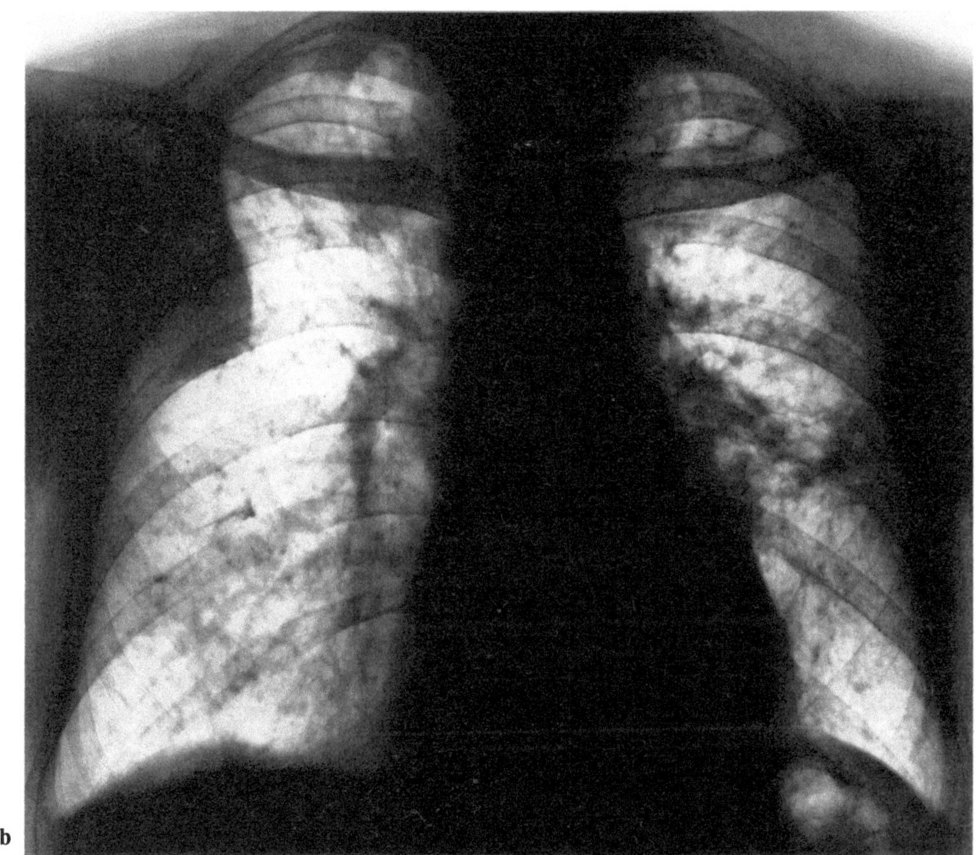

Bild b. *Übersicht.* Nach $1^1/_2$ Jahren hühnereigroße, glatt begrenzte, der lateralen Thoraxwand aufsitzende, homogene Verschattungen im rechten infraklavikulären Oberfeld. Rückbildung der infiltrativen Herde, Kavernenverkleinerung im linken Mittel-Oberfeld

Weiterer Verlauf: 21 Monate nach der Nephrektomie Nachweis von Knochenmetastasen im rechten Oberschenkel und im Schädel. Exitus letalis 2 Jahre nach der Nephrektomie

Diagnose: *Kavernöse Lungentuberkulose mit Lungenmetastasen des Hypernephroms. Während sich unter spezifischer Behandlung die Lungentuberkulose zurückbildete, entwickelte sich, vorübergehend unter dem Bild der spezifischen Pleuropneumonie maskiert, die Metastase eines Hypernephroms*

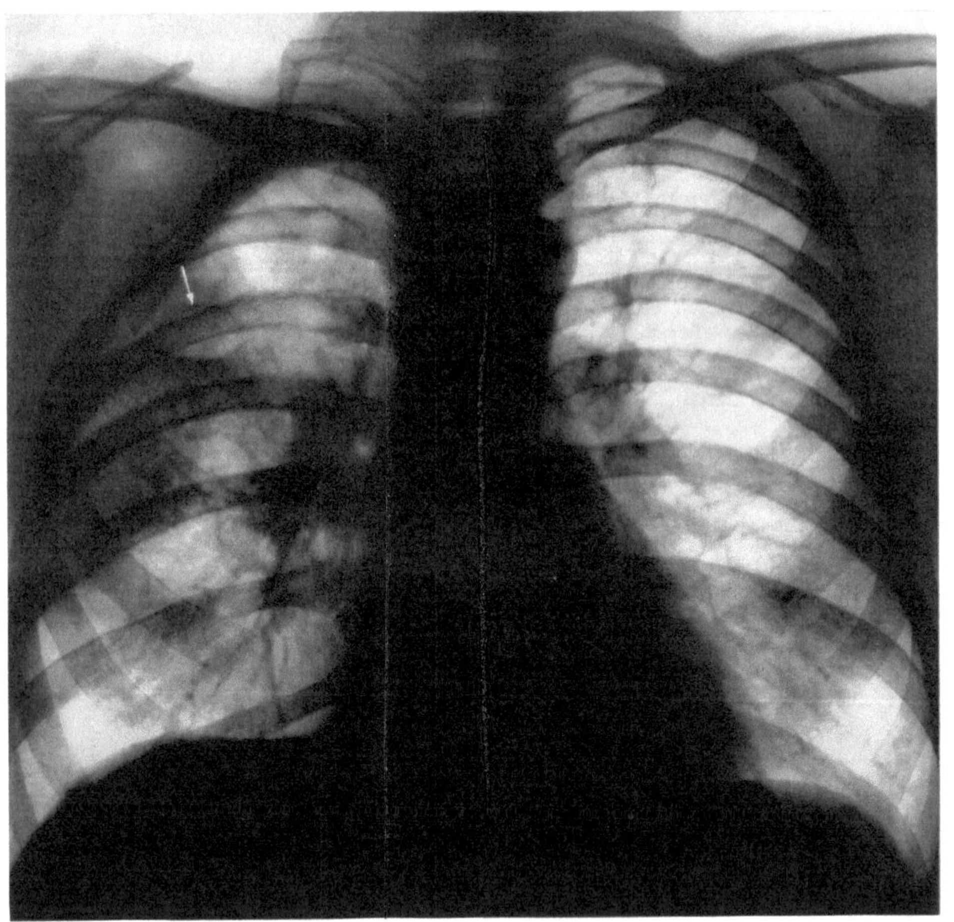
a

Fall 33 · Sch. H., ♂, 43 Jahre

Vorgeschichte: Vor 5 Jahren Oberlappentuberkulose rechts, deshalb 1 Jahr später Pneumothorax. Wieder 1 Jahr später Lobektomie des rechten Oberlappens mit Thorakoplastik (I–IV). Von da ab war das Sputum negativ. Die jetzige Erkrankung begann vor 6 Monaten mit Fieber, Husten und übelriechendem Auswurf. Es wurde eine Bronchusstumpffistel festgestellt. 4 Monate später fand man dann eine Infiltration mit Einschmelzung im rechten Mittelfeld, zu dieser Zeit bestand reichlich fötid-eitrig-blutiger Auswurf

Befund: Im Sputum bei mehreren Untersuchungen fast nur Blastomyzeten, nie Tuberkulosebakterien

Röntgenbefunde

Bild a. *Übersicht.* Zustand nach Teilresektion der 1.–4. Rippe rechts. Ausgedehnte inhomogene, konfluierende Verschattungen im rechten Ober- und Mittelfeld mit Aufhellung (↑) und Spiegelbildung

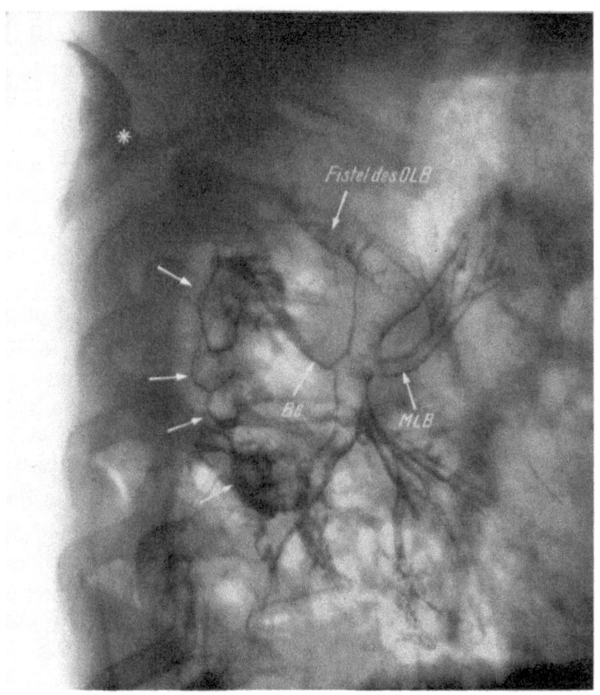

b

Bild b. *Fistelfüllung von außen mit Darstellung der Bronchien.* Die Fistel geht vom Oberlappenbronchusstumpf (OLB) aus (* = äußere Fistelöffnung). Kompensatorische Hochziehung des Mittellappenbronchus (MLB) und des Unterlappenspitzenbronchus (B 6). Höhlensystem im dorsalen Unterlappen (↑)

Bronchoskopisch Rötung und Schwellung des rechten Bronchialsystems, es entleert sich Eiter aus der Fistel des Oberlappenstumpfes, aus dem Unterlappenspitzenbronchus und dem posterobasalen Unterlappenbronchus.

Diagnose: *Abszedierende Blastomykose. Keine Reste einer Tuberkulose mehr (durch Kosto-Pleuro-Pneumonektomie rechts bestätigt)*

Fall 34

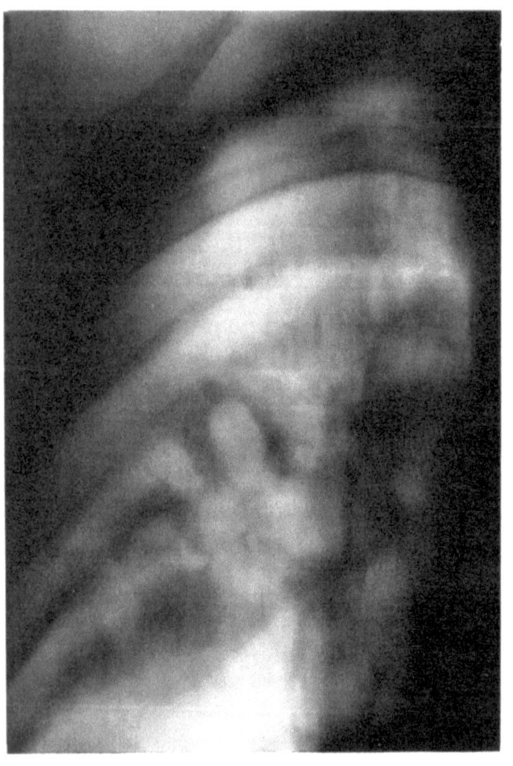

a

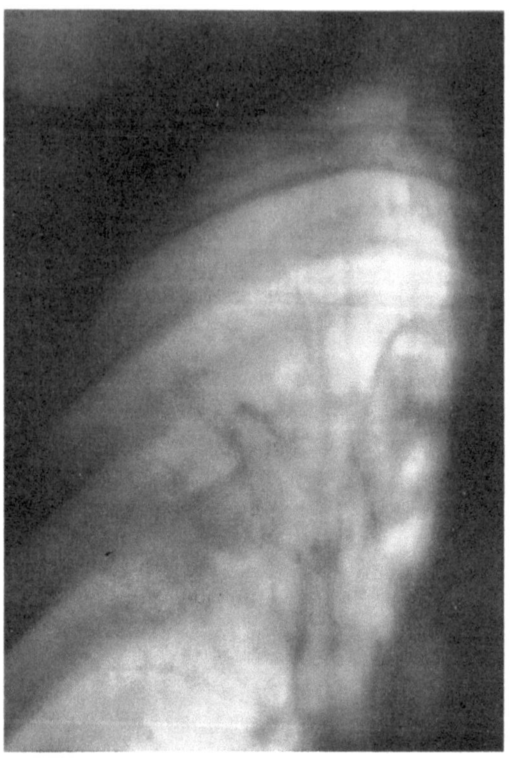

b

Fall 34 · B. E., ♂, 52 Jahre

Vorgeschichte: Früher immer gesund gewesen. Etwa seit 9 Monaten Krankheitsgefühl mit Müdigkeit und Gewichtsabnahme. Seit $^{1}/_{2}$ Jahr zunehmender Husten mit zeitweise blutig-tingiertem Auswurf

Befund: Guter Allgemeinzustand, keine Temperaturen. Blutbild unauffällig. Blutsenkung 20/44. Im Sputum keine Tuberkulosebakterien, aber reichlich elastische Fasern und eine unspezifische Mischflora, die auf Penicilin, Streptomycin, Chloromycetin, Erythromycin gut und auf Tetracyclin schwach empfindlich war. Keine Tumorzellen im Sputum

Röntgenbefunde

Bild a. *Schicht rechtes Oberfeld in 8 cm.* Homogene konfluierende Verschattungen mit unscharfer Begrenzung und multiplen Einschmelzungen im rechten Mittelfeld

Bild b. *Schicht rechtes Oberfeld in 8 cm* ($2^{1}/_{2}$ Wochen nach Bild a, nach Behandlung mit Penicillin). Gute Rückbildung der durch Infiltrationen bedingten Verschattung und der Höhlenbildungen

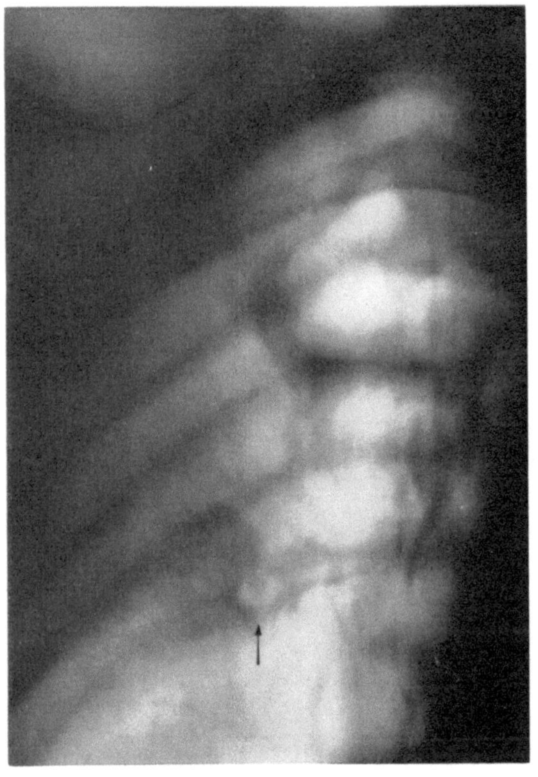

c

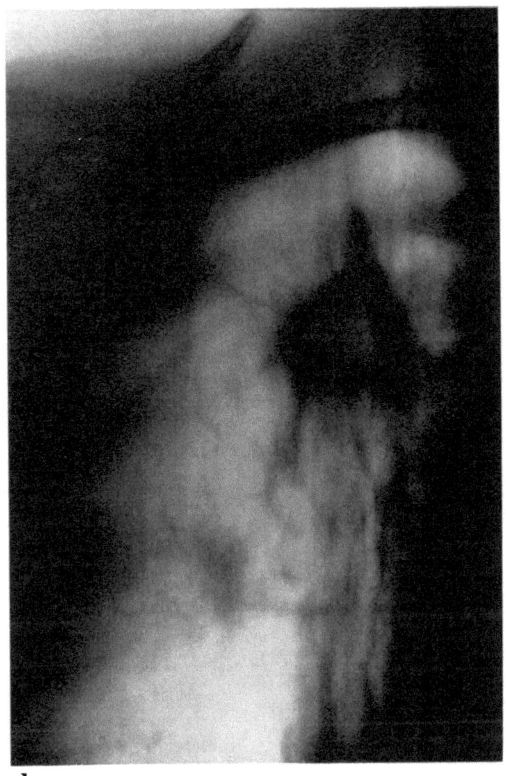

d

Bild c. *Schicht rechtes Oberfeld in 8 cm* ($1^1/_2$ Monate nach Bild b, ohne Therapie). Im Bezirk der früheren Infiltrationen und Einschmelzungen noch kleine Höhle mit schmalem, scharf begrenztem Randsaum und Drainagebronchus (↑). Neue große, weitgehend eingeschmolzene Infiltration im rechten Spitzen-Oberfeld

Bild d. *Schicht rechtes Oberfeld in 6 cm* (2 Monate nach Bild c, nach erneuter antibiotischer Behandlung). Verkleinerung der Höhle im infraklavikulären rechten Oberfeld mit noch derbem Randsaum, der streifig in die Umgebung einstrahlt. Kleine Restinfiltration im rechten Mittelfeld ohne Zeichen einer Einschmelzung

Bronchoskopie: Der rechte Oberlappenbronchus ist mit dickem eitrigen Sekret gefüllt und enger gestellt

Diagnose: *Chronische abszedierende (Wander-) Pneumonie*

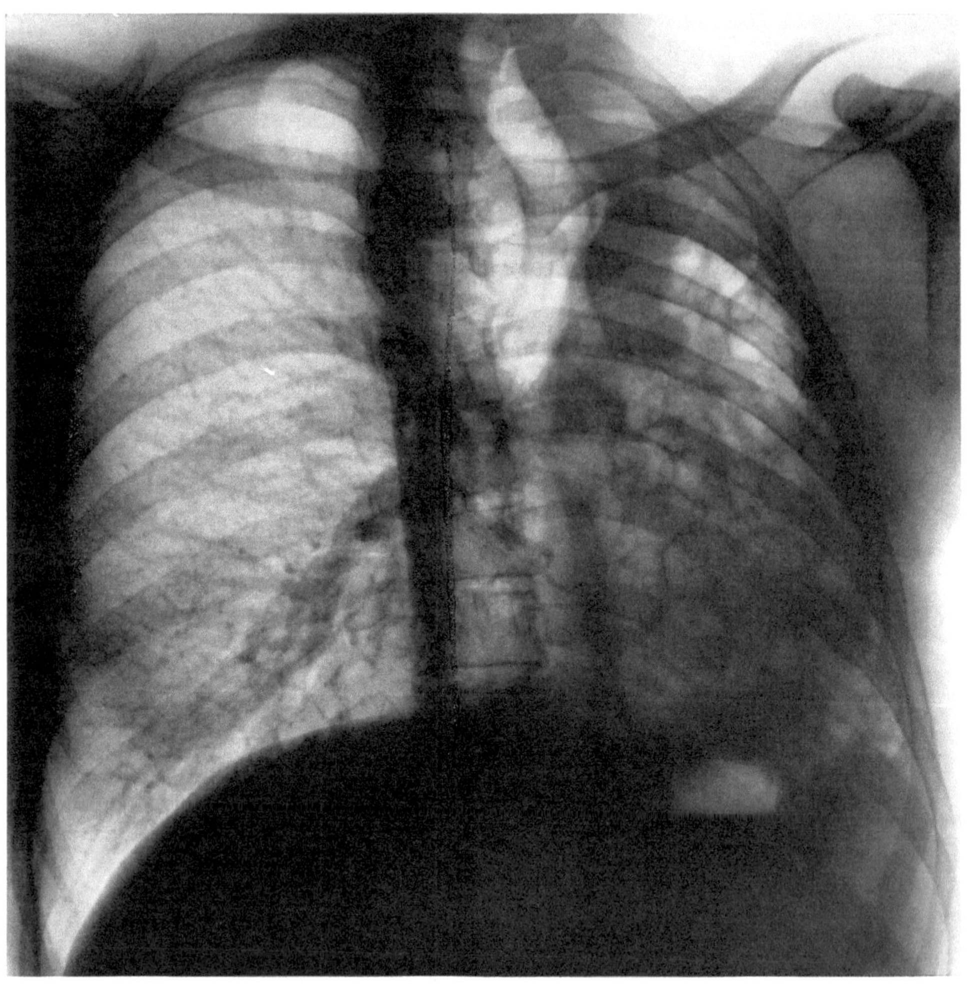
a

Fall 35 · S. D., ♂, 33 Jahre

Vorgeschichte: Der als Gastarbeiter beschäftigte Patient wurde zur Abklärung eines Lungenbefundes unter dem Verdacht einer Tuberkulose eingewiesen. Angeblich soll kein stärkerer Husten oder Auswurf bestehen

Befund: Reduzierter Allgemeinzustand. Über dem linken Unterfeld dorsal scharfe bronchitische Geräusche und reichlich grobblasige Rasselgeräusche. Keine Temperaturen. Blutsenkung 8/18. Blutbild und Serumlabilitätsproben unauffällig. Negatives Sputum

Röntgenbefunde

Bild a. *Übersicht.* Verschattung des erheblich verkleinerten linken Lungensitus, innerhalb der sich multiple Aufhellungen mit zarter Wandbegrenzung finden. Starke Verlagerung des Mediastinums nach links und Überlappung der rechten Lunge. Das Herz liegt innerhalb der Verschattung

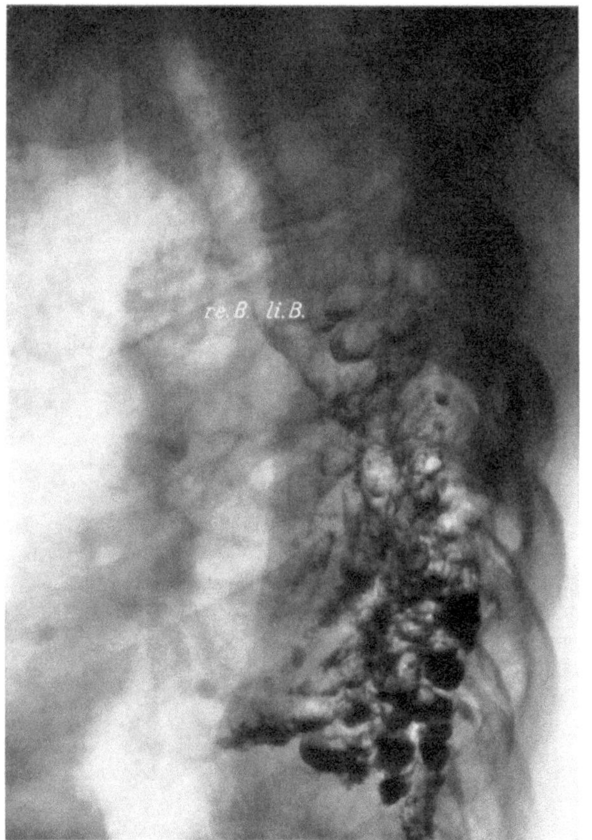

b

Bild b. *Seitliches Bronchogramm.* Vom linken Hauptbronchus (li. B.) aus, der nach dorsal gedreht ist, füllt sich ein System von Bronchiektasen und Zysten in der linken Lunge, die stark in den kostovertebralen Winkel geschrumpft ist. Durch die kompensatorische Überlappung der rechten vorderen Lungenanteile nach links ist der gesamte Tracheobronchialbaum gedreht, so daß der rechte Stammbronchus (re. B.) nach vorne verläuft

Diagnose: *Angeborene Zystenlunge links mit schwerer Schrumpfung der linken und starker Überblähung der rechten Lunge*

Fall 36

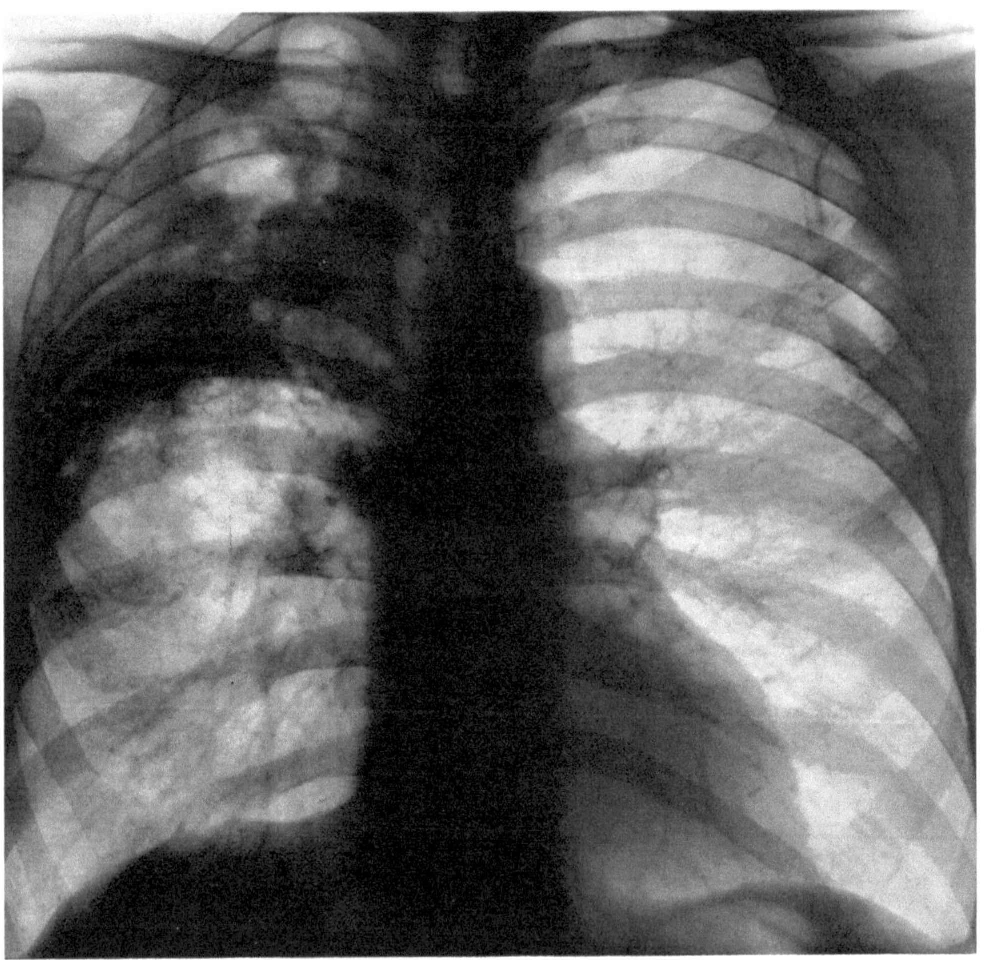

Fall 36 · V. P., ♂, 52 Jahre

Vorgeschichte: Vor 1 Jahr Herzinfarkt. Vor 3 Monaten Röntgenreihenuntersuchung, damals war die Lunge angeblich ohne Befund. Vor 10 Wochen stechende Schmerzen im Bereich der rechten Thoraxseite. Dabei kein Fieber, Husten und gelblich-blutiger Auswurf. Gewichtsbnahme

Befund: Rechte vordere Brustwand eingezogen. Belastungsdyspnoe. Keine Zyanose. Dämpfung über dem rechten Oberfeld. Blutsenkung 58/85. Anämie und Leukozytose von 10500. Im Sputum keine Tuberkulosebakterien

Röntgenbefund

Übersicht. Homogene Verschattung des rechten Oberfeldes mit einem System von Aufhellungsfiguren. Anschließend daran im Mittelfeld fleckförmig-konfluierende Verschattungen. Mäßige Verziehung des oberen Mediastinums nach rechts und Einziehung der rechten oberen Thoraxwand

Bronchoskopie: Aus dem rechten Oberlappenostium quillt Eiter, in dem Bakterien oder Pilze nicht nachweisbar sind

Weiterer Verlauf: 1 Monat nach Klinikaufnahme trat eine entzündliche Vorwölbung in der Haut rechts parasternal auf. Eine Inzision ergab eine Eiterung mit Pilznachweis

Diagnose: *Lungenaktinomykose mit mehreren Abszessen und äußerer Fistel*

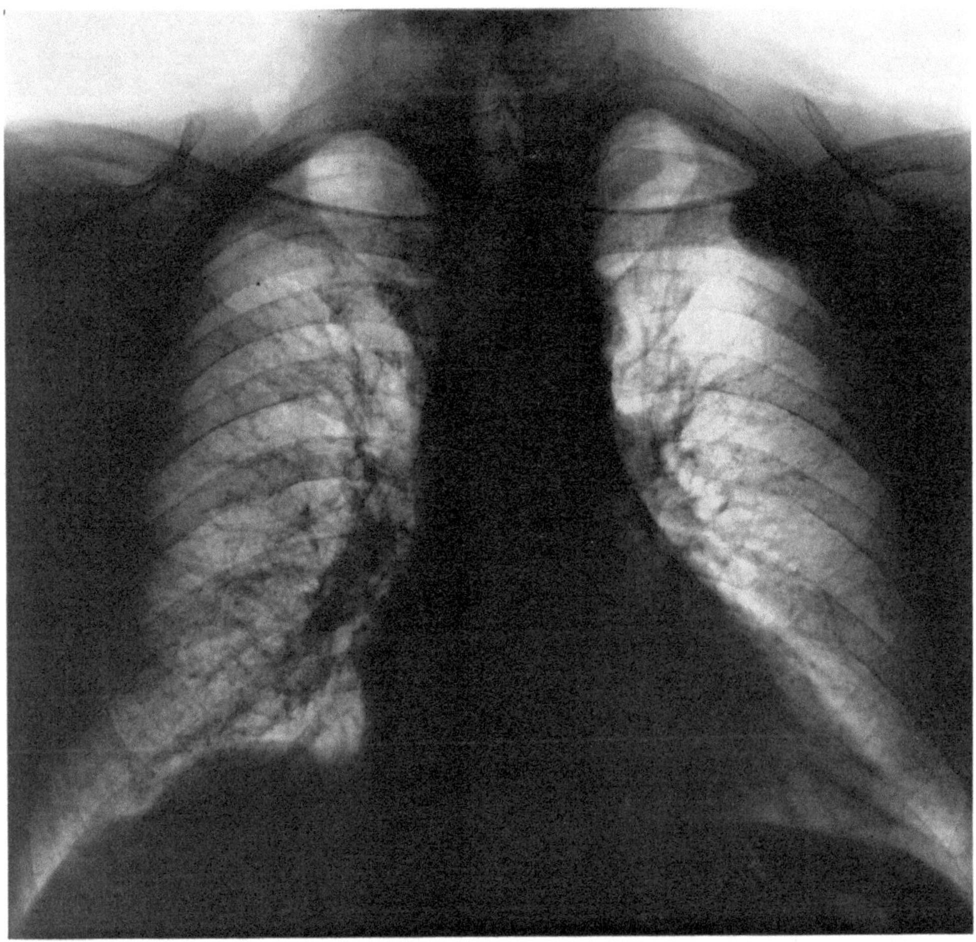

Fall 37 · K. K., ♂, 47 Jahre

Vorgeschichte: 1944 Zweihöhlendurchschuß mit Milzverletzung und nachfolgender Splenektomie. Ein röntgenologischer Zufallsbefund 1966 erweckt den Verdacht auf einen Pleuratumor, Keine subjektiven Beschwerden. Guter Allgemeinzustand

Röntgenbefund

Übersicht. Polyzyklisch konvexbogig begrenzte, der Thoraxwand breit aufsitzende, homogene Verschattungen unterschiedlicher Dichte im linken Lungenspitzen- und Infraklavikularbereich. Keine erkennbaren posttraumatischen Veränderungen

Perthorakale gezielte Punktion unter Durchleuchtungskontrolle: Die zytologische Untersuchung des Punktates zeigte Zellen aus lymphatischem Gewebe

Thorakotomie (wegen Verdachts auf einen Pleuratumor): 200–300 parenchymatöse Knoten unterschiedlichen Kalibers, die über die ganze Pleura parietalis und visceralis dissemiert verteilt sind. Histologisch findet sich in allen extirpierten Knötchen Milzgewebe

Diagnose: *Intrathorakale Splenose. Traumatische Autotransplantate*

Fall 38

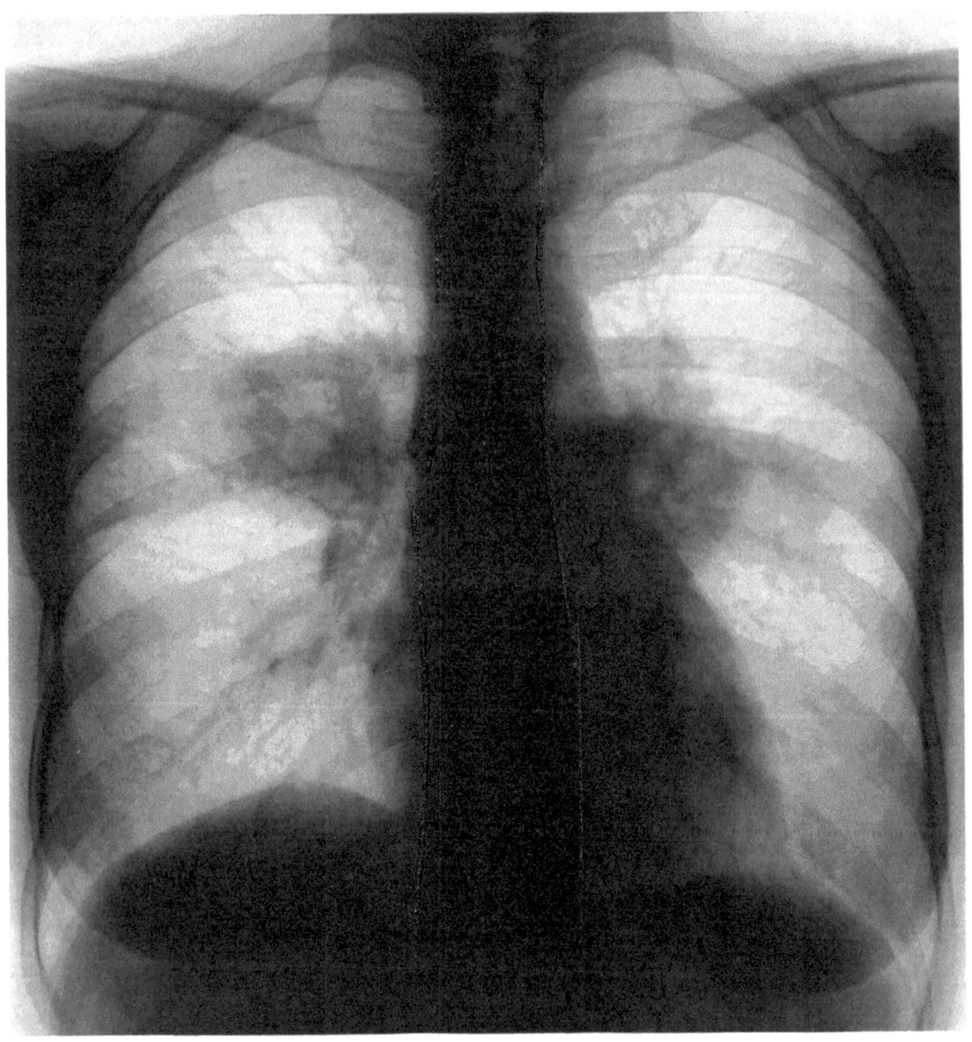
a

Fall 38 · R. A., ♀, 46 Jahre

Vorgeschichte: Einige Wochen vor der stationären Aufnahme Fieberschübe bis 39° C mit Müdigkeit, Nachtschweiß und Gewichtsabnahme. Wegen Lungenverschattungen mit Einschmelzungen Klinikeinweisung unter Tuberkuloseverdacht

Befund: Reduzierter Allgemeinzustand, Hautblässe, Bronchitissymptomatik. Blutsenkung 120/128, Leukozytose von 16000 mit Vermehrung reifer Granulozyten, rotes Blutbild o. B. Albuminurie, Rest-N 22 mg-%, endogene Kreatinin-Clearance auf die Hälfte der Norm reduziert

Röntgenbefunde

Bild a. *Übersicht.* In beiden perihilären Mittelfeldern flächige, konfluierende Verschattungen mit mehreren großen zentralen Aufhellungen

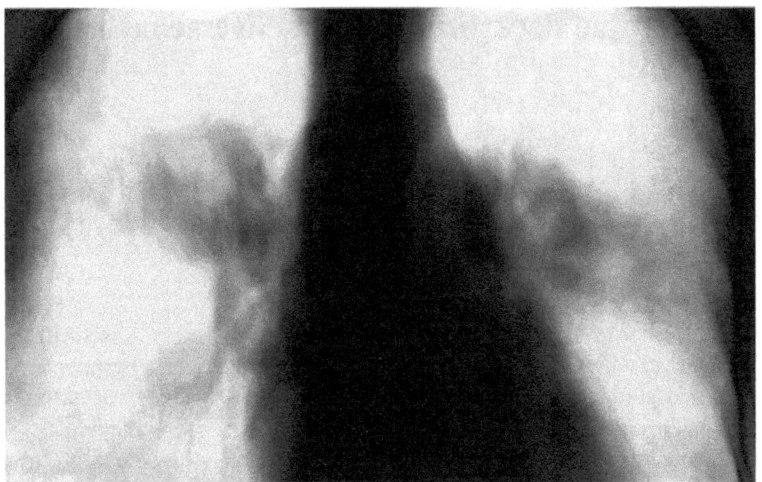

b

Bild b. *Tomogramm in 11 cm Tiefe.* Beidseitige perihiläre, flächige Verschattungen mit zentraler, glatt begrenzter, unregelmäßig geformter Aufhellung

Bronchoskopie: Makroskopisch akute, histologisch eitrige, abszedierende, unspezifische Bronchitis im gesamten Bronchialsystem

Perthorakale Nadelbiopsie (nach Haußer): Im histologischen Präparat finden sich nicht verkäsende Granulome und ein Vaskulitis

Diagnose: *Abszedierende Wegenersche Granulomatose*

II. Multiple fleckförmige Lungenverschattungen

Nicht nur von Fall zu Fall bieten fleckförmige Lungenverschattungen ein wechselndes Röntgenbild, sie sind auch in ihrer Ätiologie sehr vielfältig. Gould und Dalrymple (1959) haben allein 150 verschiedene spezifische Ursachen disseminierter Lungenveränderungen zusammengestellt. Diese können grundsätzlich vom Lungenparenchym oder vom Interstitium und den darin liegenden Lymph- und Blutgefäßen und den Bronchien ausgehen mit entsprechend unterschiedlichem Ausbreitungsweg. Hinsichtlich ihres pathologischen Substrates sind diese Lungenveränderungen entweder entzündlicher oder neoplastischer Art, wobei bei einem entzündlichen Prozeß eine mehr exsudative oder auch mehr produktiv-fibröse Form vorherrschen kann.

1. Ein Teil der erwähnten ätiologischen und pathologisch-anatomischen Faktoren der eher etwas *grob-fleckförmigen* Lungenverschattungen manifestieren sich auch im Röntgenbild. Bei vorwiegend exsudativen entzündlichen Prozessen stellen sich die Verschattungen unscharf dar, bei Rückgang der exsudativen Phase und bei Übergang in einen mehr produktiv-proliferativen Prozeß grenzen sie sich schärfer ab. Neoplastische Herde sind i. allg. von Anfang an schärfer konturiert und in ihrer Dichte gleichmäßiger. Bei bronchogener oder lymphogener Ausbreitung des zugrundeliegenden krankhaften Prozesses wird der Ausbreitungsweg durch Miterkrankung meist markiert; bei hämatogener Aussaat bleiben die zuführenden Gefäße unverändert, die fleckförmigen Herde entstehen erst im Bereich der terminalen Strombahn.

Erkrankungen, bei denen das Interstitium ebenfalls beteiligt ist, zeigen neben den fleckförmigen Veränderungen eine streifig-retikuläre Verschattung. Da solche Veränderungen in einem eigenen Kapitel zusammengefaßt sind (Kap. IV, S. 163ff.), wird eine Reihe der Erkrankungen mit fleckförmigen Lungenveränderungen, die auch in diesen Abschnitt eingereiht werden könnten, erst dort besprochen.

Differentialdiagnostische Hinweise können Unterschiede der Veränderungen im Röntgenbild hinsichtlich ihrer Konfiguration (Abgrenzung gegen die Umgebung, Größe, Form und Dichte) und ihrer Lokalisation (Ober-Mittel-Unterfeld; Lungenkern, Lungenmantel; symmetrisch, asymmetrisch; einseitig, doppelseitig) geben. Dennoch wird gerade bei diesen Veränderungen die Berücksichtigung aller klinischen Befunde unerläßlich sein, da bei der ätiologischen Vielfalt das Röntgenbild alleine oft eine endgültige Diagnose nicht zuläßt.

Entzündlich bedingte broncho-alveoläre Veränderungen, die rasch zu Flächenschatten konfluieren, wurden bereits im vorangehenden Kapitel besprochen. Man kann diese zwar grundsätzlich auch der Gruppe von Erkrankungen mit fleckförmigen Lungenveränderungen zurechnen, doch wird die Neigung zur Konfluenz auch in einem Stadium, in dem sich Herdschatten noch gegeneinander abgrenzen lassen, erkennbar sein (wie auch in Fall 40). Ursächlich kommen für broncho-alveoläre Veränderungen zunächst eine Vielfalt von **Erregern** (Bakterien, Viren, Pilze usw.), **Aspiration** oder **Inhalation** von organischen oder anorganischen Stauben oder von toxischen Gasen in Betracht. In unserem Fall 40 lag dagegen eine Belüftungsstörung eines Teils der linken Lunge durch Bronchusobstruktion mit Ausbildung von Bronchiektasen und sekundären Bronchopneumonien vor. Durch weitere Verlegung des Bronchus kann sich in solchen Fällen auch eine Obstruktionsatelektase oder auch eine Obstruktionspneumonie entwickeln.

Neoplastisch bedingte Fleckschatten weisen regelmäßig eine scharfe Begrenzung und eine homogene Dichte auf. Durch zusätzliche Veränderungen in deren Umgebung können jedoch einmal Bilder wie bei einem bronchopneumonischen Infiltrat entstehen. Bei Fall 42 liegt eine maligne **Hämangioendotheliomatose** vor, bei der zu Beginn der Erkrankung noch das röntgenologische Bild einer lokalisierten Neubildung gewahrt ist. Durch sekundäre Blutungen in das umgebende Parenchym, die auch mehrfach zur Hämoptoe führten, kam es im weiteren Verlauf zu einem ausgesprochen bronchopneumonischen Bild der fleckförmigen Verschattungen. Die endgültige Diagnose wurde erst autoptisch gestellt; wegen der klinischen Befunde und der späteren Röntgensymptome hatte man in erster Linie eine idiopathische Lungenhämosiderose in Betracht gezogen (s. hierzu Fall 21, 46, 96 und S. 11 u. 167).

2. Aus der großen Zahl der Erkrankungen, die zu fleckförmigen Lungenverschattungen führen, läßt sich eine kleine Gruppe abgrenzen, bei denen die Fleckschatten *relativ klein (miliar)*, *gleichmäßig* und *dichtstehend* sind. Diese Gruppe umfaßt, neben der hier nicht behandelten Miliartuberkulose, die miliaren Formen der Lungenadenomatose, des Morbus Boeck, die alveoläre Lungenproteinose, die miliare Hämosiderose und noduläre Ossifikation der Lungen bei Mitralstenose und die Mikrolithiasis alveolaris pulmonum.

Die nodulär-pneumonische Form einer **Lungenadenomatose** stellt neben der diffus-pneumonischen Form dieser Erkrankung, auf die im Kapitel I hingewiesen wurde, ein weiteres Erscheinungsbild des malignen Prozesses dar, wobei aber alle Übergänge zwischen nodulär-miliaren und nodulär-diffusen Formen der Erkrankung möglich sind. Mehr noch als bei den nur knotigen Formen (s. Kap. III, S. 121) besteht bei den mehr miliaren oder diffusen pneumonischen Formen der Verdacht auf einen entzündlichen Prozeß. Beide Lungen sind dabei auf den Aufnahmen des Falles 43 von kleinen Fleckschatten dicht durchsetzt. Die Einzelherde haben meist nicht oder nur in Anfangsstadien eine gleichmäßige Größe wie bei der Miliartuberkulose. Wenn ganze Lappen gleichmäßig befallen sind, kann das Bild einer Lobärpneumonie nahekommen, wobei dann oft lediglich im Lungenmantel die ursprüngliche knötchenartige Form zu erkennen ist. Im weiteren Verlauf können Einzelherde durch unterschiedliches Wachstum einen knotigen Charakter von unregelmäßiger Größe annehmen. Die Hiluslymphknoten sind meist für lange Zeit nicht befallen. Eine Lymphknotenvergrößerung zeigt ein fortgeschrittenes Stadium an. Andererseits wird eine Beteiligung von Lymphknoten in frühen Stadien eher differentialdiagnostisch im Sinne einer Lymphogranulomatose oder eines Morbus Boeck zu verwerten sein (Walther u. Heuck, 1962). Ungewöhnliche Veränderungen stellen auch eine Atelektase und Einschmelzungen bei dieser Erkrankung dar (Woodruff et al., 1958).

Die miliare Form des **Morbus Boeck** wird als zweites Stadium dieser Erkrankung bezeichnet, das durch das Übergreifen der Erkrankung von den Hilus- und Mediastinallymphknoten (Stadium I) auf die Lunge gekennzeichnet ist. Das Röntgenbild der reinen miliaren Formen ist dem der Miliartuberkulose sehr ähnlich, unterscheidet sich aber von dieser durch die bevorzugte Anordnung der Herde in den Mittelfeldern bei weniger dichtem Befall der Lungenspitzen und der Basis, in einem Teil der Fälle auch durch ein gröberes Korn und vor allem durch die in typischer Weise angeordneten, bihilären, polyzyklischen Lymphknotenvergrößerungen (s. auch Kap. V, S. 249ff.). Im weiteren Verlauf der Erkrankung werden die Herde entweder resorbiert, oder es kommt allmählich zu einer irreversiblen Lungenfibrose, dem Stadium III der Erkrankung (s. Kap. IV, S. 165 u. 169). Dieser gesetzmäßige Ablauf der Lungenveränderungen zusammen mit den wechselnden hilären Lymphknotenveränderungen während der einzelnen Krankheitsstadien erlaubt meist schon aus dem Röntgenbild die Differentialdiagnose gegenüber anderen Krankheiten mit ähnlichem Lungenbefund.

Bei der **alveolären Lungenproteinose** handelt es sich um ein Krankheitsbild, das erstmalig 1958 von Rosen et al. beschrieben wurde (s. auch Georgii u. Eymer, 1963). Die Erkrankung beschränkt sich immer auf die Lungen und ist histologisch durch ein proteinöses, lipidreiches, gelegentlich fein granuliertes Material gekennzeichnet, das von geschwollenen Alveolarepithelien sezerniert wird und die Alveolen und einen Teil der Bronchioli respiratorii ausfüllt. Die Ursache der Erkrankung ist unbekannt.

Da das Material in den Alveolen ebenso mit PAS färbbar ist wie die schaumige Masse, die bei der interstitiellen plasmazellulären Pneumonie in den Alveolen gefunden wird, und ein Teil der Patienten auch eine positive Komplementbindungsreaktion auf Pneumocystis carinii (pneumoniae) aufweist, ist an eine gleiche Genese beider Krankheitsbilder gedacht worden. Bei den Patienten mit einer Lungenproteinose sind aber nie typische Pneumozysten gefunden worden, die Alveolarsepten zeigen im Gegensatz zur plasmazellulären Pneumonie auch keine oder nur eine geringfügige lymphozytäre Infiltration. Eine Beziehung der beiden Krankheitsbilder miteinander ist deshalb trotz vielfacher Ähnlichkeit abgelehnt worden (Spencer, 1963; Hamperl, 1960). Die Erkrankung befällt Männer dreimal häufiger als Frauen und betrifft Personen jeden Alters. Klinisch wichtige Symptome sind eine progressive Dyspnoe, entsprechend der Ausbreitung der intraalveolären Ablagerungen, Husten und ein charakteristisches Sputum aus Klumpen gelatinösen Materials neben Allgemeinsymptomen, wie Müdigkeit, Gewichtsverlust und leichtes Fieber. Im Blutbild findet sich oft eine mäßige Leukozytose, Blutkulturen sind uncharakteristisch. Von 35 Patienten, bei denen bis 1960 dieses Krankheitsbild diagnostiziert werden konnte, verstarb etwa ein Drittel an der Krankheit (Plenk et al., 1960). Im Röntgenbild findet sich (Fall 47 u. 48) eine von zentral nach peripher hin abnehmende, feinfleckige bis miliare Lungenzeichnung, wobei auch segmentale oder weiter ausgedehnte konfluierende Verschattungen vorkommen können, die beidseitig symmetrisch in Form von Schmetterlingsflügeln um die Hili angeordnet sein können. Lymphknotenvergrößerungen werden nicht beobachtet (Fraser u. Paré, 1970).

Die **miliare Hämosiderose** und **noduläre Ossifikation** der Lungen bei chronischer Lungenstauung sind Folgen einer über lange Zeit bestehenden Drucksteigerung im kleinen Kreislauf. Sie wurden als pathognomonisch für Mitralstenosen beschrieben, können grundsätzlich aber auch bei anderen schweren pulmonalen Hypertonien vorkommen (Fall 49). Die chronische Drucksteigerung im kleinen Kreislauf führt zu einem vermehrten Austritt von Blutflüssigkeit ins perikapilläre Gewebe, zur Ausbildung eines Stauungsödems (s. Kap. IV, S. 168) und schließlich auch zum Austritt von Erythrozyten in die Alveolen und in das Interstitium, wo sie phagozytiert werden und das Hämosiderin zu Hämoglobin abgebaut wird. Die pigmentbeladenen Zellen wandern auf dem Lymph- und Bronchialweg („Herzfehlerzellen") ab, sie können aber auch in den Alveolen und im Interstitium diffus oder fleckförmig verteilt liegenbleiben, vor allem bei zunehmender Starre der Lunge. Neben diesen Ansammlungen von phagozytierten Zellen bilden sich nach Giese (1960) aus dem eingedickten Transsudat konzentrisch geschichtete hyaline Körper in den Alveolen (Corpora amylacea), die verkalken können, wodurch bis erbsengroße, oft maulbeerartig konfigurierte, knochendichte Herde entstehen. Bei fleckförmiger Anordnung der phagozytierten Zellen in den Alveolen oder bei Ausbildung der Corpora amylacea kommt es im Röntgenbild über die feine Tüpfelung und netzförmige Zeichnung der chronischen Stauungslunge hinaus (s. Kap. IV, S. 167ff.), zu miliaren Fleckschatten unter relativer Aussparung der Zwerchfellsinus. Verkalken oder verknöchern diese hyalinen Körperchen oder Teile der stark ödematös durchtränkten Lungenfelder, so erscheinen im Röntgenbild knötchenförmige Verschattungen, die vorwiegend in der Lungenbasis zu lokalisieren sind und bis in die Mittelfelder reichen, jedoch nur vereinzelt in den Oberfeldern zu sehen sind (Perrin et al., 1956; Fall 49 u. 50). Zur differentialdiagnostischen Klärung dieser Verschattungen ist vor allem die Beurteilung des Herzens und der zentralen Lungengefäße eine wichtige Hilfe (s. Einleitung, S. 5, und Kap. IV, S. 168), besonders gegenüber der **idiopathischen Lungenhämosiderose** (Fall 46), deren Ätiologie unbekannt ist; in neuerer Zeit wird eine Autoimmunerkrankung mit Zerstörung der Kapillarmembran der Alveolen und sukzessiven Blutungen ins Parenchym diskutiert. Die Verteilung der Herde im Röntgenbild entspricht der stauungsbedingten Hämosiderose mit Lokalisation in den Mittel-Unterfeldern und perihilär, im Verlauf unterscheidet sich die idiopathische Lungenhämosiderose aber von jener dadurch, daß die Veränderungen weitgehend rückbildungsfähig sind bzw. die Blutungen schubweise auftreten können, schließlich mit sukzessiver Entwicklung einer diffusen Lungenfibrose. Besonders im akuten Stadium können hiläre Lymphknoten vergrößert sein (s. auch Kap. IV, S. 167), jedoch wird ein Pleuraerguß nur selten beobachtet, die intrapulmonalen Ossifikationen werden als uncharakteristisch beschrieben (Soergel u. Sommers, 1962; Bruwer et al., 1956).

Die **Mikrolithiasis alveolaris pulmonum** wurde erstmals von Harbitz 1918, später von Schildknecht 1932, Puhr 1933, Lendes u. Leicher 1948 beschrieben. Nach diesen Beschreibungen liegen in den Alveolen z.T. geschichtete, z.T. ungeschichtete, mit Eisen und Kalk durchsetzte Körperchen, die in ihrem Aufbau den Corpora amylacea der Lungen entsprechen, aber keine typische Amyloidreaktion zeigen. Nach der Auffassung Schildknechts entstehen die Körperchen durch Gerinnung einer kolloidalen Masse (Sekrete, Zellprotoplasma) und nachfolgende perifokale Organisation und Schichtung. Ätiologisch werden dieselben pathogenetischen Faktoren, die auch die Bildung von Corpora amylacea veranlassen, also Stauung und erschwerter Abfluß (Lindig, 1950), verantwortlich gemacht. Das Röntgenbild der Mikrolithiasis alveolaris ist so charakteristisch, daß es mit keinem anderen Bild zu verwechseln ist (Bünger et al., 1962). Die kalkdichte, harte Granulierung miliarer Größe stellt sich in den Lungenspitzen und -oberfeldern differenzierter dar, während die unteren Lungenabschnitte durch die Summierung der Einzelherde infolge der größeren Thoraxtiefe mehr diffus und massiver verschattet erscheinen. Die Verschattungen können dabei so kompakt sein, daß die Weichteile des Mediastinums und der Pleura, die in die Verkalkung nicht mit einbezogen sind, gegenüber der kalkdichten Lunge als Aufhellungen erscheinen, wenn die Hartstrahltechnik zur Anwendung kommt. Dies wird im Fall 51 sehr deutlich.

3. Den Erkrankungen, bei denen die Fleckschatten im einzelnen ein sehr gleichmäßiges Bild bieten, sind Krankheiten gegenüberzustellen, deren Verschattungen hinsichtlich Einzelgröße, Dichte, Begrenzung und Ausbreitung *größere Unterschiede* aufweisen. Darunter fallen, wie schon erwähnt, die Herdbildungen durch entzündliche Lungenerkrankungen, andererseits aber auch seltenere Erkrankungen, die einer veränderten immunologischen Aktivität bzw. einer Erkrankung des Lungenbindegewebes zugerechnet werden. Als Beispiel sei ein Fall eines **chronischen eosinophilen Lungeninfiltrates** (Synonyme: chronisches Löffler-Syndrom, eosinophile Pneumonie, *P*ulmonary *I*nfiltration with *E*osinophilia = PIE-Syndrom; Fall 41) aufgeführt. Unter ähnlichem röntgenologischen Erscheinungsbild mit temporär wechselnden, parenchymatösen, zahlreichen, z.T. relativ grobfleckigen Verschattungen, unscharf abgesetzten, in sich meist homogenen Herden, die sich oft in typischer Weise parallel zur Brustwand in der Lungenperipherie (Henell u. Sussmann, 1945) unter Überschreitung der Segmentgrenzen anordnen, können sich mehrere ätiologisch uneinheitliche Lungenerkrankungen manifestieren, die lediglich die eosinophile Infiltration als pathologisch-anatomisches Substrat gemeinsam haben. Einschmelzungen, Ergußansammlungen, Lymphknoten- oder Herzvergrößerungen werden bei der chronisch eosinophilen Lungeninfiltration nicht beobachtet.

Ätiologisch noch ungeklärter ist eine granulomatöse Erkrankung, die zur Gruppe der Systemerkrankungen im Sinne des Morbus Hand-Schüller-Christian und Abt-Letterer-Siwe gerechnet wird und als **Histiocytosis X** Eingang in die Literatur gefunden hat (Synonyme: histiozytäre Retikulose, eosinophile xanthomatöse Granulomatose). Das histologische Erscheinungsbild mit Granulomen aus eosinophilen Histiozyten und Riesenzellen vermittelt eher das Bild eines entzündlichen als eines neoplastischen Prozesses, wenngleich von den Granulomen selbst neben den Lungen auch andere Organbezirke, wie Schädel, zentrales Nervensystem, Leber, Milz, Magen, Intestinum, Nieren und Röhrenknochen, befallen werden können. Im Röntgenbild der Lungen verteilen sich die Herde diffus bilateral symmetrisch, im aktiven granulomatösen Stadium der Erkrankung mehr in feinfleckigem bis mikronodulärem Muster mit einem Durchmesser der Herde von 1–10 mm (Fall 40). In späteren Stadien ist das Bild mehr streifig-retikulär (Fall 100, Kap. IV, S. 167) bis retikulo-nodulär, wabenförmig oder sogar zystisch. Im frühen aktiven Stadium sind Lymphknotenvergrößerungen noch selten und erlauben hier eine Abgrenzung gegenüber einer Sarkoidose oder einer Lymphangiosis carcinomatosa. Ein Pleuraerguß ist hier auch ungewöhnlich, während es im Fortschritt der Erkrankung häufig zu Pneumothoraxbildungen kommt, die ihrerseits bei entsprechendem Röntgenbefund des Lungenparenchyms die Diagnose stützen können. Eine Abgrenzung gegenüber anderen granulomatösen Erkrankungen der Lungen wird aber oft nur bioptisch möglich sein.

Zu den in ihrer Konfiguration und Einzelgröße recht ungleichmäßigen Fleckschatten sind vor allem aber die **Lungenmetastasen** zu rechnen (Fall 52 u. 53), die man andererseits wieder an ihrer rundlichen Form, ihrer gleichmäßigeren Dichte, ihrer schärferen Begrenzung und an ihrer Wachstumstendenz erkennen kann. Dabei ist aber zu bedenken, daß hämatogene Metastasen durchaus auch eine mehr unregelmäßige, oft zackige Form haben können (Schinz et al., 1952) und eine über Jahre konstante Größe der einzelnen Herde nicht gegen metastatische Herde spricht, wie dies Lindig (1961) an einem Schilddrüsenkarzinom gezeigt hat. Rückschlüsse auf den Primärtumor lassen sich aus dem Röntgenbild der Lungenmetastasen eigentlich nie ziehen, als Ausnahme seien lediglich Metastasen eines Chondrosarkoms erwähnt, die wie der Primärtumor Verkalkungen aufweisen können (Fall 138), und Metastasen des osteogenen Sarkoms mit Knochenbildung.

Ein sehr seltenes primäres Tumorleiden, das unter einem ähnlichen röntgenologischen Aspekt wie eine Metastasenlunge auftreten kann, ist die **Leiomyomatosis pulmonum disseminata maligna** (Maus 1958; Stöcker, 1959), die sich aus der glatten Muskulatur, in unserem Fall 57 der Lungengefäße, entwickelt. Im Unterschied zu sonstigen reinen hämatogenen Metastasierungen ist in unserem Fall außer den groben Fleckschatten auch eine Veränderung des übrigen Lungengerüstes in Art einer vermehrt retikulären Lungengerüstzeichnung zu erkennen.

Eine sicherlich schwierige und seltene Diagnose eines metastasierenden **Chorionkarzinoms** beim Mann ist in Fall 58 wiedergegeben. Sie ist in der Regel sicherlich nicht alleine aufgrund des Röntgenbildes zu stellen bzw. bedarf der Ergänzung durch das führende klinische Diagnostikum, die Bestimmung des Choriogonadotropins im Harn.

4. Findet sich neben fleckförmigen Lungenverschattungen auch eine *Vergrößerung* der hilären oder mediastinalen *Lymphknoten* ein- oder doppelseitig, so werden die differentialdiagnostischen Möglichkeiten einer Diagnose aus dem Röntgenbild vermehrt, vielfach aber auch erleichtert. Vor allem ist an einen **Morbus Boeck** (Fall 44 u. 45) zu denken, bei dem neben Lymphomen schon hämatogene Streuherde bestehen, oder an eine **Lymphogranulomatose** mit miliarer Lungenaussaat (Fall 55 u. 56). Eine Abgrenzung dieser beiden Erkrankungen gegeneinander ist oft aufgrund der unterschiedlichen Lokalisation der Lymphknotenvergrößerungen im Mediastinalschatten möglich (s. Kap. V, S. 249). Auch erscheinen die Herde bei der miliaren Form des Morbus Boeck feiner und gleichmäßiger, während sie bei der Lymphogranulomatose i. allg. schon früh relativ grob und in ihrer Größe unregelmäßig sind. Die Lymphknotenvergrößerungen nehmen im Stadium der Lungenaussaat beim Morbus Boeck ab, während sie bei der Lymphogranulomatose weiter zunehmen. Andererseits kommt bei der Kombination von pulmonalen Fleckschatten mit vergrößerten hilären oder mediastinalen Lymphknoten auch eine Metastasierung maligner Tumoren nicht nur in die Lungen, sondern auch in die genannten Lymphknoten in Betracht. Diese Kombination ist jedoch nicht so häufig, wegen der differentialdiagnostischen Bedeutung sei sie unter Hinweis auf Fall 54 aber besonders hervorgehoben. Die Lungenherde bei **Tumormetastasen** oder auch der Lymphogranulomatose zeigen die schon erwähnten Charakteristika im Röntgenbild und erlauben dadurch eine Unterscheidung von den meist feinkörnigen Fleckschatten beim Morbus Boeck.

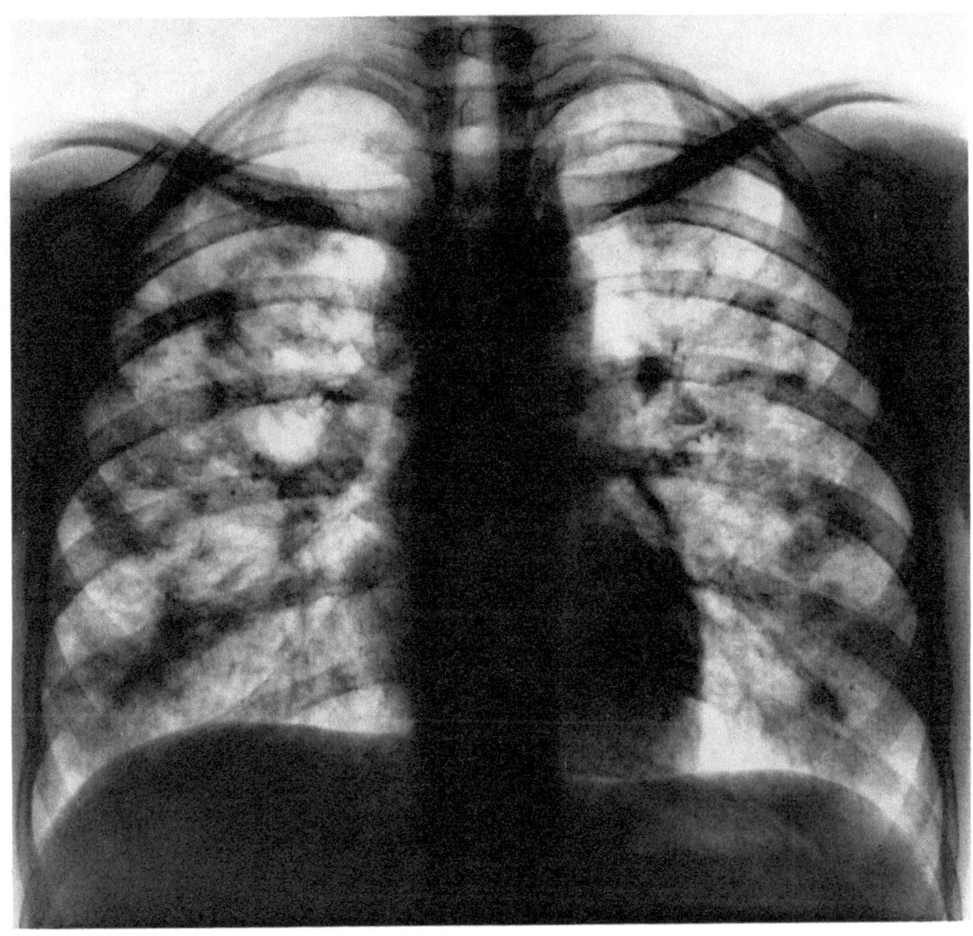

a

Fall 39 · K. M., ♀, 16 Jahre

Vorgeschichte: Vor 2 Monaten Oberbauchbeschwerden, anschließend Husten, gelblicher Auswurf, Thoraxschmerzen, Erbrechen und Fieberschübe bis 38° C

Befund: Blaß, schwerkrank wirkend, untergewichtig. Intermittierendes Fieber bis 39,3° C. Keine Anämie, Serumeisen 23%, im sonst normalen Blutbild Eosinophilie von 20%, im Knochenmark Vermehrung von Eosinophilen und Plasmazellen. Blutsenkung 130/136, Serumeiweiß 7,7 g-%. C-reaktives Protein stark positiv, Latex-Test positiv, Antiglobulin-Konsumptionstest gegen Lunge positiv. Kein Hinweis auf Parasiten, Viren oder Pilze. Tuberkulinprobe bei 1:100 positiv

Bronchoskopie und **Mediastinoskopie** führten nicht weiter. Behandlungsversuche mit Tuberkulostatika erfolglos

Röntgenbefunde

Bild a u. b. *Übersichten.* In beiden Lungen im Zeitablauf von 2 Monaten nach Ausdehnung, Dichte und Lokalisation wechselnde, multiple, grobfleckige und wolkige, z.T. konfluierende Verschattungen. Keine hilären Lymphknotenvergrößerungen abgrenzbar

Bilder b—d s. S. 80/81

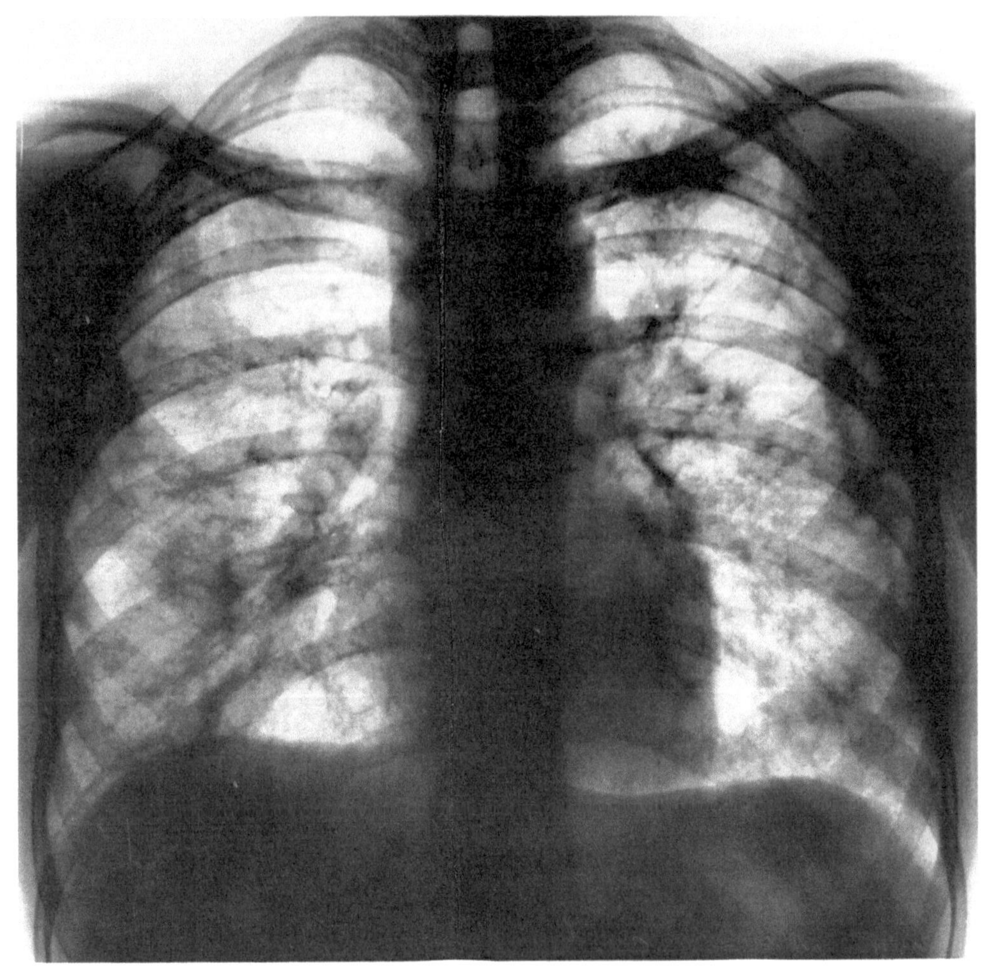

b

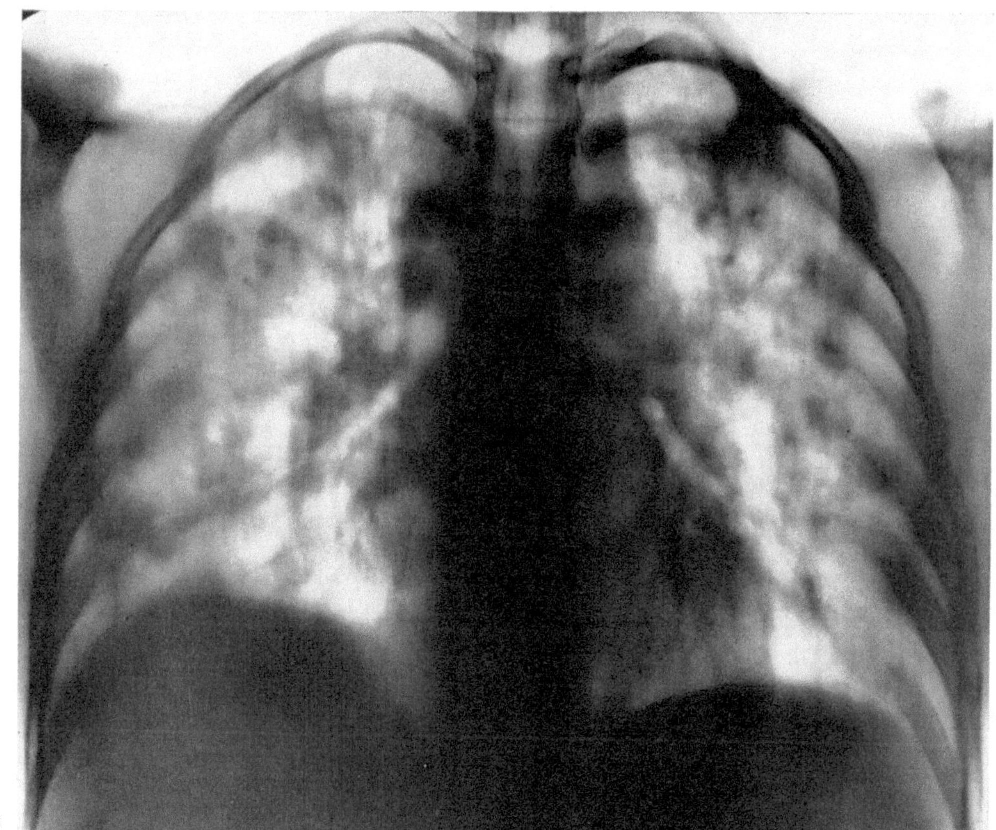

c

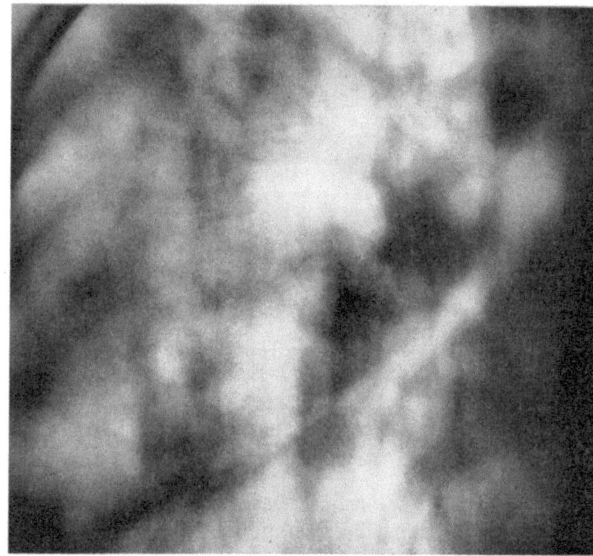

d

Röntgenbefunde (Fortsetzung)

Bild c. u. d. *Tomogramm mit Ausschnitt.* Der Charakter der konfluierenden Verschattungen wird besonders gut auf den Schichtaufnahmen erkennbar

Histologische Präparatuntersuchung nach **„kleiner Thorakotomie"** ergab eine retikulo-histozytäre Proliferation mit eosinophilen Granulozyten im interstitium und in den Alveolen

Diagnose: *Chronisch eosinophile Lungeninfiltrate (Löffler-Syndrom, PIE-Syndrom)*

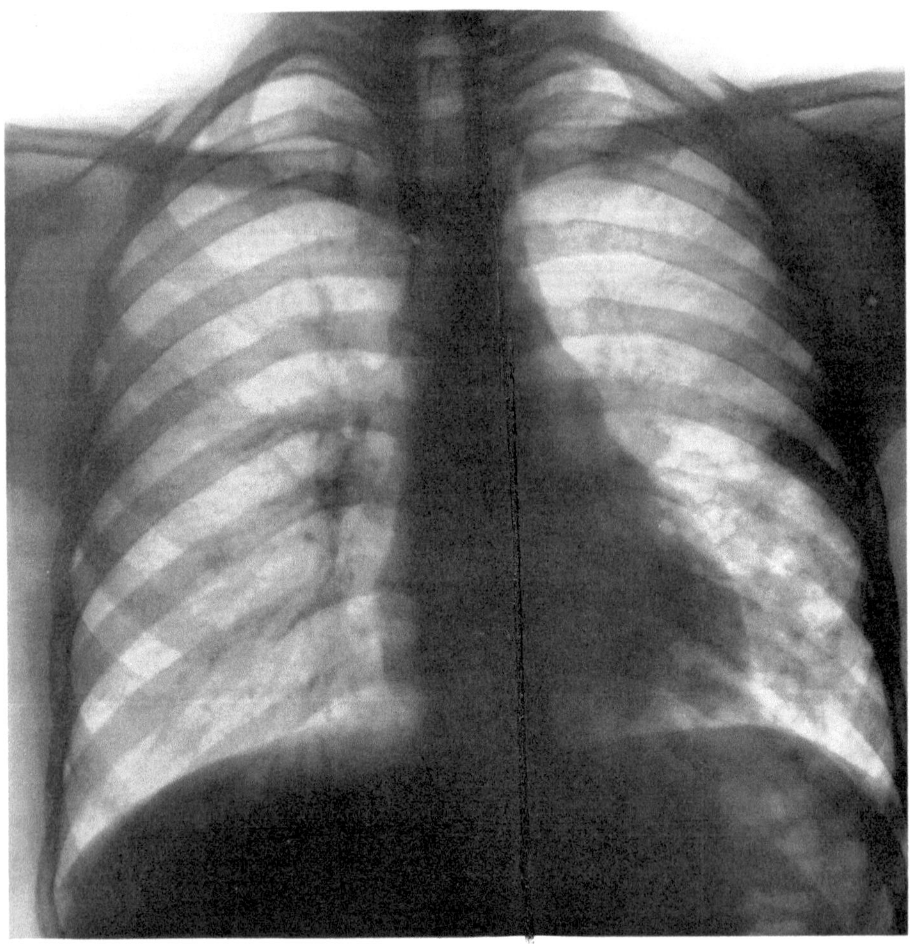

a

Fall 40 · B. G., ♂, 18 Jahre

Vorgeschichte: Seit dem 13. Lebensjahr jeden Winter Bronchitis mit viel Sputum. Die Erkrankung wurde immer links lokalisiert. Die jetzige Erkrankung begann perakut mit einer linksseitigen fieberhaften Bronchopneumonie, die zur Aufnahme führte (Bild a)

Befund: Schlechter Allgemeinzustand. Unauffälliges Blutbild. Verkürzung des Weltmann-Bandes. Blutsenkung 31/53

Röntgenbefunde

Bild a. *Übersicht.* Streifig-fleckförmig konfluierende Verschattungen im linken Mittel-Unterfeld mit pleuralen Reaktionen. Verkleinerung dieser Lungenbezirke mit Verziehung des Herzens nach links

b

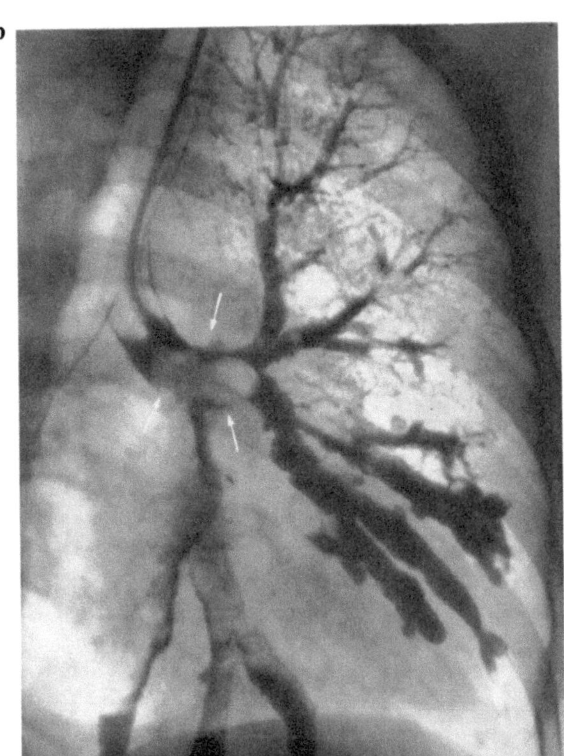

Bild b. *Bronchogramm, schräg.* Im linken Hauptbronchus findet sich – entsprechend dem bronchoskopischen Bild – ein raumfordernder Prozeß mit glatter Begrenzung nach kranial (↑). Bronchiektasen im linken Unterlappen und der Lingula

Bronchoskopie: Im linken Hauptbronchus 3 cm unterhalb der Carina blumenkohlartiger Tumor, der das Lumen bis auf eine kleine Öffnung verlegt. Aus dieser Öffnung floß dicker Eiter. Histologisch handelt es sich bei dem Tumor um eine histiozytäre Wucherung ohne Zeichen der Malignität

Weiterer Verlauf: Während der Behandlung kam es trotzdem zunächst zu einer Totalatelektase links (Bild c), die nach Absaugen wieder aufging. Im weiteren Verlauf entfieberte der Patient und wurde nach Besserung des Allgemeinzustandes pneumonektomiert

c

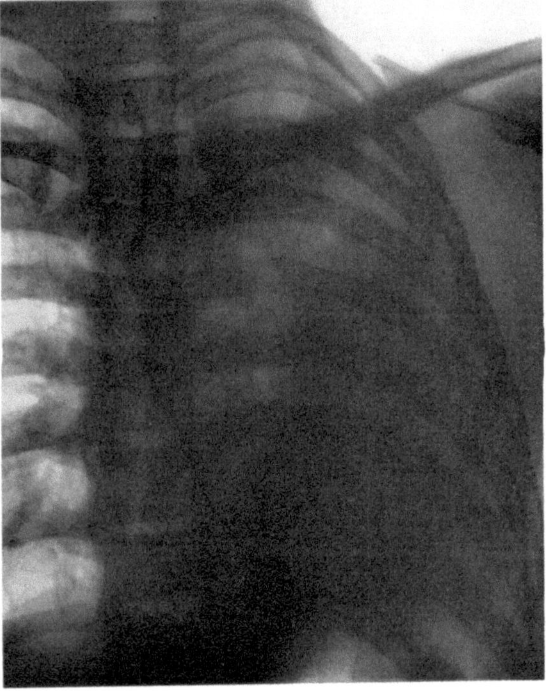

Bild c. *Ausschnitt aus späterer Übersicht.* Fast totale Atelektase der linken Lunge mit erheblicher Verlagerung der Mediastinalorgane und des Herzens

Diagnose: *Chronische, interstitielle und xanthomatöse Pneumonie der linken Lunge und Bronchiektasen mit schwerer eitriger Entzündung bei histiozytomartiger, stenosierender Wucherung im linken Hauptbronchus (pathologisch-anatomischer Befund)*

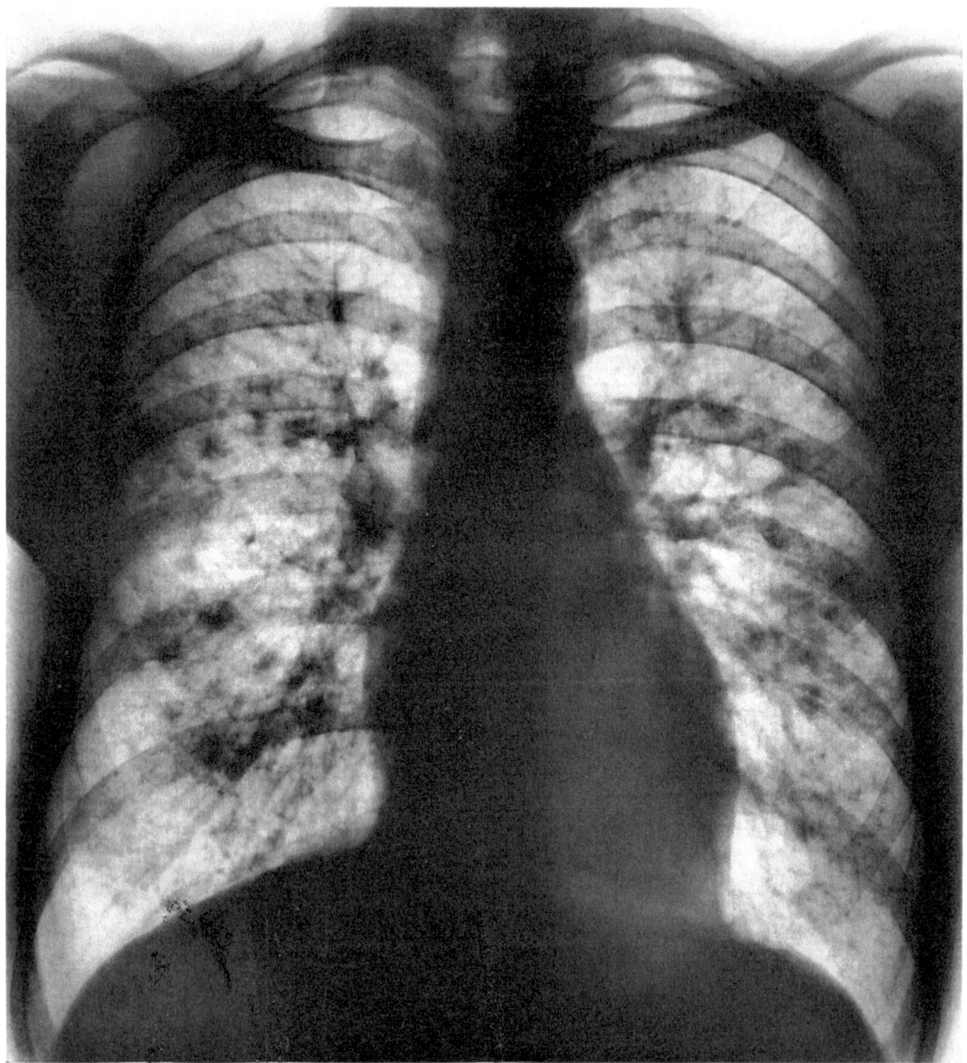

a

Fall 41 · D. H., ♂, 38 Jahre

Vorgeschichte: Nach einem »Erkältungsinfekt« wurde bei einer vertrauensärztlichen Untersuchung ein Lungenbefund entdeckt

Befund: Klinisch und auskultatorisch keine Auffälligkeiten. Blutsenkung 17/40. Normales Blutbild mit 1% Eosinophilen, Tuberkulintestung bei 1:100 positiv. Bronchoskopie, Mediastinoskopie und Zytologie brachten keine Klärung

Röntgenbefunde

Bild a. *Übersicht*, b u. c. *Tomogramm mit Ausschnittvergrößerung*. In beiden Lungenmittelfeldern zahlreiche teils knotige, teils fleckige Verschattungen bis zu einem Durchmesser von 10 mm, die teils eine streifige Randbegrenzung aufweisen, teils scharf abgesetzt sind

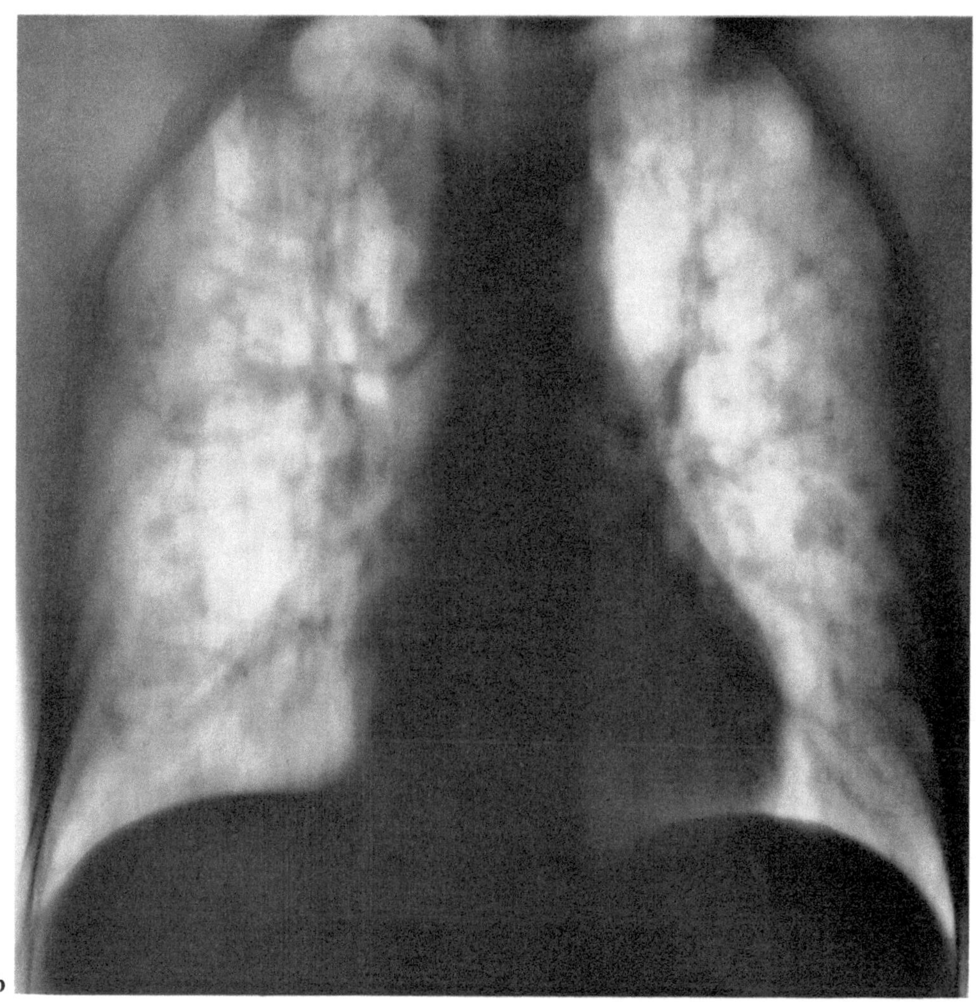

b

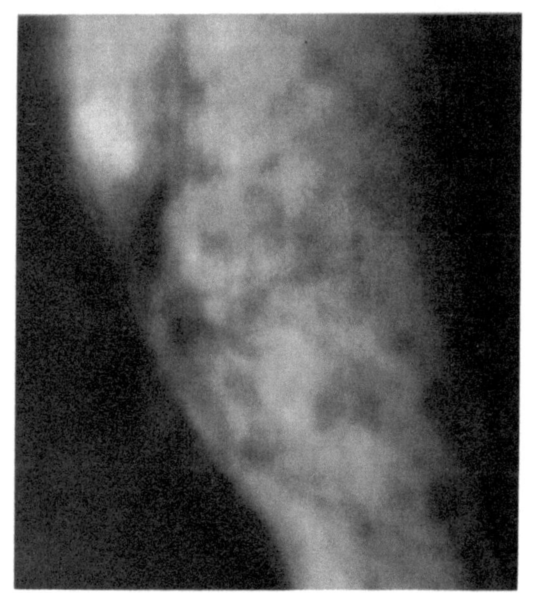

c

Verlauf: Nach »**kleiner Thorakotomie**« fanden sich histologisch retikulo-histiozytäre Granulome mit Infiltrationen von eosinophilen Granulozyten

Diagnose: *Kleinknotiges, eosinophiles Granulom der Lungen (ohne Skeletbeteiligung), sog. pulmonale Histiocytosis X*

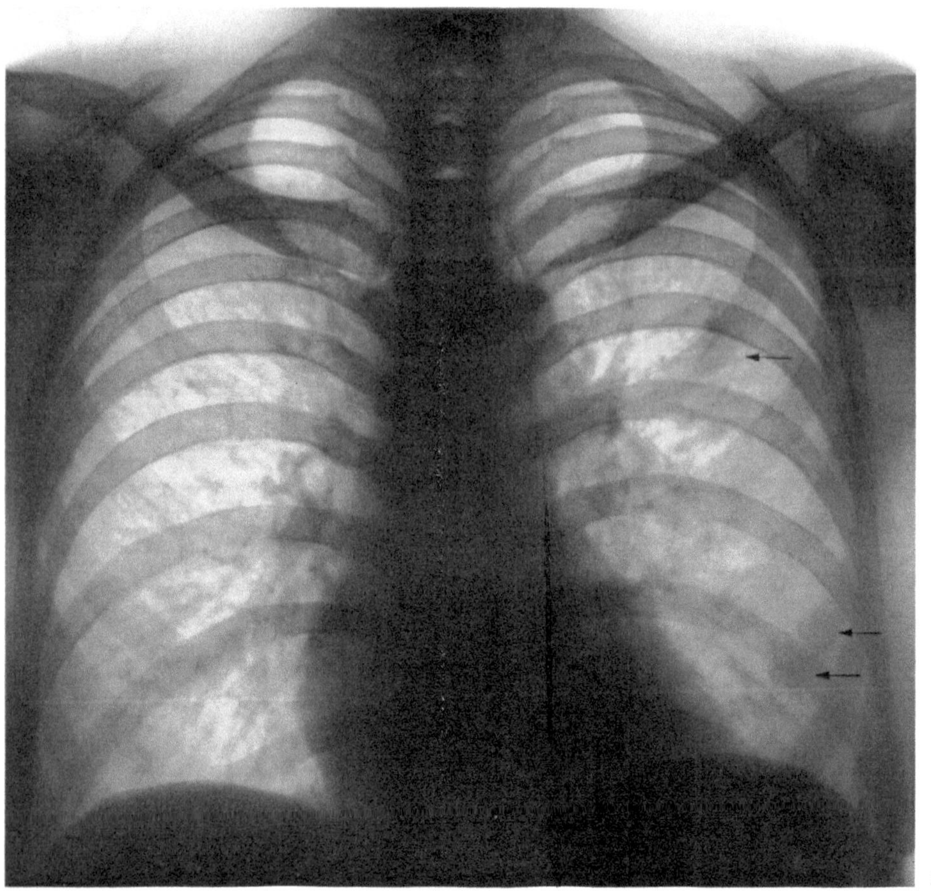
a

Fall 42 · B. H., ♀, 43 Jahre

Vorgeschichte: Etwa 10 Monate zuvor erkrankte die Patientin aus vollem Wohlbefinden heraus mit rezidivierenden Hämoptoen. Zunehmende Leistungsminderung. Außerdem traten kleinere rote Knötchen in der Haut auf, die in eine braune Pigmentierung übergingen

Befund: Im Bronchialsekret massenhaft hämosiderinhaltige Zellen. Deutliche Anämie. Keine Tuberkulosebakterien nachweisbar. Bronchoskopisch unauffälliges Bronchialsystem

Röntgenbefunde

Bild a. *Übersicht.* Einzelne zarte, kleinere und größere, im ganzen gut begrenzte Fleckschatten (↑) in der linken Lunge

Weiterer Verlauf: Etwa $^1/_2$ Jahr später Sehstörungen, Kopfschmerzen, Schwindelgefühl und Schwächezustände in den Beinen. Nach etwa 10 Monaten erfolgte wegen zunehmendem Hirndruck stationäre Aufnahme zu einem neurochirurgischen Eingriff. Dabei fanden sich knötchenförmige und zahlreiche tumorartige Neubildungen, die zu einer Zerstörung des Hirngewebes geführt hatten. In der ganzen Zeit hatten die Veränderungen im Röntgenbild der Lungen laufend etwas zugenommen

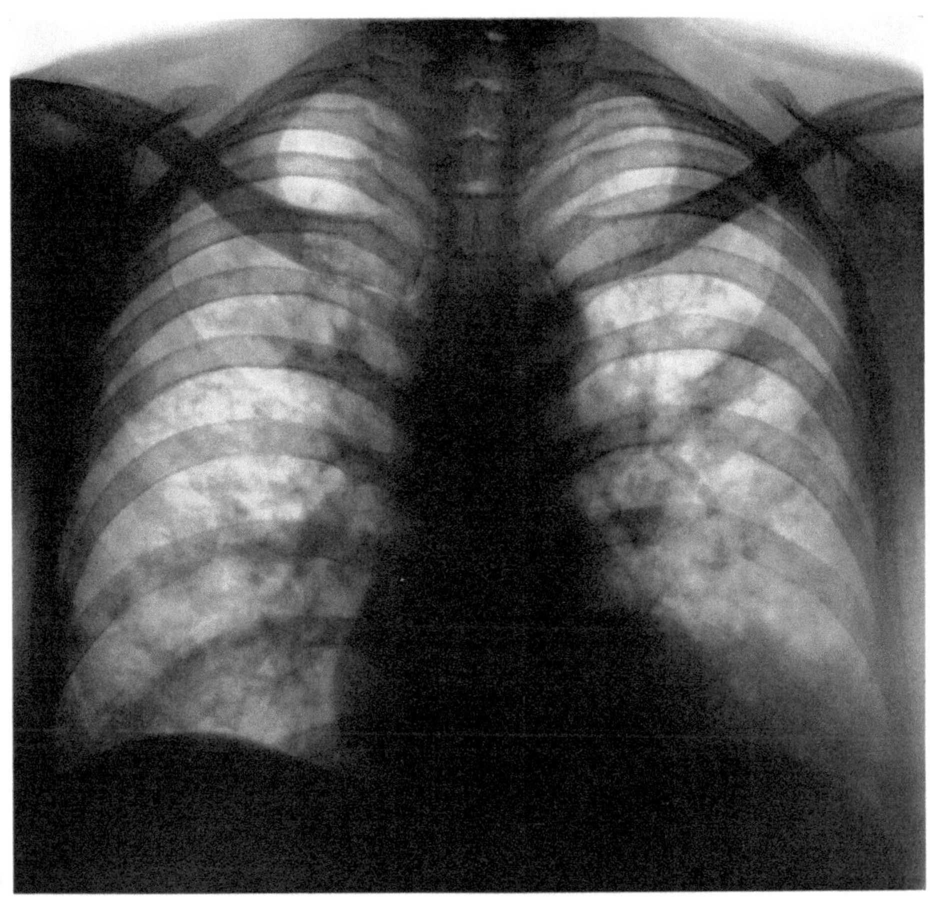
b

Bild b. *Übersicht*. (9 Monate nach Bild a und etwa 1 Monat vor dem Tod). Vergrößerung und Zunahme der Fleckschatten, die sich jetzt in allen Lungenabschnitten finden

Weiterer Verlauf: Wenige Tage nach der Operation verstarb die Patientin

Diagnose: *Generalisiertes malignes Hämangioendotheliom (multiple Knotenbildungen in Lungen, Gehirn, Magen, Nieren; Obduktionsbefund)*

Fall 43

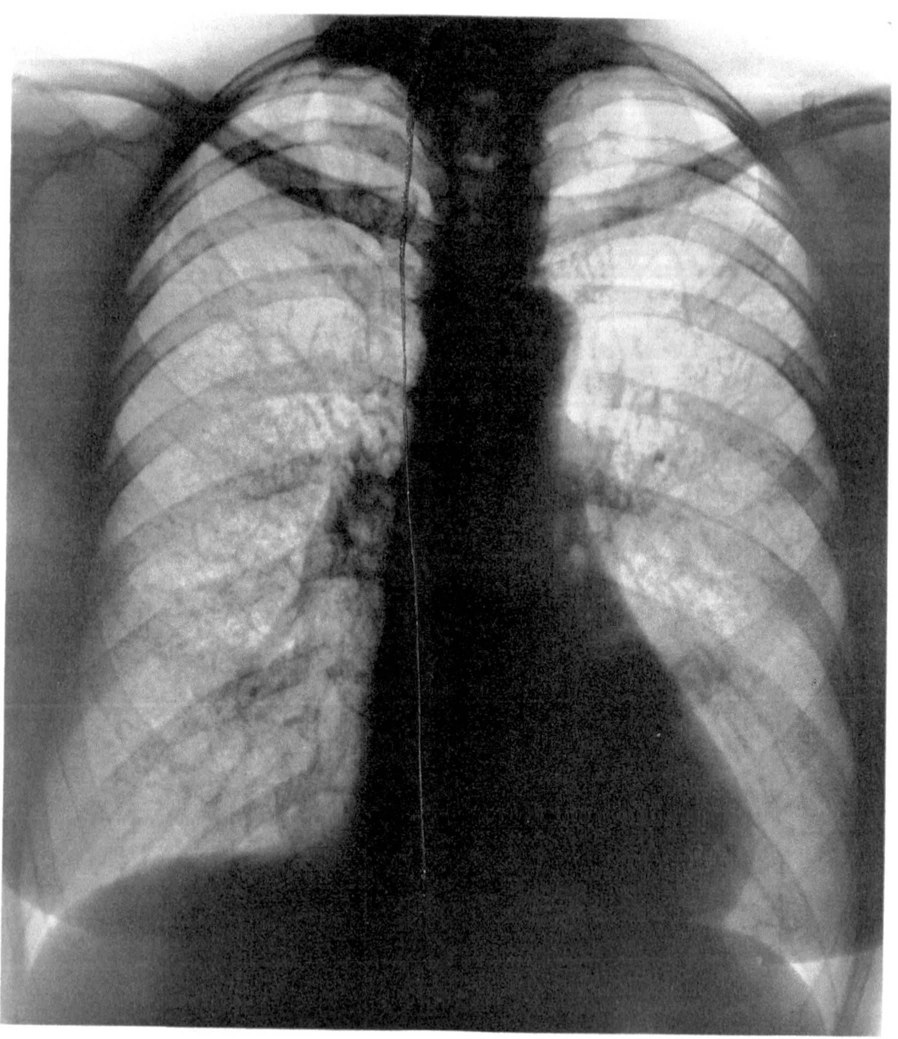

a

Fall 43 · H. D., ♀, 57 Jahre

Vorgeschichte: Vor 28 Jahren Rippenfellentzündung. Vor $^1/_2$ Jahr Röntgenuntersuchung der Lungen anläßlich einer Gallenblasenoperation, die einen normalen Lungenbefund ergab. Kurz vor der Klinikaufnahme erstmals blutiger Auswurf. Die Einweisung erfolgte unter der Verdachtsdiagnose einer Miliartuberkulose

Befund: Guter Allgemeinzustand. Immer wieder hämorrhagisches Sputum, etwa 40 cm^3 Sputum insgesamt pro Tag. Kein Bazillennachweis. Temperatur bis 37,8° C. Blutsenkung 3/5. Blutbild unauffällig. Keine wesentlich Verschiebung des Serumeisen- und Serumkupfer-Spiegels. Vermehrung der α_2-Globuline

Röntgenbefunde

Bild a. *Übersicht.* Feine, annähernd symmetrisch angeordnete, miliare Fleckschatten in beiden Lungen, am dichtesten in den Mittelfeldern gelegen. Unauffällige Hili

Ausschnitt rechtes Mittelfeld (s. Bild c)

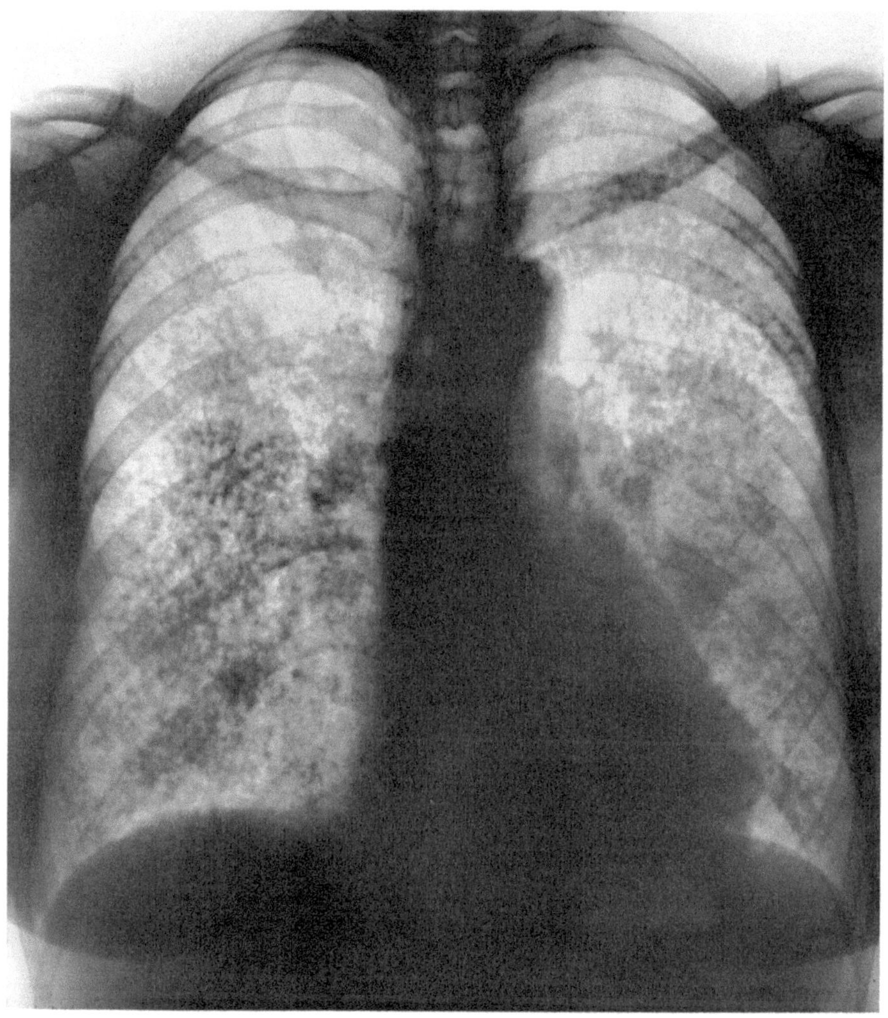

b

Bild b. *Übersicht (5 Monate später).* Deutliche Zunahme und Vergrößerung der miliaren Herde bei weiter frei bleibenden Hili. Die Zunahme wird auch im Ausschnittsbild (Bild d) deutlich

Bronchoskopie: Unspezifische Bronchitis ohne Anhalt für Tumorbildung

Lungenpunktion: Histologisch Tumorzellen nachweisbar

Weiterer Verlauf: In den folgenden Wochen und Monaten laufende Verschlechterung des Allgemeinzustandes, Auftreten einer stärkeren Kurzatmigkeit und einer Zyanose entsprechend der Zunahme des Befundes im Röntgenbild. 6 Monate nach der ersten und 1 Monat nach der letzten Untersuchung verstarb die Patientin

Diagnose: *Miliare (nodulär-pneumonische) Form einer malignen Lungenadenomatose (durch Obduktion gesichert)*

Bilder c u. d s. S. 90

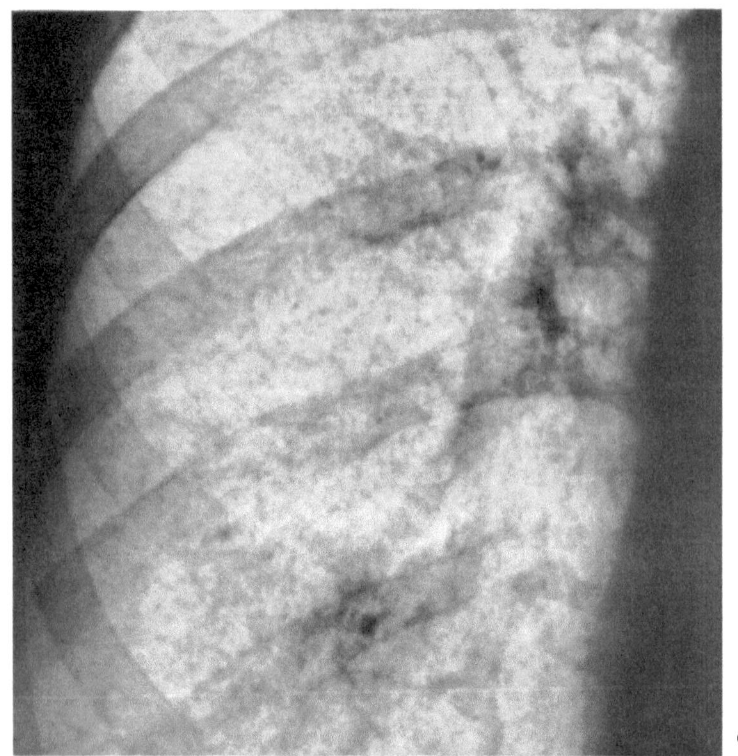
c

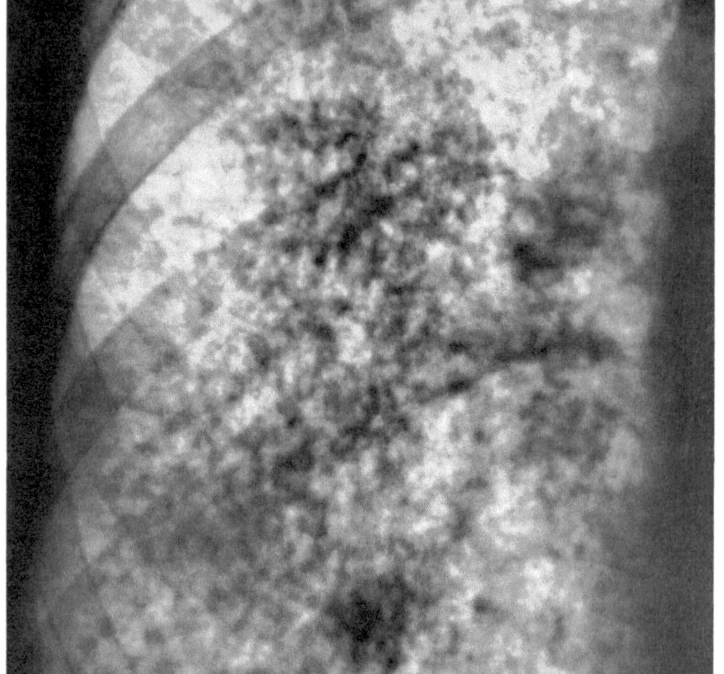
d

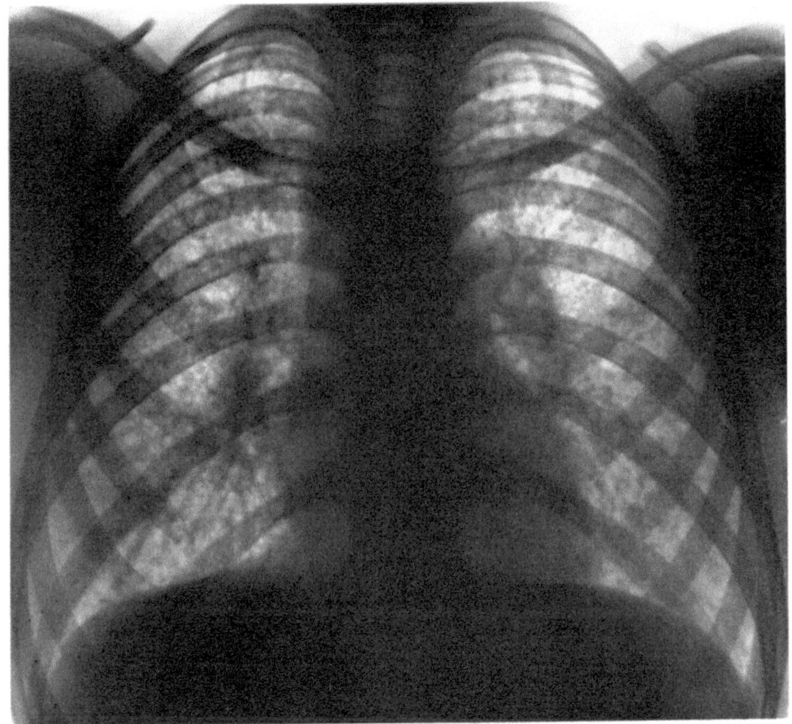

a

b

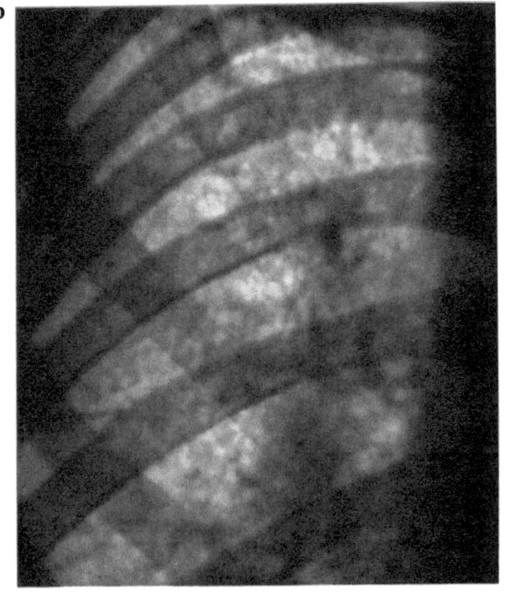

Fall 44 · P. E., ♂, 13 Jahre

Vorgeschichte: Keine Tuberkulose in der Familie. Seit 1 Jahr Husten

Befund: Adipositas. Keine Beeinträchtigung des Wohlbefindens. Tuberkulintestung mit AT bis 0,01 mg mehrmals negativ

Röntgenbefunde

Bild a. *Übersicht*; b. *Auschnitt rechtes Ober-Mittelfeld.* In beiden Lungen dichtstehende miliare Fleckschatten von etwas unterschiedlicher Größe und verstärkte feinretikuläre Zeichnung. Vergrößerung der bronchialen (hilären), paratrachealen und paraaortalen Lymphknoten

Diagnose: *Miliarer Morbus Boeck (Stadium I–II)*

Fall 45

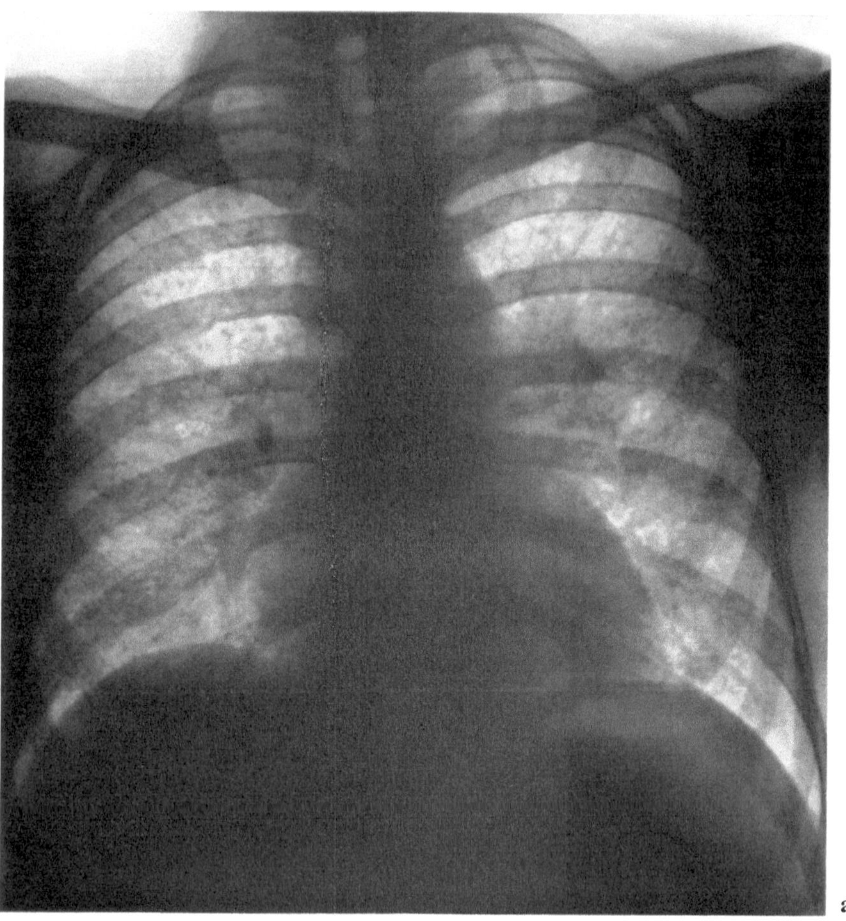
a

Fall 45 · M. G., ♂, 36 Jahre

Vorgeschichte: Vor $1^1/_2$ Jahren wurde eine doppelseitige Hiluslymphknotenschwellung bei noch freien Lungenfeldern festgestellt. Seit 1 Monat besteht eine leichte Beeinträchtigung des Allgemeinzustandes mit Appetitlosigkeit, Gewichtsabnahme und Nachtschweißen

Befund: Tuberkulintestung bis 1:10 negativ. Im Sputum, Magensaft und Bronchialsekret keine Tuberkulosebakterien. Blutsenkung 5/10. Unauffälliges Blutbild.

Röntgenbefunde

Bild a. *Übersicht.* In beiden Lungen dichtstehende miliare Fleckschatten in einer retikulär betonten Grundzeichnung. Vergrößerte Lymphknotenschatten rechts paratracheal und in beiden Hili. Letztere sind nicht mehr gleichmäßig gerundet, sondern unscharf begrenzt und fasern zur Lunge hin streifig auf, besonders links

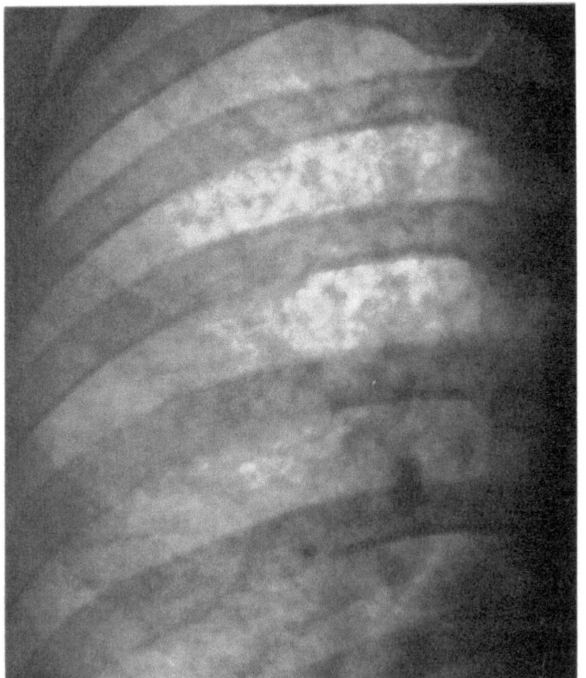

b

Bild b. *Ausschnitt rechtes Ober-Mittelfeld*

Bronchoskopie: In der distalen Trachea und beiden Hauptbronchien verdickte Schleimhaut mit feinsten Knötchen

Biopsie: In der Bronchialschleimhaut zahlreiche tuberkelartige Granulome, die aus großen epitheloiden Zellen, aus wenigen Langhansschen Riesenzellen und aus Lymphozyten bestehen. Keine Verkäsung. Lymphknoten bei der Danielschen Biopsie ebenfalls von epitheloidzelligen Tuberkeln mit einzelnen Riesenzellen durchsetzt, die eine geringe Sklerosierung und nirgendwo Verkäsungen aufweisen

Weiterer Verlauf: Unter Steroid- und INH-Behandlung weitgehende Rückbildung der Lungen- und Bronchusveränderungen mit negativem Befund der Bronchusbiopsie. Nach $1^1/_4$ Jahren erneute feinfleckige Dissemination in den Lungen bei gleichzeitiger Rückbildung der Mediastinal- und Hiluslymphknotenvergrößerungen. Unter erneuter Steroidbehandlung wieder vollständige Rückbildung der miliaren Herde

Diagnose: *Morbus Boeck (Stadium I–II) mit miliarem Lungenbefall (durch Bronchus- und Danielsche Biopsie gesichert)*

Fall 46

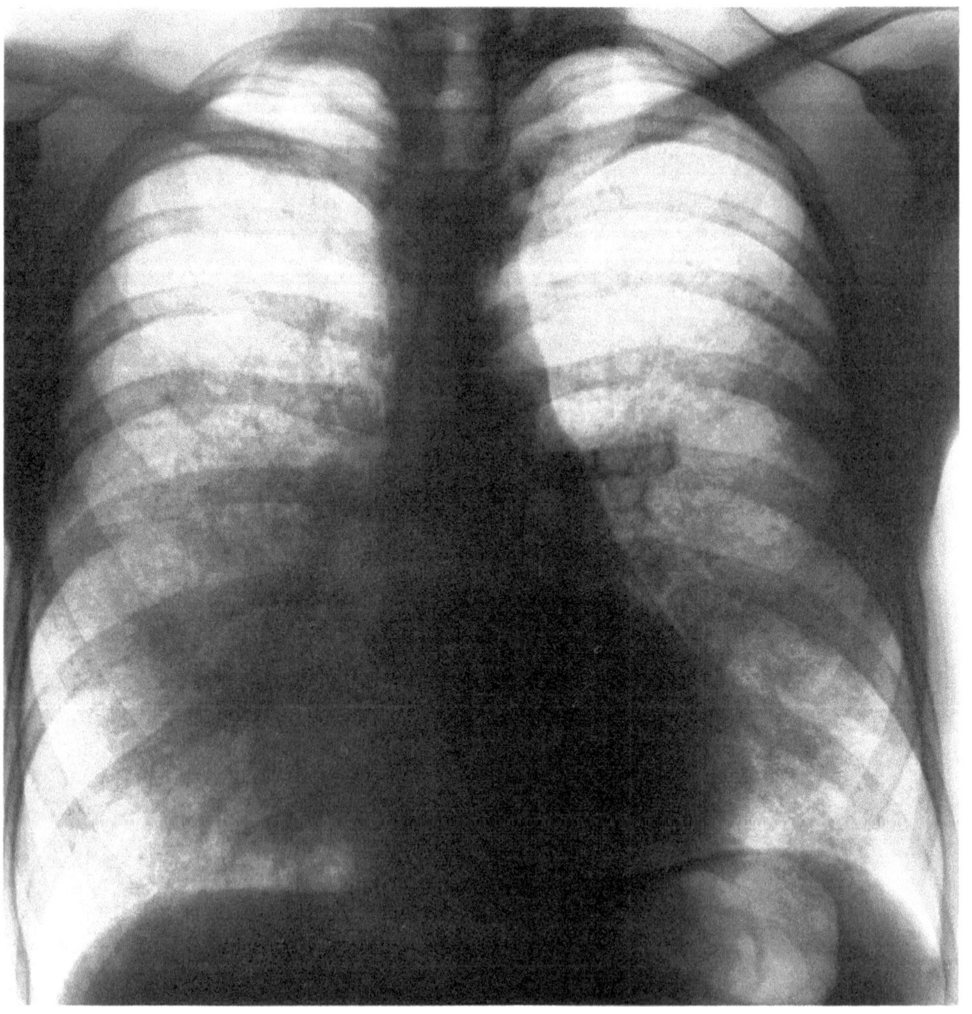

a

Fall 46 · A. H. P., ♂, 22 Jahre

Vorgeschichte: 6 Monate vor Klinikaufnahme Gewichtsabnahme. Seit dieser Zeit »Raucherhusten«. Klinikeinweisung wegen Hustensmyptomatik. Zeitweise blutiger Auswurf

Befund: Allgemeinzustand leicht reduziert. Schleimhäute blaß und etwas zyanotisch. Klinischer Lungenbefund unauffällig. Hochgradige Anämie (Hb 5,1 g-%, Erythrozyten 1,7 Mill.), 230‰ Retikulozyten. Geringe Leukozytose. Im Knochenmark exzessiv gesteigerte Erythropoese, die alle Reifungsstadien betrifft. Hochgradiger Mangel an Speichereisen. Serum-Bilirubin 2,4 mg-%. Serumeisen 35γ-%. Endogene und exogene Nierenclearance im Normbereich

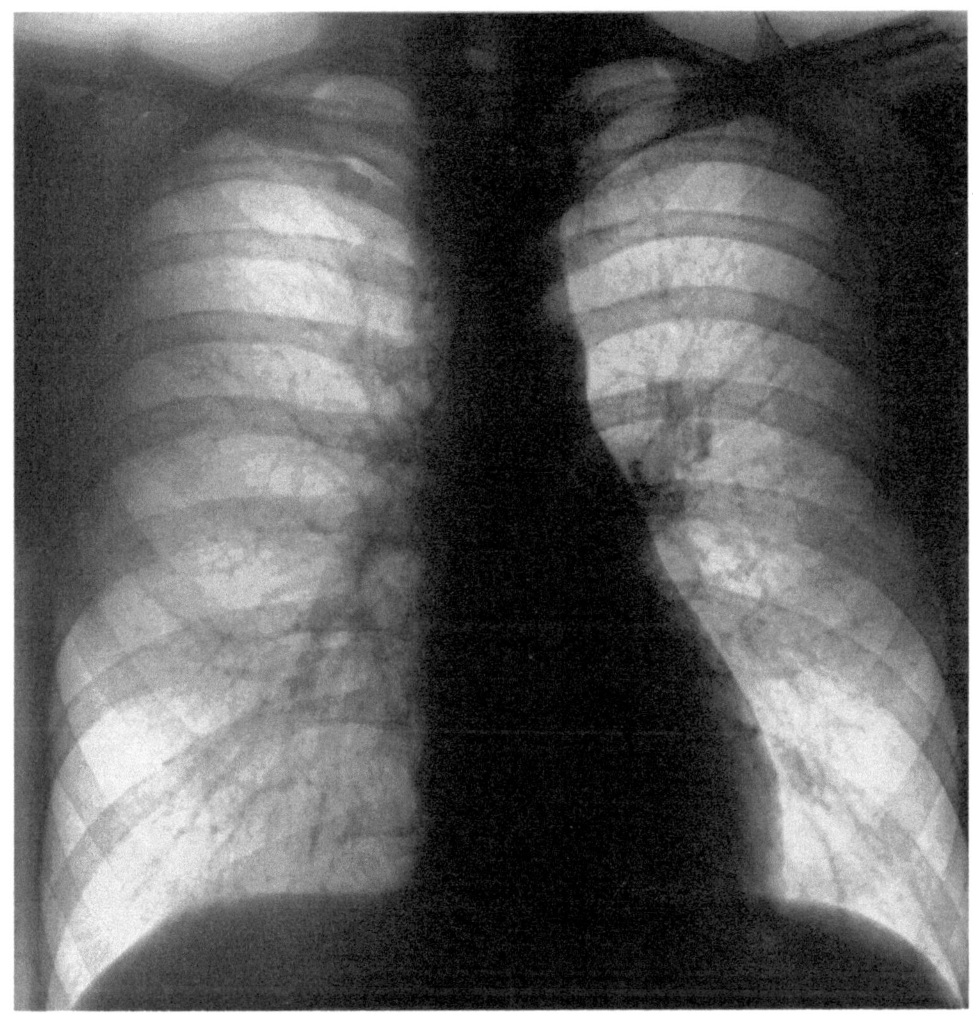
b

Röntgenbefunde

Bild a. *Übersicht.* Im Lungenkern beider Mittel-Unterfelder symmetrisch angeordnete Trübung, die sich aus zahlreichen, vorwiegend mikronodulären, teilweise konfluierenden Fleckschatten zusammensetzt und die zur Peripherie an Dichte abnehmen.

Verlauf: Aus dem Röntgenbild wurde eine primäre Lungenhämosiderose diagnostiziert und diese durch eine **perthorakale Nadelbiopsie** (nach Haußer) histologisch gesichert

Bild b. *Übersicht.* Nach 8 Monaten der Behandlung mit Steroiden und Eisensubstitution findet sich eine vollständige Rückbildung der mikronodulären Fleckschatten beidseits

Diagnose: *Lungenhämosiderose*

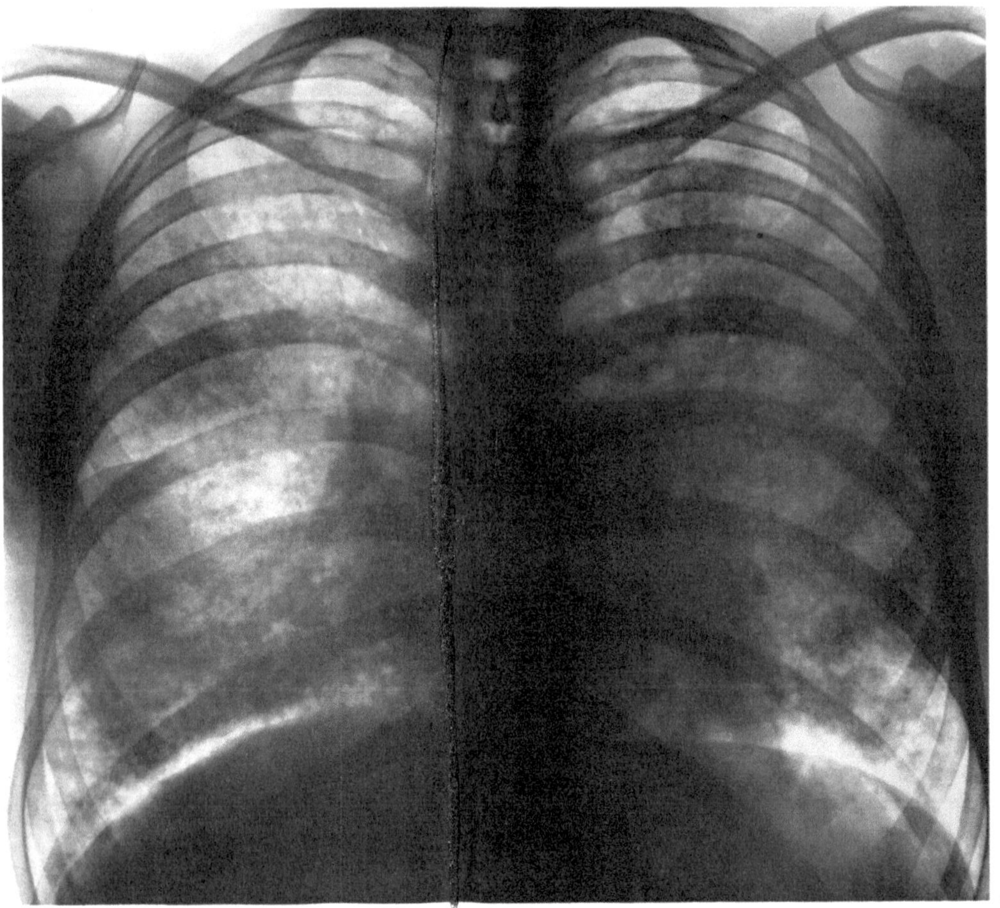

a

Fall 47 · S. K.-H., ♂, 34 Jahre

Vorgeschichte: Eine vor 4 Jahren routinemäßig durchgeführte Röntgenuntersuchung der Thoraxorgane ergab keinen krankhaften Befund. Seit $1^1/_2$ Jahren Kurzatmigkeit. Vor 1 Jahr wurde erstmalig röntgenologisch ein krankhafter Lungenbefund festgestellt, der anfänglich als interstitielle Pneumonie, später als Morbus Boeck gedeutet wurde. Nachdem sich unter einer kombinierten Steroid-INH-Behandlung die Beschwerden (Kurzatmigkeit und Herzklopfen schon bei geringen Belastungen) und der röntgenologische Befund verschlechterten, erfolgte stationäre Einweisung

Befund: Reduzierter Allgemeinzustand. Gelegentlich trockener Reizhusten. Kein Auswurf; trotz Gabe von Expektorantien konnte kein Sputum gewonnen werden. Mäßige Ruhedyspnoe. Deutliche Zyanose. Angedeutete Trommelschlegelfinger. Über beiden Lungen abgeschwächtes Vesikuläratmen. Temperatur anfänglich subfebril. Blutsenkung 10/24. Im roten Blutbild Polyglobuline von 18,8 g-% bei 5,6 Mill. Erythrozyten; im weißen Blutbild 45% Lymphozyten bei sonst unauffälligem Befund. Serumeisen mit 182γ-% erhöht. Bei der Immunelektrophorese Dysproteinämie und Paraproteinämie vor allem im β_{2A}-Bereich. Gesamtlipide nicht vermehrt. Normale Fermentaktivitäten im Serum. Komplementbindungsreaktion auf interstitielle Pneumonie negativ

Spirogramm: Normale Werte

Diffusionskapazität: Starke Verminderung des arteriellen Sauerstoffdruckes infolge gestörter O_2-Diffusion und erhöhter venöser Beimischung

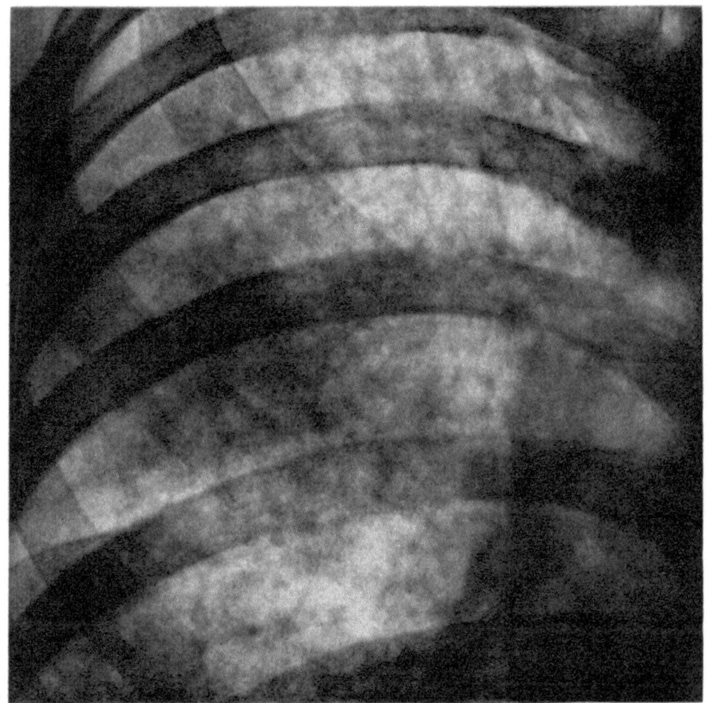
b

Röntgenbefunde

Bild a. In beiden Lungen verstärkte retikulonoduläre Verschattungen, die relativ symmetrisch schmetterlingsförmig angeordnet sind. Die einzelnen Fleckschatten sind außerordentlich klein, sehr dicht stehend und am besten mit der Lupe erkennbar

Bild b. *Ausschnitt rechtes Ober-Mittelfeld*

Weiterer Verlauf: Unter Behandlung mit Trypsininhalationen Besserung des Lungenbefundes im Röntgenbild und teilweise Rückbildung der Zyanose

Diagnose: *Alveoläre Lungenproteinose (durch transthorakale Lungenpunktion und histologische Untersuchung gesichert)*

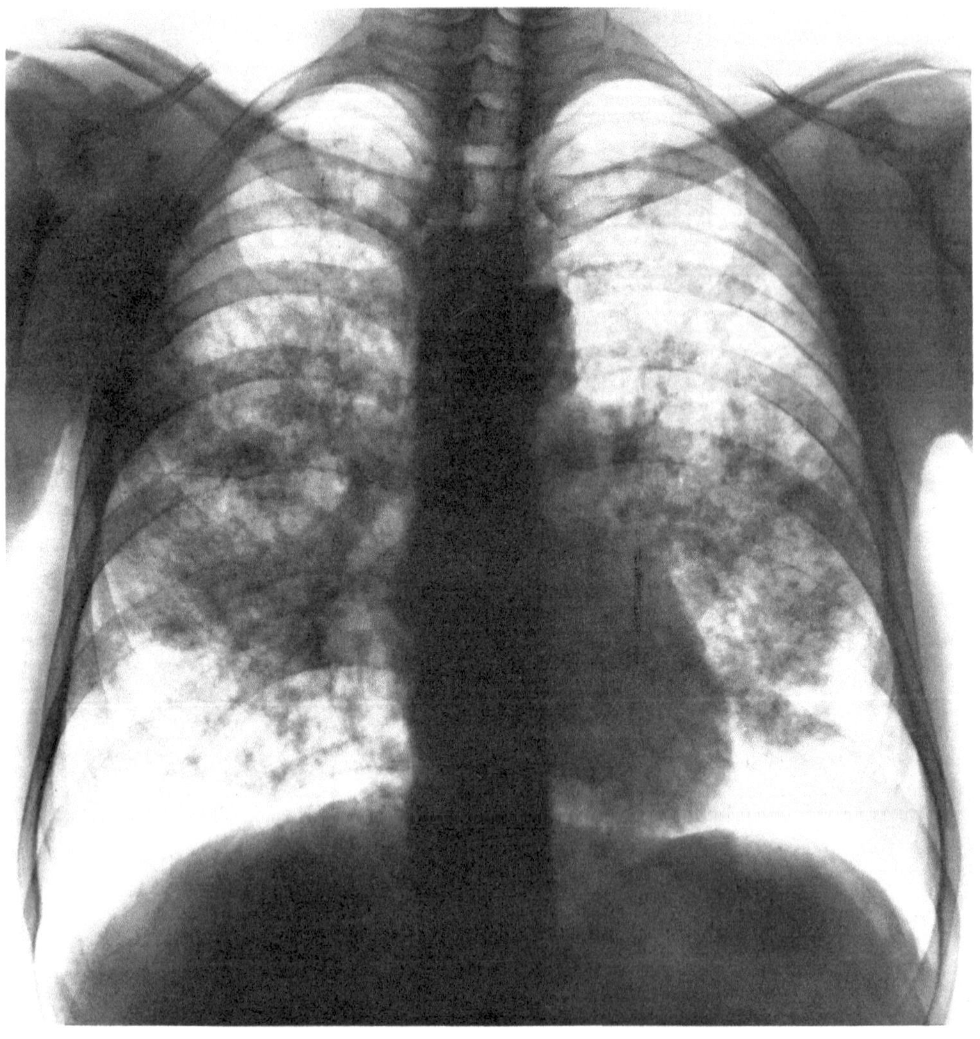

a

Fall 48 · M. A., ♂, 31 Jahre, Glasbläser

Vorgeschichte: Seit 2 Jahren nach Atemnot Husten, wenig Auswurf und Stechen über beiden Lungen, mehrere Krankenhausaufenthalte wegen weichfleckig-wolkiger Verschattungen in beiden Lungen. Unter dem Verdacht auf Morbus Boeck oder Tuberkulose in die Heilstätte eingewiesen. Entsprechende Untersuchung und Therapieversuche alle negativ

Röntgenbefunde

Bild a. *Übersicht.* Ausgedehnte doppelseitige, vorwiegend kleinfleckige, konfluierende Verschattungen, besonders in beiden Mittelfeldern

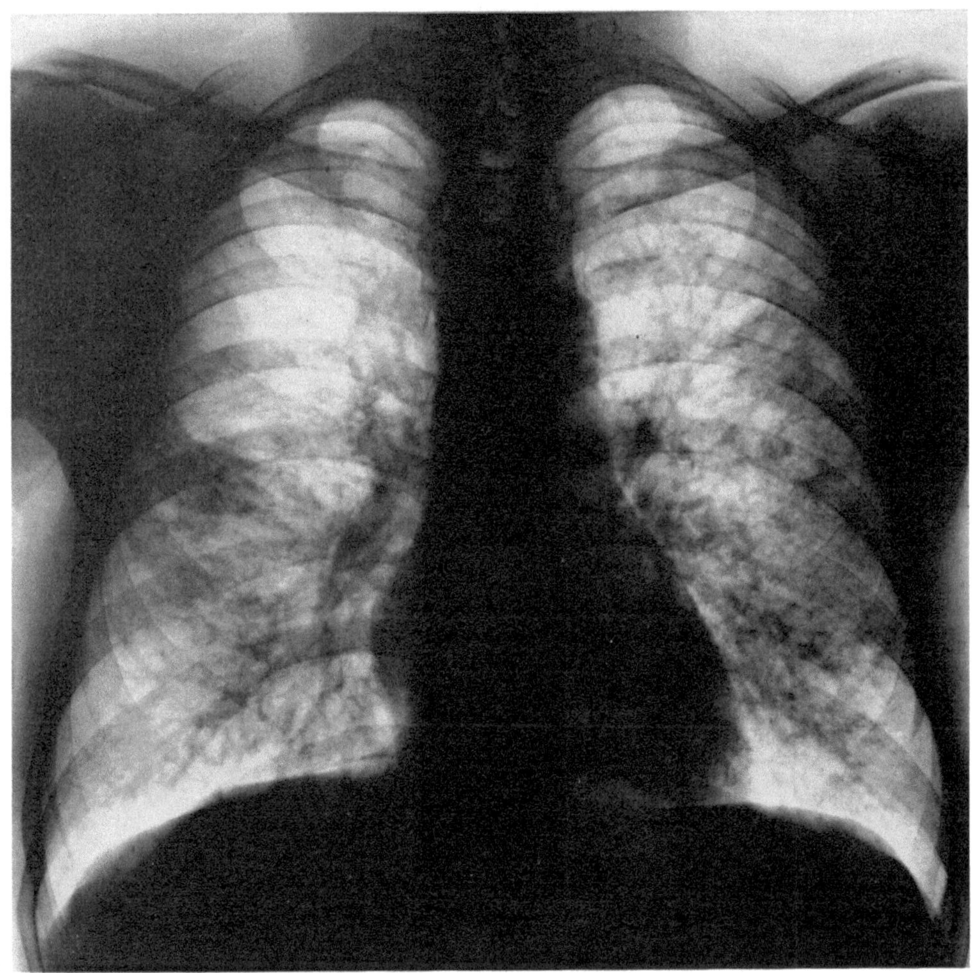

b

Bild b. *Übersicht.* Nach $1^1/_4$ Jahren der Beobachtung Rückbildung der vorwiegend fleckigen Verschattungen in eine streifig retikulo-noduläre Form

Probethorakotomie und Lungenbiopsie: Alveoläre Lungenproteinose

Diagnose: *Alveoläre Lungenproteinose*

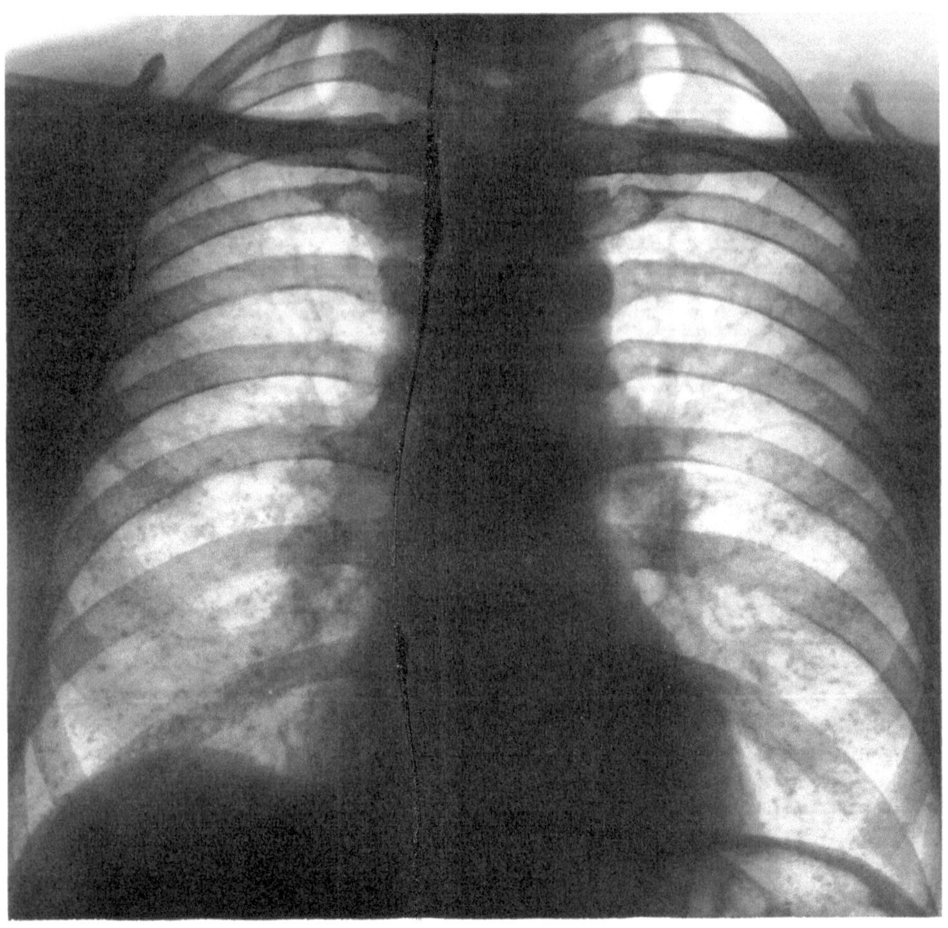

a

Fall 49 · S. H., ♂, 52 Jahre

Vorgeschichte: Vor 15 Jahren normales Röntgenbild. In den letzten Jahren zunehmende Atemnot, insbesondere beim Laufen und Steigen. Röntgenuntersuchungen ergaben einen über Jahre stationären Befund feinkörniger, kalkdichter, symmetrischer Verschattungen beider Lungenfelder und knollige Vergrößerungen beider Hili, die als vergößerte Lymphknoten gedeutet wurden

Befund: Atemnot bei geringsten Belastungen. Vitalkapazität 3,2 l. Eine Lungenbiopsie ergibt keine Klärung

Röntgenbefunde

Bild a. *Übersicht.* In beiden Lungen mäßig dicht stehende, miliare, kalkharte Knötchen, apiko-kaudal zunehmend. Beide Hili sind plump vergrößert, zweigen sich in verbreiterte Gefäßschatten auf, deren Kaliber z.T. konisch schmaler wird. Relativ gefäßarme Peripherie. Normal großes und geformtes Herz. Kalksichel der Aorta

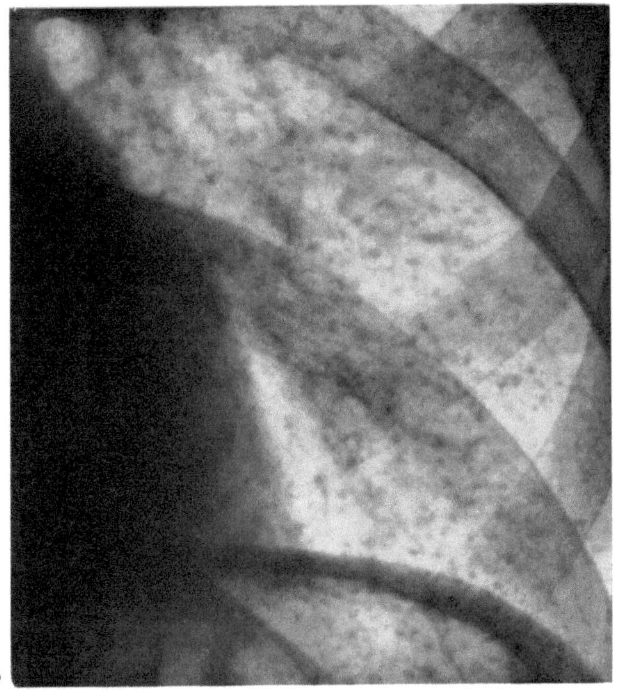
b

Bild b. *Ausschnitt linkes Unterfeld*

Weiterer Verlauf: Patient machte in den folgenden Jahren wiederholte Lungeninfarkte durch, mußte wegen einer Psychose hospitalisiert werden und starb 4 Jahre nach Anfertigung des obigen Röntgenbildes unter den Zeichen der kardiorespiratorischen Insuffizienz

Diagnose: *Körnige Form der Knochenbildung der Lunge (Pneumopathia osteoplastica) bei chronischer Lungenstauung und pulmonaler Hypertonie. Pulmonalsklerose und Cor pulmonale. (Durch Sektion gesichert: Die Knochenknötchen liegen im Zwischengewebe und besonders in und unmittelbar unter der Pleura visceralis. Stauungsinduration mit interstitieller Fibrose)*

Fall 50

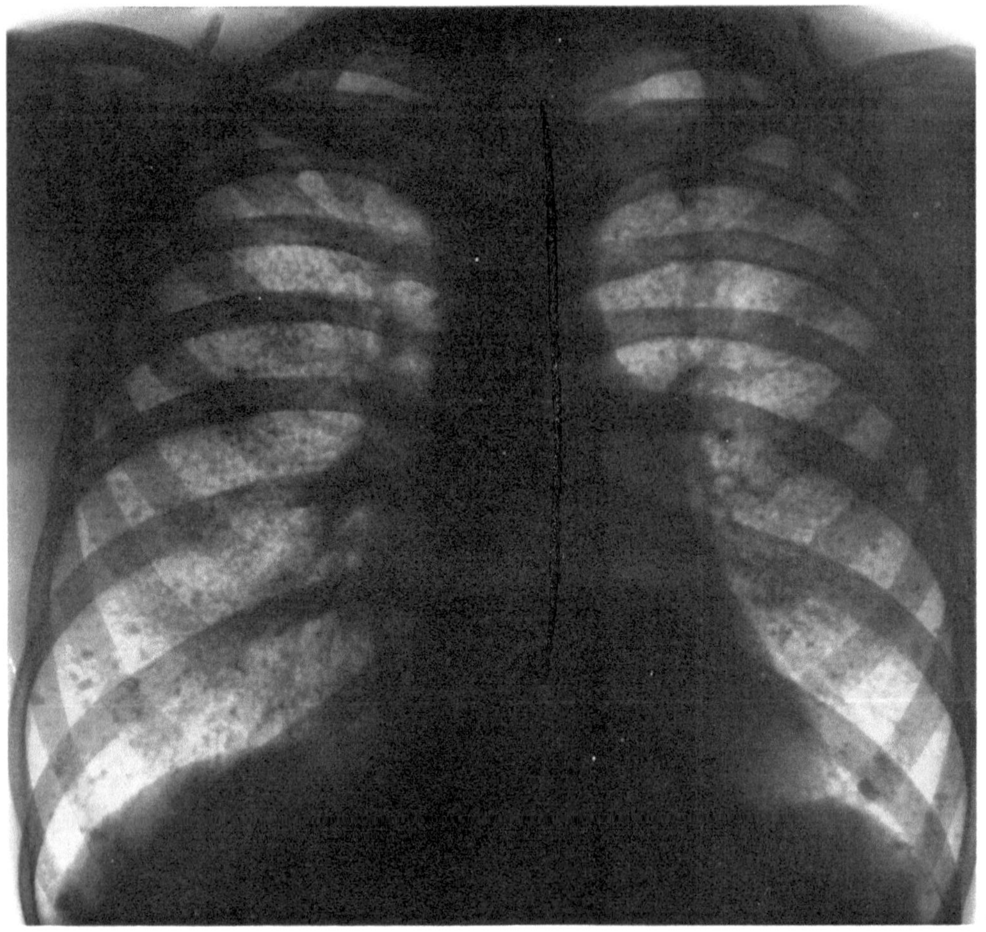

a

Fall 50 · J. E., ♂, 28 Jahre

Vorgeschichte: Vor 15 Jahren Gelenkrheumatismus, der in den nächsten Jahren mehrfach rezidivierte. Seit 10 Jahren zunehmende Atemnot und Herzklopfen bei körperlicher Anstrengung. Feststellung eines Mitralklappenfehlers. Vor 3 Jahren wurde anläßlich einer Begutachtung eine Silikotuberkulose 2. Grades angenommen und differentialdiagnostisch eine miliare Aussaat bei Morbus Boeck oder eine Histoplasmose in Betracht gezogen. Nachdem ein Kuraufenthalt in einer Tuberkuloseheilstätte nur vorübergehende Besserung brachte, erfolgte stationäre Aufnahme

Befund: Atemnot bei geringsten Anstrengungen. Leichte Zyanose. Auskultation des Herzens: Zystolisches Geräusch, Mitralöffnungston und weiches diastolisches Geräusch mit Punctum maximum über der Spitze. Auskultation der Lunge: normales Vesikuläratmen. RR 100/60 mm Hg, Puls 66/min, regelmäßig gefüllt. Im EKG Zwischentyp. Unauffälliges Blutbild und normale Blutsenkung. Vitalkapazität 3,2 l

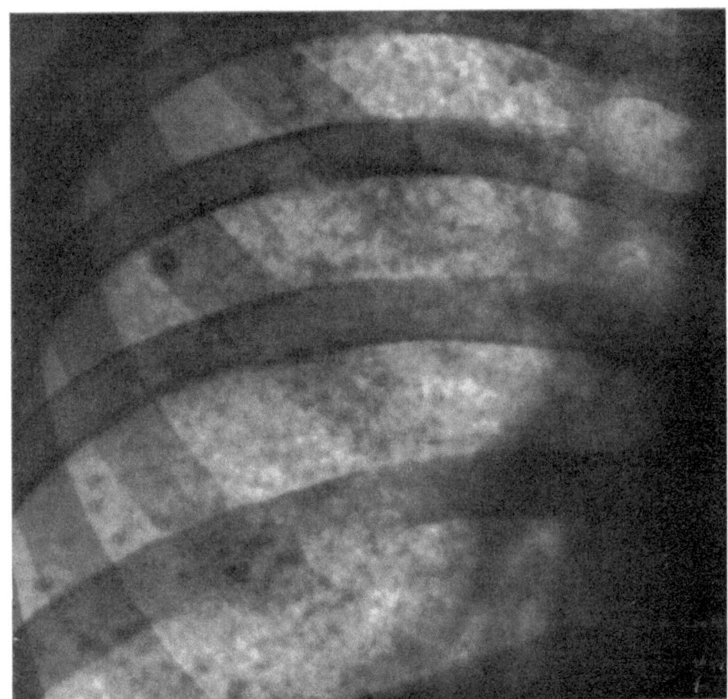
b

Röntgenbefunde

Bild a. *Übersicht*. In beiden Lungen feinretikuläre Zeichnung mit dichtstehenden, linsengroßen Fleckschatten bei relativem Freibleiben der Sinus. Daneben linsen- bis kirschkerngroße, z.T. maulbeerartige Kalkschatten, die – im Gegensatz zu den weichteildichten, miliaren Fleckschatten – am dichtesten im Basis- und Sinusbereich, weniger in den Mittelfeldern und nur vereinzelt in den Oberfeldern gelegen sind. Mitralkonfiguriertes Herz mit verkleinertem linkem Ventrikel, vergrößertem linkem Vorhof, rechtem Ventrikel und Vorhof. Herzvolumen im Liegen 1140 ml, pro Kilogramm Körpergewicht 16,0 ml. Erweiterung der zentralen Lungenarterien mit konischer Kalibereinengung und spärlicher Lungengefäßzeichnung in der Peripherie

Bild b. *Ausschnitt von* Bild a, *rechtes Ober-Mittelfeld*

Herzsondierung: Druckwerte im rechten Ventrikel, in der A. pulmonalis sowie in den Lungenkapillaren in Ruhe deutlich, während Belastung erheblich erhöht. Während Belastung Zeichen der Rechtsinsuffizienz. Arterielle Untersättigung

Bild c s. S. 104

Fall 50

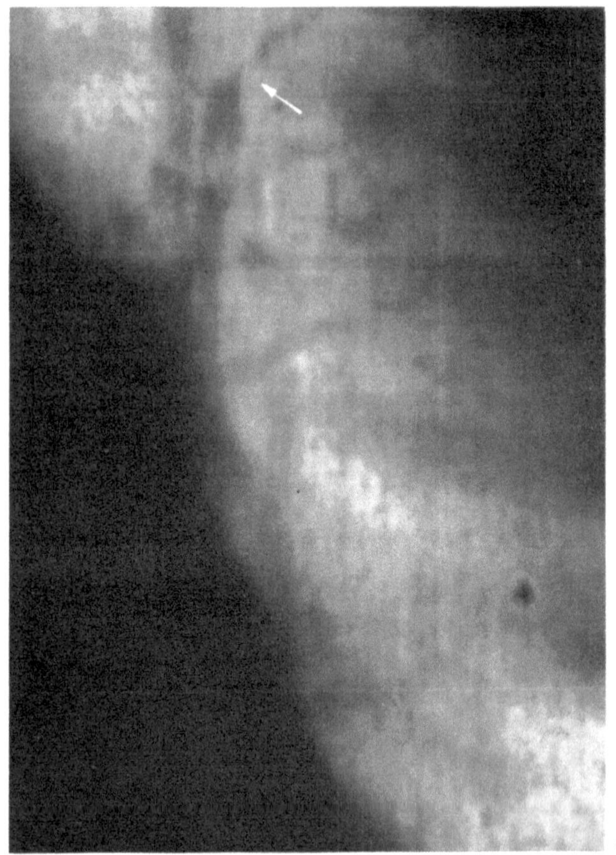

c

Röntgenbefund (Fortsetzung)

Bild c. *Schichtbild in 8 cm, Ausschnitt linkes Mittelfeld.* Konische Kalibereinengung einer zentralen Lungenarterie durch Pfeil gekennzeichnet

Weiterer Verlauf: Nach Sprengung der Mitralstenose Besserung aller Beschwerden, Verkleinerung des Herzens auf 940 ml und annähernde Normalisierung der Werte bei der spiroergometrischen Leistungsprüfung. Nach 5jähriger Beschwerdefreiheit erneute subjektive und objektive Verschlechterung mit den Zeichen erheblicher Mitralinsuffizienz, Wiedervergrößerung des Herzens auf 1360 ml und pulmonaler Hypertonie

Diagnose: *Chronische Stauungsinduration mit miliarer Hämosiderose und nodulären Verknöcherungen der Lunge bei Mitralstenose. (Durch Probeexzision aus der Lunge während der Operation gesichert: bindegewebige Lungeninduration, umschriebene, von Bindegewebe umgebene Verkalkungen, massenhaft „Herzfehlerzellen" in den Alveolen, Pulmonalsklerose)*

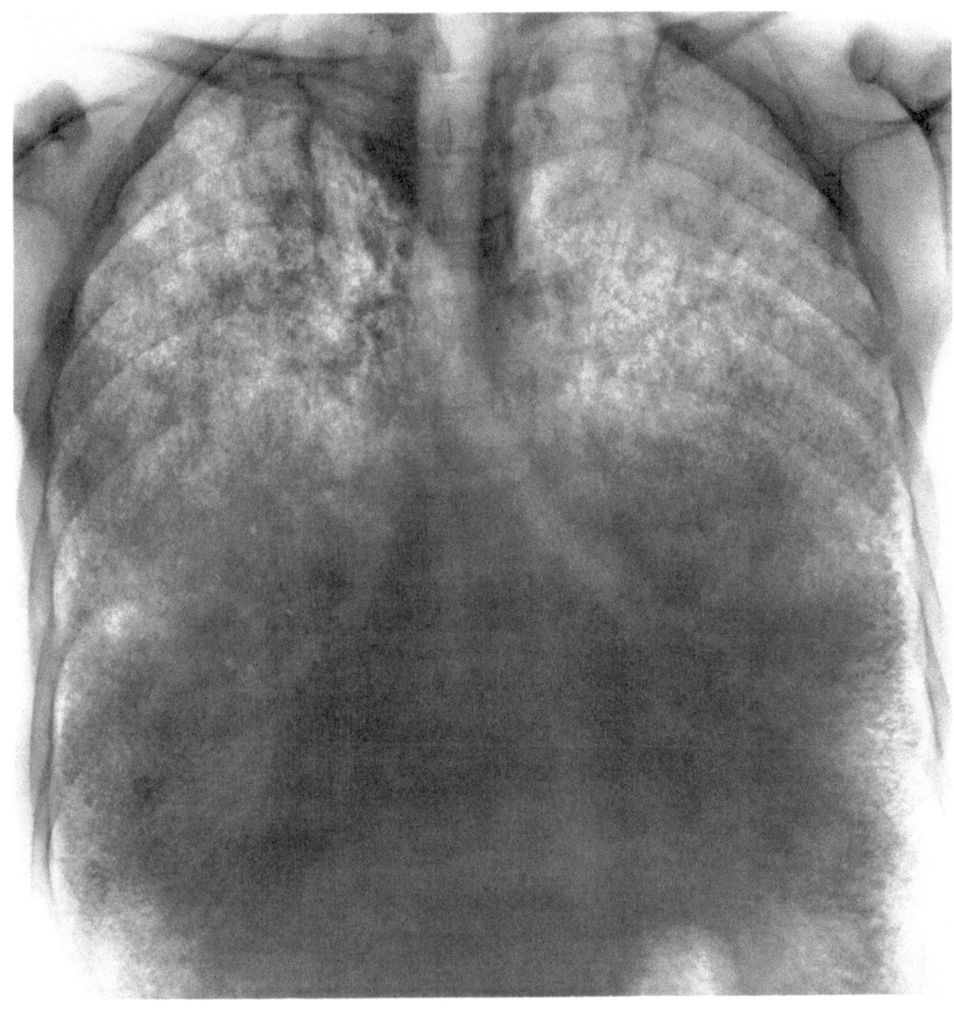
a

Fall 51 · B. K., ♂, 48 Jahre

Vorgeschichte: Vor 14 Jahren hatte Patient 10 Monate mit dem Preßlufthammer beim Stollenbergbau im Kaiserstuhl gearbeitet (geologisch besteht der Kaiserstuhl aus Dolorit, einer Basaltart, die zu etwa 50% SiO_2 enthält). 2 Jahre danach traten Atembeschwerden auf, die sich allmählich vermehrten. Nach weiteren 3 Jahren röntgenologische Feststellung einer Staublunge. 1 Jahr später erster Klinikaufenthalt. Bei dem *damaligen Befund* bestand eine auffallende Diskrepanz zwischen dem alarmierenden Röntgenbefund – der schon damals dem unten beschriebenen Bild nach Art und Umfang weitgehend entsprach – und der vergleichsweise geringen Atemnot und geringen Einschränkung der Vitalkapazität, die noch 2,9 l betrug. Eine *Lungenpunktion*, die wegen Verdachtes auf Pleuraerguß gemacht wurde, ergab intraalveoläre Kalkkörperchen und ermöglichte die Diagnose. Da in der Folgezeit die Beschwerden erheblich zunahmen, erfolgte 8 Jahre nach Feststellung der Diagnose erneute Einweisung zur Begutachtung

Bilder b u. c s. S. 106/107

Fall 51

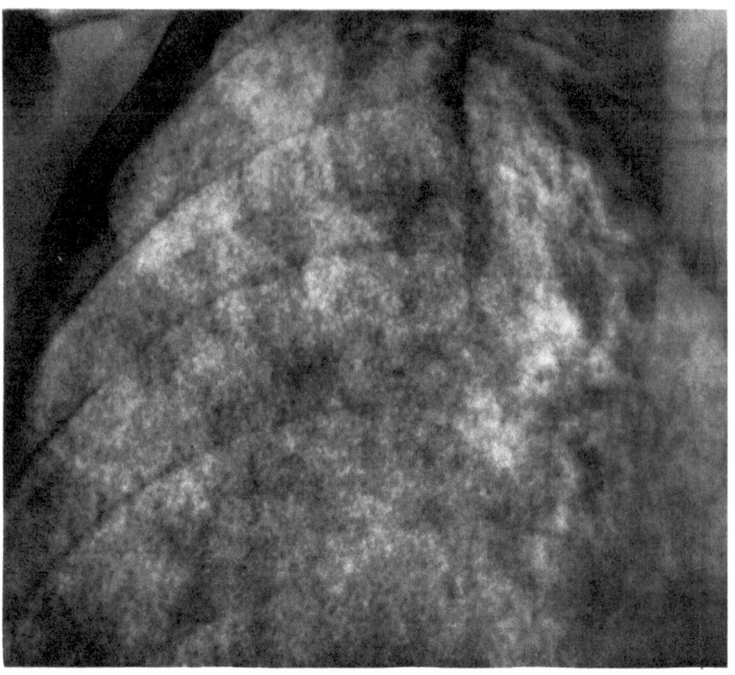

b

Befund: Geringfügig reduzierter Allgemeinzustand. Kurzatmigkeit mit erschwerter Inspiration, besonders nachts. Druckgefühl über der Brust. Lungengrenzen beidseits tiefstehend, wenig atemverschieblich. Über den Unterfeldern verkürzter hypersonorer Klopfschall. Verlängertes Exspirium mit vereinzelten feinblasigen Rasselgeräuschen. RR 115/75 mm Hg. EKG unauffällig. Blutsenkung 3/7. Geringe Polyglobulie bei sonst unauffälligem Blutbild

Röntgenbefunde

Bild a. *Übersicht.* In beiden Lungen dicht stehende und symmetrisch angeordnete, stecknadelkopfgroße Fleckschatten von hartem Korn, die im Lungenkern zu einer dichten, fast homogenen Verschattung geführt haben. Tiefstehende Zwerchfellkuppen

Bild b. *Ausschnitt rechtes Oberfeld*

Herzsondierung: Erhebliche Drucksteigerung im kleinen Kreislauf. Starke Sauerstoffuntersättigung des arteriellen Blutes und erniedrigter Sauerstoffgehalt im kleinen Kreislauf.

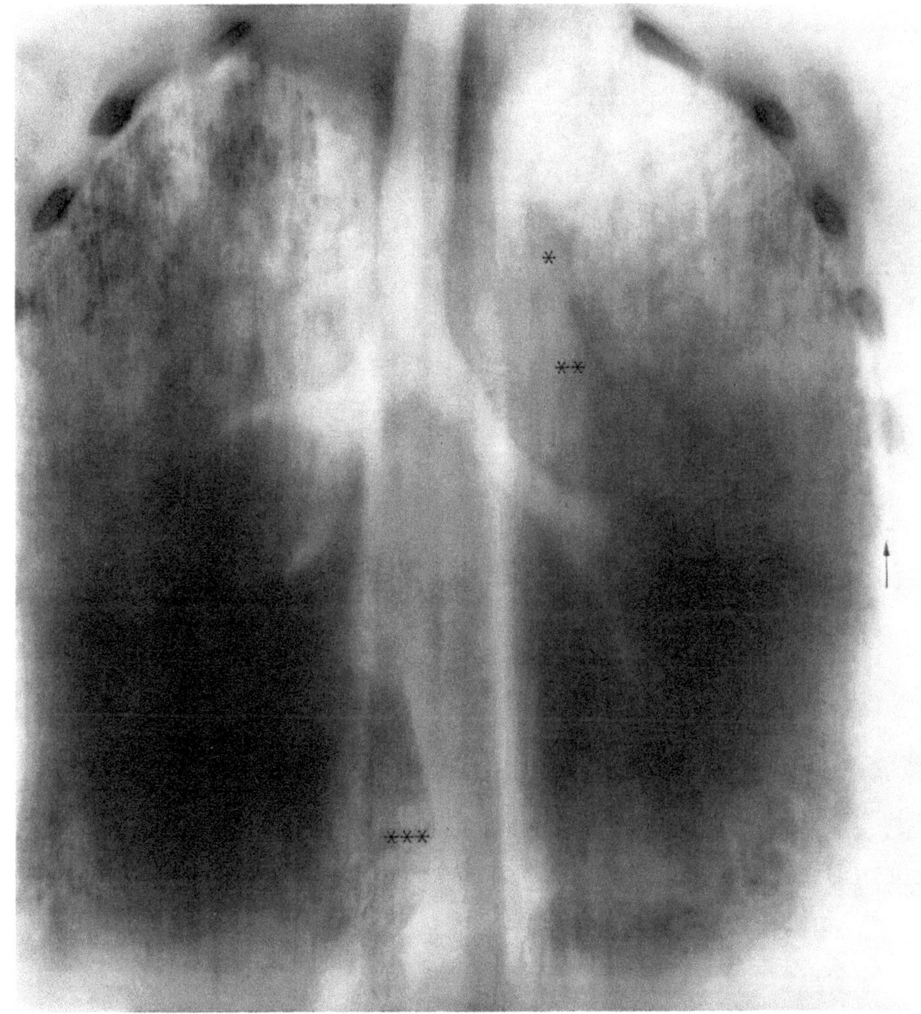

Bild c. *Schicht in 11 cm Tiefe.* Gegenüber dem kalkdichten Lungenschatten ist das Mediastinum aufgehellt. Die linke Lungenspitze ist grobblasig rarefiziert und enthält nur wenige Kalkschatten. Der Aortenbogen(*) und der Bogen der linken A. pulmonalis (**) sind als Aussparung gegenüber dem Lungenschatten, die Lappen- und Segmentbronchien als Aussparung im Lungenschatten erkennbar. *** = Margo posterior des rechten Unterlappens. Die Pleura ist weichteildicht und gegenüber den Kalkschatten der Lunge und der Thoraxwandung als helleres Band dargestellt (↑)

Weiterer Verlauf: Zunahme der Atemnot und der Zyanose. 2 Jahre nach Anfertigung der obigen Röntgenbilder, 10 Jahre nach Stellung der Diagnose und 13 Jahre nach den ersten Beschwerden erfolgte der Tod unter den Zeichen der Atem- und Rechtsinsuffizienz des Herzens

Diagnose: *Mikrolithiasis alveolaris pulmonum. Einzelgewicht der Lungen fast 2600 g. Nahezu alle Alveolen ausgefüllt mit konzentrisch geschichteten Steinchen (Corpora amylacea), Pulmonalsklerose. Chronische Rechtsherzinsuffizienz (Obduktionsbefund)*

Fall 52

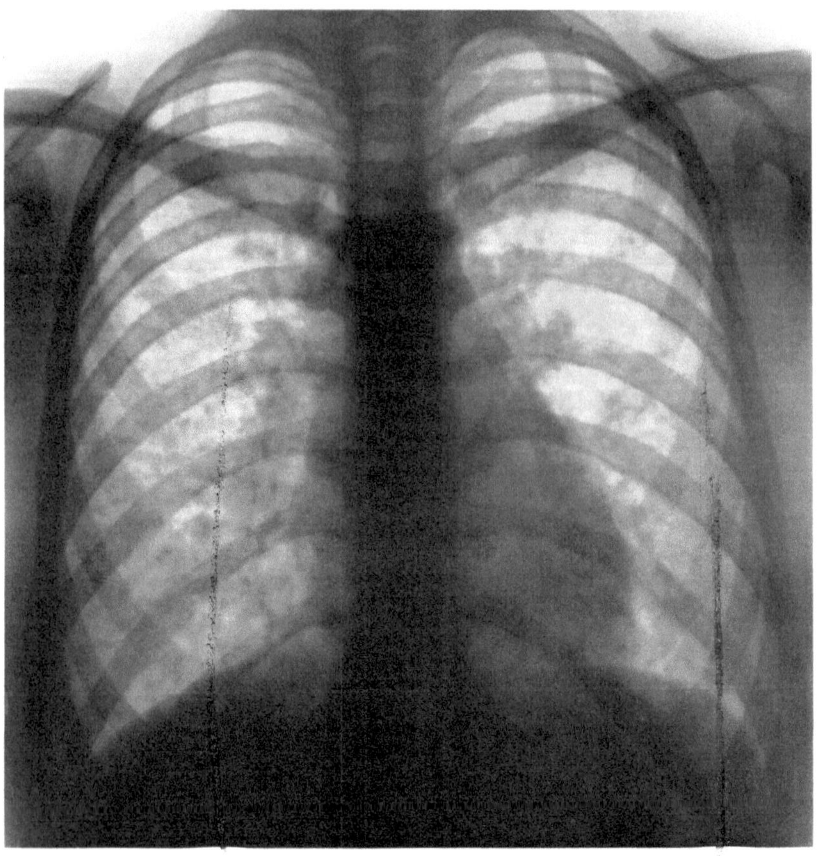

a

Fall 52 · P. B., ♀, 12 Jahre

Vorgeschichte: Anläßlich einer Schirmbilduntersuchung wurde der Verdacht auf eine Miliartuberkulose geäußert. Es bestand subjektives Wohlbefinden. Mit 8 Jahren war eine BCG-Impfung vorgenommen worden

Befund: Geringe Struma. Guter Allgemeinzustand, keine Zyanose oder Dyspnoe. Blutsenkung mit 11/25 leicht erhöht. Blutbild unauffällig. Tuberkulintestung zunächst bei 1:100 mäßig positiv, später bei 1:10000 einwandfrei positiv. Im Magensaft einmal, allerdings nur mikroskopisch, säurefeste Stäbchen

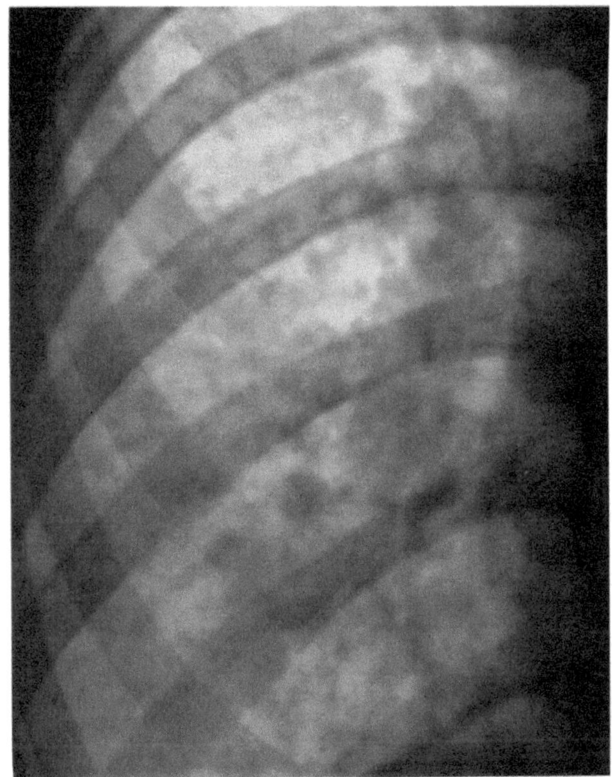

b

Röntgenbefunde

Bild a. *Übersicht*, b. *Ausschnitt rechtes Mittel-Unterfeld.* Linsen- bis haselkerngroße, relativ dicht stehende Fleckschatten in beiden Lungen bei freien Spitzen

Weiterer Verlauf: In der Annahme einer spezifischen Erkrankung langdauernde tuberkulosstatische Therapie. Trotzdem keinerlei röntgenologische Besserung, der Befund war noch nach 3 Jahren fast unverändert. In der Zwischenzeit traten Lymphome an beiden Halsseiten auf, von denen zwei entnommen wurden. Damit war dann die Stellung der richtigen Diagnose möglich. Ein danach durchgeführter Radiojodtest zeigte über beiden Lungen verstreute Stellen mit leicht erhöhter Impulszahl

Diagnose: *Lungenmetastasen eines malignen Schilddrüsenadenoms (durch die Lymphknotenexzision und den Radiojodtest gesichert)*

Fall 53

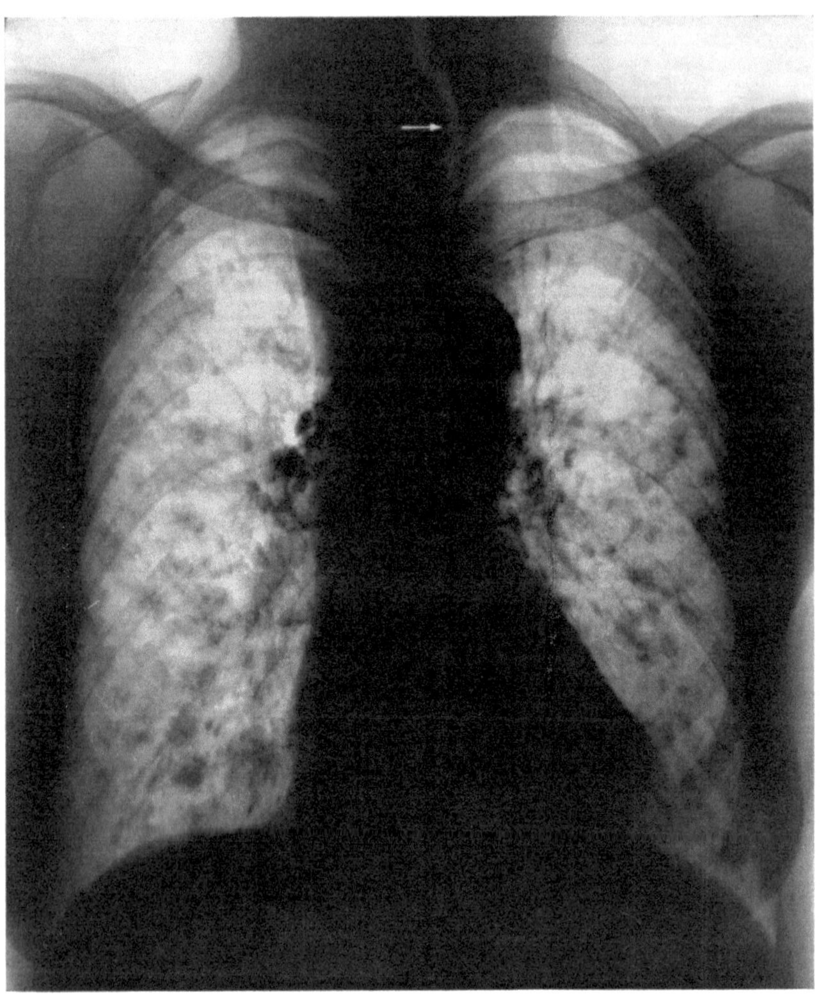

a

Fall 53 · M. M., ♀, 68 Jahre

Vorgeschichte: Vor 7 Jahren Strumaentfernung. Seit 1 Jahr wurde ein erneutes, rasches Wachsen eines Kropfes bemerkt, seit 7 Wochen bestehen zunehmende Atemnot, außerdem Druckbeschwerden am Hals. Die Patientin gibt an, nervöser geworden zu sein und einen vermehrten Haarausfall zu haben

Befund: Derbe kleinapfelgroße Struma, die auch substernal reicht und kaum hustenverschieblich ist. Beim Radiojodtest Speicherung über dem linken, aber nicht über dem rechten Strumaanteil. Der Jodumsatz in der Schilddrüse ist gesteigert. Blutsenkung 24/45. Blutbild, Serumlabilitätsproben, Serumeisen und Serumkupfer unauffällig

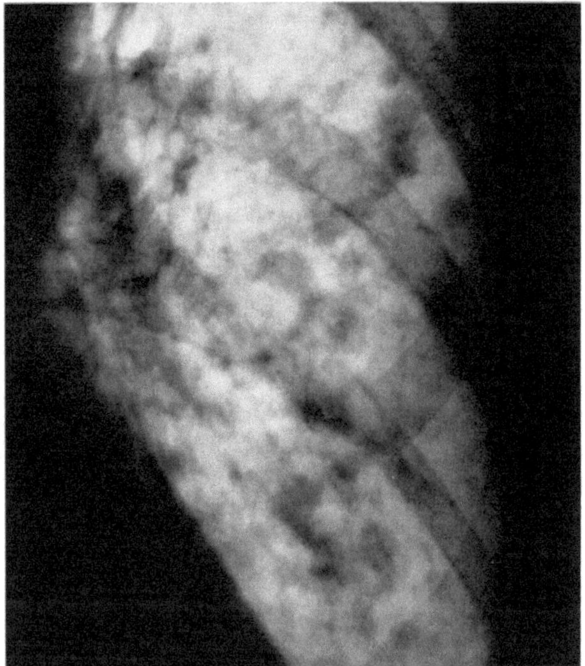

b

Röntgenbefunde

Bild a. *Übersicht*, b. *Ausschnitt linkes Mittel-Unterfeld.* Multiple, scharf begrenzte Fleckschatten unterschiedlicher Größe in beiden Lungen. Verkalkter rechtsseitiger Primärkomplex. Retrosternal reichende Struma mit Verlagerung und Einengung der Trachea (↑)

Weiterer Verlauf: Durch mehrmalige Gaben von Radiojod konnte eine Verkleinerung der Struma erzielt und die Atemnot gebessert werden. Die Einengung der Trachea ging zurück. Dagegen nur teilweise Verkleinerung der Lungenmetastasen, während andere neu auftraten oder sich vergrößerten. Sie zeigten keine Jodspeicherung. Die Patientin überlebte 2 Jahre in befriedigendem Allgemeinzustand

Diagnose: *Miliare Lungenmetastasen einer Struma maligna (durch Radiojodtest gesichert)*

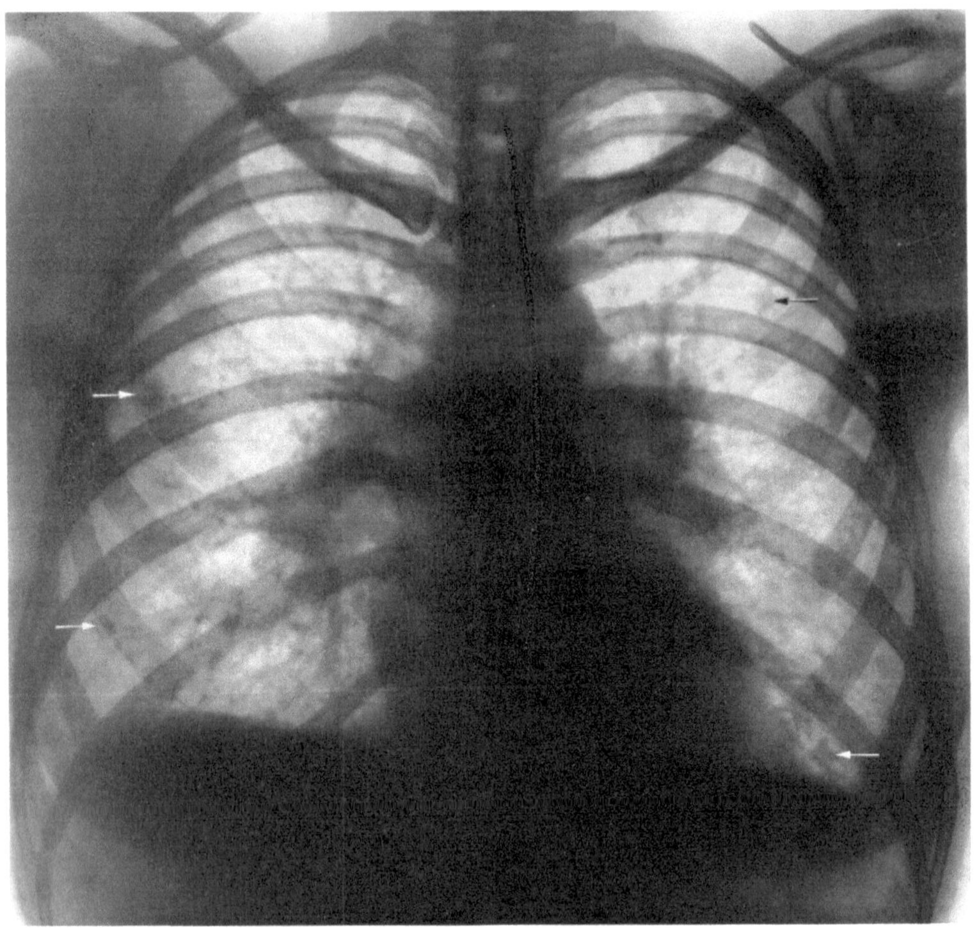

a

Fall 54 · D. E., ♀, 42 Jahre

Vorgeschichte: Wenige Monate vor Anfertigung der Röntgenaufnahme trat eine »Erkältung« mit blutigem Auswurf auf, 2 Wochen vor Klinikaufnahme außerdem Schmerzen im Schulter- und Hüftgelenk links sowie im linken Oberschenkel

Befund: Normale Temperatur. Blutsenkung 63/98. Tuberkulinreizschwelle bei 1:1000. In der Elektrophorese Vermehrung der α-Globuline bei leichter Hypalbuminämie. Weltmann-Band 5. Röhrchen. Im Sputum kein Nachweis von BK

Röntgenbefunde

Bild a. *Übersicht*, b. *Schicht in 10 cm.* In beiden Hili und perihilär polyzyklische Vergrößerungen der Lymphknoten, die nach dem Schichtbild (Bild b) glatt, aber teilweise nicht mehr scharfwinklig gegeneinander abgegrenzt sind. In beiden Lungen multiple, bis kirschkerngroße, homogene, glatt begrenzte Rundschatten (z.T. mit ↑ markiert)

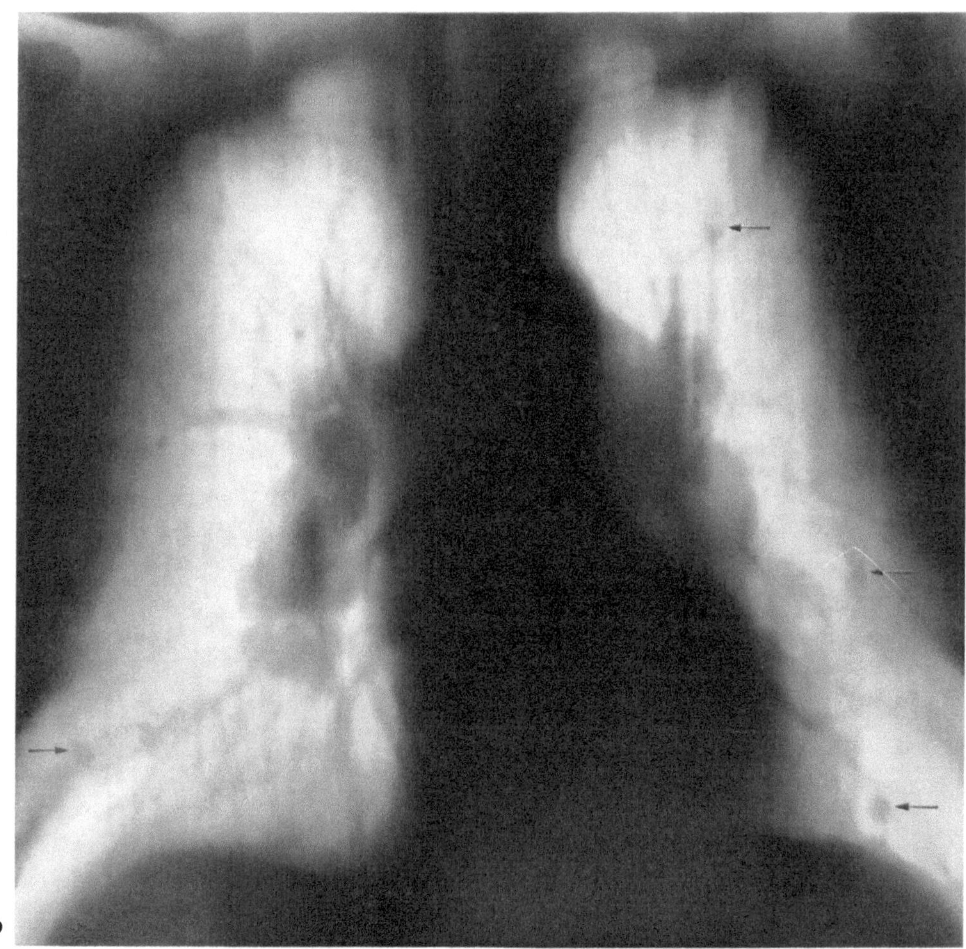

b

Bronchoskopie: Zeichen einer chronischen Bronchitis mit frischer Blutung aus dem posterioren Segment des rechten Oberlappens. Einengung des linken Oberlappenbronchus von außen durch Lymphknoten

Weiterer Verlauf: Auch in der Folgezeit immer wieder Hämoptysen und Zunahme der Lungenveränderungen mit Auftreten einer hämorrhagischen Pleuritis. Im Pleurapunktat zytologischer Nachweis von Tumorzellen

Diagnose: *Hypernephrom mit Metastasierung in beide Hili, Lungen, Pleuren, in das ganze Knochensystem und fast alle anderen Organe (Obduktionsbefund)*

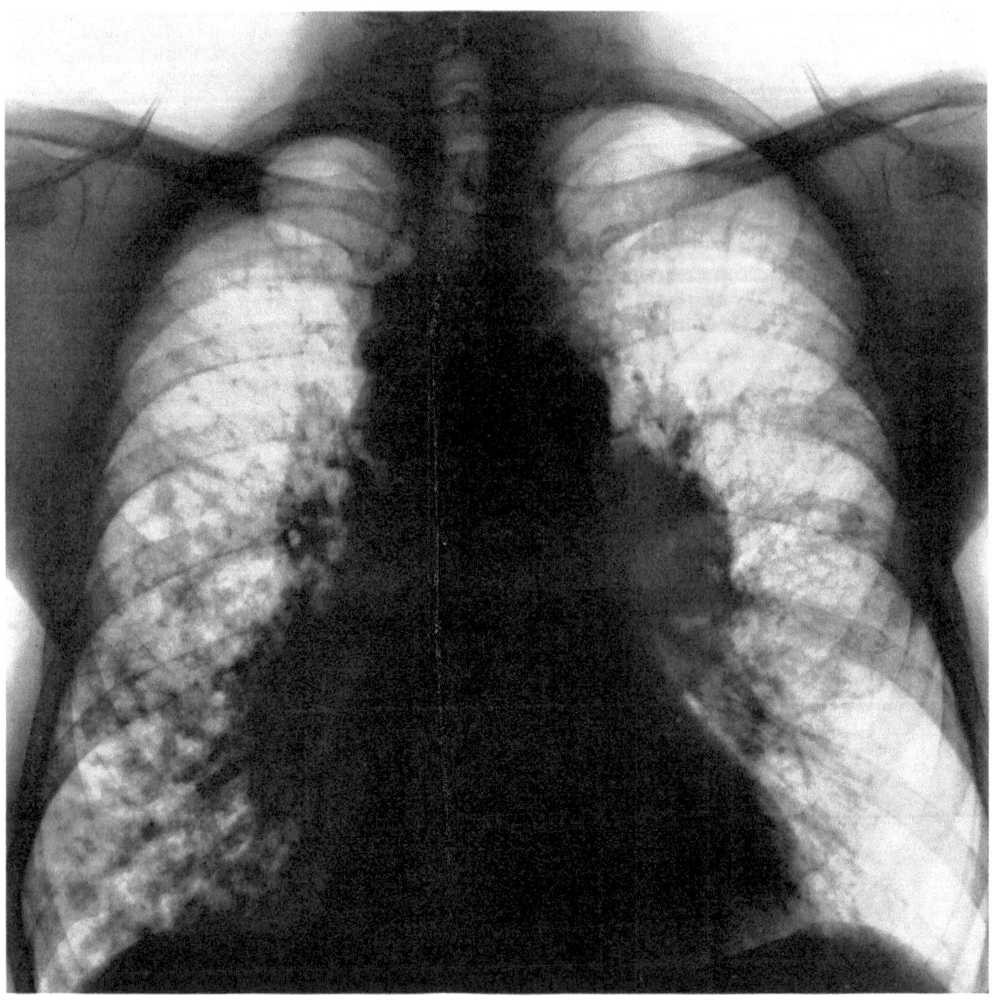

a

Fall 55 · Sch. K., ♂, 56 Jahre

Vorgeschichte: Seit etwa 5 Jahren leidet der Patient an Husten ohne Auswurf und an Atemnot bei Anstrengung. Vor 1 Jahr längere Krankenhausbeobachtung wegen einer langsam zunehmenden Hilusvergrößerung. In dieser Zeit begann ein intensives Hautjucken. Vor wenigen Wochen Antritt eines Heilverfahrens unter der Verdachtsdiagnose eines Morbus Boeck. Da sich jetzt aber auch periphere Lymphknotenschwellungen fanden, erfolgte Verlegung zur genaueren diagnostischen Abklärung

Befund: Reduzierter Allgemeinzustand (Gewichtsverlust etwa 8 kg). An der Haut des ganzen Stammes und der Extremitäten Kratzspuren. Leber und Milz nicht vergrößert, aber deutliche Lymphknotenschwellungen peripher. Keine Temperaturen. Blutsenkung 30/68. Im Blutbild Leukozytose von 10000 mit Lymphopenie (12%) und Eosinophilie (8%)

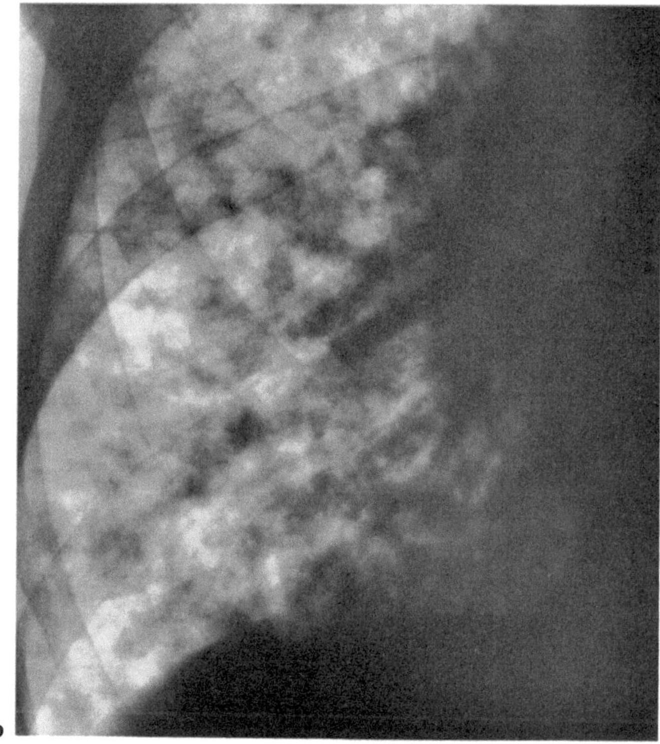
b

Röntgenbefunde

Bild a. *Übersicht*, b. *Ausschnitt rechtes Unterfeld.* Verbreiterung des Mediastinums und Vergrößerung beider Hili durch mächtig vergrößerte Lymphknoten. Neben einer vermehrten retikulären Zeichnung finden sich multiple bis haselkerngroße Fleckschatten, vor allem im rechten Lungenbereich

Weiterer Verlauf: Nach kombinierter Behandlung mit einer Bestrahlung der Lungen und des Mediastinums sowie mit Zytostatika weitgehende Rückbildung aller Veränderungen. Im weiteren Verlauf generalisierte Ausbreitung mit Befall der Milz, der abdominellen Lymphknoten mit Abflußbehinderung der Harnwege und multiplen Knochenherden. Die Befunde konnten einige Jahre lang mit Röntgenstrahlen und zytostatischen Medikamenten beherrscht werden. Nach 5jähriger Krankheitsdauer und 4jähriger spezifischer Behandlungsdauer terminales Stadium

Diagnose: *Lymphogranulomatose (durch histologische Untersuchung eines peripheren Lymphknotens gesichert) mit Lungenherden*

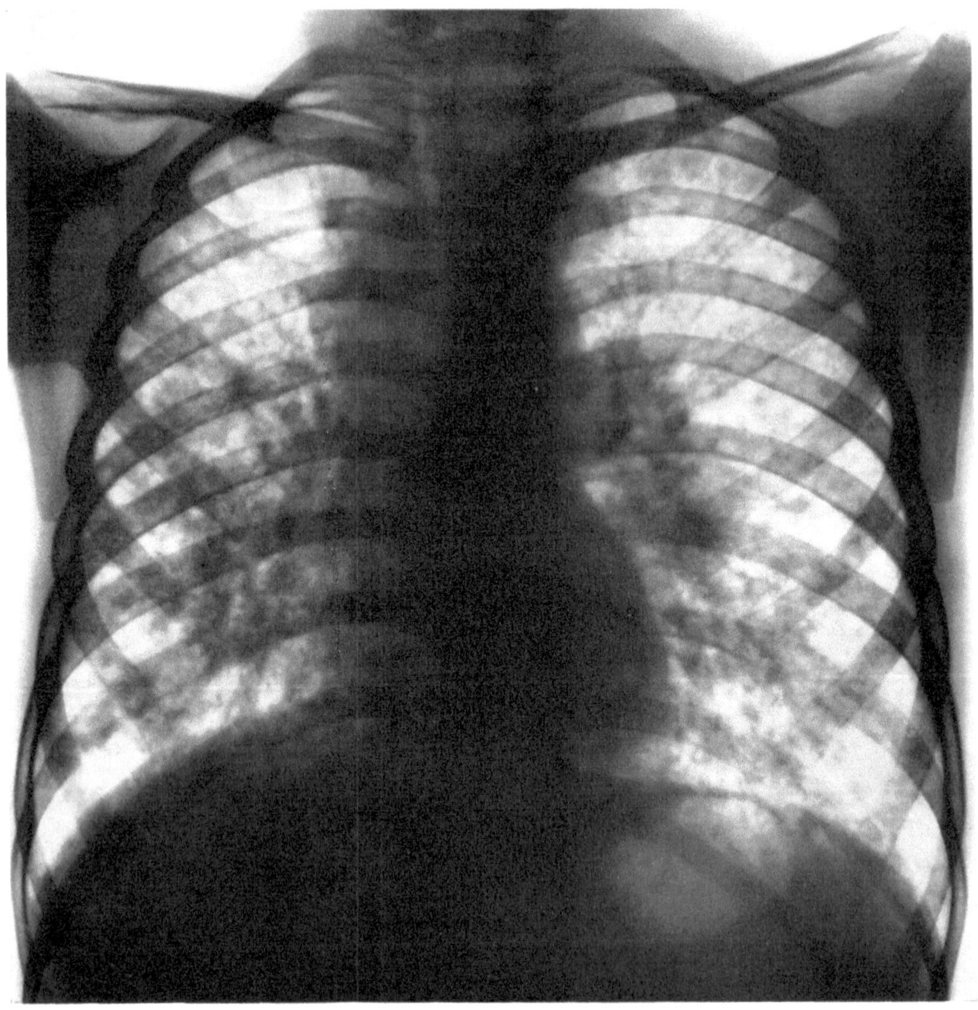

Fall 56 · B. P., ♂, 8 Jahre

Vorgeschichte: Die Erkrankung ist seit 3 Jahren bekannt, es wurden deshalb mehrere stationäre Behandlungen mit Röntgenstrahlungen und Zytostatika durchgeführt. Dabei war zweimal das Mediastinum befallen und jeweils bestrahlt worden. Bei der jetzigen Erkrankung handelt es sich um das 3. Rezidiv

Befund: Stark reduzierter Allgemeinzustand. Hohe Temperaturen, die meist über 39° C lagen. Blutsenkung 57/114. Deutliche Anämie und Leukopenie von 1500

Röntgenbefund

Übersicht. Verbreiterung des Mediastinums durch vergrößerte Lymphknoten und vergrößerte Lymphknoten in beiden Hili, besonders links. Von beiden Hili zieht eine vermehrte streifig-netzförmige Zeichnung in beide Lungen, die von unregelmäßig großen und geformten Fleckschatten durchsetzt sind

Weiterer Verlauf: Unter zunehmender Kachexie und unter den Zeichen einer Panmyelophthise kam es zum Exitus

Diagnose: *Lymphogranulomatose (durch Probeexzision gesichert) mit Lungenbefall*

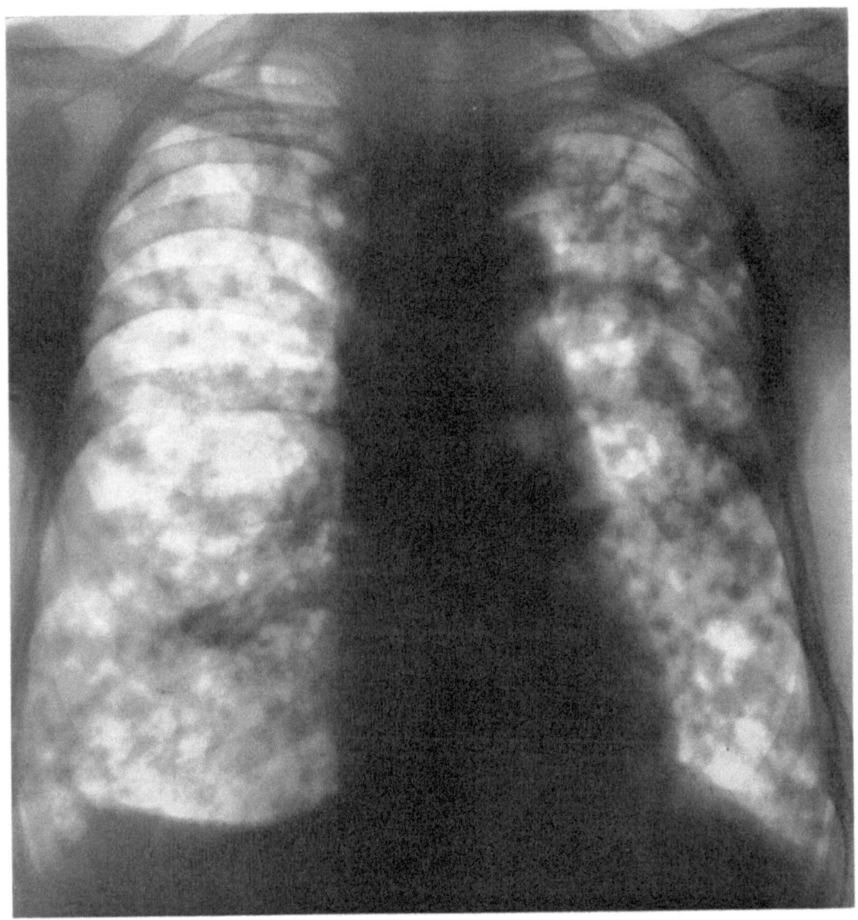

Fall 57 · P. W., ♂, 64 Jahre

Vorgeschichte: Früher nie ernstlich krank gewesen. Bei einer Reihenuntersuchung vor 4 Monaten Feststellung doppelseitiger Lungenveränderungen in Form fleckiger Verschattungen. Zunehmende Dyspnoe und Zyanose. Anfänglich starker Auswurf, der aber nie Tuberkulosebakterien enthielt. Wegen anhaltender Verschlechterung und Zweifel an der ursprünglichen Diagnose einer Tuberkulose Klinikeinweisung

Befund: Reduzierter Allgemeinzustand. Blasse Haut. Lippenzyanose. Reichlich bronchitische Geräusche über beiden Lungen. Keine Temperaturen. Blutsenkung 51/79. Außer einer Leukozytose von 12900 unauffälliges Blutbild. Stark eingeschränkte Vitalkapazität von 1,4 l. Im Sputum kein Nachweis von Tumorzellen

Röntgenbefund

Übersicht. In beiden Lungen zahlreiche bis zu haselnußgroße Fleckschatten, links dichter stehend als rechts. Ausgedehnte Verschwielungen beider Zwerchfellkuppen. Lungenemphysem

Weiterer Verlauf: Trotz antibiotischer, tuberkulostatischer und antimykotischer Behandlung schnelle Verschlechterung des Befindes ohne nennenswerte weitere Vergrößerung der Lungenherde. 5 Monate nach der ersten Feststellung und 5 Wochen nach Anfertigung der Aufnahme trat der Tod unter den Zeichen der Ateminsuffizienz und des Kreislaufversagens ein

Diagnose: *Disseminierte, maligne Leiomyomatosis der Lungen (von der Wandung kleiner Arterien und Venen ausgehend, Obduktionsbefund)*

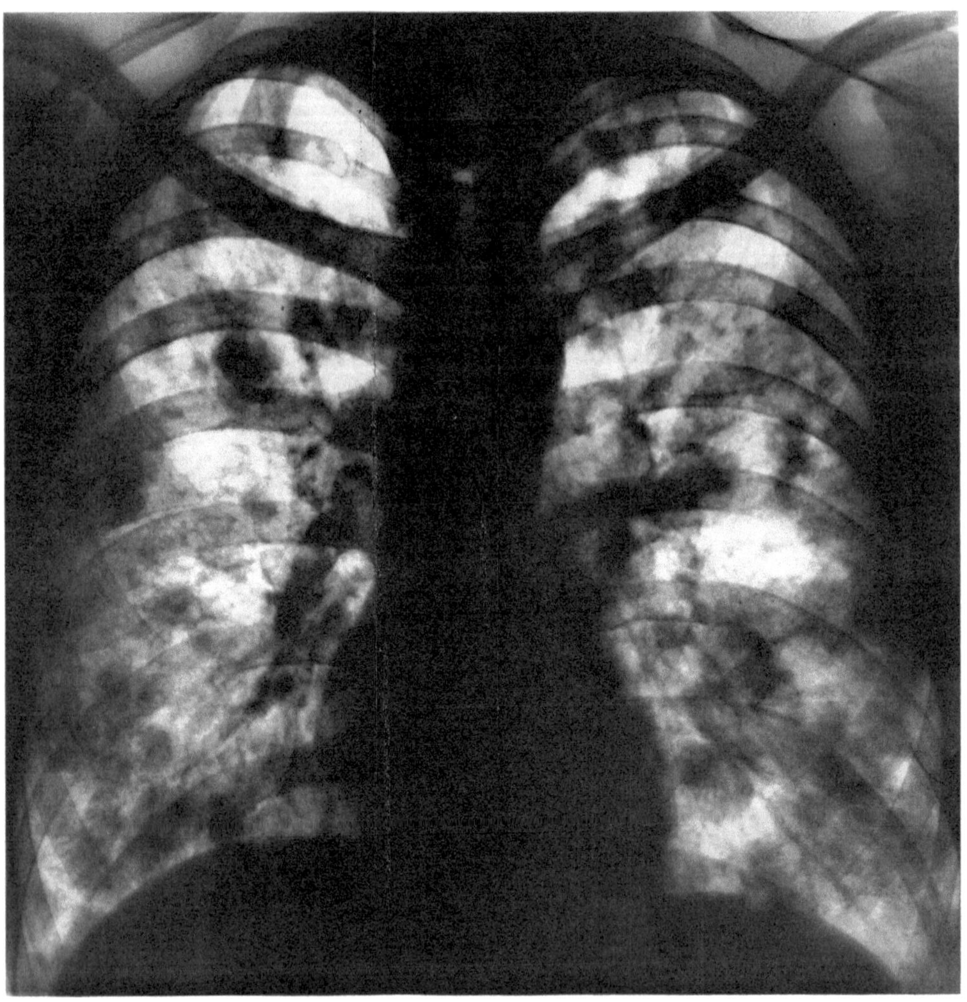

Fall 58 · Sch. D., ♂, 28 Jahre

Vorgeschichte: Als Kind mehrfach Tonsillitis, mit 10 Jahren Pleuritis sicca. Dreimal Gonorrhoe, zuletzt vor 3 Jahren. Vor $^1/_2$ Jahr Herniotomie links, Operation einer Gynäkomastie rechts. Seit 1 Monat Schmerzen in rechter Hüfte, Leiste und Oberschenkel. Nach blutigem Sputum Feststellung eines Lungenrundherdes

Befund: Jetzt Gynäkomastie links. Fragliche, erbsgroße Verhärtung am linken Hodenhilus. Blutsenkung 38/65, rotes und weißes Blutbild und Urin unauffällig. Sammelsputum ohne Tuberkelbakteriennachweis. Graviditätsindex-Test stark positiv

Röntgenbefund

Übersicht. Rasch fortschreitende, starke Durchsetzung beider Lungen mit rundlichen, unregelmäßig geformten, gut begrenzten, dichtstehenden, erbsen- bis pflaumengroßen Rundschatten

Weiterer Verlauf: Rapider Verfall nach Ausbildung eines Spontanpneumothorax links. Exitus letalis 3 Monate nach erstem Lungenrundherd

Diagnose: *Metastasierendes Chorionkarzinom*

III. Solitäre Rundschatten der Lungen

Als Rundherd wird in der Röntgendiagnostik meist ein isolierter, rundlicher und scharf umschriebener Schatten im Lungengewebe beschrieben (Hein, 1960). Die rundliche Form sollte in beiden Ebenen gefunden werden. Interlobäre Ergußansammlungen, die in einer Ebene als Rundherd imponieren können, oder der Pleura aufliegende Prozesse werden dann so für die Differentialdiagnose ausgeschlossen (Schlungbaum u. Schondorf, 1962). Ein Rundherd kann prinzipiell *gutartig*, *bösartig* oder *semimaligne* sein. Bei der letzten Gruppe können die Rundherde längere Zeit gutartig bleiben, ehe sie dann plötzlich eine bösartige Wachstumstendenz zeigen.

Rundherde werden im Röntgenbild oft zufällig gefunden, da sie auch als maligne Herde keinerlei klinische Symptome verursachen können. Nach einer von Schlungbaum und Schondorf (1962) angegebenen Statistik lag die Malignitätsquote zufällig entdeckter Rundherde zwischen 17,5 und 52,2%, im Mittel bei 43,8%. Als Zeichen einer malignen Entartung im Röntgenbild kann eine Größe über 4 cm Durchmesser, eine Entrundung des Herdes mit einer wellenförmigen Umwandlung und einer Auflockerung der Oberflächenkontur gewertet werden (Lindig, 1961). Diese Veränderungen sind aber nicht obligat. Da aus dem einmaligen Röntgenbild der Charakter eines Rundherdes oft nicht abzulesen ist, sind zur weiteren Klärung neben röntgenologischen Spezialuntersuchungen (Schichtaufnahmen, bronchographische Untersuchungen, diagnostischer Pneumothorax), die aber i. allg. nicht viel weiter führen, vor allen Dingen Verlaufsaufnahmen und der Einsatz aller klinischen Untersuchungsmöglichkeiten und Hilfsmittel erforderlich (Blutbefunde, Sputumzytologie, perthorakale oder endobronchiale Rundherdpunktion und Aspiration von Zellmaterial zur histologisch-zytologischen Untersuchung, schließlich sogar Probethorakotomie). Erfahrungsgemäß muß man ab dem 35. Lebensjahr mit der Zunahme maligner Rundherde rechnen. Die Erkrankungen, die einen Rundschatten in den Lungen hervorrufen können, sind sehr zahlreich. Ravelli hat 71 Erkrankungen zusammengestellt (zit. nach Lindig, 1961). Eine sehr gute Übersicht über die differentialdiagnostischen Erwägungen bei der Feststellung von Rundherden im Röntgenbild, besonders im Hinblick auf maligne Formen von Rundschatten, geben Schlungbaum und Schondorf (1962).

1. Als wichtigster Vertreter gutartiger Rundherde sind neben der Tuberkulose vor allem Fibrome, Angiome und Chondrome zu nennen. Eine Abgrenzung dieser Rundschatten untereinander ist i. allg. kaum möglich.

Beim **Tuberkulom** ist mit einer gewissen Wahrscheinlichkeit eine Differenzierung von anderen Rundherden möglich, besonders wenn krümelige, ringförmig angeordnete Kalkherde in der Peripherie des Rundherdes (Radenbach u. Jungbluth, 1962), ein Wechsel der Schattendichte innerhalb des Herdes bei gleichbleibender Größe, vor allem aber kleinere Herdsetzungen in der Umgebung oder weitere Rundherde angetroffen werden. So fand Schaich (1954) nur 36% isolierte Tuberkulome gegenüber 46% mit Trabantenherden und 18% mit weiteren Rundherden (hierzu s. auch Radenbach u. Jungbluth, 1962). Der Durchmesser von Tuberkulomen ist auch meist kleiner als 3 cm (Schlungbaum u. Schondorf, 1962).

Mit allen Erscheinungsbildern der Tuberkulose kann eine **Kokzidioidomykose** (San Joaquin Valley-Fieber) verwechselt werden, bei der es sich um eine Pilzinfektion durch Einatmung von Chlamydosporen handelt. Die Erkrankung die, vorwiegend in Kalifornien und Argentinien vorkommt, ist auch deshalb bei uns differentialdiagnostisch wichtig, nachdem Angehörige der Bundeswehr, die auf Übungsplätzen an der Südgrenze von New Mexico ausgebildet wurden, mit einer Kokzidioidomykoseinfektion zurückkehrten. Sie ist die am meisten ansteckende Pilzerkrankung, befällt primär den Respirationstrakt, kann zu verstreuten Rundherden, Kavernen, Hämoptysen, Hauterscheinungen, Gelenkschmerznen, selten Endokarditis und in einer disseminierten Form auch zu einer Meningitis führen. Bei fakultativ negativer Tuberkulinreaktion kann eine Bluteosinophilie, ein positiver Hauttest und eine positive Komplementbindungsreaktion gefunden werden (s. bei O'Leary u. Curry, 1965; Winn, 1968). In unserem Fall 59 entspricht die Anordnung des pulmonalen Herdes, der z.T. verkalkt ist, mit korrespondierenden Verkalkungen im Hilus einem Primärkomplex bzw. einer primären Kokzidioidomykose.

Bei der **Kryptokokkose** (Synonyme: Torulose, europäische Blastomykose, Buschkesche Krankheit; Fall 82) liegt hingegen eine Infektion mit einem weitverbreiteten Saprophyten, dem Cryptococcus neoformans, vor, der meist via Respirationstrakt in die Lunge gelangt, aber auch durch die Haut aufgenommen werden kann. Befallen werden die Haut (Tumoren mit gelatinösem Inhalt) und vor allem das ZNS (Torulameningitis), seltener sonstige Organe oder Gelenke (Littmann u. Zimmermann, 1956; Wilson, 1957).

Auch in einem **Chondrom**, das als Hamartom anzusprechen ist, kann es zur Verkalkung oder zur Verknöcherung von darin liegendem Knorpelgewebe (Fall 60 u. 61; Ruckensteiner u. Tschurtschenthaler, 1959). Zu dieser Krankheitsgruppe gehört auch die Dermoidzyste (Fall 81), hier mit einem etwas atypischen Sitz in der Unterlappenspitze, während die Mehrzahl der Dermoidzysten und Teratome sonst im vorderen Mediastinum zu finden ist (Lyons et al., 1959).

Das typische Bild eines symptomlosen Rundherdes können auch **Echinokokkuszysten** machen (Fall 65, 67, 68). Grilli (1962) erwähnt als Kennzeichen bei der Röntgendiagnostik u.a. eine oft mehr längsovale Form der Verschattung, die Lokalisation besonders im Mittellappen, in der Lingula oder paravertebral und die atemabhängige Verformbarkeit der Verschattung (im Gegensatz zu einem karzinomatösen Rundherd). Manchmal haben die Echinokokkuszysten eine mehr knotige Form (wie auch das Chondrom), manchmal sind die Konturen sehr unregelmäßig und aufgefasert wie bei einem malignen Tumor, was für eine Nekrotisierung des Echinokokkus spricht (Grilli, 1962). Die Echinokokkuszysten können schließlich auch von einer sichelartigen oder kreisförmigen Aufhellung umgeben sein, die durch Ablösung der Endozyste von der Ektozyste bzw. durch Zutritt von Luft über einen Anschluß an das Bronchialsystem hervorgerufen wird (sog. »Meniskus«-, »Doppelbogen«-, »Mond«-Zeichen, zit. nach Fraser u. Paré, 1970). Verkalkungen der pulmonalen Echinokokkuszysten werden sehr selten beobachtet.

Eine besondere Form des Rundschattens mit speziellen röntgenologischen Zeichen bietet das **Aspergillom** (Fall 78, 79, 80; Bergmann, 1961; Höffken, 1956; Schwarz et al., 1961). Während eine Aufhellung um den Rundschatten bei der Echinokokkuszyste nur bei Anschluß an das Bronchialsystem vorkommt, ist sie beim Aspergillom als zirkulärer Luftmantel unterschiedlicher Größe obligat, bedingt durch dessen Entwicklung in präformierten Höhlen. Durch Lagewechsel des Patienten läßt sich die Verschieblichkeit des Aspergilloms innerhalb der Höhle auch im Röntgenbild darstellen und so gegen eine Kaverne mit Sequesterbildung abgrenzen. Auch bronchographisch ist die lufthaltige Sichel um den Rundherd darstellbar (Fall 78; Höffken, 1956).

Arteriovenöse Aneurysmen können im Röntgenbild, wenn sie eine gewisse Größe nicht überschreiten, in der Form rundlicher Verschattungen auftreten. Bei größerer Ausdehnung erscheinen sie mehr als polyzyklische oder Konglomeratschatten. Die zu- und abführenden Blutgefäße können oft schon im Nativbild, besonders aber im Tomogramm mit Stiel zum Hilus hin dargestellt werden (Fall 72, 73). Der Fall sog. **mykotischer Aneurysmen** (77) im Verlauf der intrapulmonalen arteriellen Strombahn stellt ein eindrucksvolles Beispiel einer erworbenen [nach Friedberg (1972) bakteriellen] Gefäßschädigung dar, wahrscheinlich auf dem Boden einer Nekrose der Gefäßwand durch infizierte Embolie über die Vasa vasorum. Als Hughes-Stovin-Syndrom fand dieses seltene Krankheitsbild 1959 Eingang in die Literatur.

Die vom Nervensystem ausgehenden **Sympathikustumoren** (Fall 70) oder von den Nerven der Brustwand ausgehende **Neurofibrome** (Fall 71) können sich kugelförmig in den Lungensitus hinein entwickeln und als Rundschatten im Röntgenbild imponieren; bei rotierender Thoraxdurch-

leuchtung läßt sich ihre enge Beziehung zur Thoraxwand erkennen, evtl. ist diese durch einen diagnostischen Pneumothorax darzustellen.
2. Als Beispiel der malignen Form eines Rundschattens ist neben dem **peripheren Bronchialkarzinom** die **solitäre Lungenmetastase** eines oft entfernt zu lokalisierenden Primärtumors (Fall 63, 83) mit oft glatter Kontur und auffallend gleichmäßiger Rundung (Schlungbaum u. Schondorf, 1962) zu nennen. Ähnliche Bilder können auch durch die **Lungenadenomatose** in einer weiteren, der nodulären Erscheinungsform vorkommen (Fall 75), die nach Storey et al. (1953) in 26% des Krankheitsbildes beobachtet wird. Seidel (1961) hat auf Unterschiede im Röntgenbild zwischen peripherem Lungenkarzinom und der solitären knotigen Form der Lungenadenomatose hingewiesen: Im Gegensatz zum peripheren Karzinom soll der Adenomatoseherd i. allg. weniger dicht, inhomogen aufgelockert und unschärfer begrenzt sein, bei unserem Fall sind zusätzlich noch stechapfelförmige Ausläufer in die Umgebung erkennbar. Eine Differenzierung gegenüber der Tuberkulose ist deshalb u. U. schwierig.
Rundherdähnliche Infiltrationen können auch durch Erkrankungen des lymphatischen Systems bedingt sein, wie z. B. bei der **Lymphogranulomatose** (Fall 76) oder bei einem **großfollikulären Lymphoblastom** [Synonyme: Morbus Brill-Symmers, Germinoblastom (Lennert, 1974), zentroblastisch-zentrozytisches Lymphom (Kiel-Klassifikation; Gerard-Marchant et al., 1974; Fall 62, 66)]. Aber auch das **Plasmozytom** als eine i. allg. bösartige generalisierte Wucherung der Plasmazellen kann, wie Fall 64 zeigt, in sehr seltenen Fällen zu einem isolierten Befall der Lunge in Form eines Rundherdes ohne alle sonstigen Symptome der Erkrankung führen.
3. Zu den semimalignen Formen der Rundschatten ist das **Bronchusadenom** (in der Form des Karzinoids oder Zylindroms) zu rechnen. Dabei kommt es zu Rundschatten dann, wenn es nicht nur endobronchial, sondern auch oder überwiegend extrabronchial (wie in Fall 69) wächst (Kähler u. Heilmeyer, 1961).
Wie schon in Kapitel I (S. 8) erwähnt wurde, kann das Röntgenbild bei einem intrabronchialen Wachstum des Adenoms oder anderer Lungentumoren durch einen mehr oder weniger vollständigen Bronchusverschluß bestimmt werden (Fall 8, 13–15). Unter den Bronchusadenomen scheint das Zylindrom relativ häufiger zu metastasieren, worauf eine Vergrößerung der hilären Lymphknoten hinweisen kann (Fall 74, 149). So wurde Fall 74 erst nach 3jähriger Beobachtung zur Operation eingewiesen, nachdem hiläre Lymphknotenschwellungen aufgetreten waren (Kümmerle, 1961). Diese letzte Beobachtung unterstreicht die Problematik der Beurteilung isolierter Rundschatten und weist auf die Notwendigkeit einer frühzeitigen Diagnosestellung, notfalls auch durch operative Methodik, hin.

Fall 59

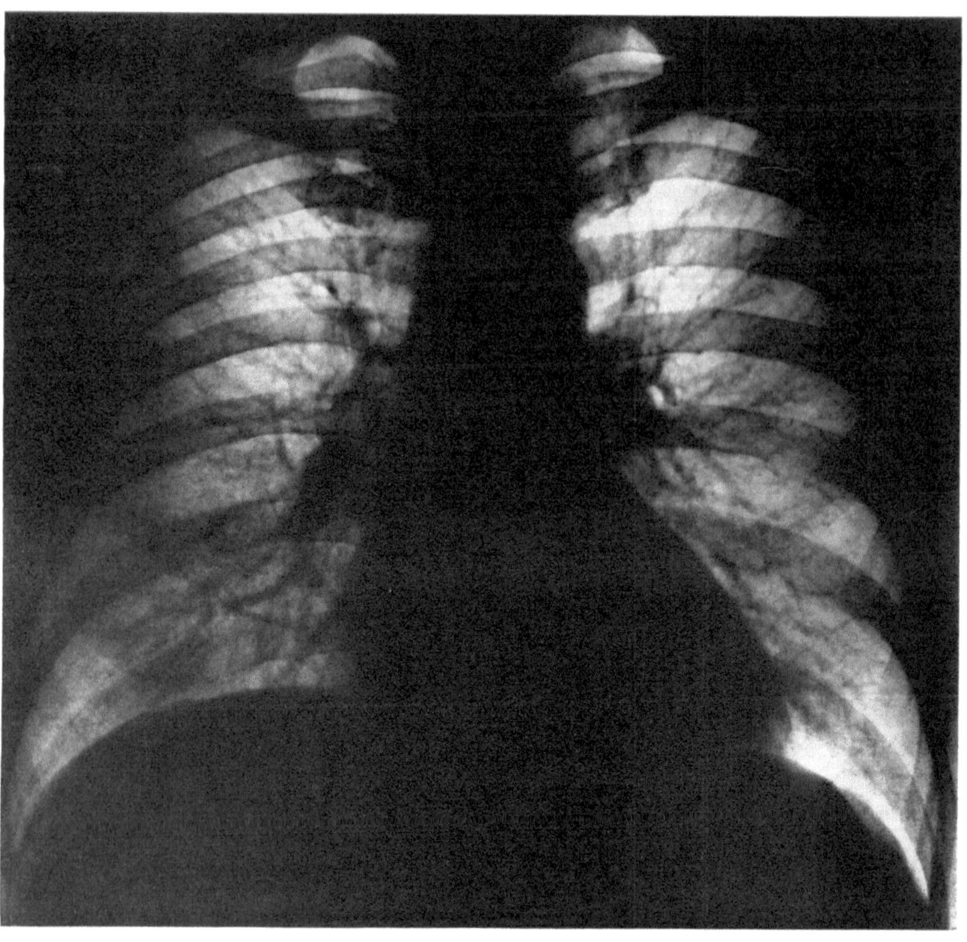

a

Fall 59 · H. A., ♂, 28 Jahre

Vorgeschichte: Der Patient lebte fast stets im Südwesten von New Mexico. Bei einer Routinekontrolle wurde ein seitlich gut abgrenzbarer Herd im anterioren Oberlappensegment links gefunden, der auf früheren Aufnahmen nicht zu sehen war

Befund: Klinisch unauffällig. Tuberkulin- und Histoplasmin-Hauttest negativ. Kokzidioidin-Hauttest positiv

Röntgenbefund

Bild a. *Übersicht*, b. *Ausschnitt*, c. *Tomogramm linkes Oberfeld.* Erbsengroßer, kalkdichter, etwas unregelmäßig begrenzter Fleckschatten in der Basis des linken Oberfeldes. Keine perifokale Reaktion, keine Peribronchitis oder Kavernen. Korrespondierende kalkdichte Verschattung im linken Hilus von Reiskorngröße

Verlauf: Über etwa 2 Jahre zeigte der Herd nur eine geringe Verkleinerung. Der Patient war während der ganzen Zeit ohne klinische Symptome

Diagnose: *Primäre Kokzidioidomykose*

b

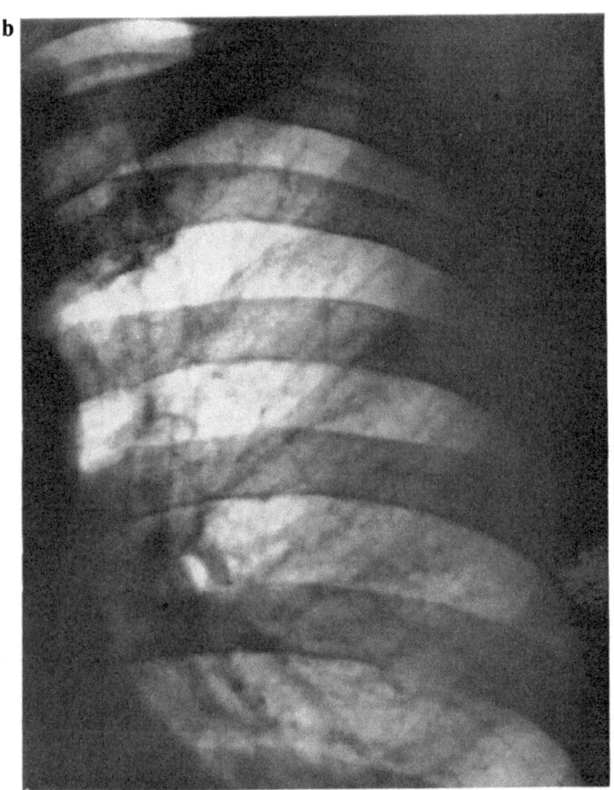

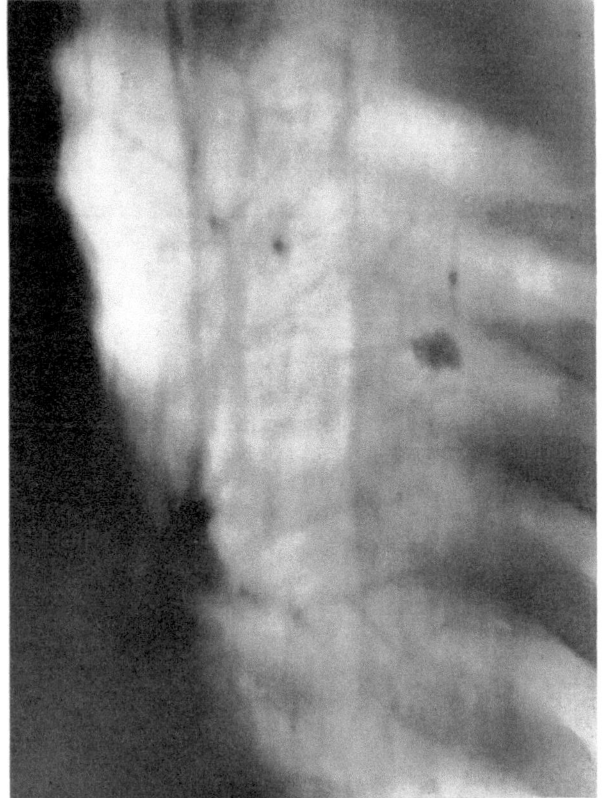

c

Fall 60

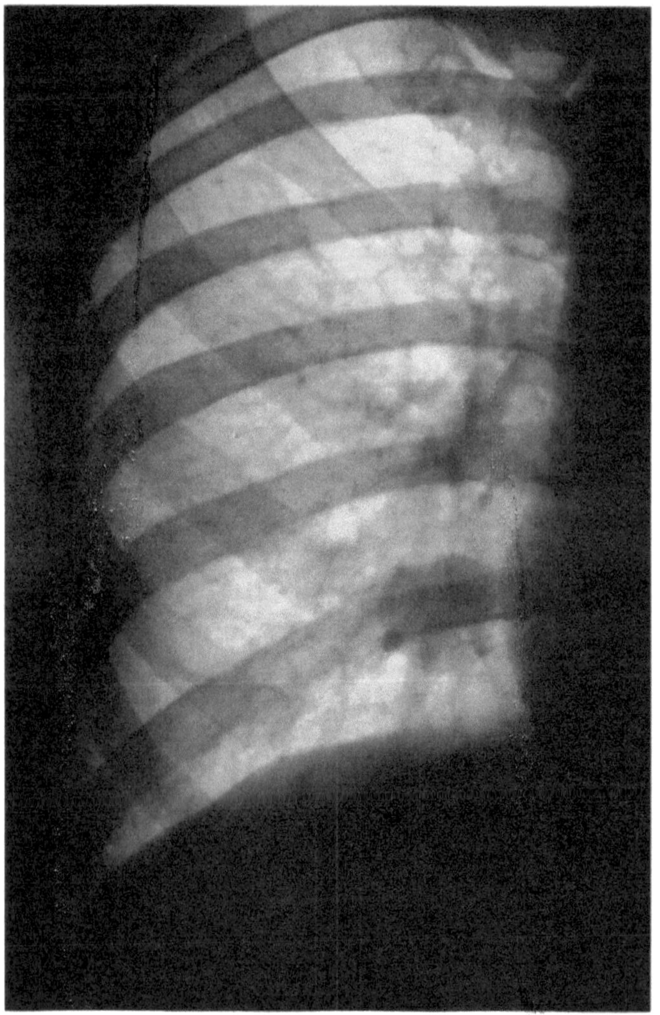

Fall 60 · K. I., ♀, 39 Jahre

Vorgeschichte: Vor 9 Jahren unauffälliger Lungenbefund bei einer Reihenuntersuchung. Bei einer erneuten Reihenuntersuchung vor 2 Jahren Feststellung eines Rundherdes im rechten Unterfeld, der wiederum 2 Jahre später größer geworden war. Es bestand kein Husten, kein Auswurf und keine besonderen Beschwerden

Röntgenbefund

Teil der Übersicht, rechte Lunge. Walnußgroßer, scharfbegrenzter Rundschatten im ventralen, medialen, rechten Unterfeld. Einzelne eben erkennbare, zarte, kleinbogige Kalkschatten darin

Weiterer Verlauf: In den folgenden 3 Jahren weitere Größenzunahme des Rundherdes, weshalb dann eine Mittellappenresektion vorgenommen wurde

Diagnose: *Hamartom (histologische Diagnose nach Operation)*

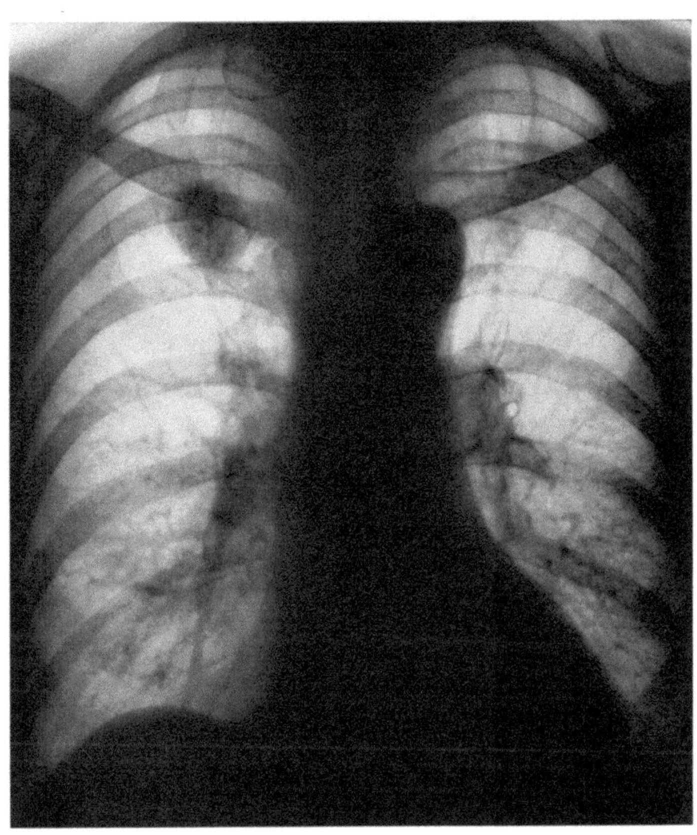

Fall 61 · M. F., ♀, 57 Jahre

Vorgeschichte: Der Befund wurde zufällig bei einer Reihenuntersuchung entdeckt. Es bestanden keinerlei subjektive Symptome. Der physikalische Lungenbefund und die Laborbefunde waren unauffällig. Die Bronchoskopie ergab keine Besonderheiten

Röntgenbefund

Übersicht. Kastaniengroßer Rundschatten rechts infraklavikulär mit multiplen kleinen Kalkschatten darin. Als Nebenbefund sieht man einen verkalkten Strumaknoten

Diagnose: *Lipochondrom im rechten Oberlappen (durch Lobektomie und histologische Untersuchung gesichert)*

Fall 62

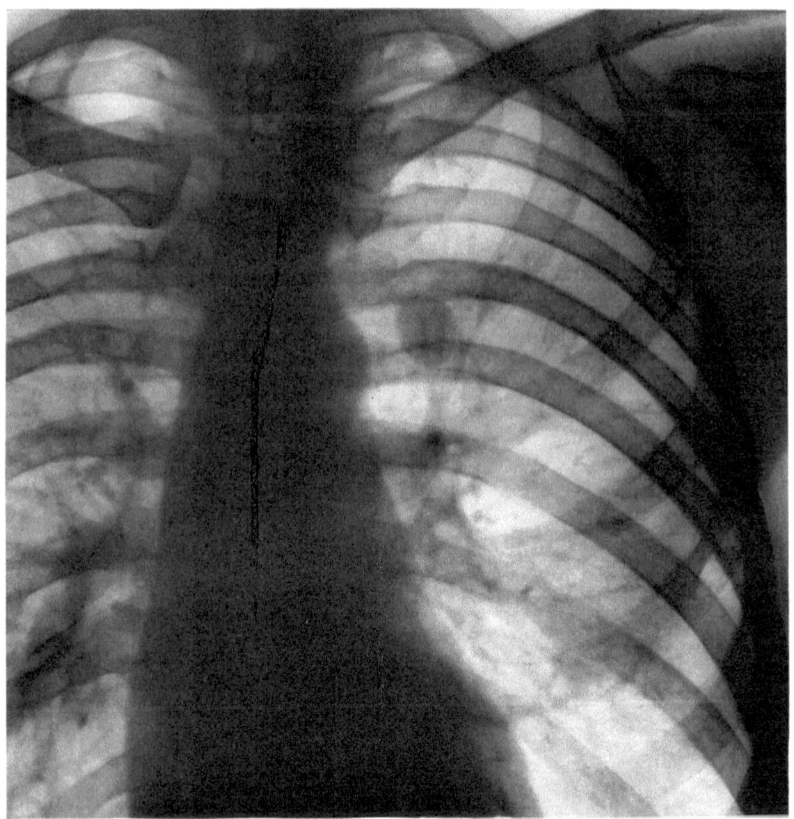

Fall 62 · R. H., ♂, 44 Jahre

Vorgeschichte: Beginn der Erkrankung vor $1^1/_2$ Jahren mit einer Vergrößerung der Tonsillen bis über Walnußgröße. Diagnosenstellung durch Probeexzision. Therapeutisch wurde eine Röntgenbestrahlung der Tonsillen durchgeführt, die zu einer Rückbildung der Tumoren führte. 9 Monate später generalisierte Lymphknotenschwellung, die vorübergehend durch eine stationäre Behandlung mit zytostatischen Medikamenten gebessert werden konnte. Wegen erneuter generalisierter Lymphknotenvergrößerungen mit Leber- und Milzvergrößerung und einer erheblichen Verschlechterung des Allgemeinbefindens erfolgte $1^1/_2$ Jahre nach Krankheitsbeginn wiederum stationäre Aufnahme

Befund: Stark reduzierter Allgemein- und Kräftezustand. Intermittierende Temperaturen bis 39° C. Massive generalisierte Lymphknotenschwellungen. Ausgedehnte tumoröse Infiltrationen der Magenschleimhaut. Mäßige Anämie und Thrombopenie. Geringe Linksverschiebung der Leukozyten und Lymphopenie. Blutsenkung 24/57

Röntgenbefund

Ausschnitt aus Übersicht. Kirschgroßer, homogener und glatt begrenzter Rundherd im linken Oberfeld

Weiterer Verlauf: Trotz intensiver Behandlung mit zytostatischen Medikamenten (Endoxan, Velbe) und Röntgenbestrahlungen war der maligne Verlauf des Leidens nicht aufzuhalten. Es kam immer wieder zu erneuten Lymphknotenschwellungen und zu ausgedehnten tumorösen Infiltrationen der Nasen-Rachenschleimhaut. Der Patient kam 2 Jahre nach Beginn der Erkrankung und einem Krankenhausaufenthalt von $^1/_2$ Jahr unter dem Bild allgemeinen Verfalls ad exitum

Diagnose: *Großfollikuläres Lymphoblastom (Morbus Brill-Symmers, zentroblastisches-zentrozytisches Lymphom; durch histologische Untersuchung gesichert)*

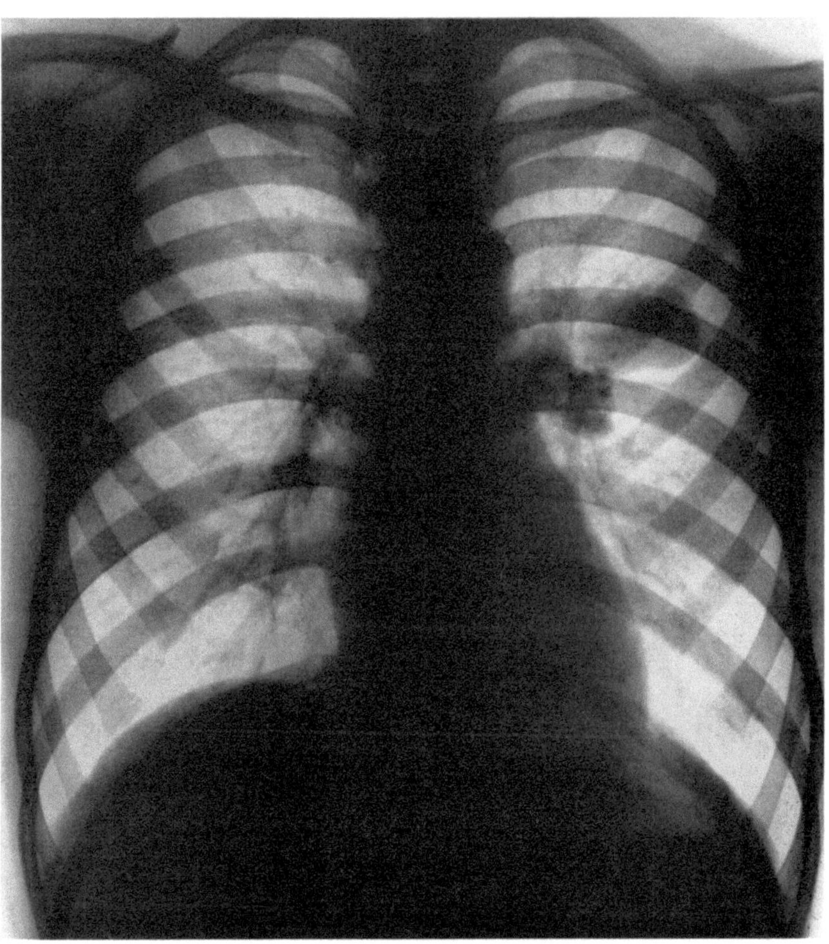

Fall 63 · R. I., ♂, 14 Jahre

Vorgeschichte: Vor 13 Monaten erste Klinikaufnahme wegen einer spindelförmigen Schwellung am rechten Unterschenkel. Es fand sich eine pralle, nicht verschiebliche Geschwulst ohne entzündliche Zeichen. Der Röntgenbefund sprach für ein Knochensarkom. Diese Diagnose wurde nach Exzision der Fibula bestätigt. Daraufhin lokale Röntgennachbestahlung und laufende ambulante Kontrolluntersuchungen. Jetzt erstmals Feststellung eines Lungenbefundes im Rahmen dieser Nachkontrollen

Befund: Der Patient macht einen sehr kranken Eindruck. Kein Husten oder Auswurf. Keine wesentliche Gewichtsabnahme. Blutsenkung 25/52

Röntgenbefund

Übersicht. Knotig vergrößerte, z.T. rundlich, z.T. wellenförmig begrenzte Lymphknotenschatten im linken Hilus. Birnenförmiger, homogener und glatt begrenzter »Rundschatten« links perihilär von unterschiedlicher Dichte, bedingt durch einen unterschiedlichen Tiefendurchmesser

Weiterer Verlauf: In den nächsten Monaten war der Lungenprozeß vorübergehend nur wenig progredient, dann aber rasche weitere Vergrößerung der Lungenherde. Etwa 2 Jahre nach Beginn der Erkrankung trat der Tod ein

Diagnose: *Lungen- und Hilusmetastasen eines Chondroosteosarkoms (durch Exzision des Primärtumors und durch Obduktion gesichert)*

Fall 64

a

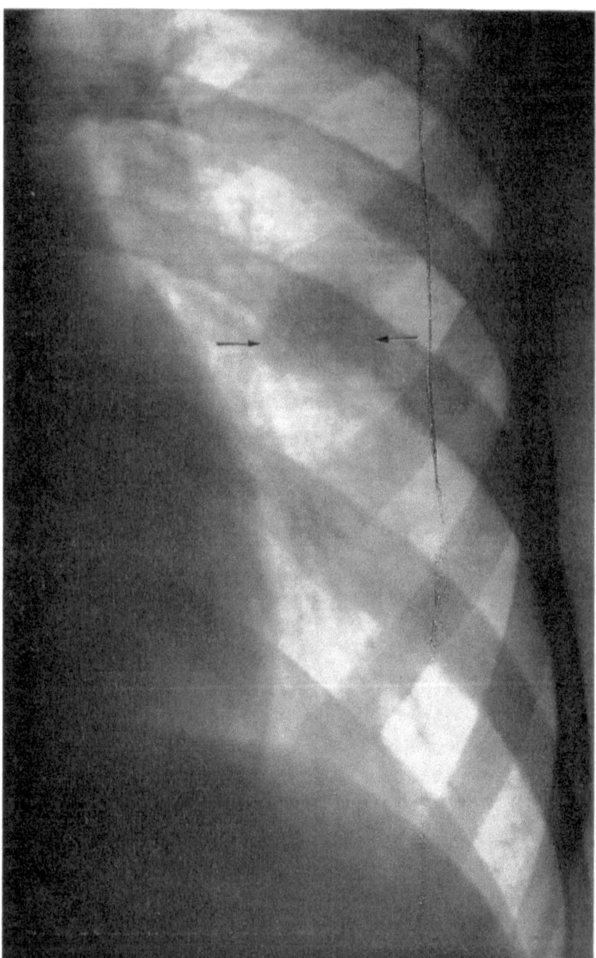

Fall 64 · Ü. H., ♂, 21 Jahre

Vorgeschichte: Vor $1^{1}/_{2}$ Jahren Feststellung eines haselnußgroßen Rundherdes im linken Unterlappen bei einer Reihenuntersuchung. Wegen Größenzunahme dieses Rundherdes erfolgte 10 Monate später eine Heilstättenbehandlung über 7 Monate mit einer Streptomycin- und INH-Therapie. Dabei waren Tuberkulosebakterien nie nachweisbar, und die Senkung war immer völlig normal. Der Röntgenbefund blieb in seiner Größe unverändert, im Schichtbild bestand aber der Verdacht auf einen kirschkerngroßen Zerfall am unteren Rand des Herdes (s. Bild b)

b

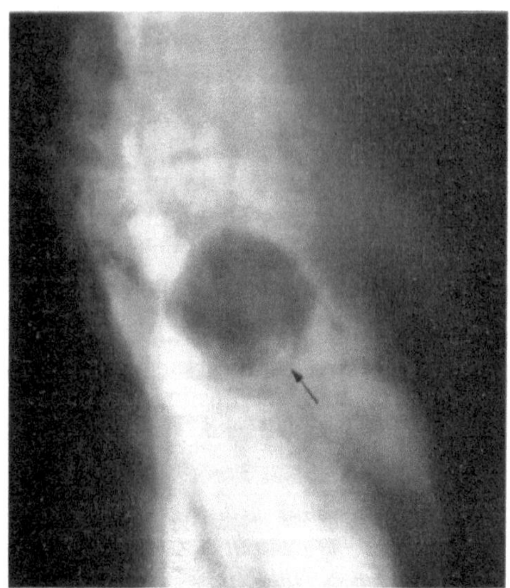

Röntgenbefunde

Bild a. *Linke Lunge, Ausschnitt der Übersicht.* An der Grenze des linken Mittelfeldes zum Unterfeld findet sich in mittlerer Tiefe ein walnußgroßer, homogener, glatt begrenzter Rundschatten (↑)

Bild b. *Schicht in 9 cm.* Im unteren Pol der Verschattung kleine ovale Aufhellung (↑)

Weiterer Verlauf: In der Annahme eines zerfallenden Tuberkuloms wurde das axilläre Subsegment des anterobasalen Unterlappensegmentes (S 8) links reseziert. Nach Stellung der Diagnose eingehende Untersuchung, die keinen weiteren für ein Plasmozytom verdächtigen Befund ergab

Diagnose: *Isolierter Plasmozytomherd im linken Unterfeld (Synonyme: malignes plasmazytisches Lymphom, extramedulläres Plasmazytom; histologische Untersuchung nach Operation)*

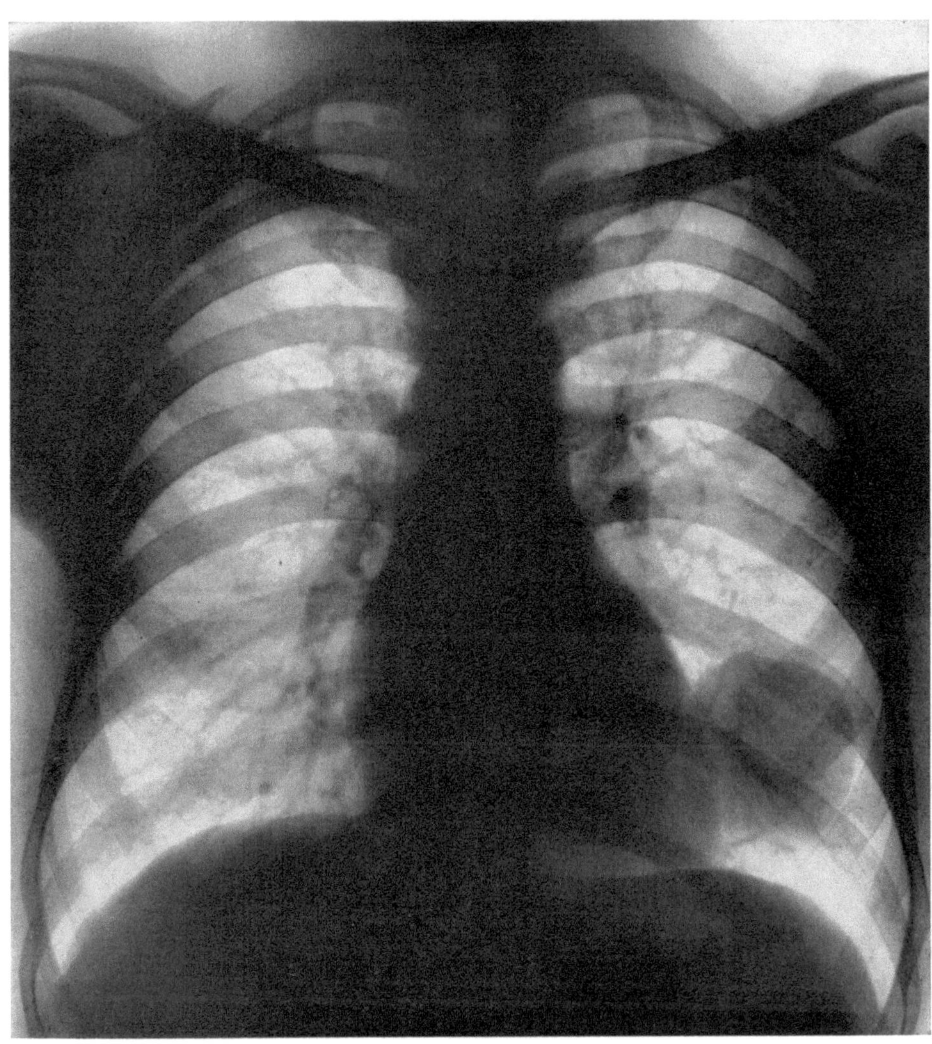

Fall 65 · B. A., ♂, 28 Jahre

Vorgeschichte: Frühere Erkrankungen sind nicht bekannt. Vor 2 Jahren Feststellung eines eingeschmolzenen Infiltrates in der linken Unterlappenspitze und eines walnußgroßen Rundherdes im unteren Lingulasegment. Heilstättenbehandlung unter der Diagnose einer kleinkavernisierten Tuberkulose mit Tuberkulom. Dabei gute Rückbildung des Befundes in der Unterlappenspitze. Der Rundherd in der Lingula vergrößerte sich dagegen langsam

Befund: Immer normale Blutsenkung. Im Sputum keine Tuberkulosebakterien, auch nicht kulturell. Im Blutbild 1% Eosinophile. Echinokokkusreaktionen wurden nicht angestellt

Röntgenbefund

Übersicht. Großer, glatt begrenzter, homogener Rundschatten im linken Unterfeld, der den Herzschatten teilweise überlagert

Bronchoskopie: Unauffällig

Diagnose: *Echinococcus cysticus (durch Lingularesektion gesichert)*

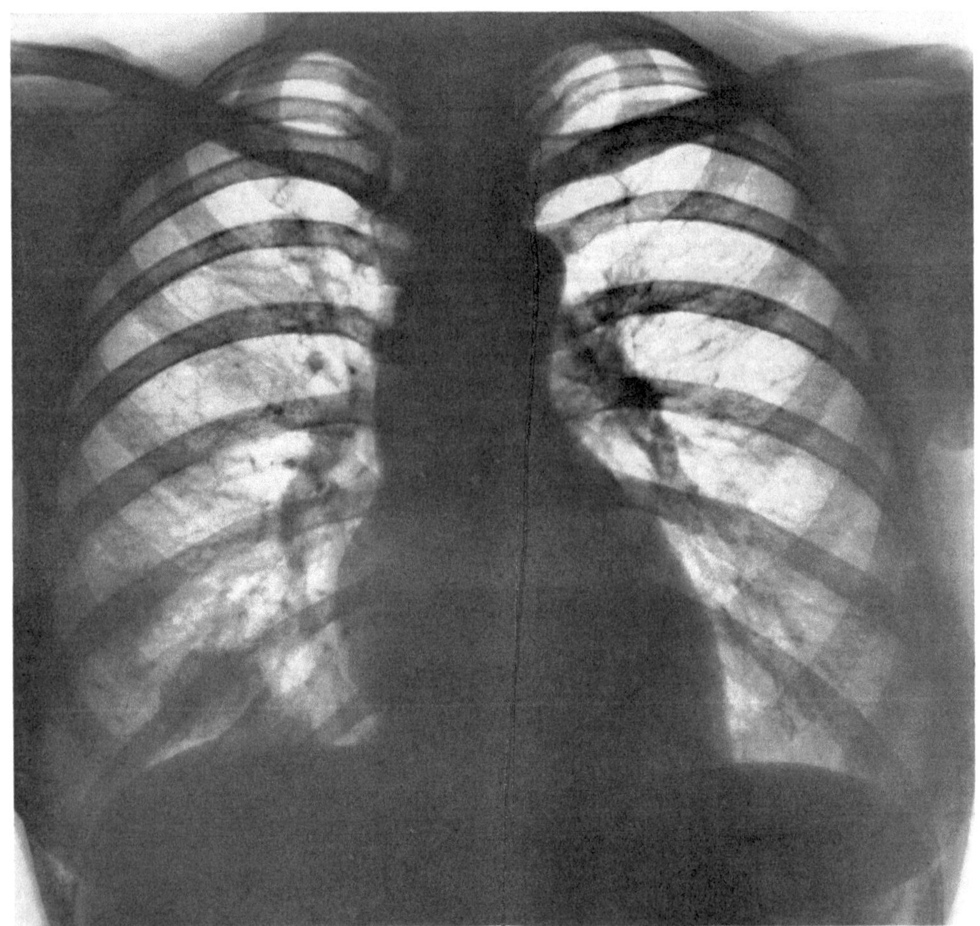

a

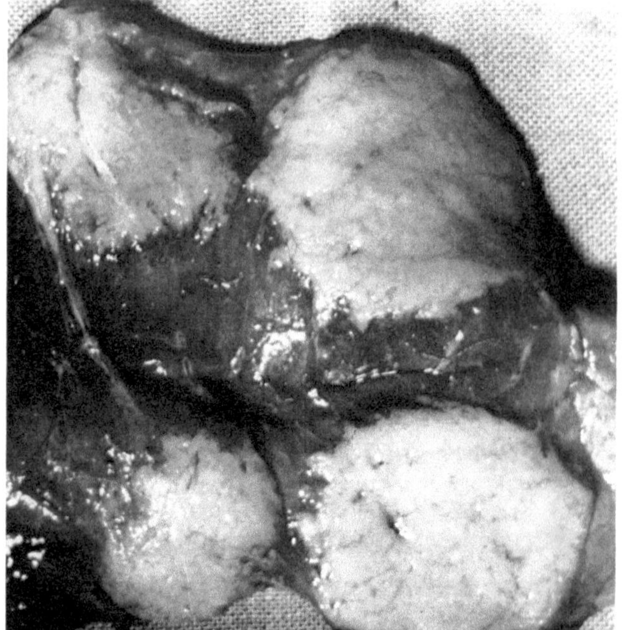

c

Fall 66 · E. L., ♀, 45 Jahre

Vorgeschichte: Vor 9 Jahren erstmals nach einer Entbindung Veränderungen im rechten Unterfeld festgestellt, die als inaktive Lungentuberkulose gedeutet wurden. Vor einem Monat Operation eines zystischen Ovarialtumors links vom Typ einer Dermoidzyste

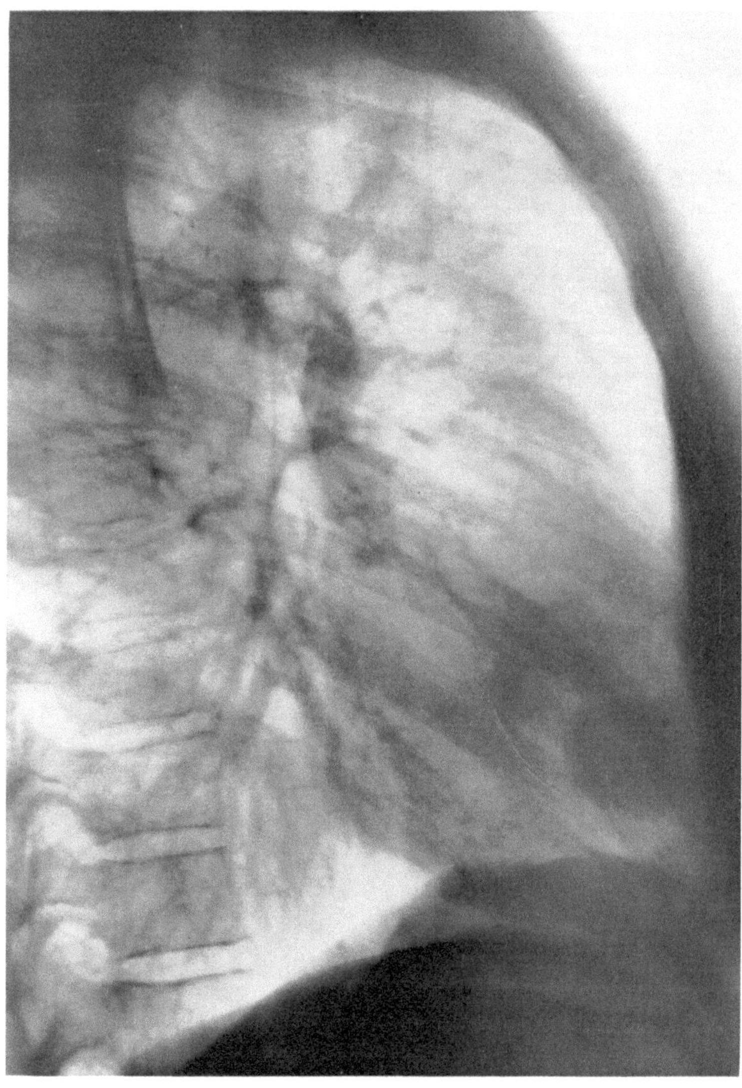

b

Röntgenbefunde

Bild a. *Übersicht*, b. *Seitliche Übersicht*. Drei rundliche, etwas unscharf begrenzte Verschattungen im rechten Unterfeld von Kirsch- bis Walnußgröße, die nach dem Seitbild in der Mittellappenperipherie zu lokalisieren sind. Im rechten Oberfeld ebenfalls rundliche Verschattungen von geringerer Dichte und Größe in Projektion auf den dorsalen Anteil der 6. Rippe. Keine hilären und mediastinalen Lymphknotenvergrößerungen nachweisbar

Verlauf: Nach positiver Komplementbindungsreaktion und Kasoni-Reaktion bei Eosinophilie von 10% und relativer Lymphozytose unter dem Verdacht auf Lungenechinokokkose Lobektomie des Mittellappens und Teilexzision aus dem rechten Unterlappen und Subsegmentresektion des rechten Oberlappens. Die histologische Untersuchung des Präparates (Bild c) zeigte Zellelemente eines malignen Lymphozytoblastoms
Nach 6jähriger Rezidivfreiheit erneut Zeichen der Dissemination mit Auftreten eines Rundherdes im rechten oberen Hiluspol und Pleuraexsudation. Lymphozytäre und lymphoblastäre Zellelemente wurden darauf in der Interkostalmuskulatur, in der Leber, im Sternalpunktat und in der Bronchialschleimhaut nachgewiesen

Diagnose: *Lymphozytoblastom der Lunge*

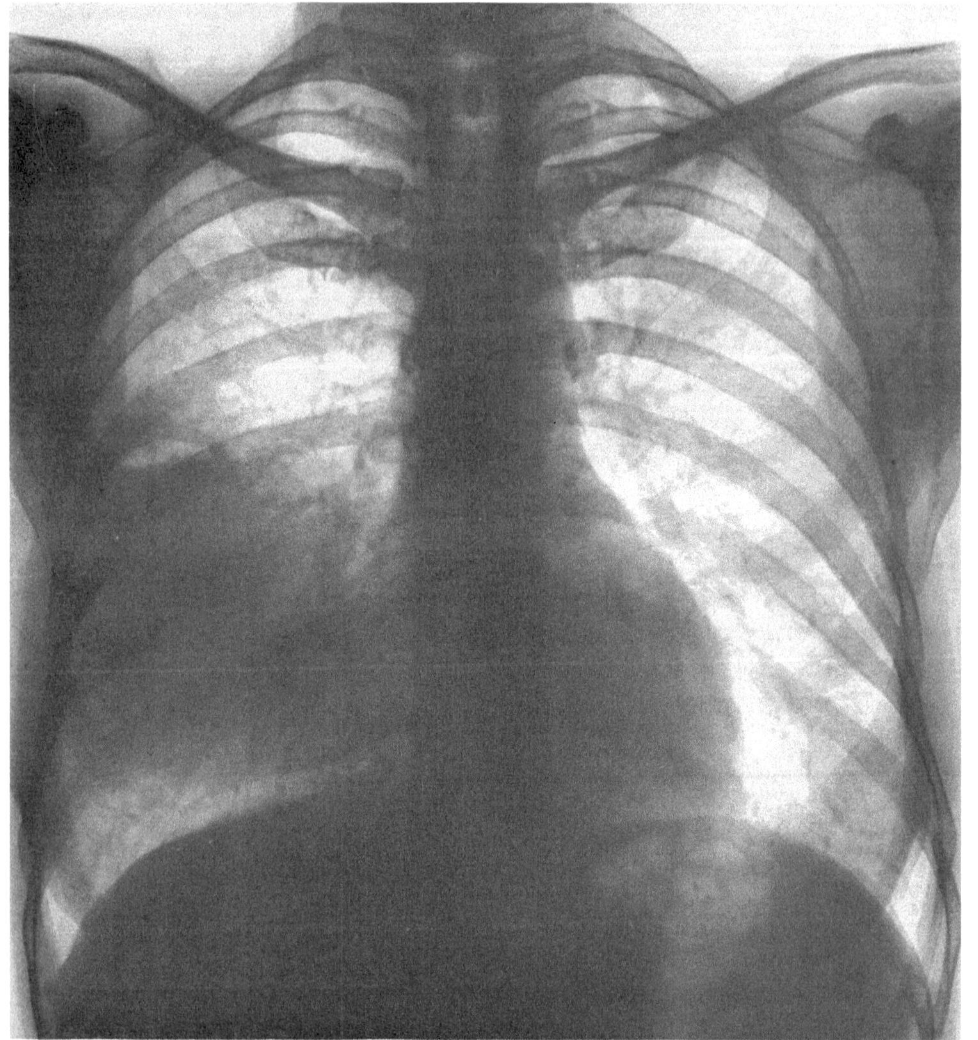

a

Fall 67 · G. P., ♀, 49 Jahre

Vorgeschichte: Seit etwa 10 Monaten Müdigkeit, Husten, dazu vor etwa 1 Monat Fieber bis 38° C, wenig blutiger Auswurf

Befund: Reduzierter Allgemeinzustand, Blutsenkung 80/114, Blutbild bis auf 5% Eosinophile unauffällig

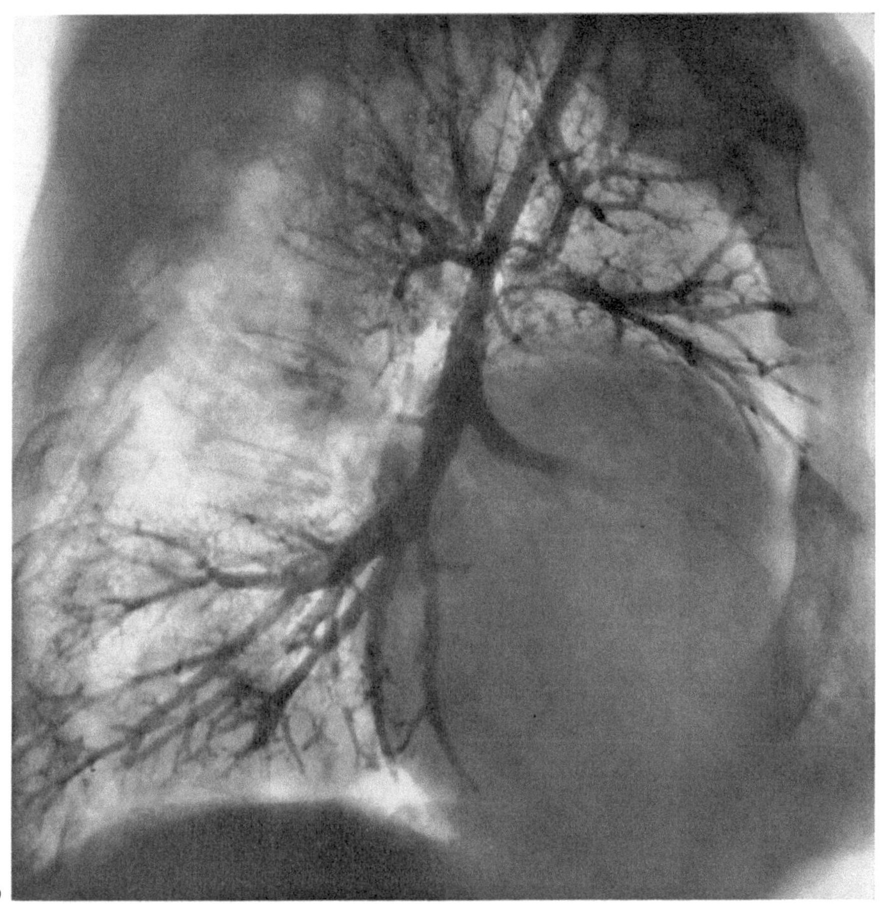
b

Röntgenbefunde

Bild a. *Übersicht.* Faustgroße, ovale Verschattung im rechten Mittel-Unterfeld mit sichelförmigen Aufhellungen am Oberrand
Bild b. *Bronchogramm.* Abdrängung des Mittellappenbronchus

Weiterer Verlauf: Echin-Antigenreaktion stark positiv. Bei der Thorakotomie wurde eine Echinokokkusblase des Unterlappens mit Kompression des Mittellappens festgestellt und entfernt

Diagnose: *Echinococcus cysticus*

Fall 68

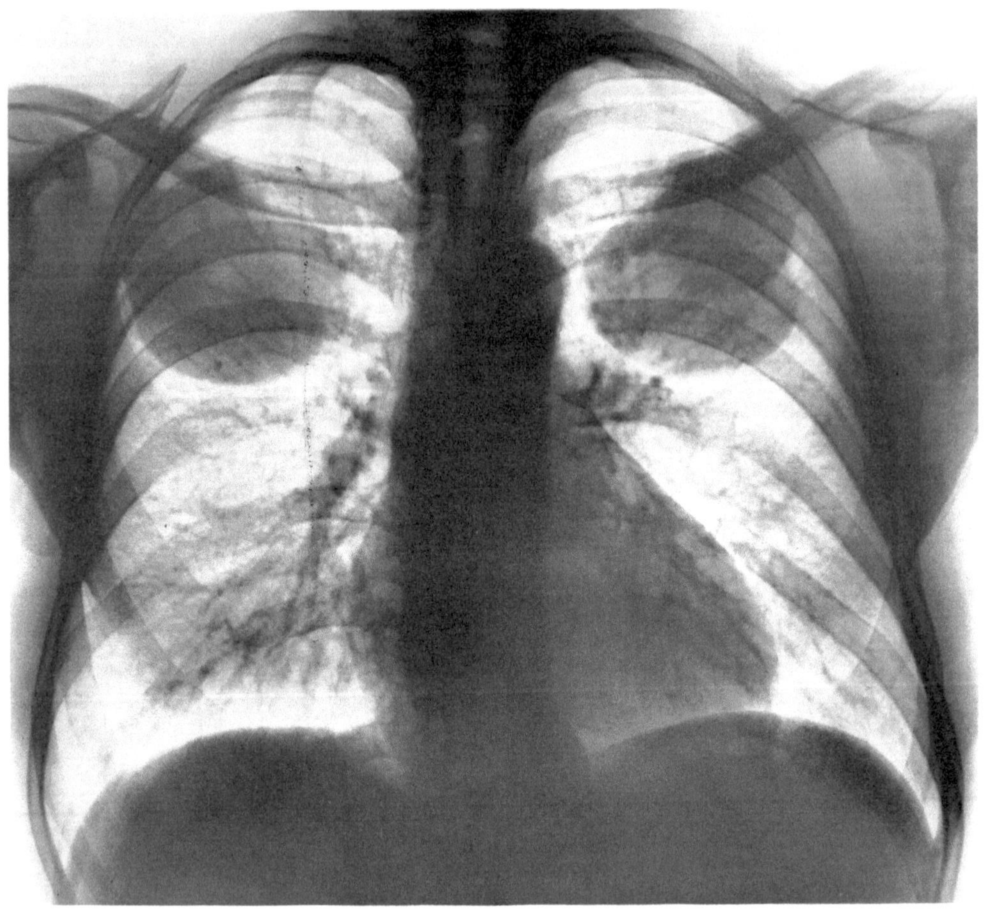
a

Fall 68 · R. G., ♂, 40 Jahre

Vorgeschichte: Früher nie ernstlich krank, als Gastarbeiter seit 2 Jahren in Deutschland. Seit 3 Monaten wenig blutiger Auswurf und Schmerzen im linken Brustkorb

Befund: Guter Allgemeinzustand, Schallverkürzung über beiden Lungenoberfeldern und dem linken Mittelfeld mit bronchitischen Rasselgeräuschen. Blutsenkung 15/34, Leukozytose bis 27000 mit 27% Eosinophilen. Normales rotes Blutbild, stark positiver Intrakutantest mit Echinokokkus-Antigen

Röntgenbefunde

Bild a. *Thoraxübersicht.* Im rechten Mittel-Oberfeld der Lungen eine, im linken Mittel-Oberfeld zwei runde, scharf begrenzte Verschattungen mit einem Durchmesser von 6–7cm

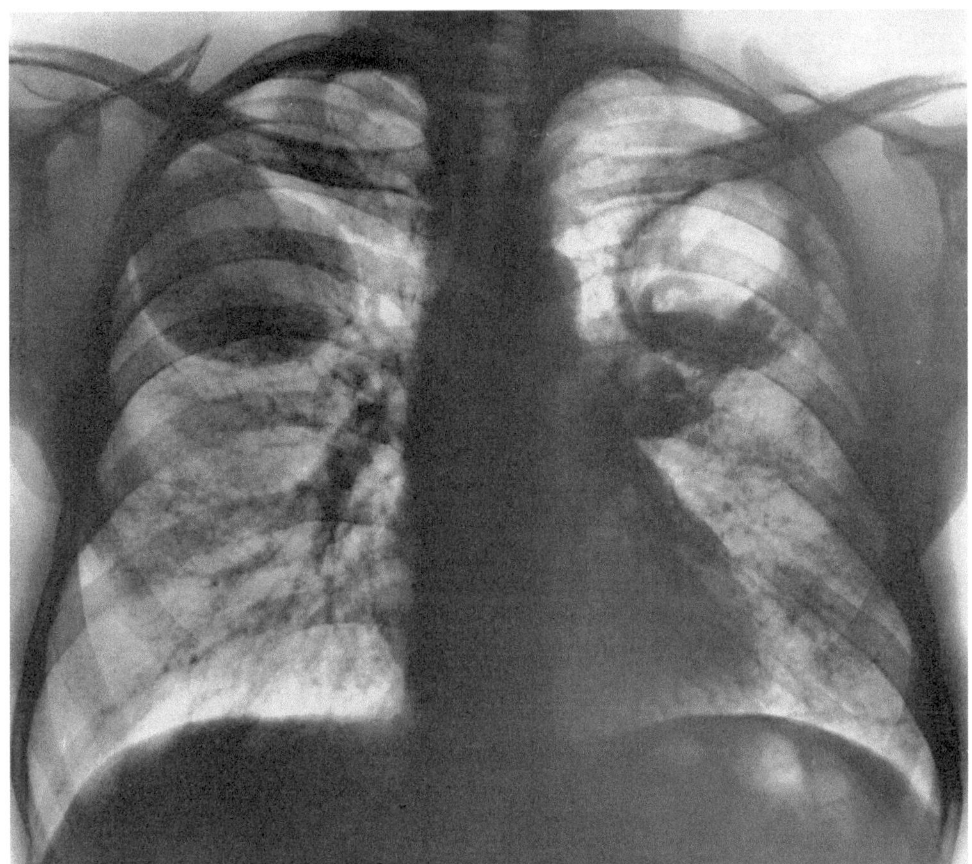
b

Bronchographie: Spreizung der Subsegmentbronchen im apikalen Unterlappensegment rechts, sonst unauffällig

Bronchoskopie: Geringer Eiterbelag im linken Oberlappenbronchus. Eine histologische Gewebsentnahme zeigt eine mäßige chronisch rezidivierende Bronchitis

Verlauf: Während der stationären Untersuchung in einem Anfall akuter Atemnot Expektoration von blutigem Auswurf mit Auftreten eines generalisierten Exanthems

Bild b. *Thoraxübersicht.* Entleerung der linken oberen, teilweise auch der linken unteren Zyste, Dichtezunahme des linken Hilus, feinfleckige Verschattungen im rechten und linken Mittel-Unterfeld

Weiterer Verlauf: Durch plötzliche Abreise des Patienten in sein Heimatland nicht weiter zu klären

Diagnose: *Echinococcus cysticus in beiden Lungen mit partieller Zystenentleerung, möglicherweise mit Dissemination von Skolizes*

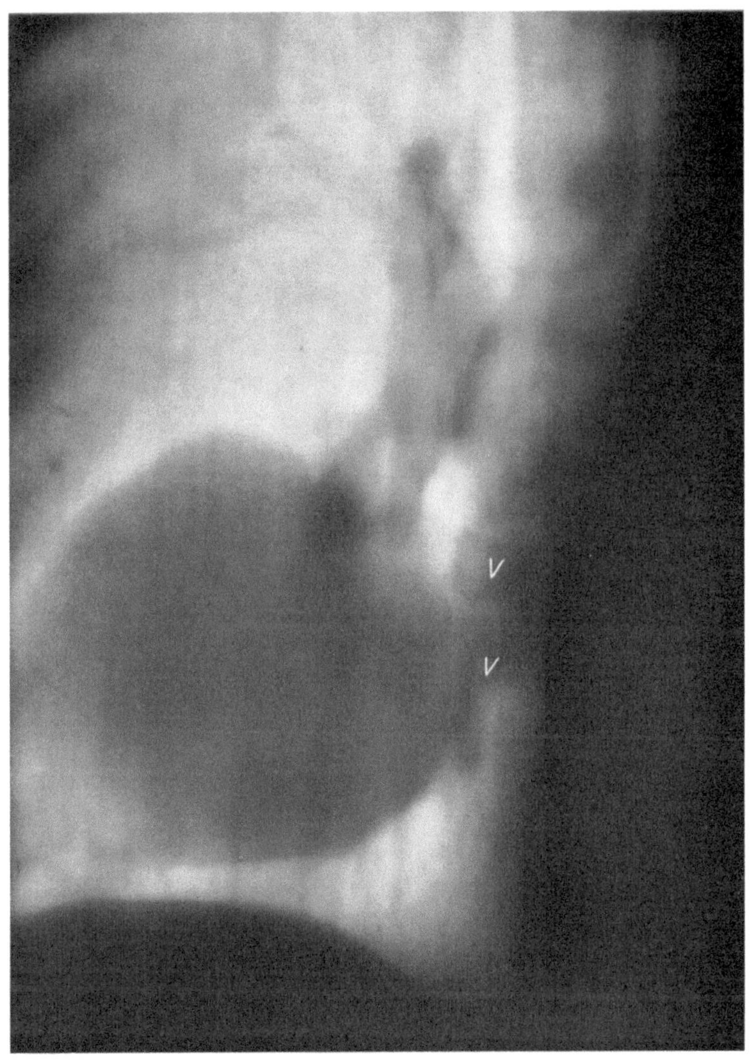

Fall 69 · R. E., ♀, 39 Jahre

Vorgeschichte: Vor 9 Jahren anläßlich einer Lungenentzündung Nachweis einer Verschattung im rechten Unterfeld. Danach immer voll leistungsfähig gewesen, keinerlei Beschwerden. Wenige Wochen vor der Aufnahme etwas Husten mit weißlichem Auswurf, der gelegentlich Blutfasern enthielt. Keine Gewichtsabnahme

Befund: Leichte Atemnot bei Belastung. Sonst klinisch unauffälliger Befund

Röntgenbefund

Schicht rechtes Unterfeld in 8 cm. Es findet sich ein apfelgroßer, glatt begrenzter, homogener Rundschatten, der die größeren Lungenvenen (V) auseinanderdrängt

Bronchoskopie: Kugelförmiger Tumor im rechten Unterlappenbronchus, der diesen einengt

Diagnose: *Bronchusadenom (durch Lobektomie gesichert)*

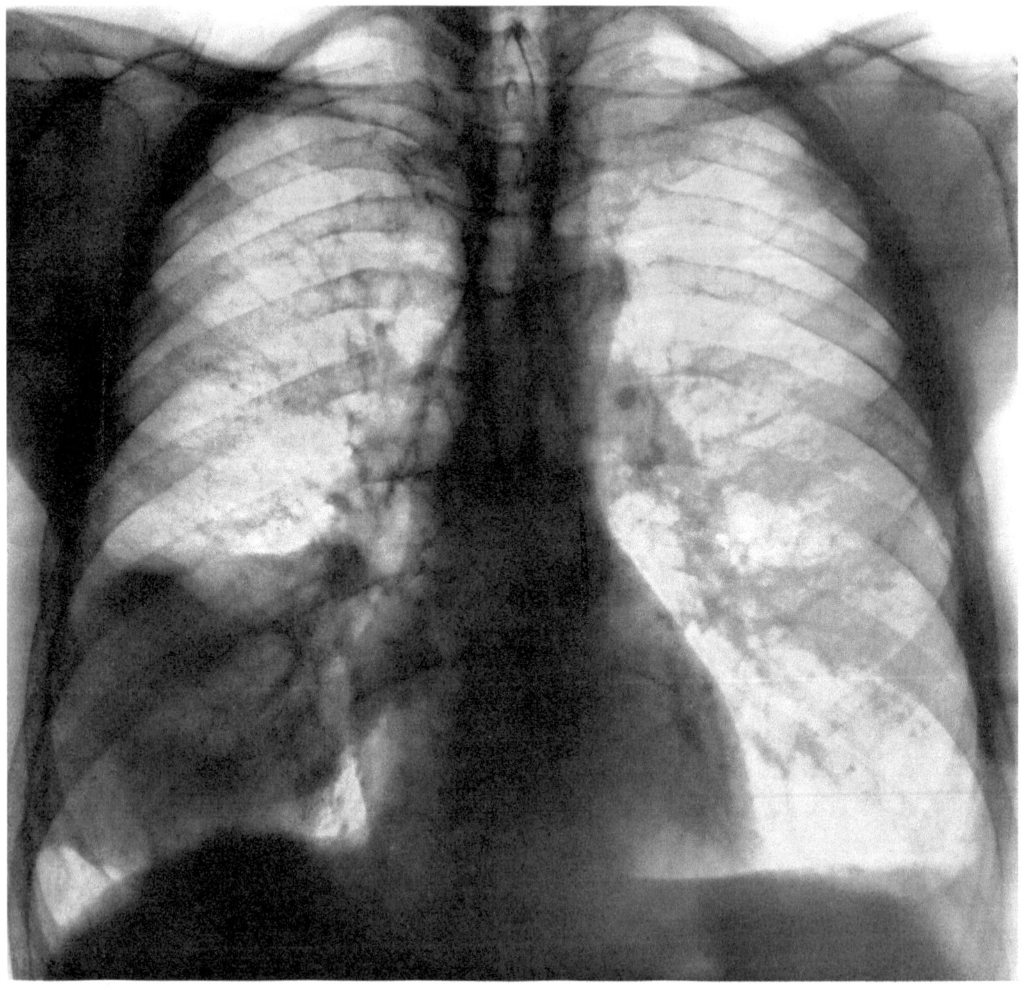

a

Fall 70 · L. M., ♂, 25 Jahre

Vorgeschichte: Vor 18 Jahren zufällige Feststellung einer Verschattung im rechten Unterfeld, die aber keinerlei Beschwerden machte. Erst vor 2 Jahren Schmerzen im rechten unteren Thoraxbereich und subfebrile Temperaturen. Bei einer Kontrolle vor 1 Jahr hatte die Verschattung an Größe zugenommen. Deshalb erfolgte Einweisung zur Abklärung. Wiederum keinerlei Beschwerden, kein Husten oder Auswurf

Befund: Der physikalische Lungenbefund war unauffällig. Blutbild normal. Blutsenkung 15/37.

Eine **transthorakale Punktion** der Verschattung von dorsal her ergab die Diagnose

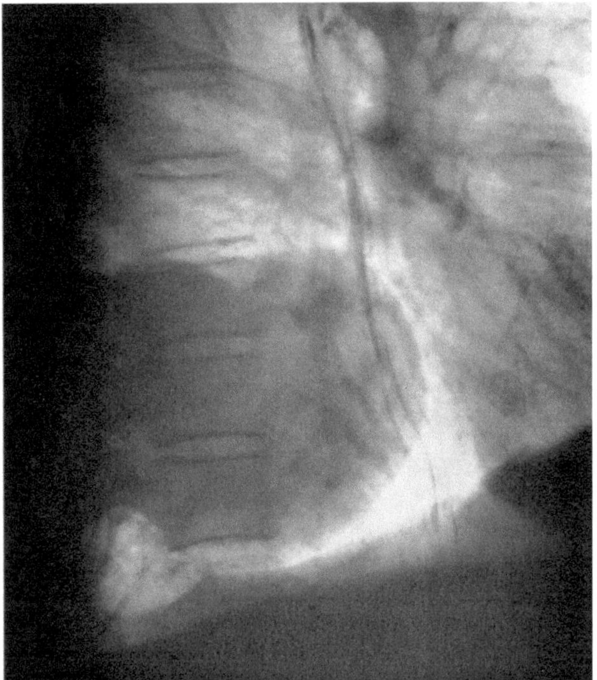

b

Röntgenbefunde

Bild a. *Übersicht p.a.*, b. *Ausschnitt seitlich, rechts anliegend.* Kleinkindskopfgroßer, nicht ganz runder Tumorschatten, der glatt begrenzt ist und der hinteren Thoraxwand mit bogenförmigem Übergang zur Pleura breit aufsitzt. Ausgedehnte, tumorunabhängige Zwerchfellverschwielungen beidseits

Diagnose: *Sympathikoblastom mit Kompressionsatelektase des rechten Unterlappens (durch Punktion und Tumorresektion gesichert)*

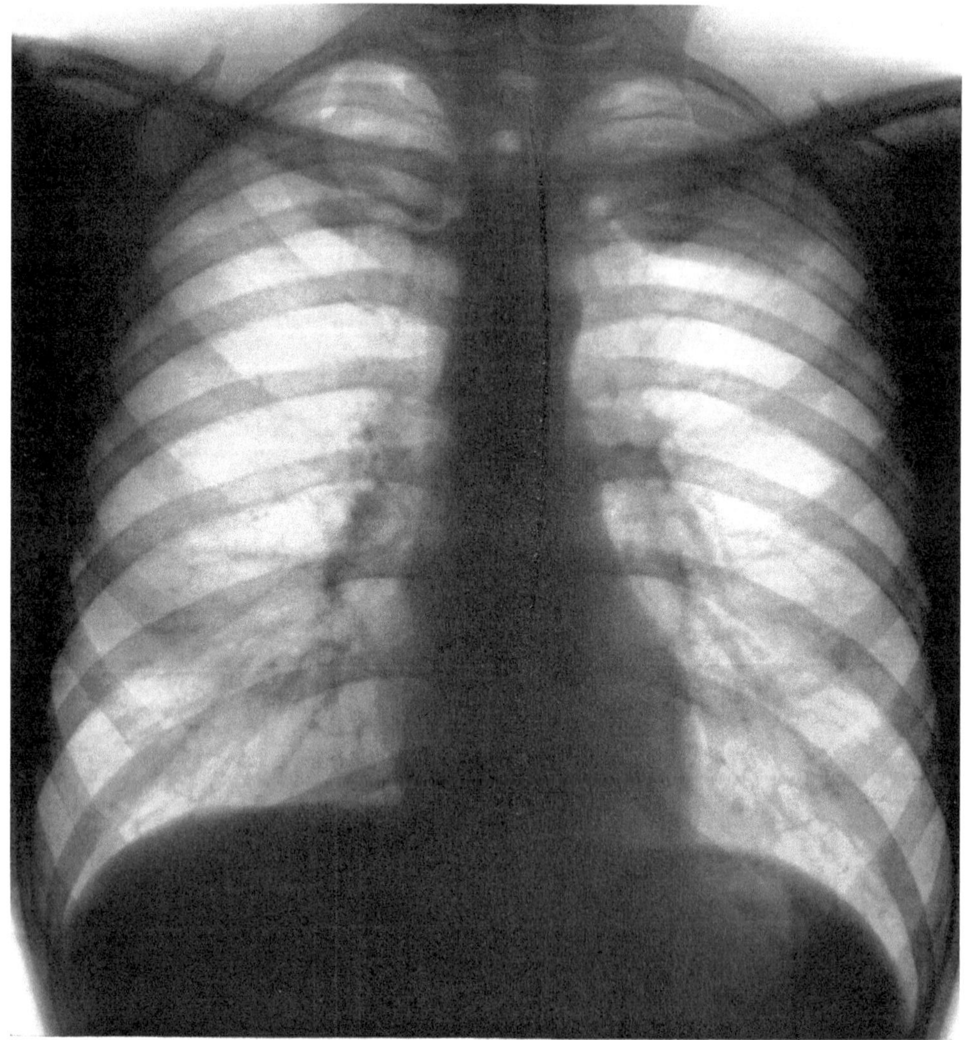

Fall 71 · W. W., ♂, 23 Jahre

Vorgeschichte: Eine Schwester des Patienten leidet an derselben Erkrankung. Die ersten Manifestationen der jetzigen Erkrankung wurden vor Jahren in Form eines bräunlichen Tumors an der linken vorderen Brustwand bemerkt. 1 Jahr später erfolgte die Feststellung eines Infiltrates im linken Oberfeld

Befund: Typische Hautveränderungen im Sinne einer Neurofibromatosis Recklinghausen. An anderen viszeralen Organen kein krankhafter Befund

Röntgenbefund

Übersicht. Dichte homogene, nach kaudal glatt und bogenförmig begrenzte Verschattung des linken Spitzenfeldes und von Teilen des infraklavikulären Oberfeldes, die in breiter Verbindung zur Thoraxwand steht

Diagnose: *Neurofibrom im linken Oberfeld bei Morbus Recklinghausen*

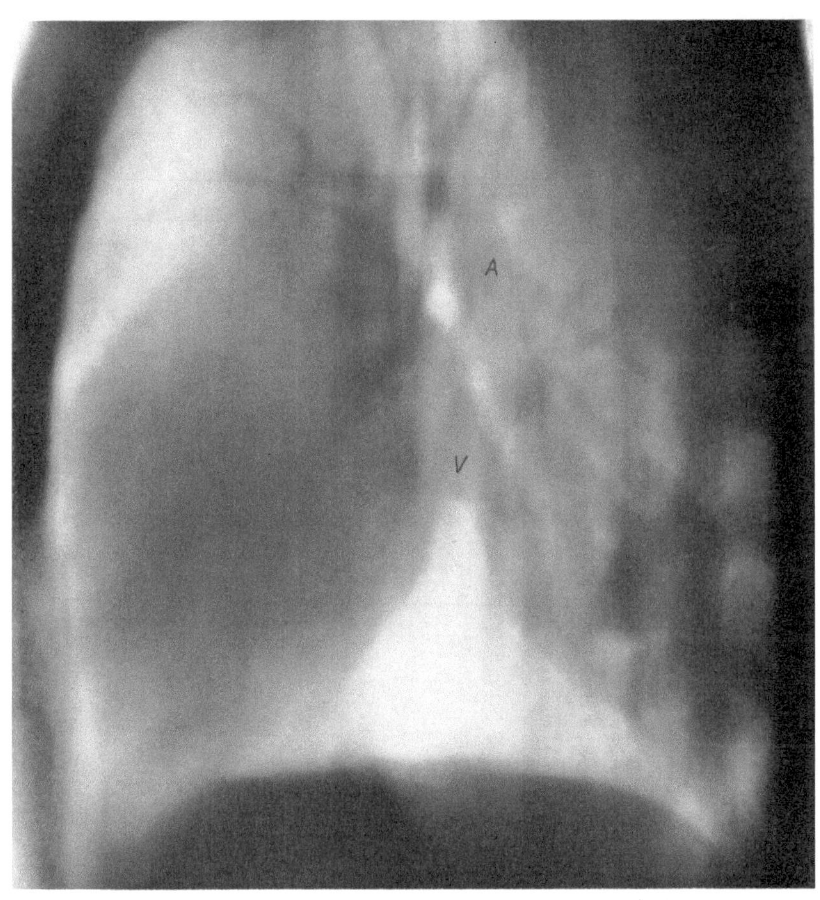

Fall 72 · Sch. M., ♀, 26 Jahre

Vorgeschichte: Im Alter von 5 Jahren wurde die Patientin von einem Wagen überfahren. 14 Tage später erstmals blutiger Auswurf. Bis zum 10. Lebensjahr häufig »Erbrechen dunklen Blutes«. Mit 12 Jahren Feststellung eines Lungenbefundes, der als Pneumonie oder linksseitige Zwerchfellhernie gedeutet wurde. In den folgenden Jahren zunehmende Zyanose, Kurzatmigkeit bei Belastung und Ohnmachtsanfälle

Befund: Lautes Schwirren über der dorsalen linken Lungenbasis. Polyglobulie mit 120% Hb und 6,0 Mill. Erythrozyten. Arterielle O_2-Sättigung 78,5%. O_2-Sättigung im kleinen Kreislauf 62%. Es besteht ein Rechts-Links-Shunt von 2790 ml bei einem Minutenvolumen des großen Kreislaufs von 5750 ml

Röntgenbefund

Sagittalschicht links anliegend in 10 cm. Konglomerat von Bandschatten im dorsobasalen Unterfeld mit zuführender Arterie (A) und abführender Vene (V)

Weiterer Verlauf: Durch Lobektomie des linken Unterlappens sofortige Beseitigung der Zyanose. Die Patientin erhielt wieder ihre volle Leistungsfähigkeit

Diagnose: *Arteriovenöses Aneurysma, ausgehend von der Arterie des posterobasalen Unterlappensegmentes links*

Fall 73

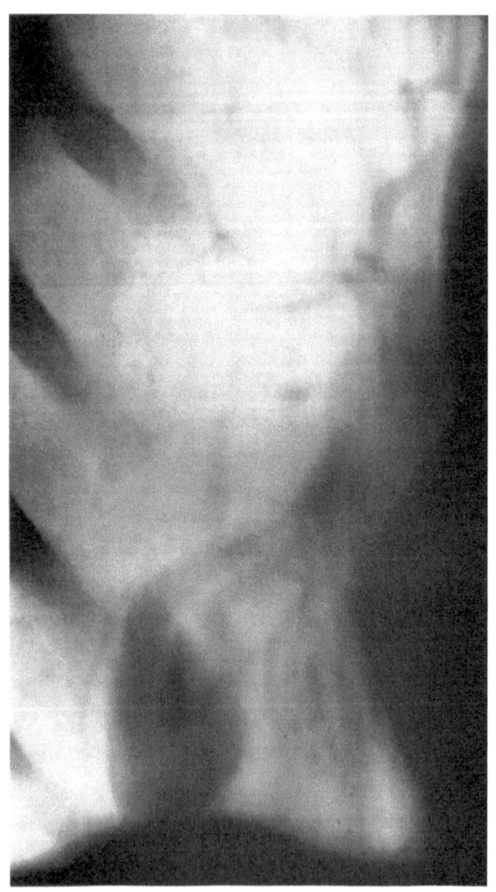

Fall 73 · P. R., ♀, 28 Jahre

Vorgeschichte: Vor 6 Jahren wurde als Zufallsbefund eine Verschattung im rechten Unterfeld festgestellt, die immer unverändert blieb. Subjektiv zunächst keine Beschwerden, erst in den letzten Wochen geringe Kurzatmigkeit bei Belastung

Befund: Keine Zyanose. Keine sonstigen krankhaften Befunde. Eine genauere kardiologische Untersuchung fand nicht statt

Röntgenbefund

Schicht rechtes Unterfeld in 5,5 cm von ventral. In den vorderen Anteilen des rechten Unterfeldes homogener, glatt begrenzter Schatten mit deutlich erkennbaren zu- und abführenden Blutgefäßen

Diagnose: *Arteriovenöses Aneurysma im Mittellappen (durch Lobektomie gesichert)*

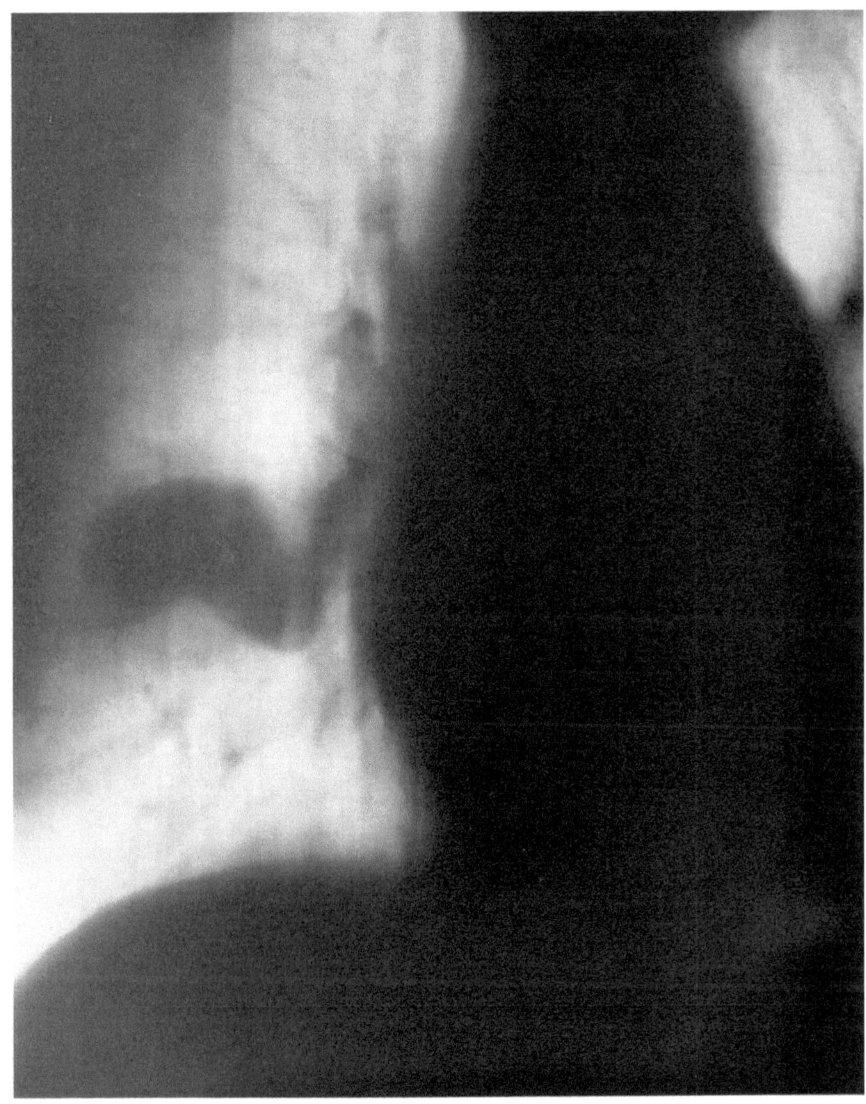

Fall 74 · R. S., ♀, 37 Jahre

Vorgeschichte: Vor 3 Jahren anläßlich einer Reihenuntersuchung Feststellung einer Verschattung in der rechten Lunge. Damals und auch in der Folgezeit bestanden keine subjektiven Beschwerden. 2 Jahre später ergab eine neue Röntgenuntersuchung eine Größenzunahme der Verschattung

Befund: Kein Husten, keine Atemnot, keine Gewichtsabnahme. Auch sonst keine wesentlich krankhaften Befunde

Röntgenbefund

Schicht rechtes Unterfeld in 11 cm. Länglicher, glatt begrenzter, homogener, weichteildichter Schatten im Unterfeld, der in breiter Verbindung zum etwas vergrößerten Hilus steht

Diagnose: *Zylindrom mit Übergang in ein Gallertkarzinom, Metastasen im zugehörigen Hilus (durch Pneumonektomie gesichert)*

Fall 75

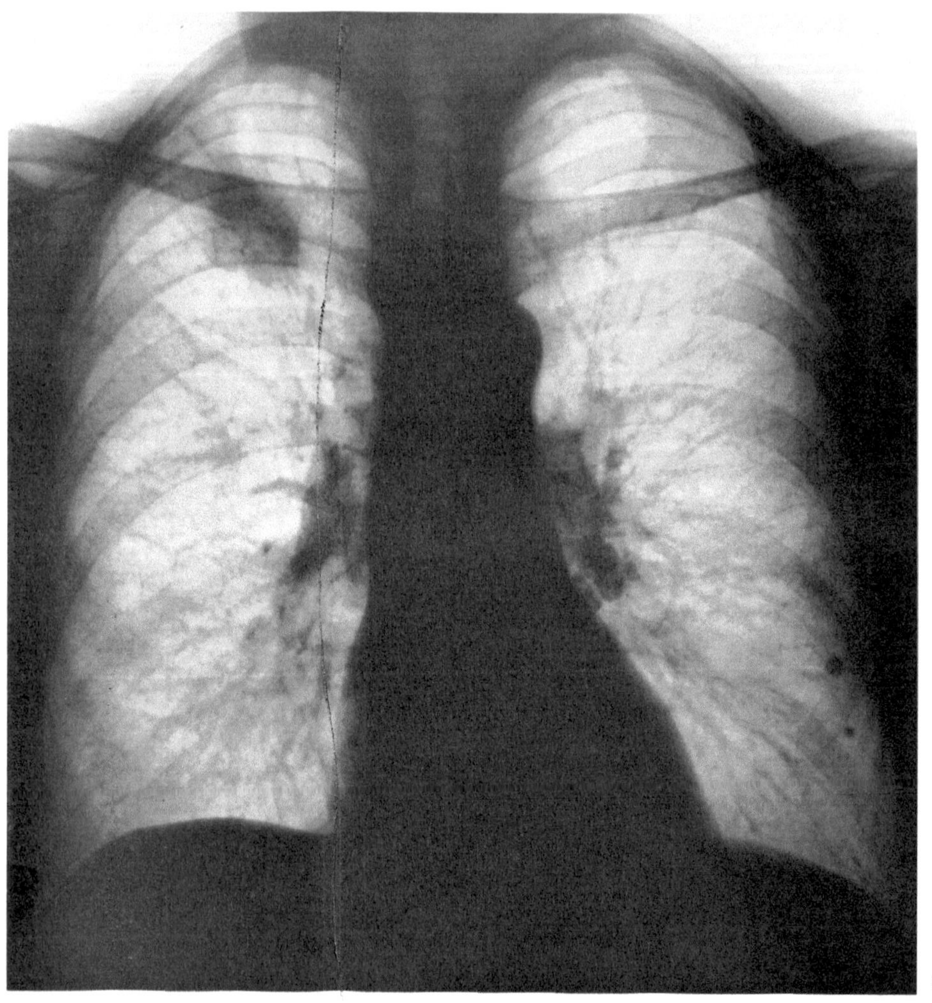

a

Fall 75 · H. V., ♀, 59 Jahre

Vorgeschichte: Vor 18 Monaten wurde als Zufallsbefund ein Rundherd im rechten Oberfeld entdeckt. Bei einer erneuten Kontrolle hatte dieser an Größe zugenommen, die Patientin wurde zur diagnostischen Klärung eingewiesen

Befund: Guter Allgemeinzustand, keine physikalischen Lungensymptome. Blutsenkung 4/12. Blutbild unauffällig. Normales Serumeisen. Im Sputum und in der Bronchialspülflüssigkeit keine Tumorzellen und keine Tuberkulosebakterien

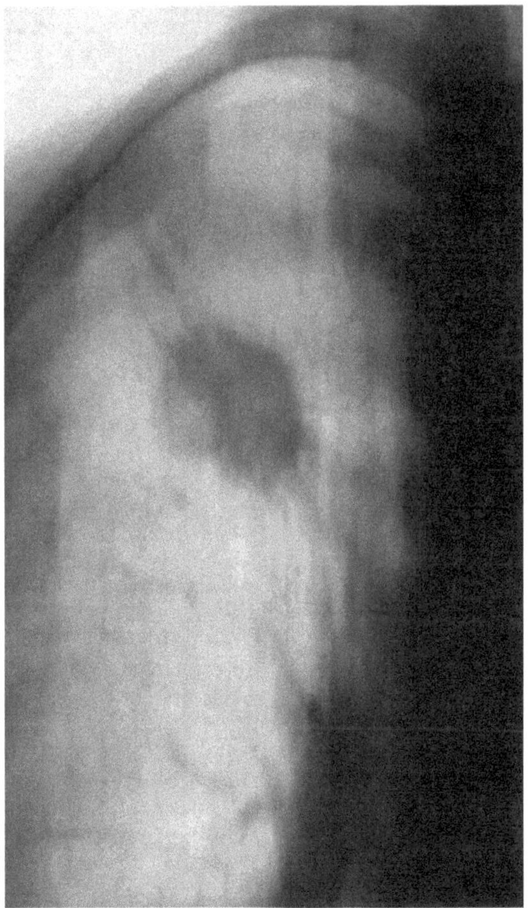

b

Röntgenbefunde

Bild a. *Übersicht*, b. *Schicht rechtes Oberfeld in 9 cm.* Kastaniengroßer, nicht ganz homogener, rundlicher Schatten, der allseits feinstreifig in das umgebende Lungengewebe übergeht. Die etwas wolkige Struktur der Verschattung und die streifige Verbindung zur Umgebung wird auf dem Schichtbild (Bild b) deutlicher. Verdichtung des abführenden Bronchus. Verkalkter linksseitiger Primärkomplex

Bronchoskopie: Soweit einsehbar beidseits unauffälliges Bronchialsystem

Weiterer Verlauf: Da eine Lungenpunktion Gewebe eines malignen Tumors erbrachte, wurde der rechte Oberlappen entfernt, wobei auch die Pleura parietalis mit entfernt werden mußte

Diagnose: *Solitär wachsende, noduläre Form der Lungenadenomatose (durch histologische Untersuchung bestätigt)*

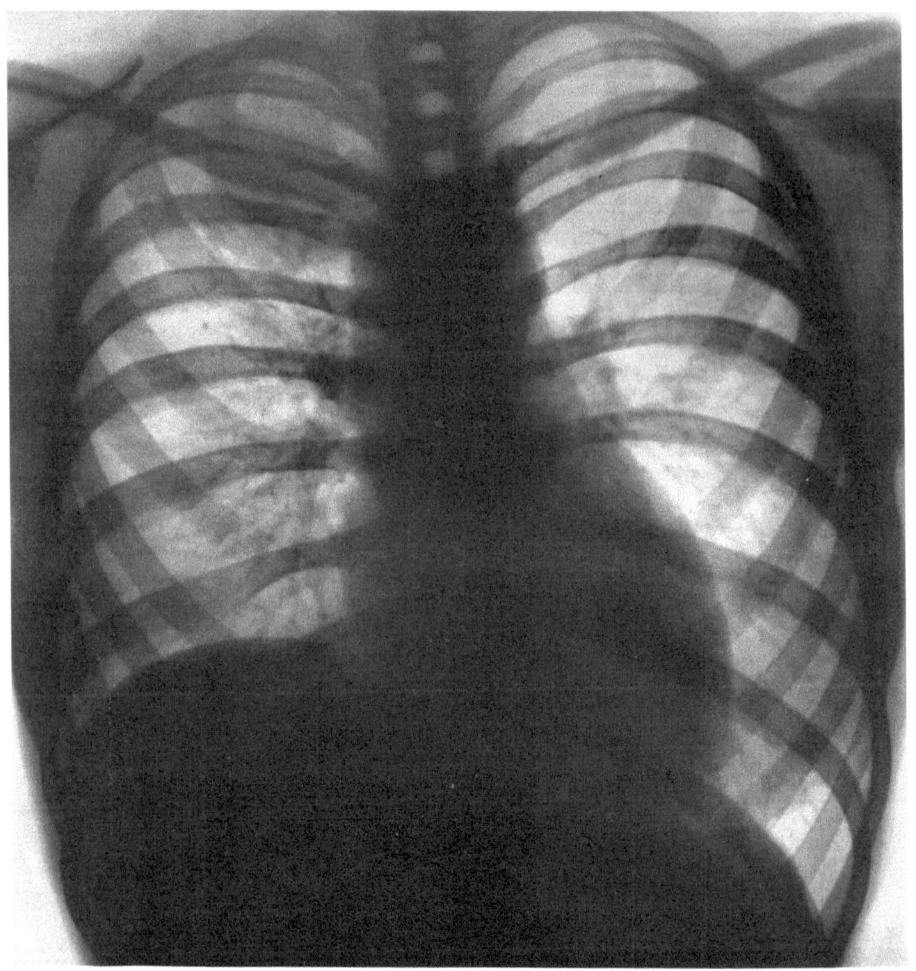
a

Fall 76 · G. K., ♀, 18 Jahre

Vorgeschichte: Vor 7 Monaten trat eine Lymphknotenschwellung rechts supraklavikulär auf, die sich im Lauf der nächsten Monate vergrößerte und druckschmerzhaft wurde. Nach weiteren 3 Monaten Verschlechterung des Allgemeinbefindens, Appetitlosigkeit, Gewichtsabnahme und Nachtschweiße. Kein Fieber, kein Hautjucken. 6 Monate nach Beginn der Erkrankung wurde einer der Lymphknoten exzidiert und die Diagnose gestellt. Daraufhin Überweisung zur ambulanten Behandlung

Befund: Reduzierter Allgemeinzustand. Gewicht 55 kg bei einer Größe von 174 cm. Keine Temperaturen. Faustgroßer, verbackener Lymphknotentumor rechts supraklavikulär. Im Blutbild mäßige Anämie und Leukozytose von 15400 mit Lymphopenie (11 %). Blutsenkung 115/125

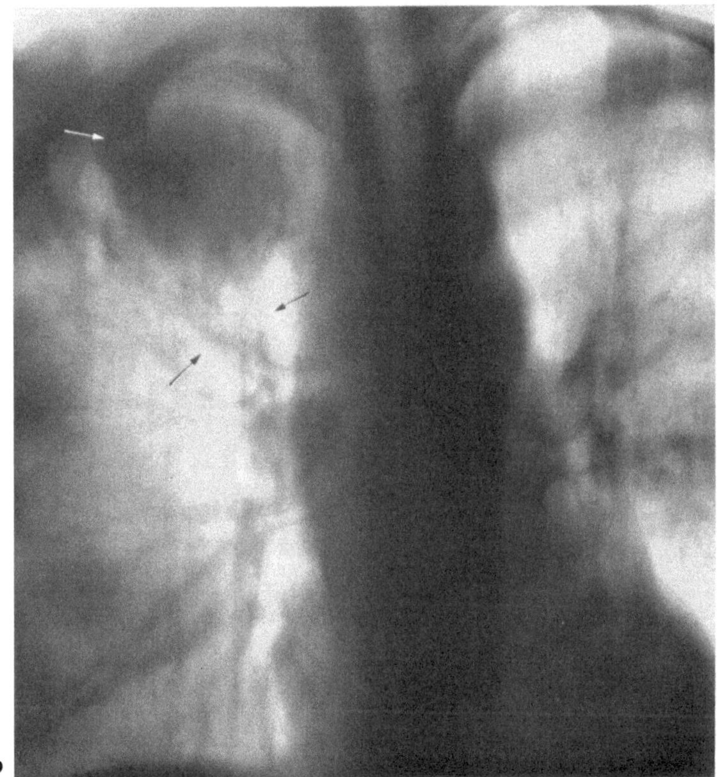
b

Röntgenbefunde

Bild a. *Übersicht.* Beidseitige Verbreiterung des oberen und mittleren Mediastinums, besonders nach rechts mit flach wellenförmiger Begrenzung. Vergrößerte Lymphknotenschatten im rechten Hilus. Vermehrte peribronchiale Streifenzeichnung, die – wie insbesondere die *Schichtung* (Bild b) erkennen läßt – vom rechten Hilus ins rechte Spitzen-Oberfeld zieht (↕). Apfelgroßer homogener Rundherd im rechten Spitzen- und infraklavikulären Oberfeld, der nicht ganz scharf begrenzt ist und in den Randgebieten von deformierten, aber lufthaltigen Bronchien durchzogen wird. Osteolytischer Defekt in der 1. Rippe (↑)

Weiterer Verlauf: Nach Röntgenbestrahlung der supraklavikulären Lymphknoten, des Mediastinums, der Lymphangitis in den Lungen und des Herdes im rechten Lungenoberlappen sowie des Herdes in der 1. rechten Rippe trat eine Remission von 1jähriger Dauer ein. Danach Vergrößerung und ebenfalls Bestrahlung der Lymphknoten in der rechten Achselhöhle, anschließend adjuvante Chemotherapie. Seitdem bei einer Beobachtungszeit von mehr als 5 Jahren rezidivfrei und voll arbeitsfähig mit Normalisierung aller Laborbefunde

Diagnose: *Lymphogranulomatose (durch Probeexzision eines peripheren Lymphknotens gesichert) mit Befall des Mediastinums und der Lunge in Form einer vom Hilus ausgehenden Lymphangitis und eines großen Rundherdes, der auf die erste Rippe übergreift, klinisches Stadium* $II_E B$

Fall 77

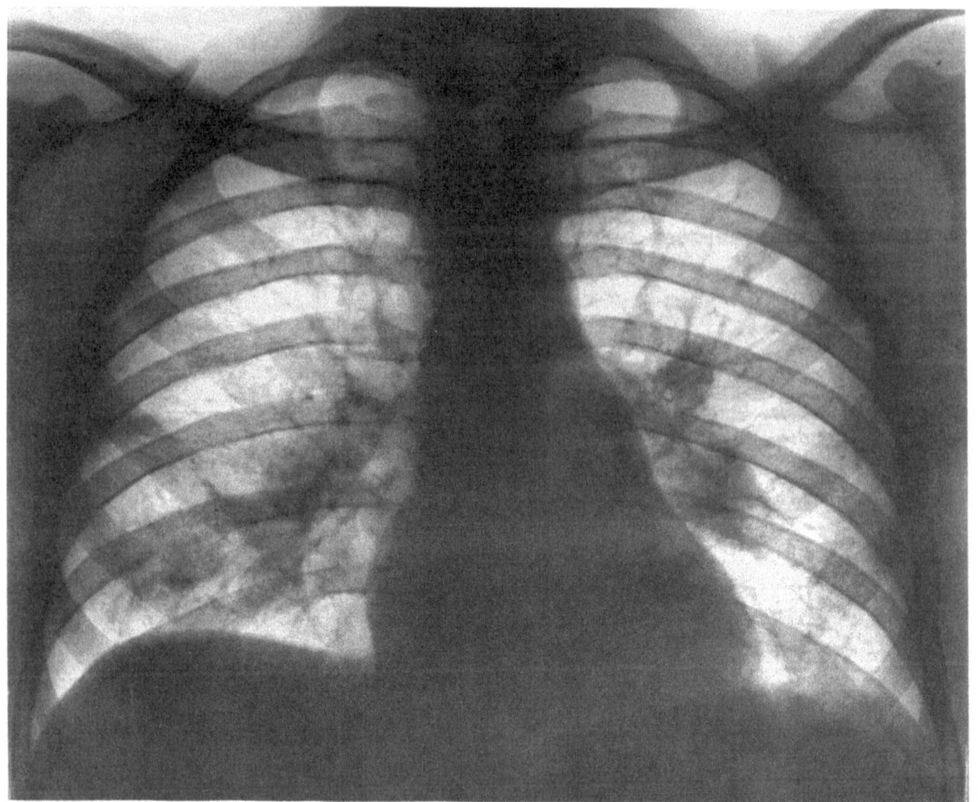
a

Fall 77 · H. D., ♂, 25 Jahre

Vorgeschichte: Vor 7 Monaten nach Besuch einer Badeanstalt atemabhängige Schmerzen im linken Thorax und Husten ohne Auswurf. Am Tag darauf gelblich gefärbte Blase am Skrotum, septische Temperaturen bis 41° C, Diagnose einer hochfieberhaften Pleuropneumonie. Danach Auftreten eines ulzerierenden Abszesses am Skrotum mit Lymphknotenschwellungen in der rechten Leiste. Abheilung dieses Ulkus unter unspezifischer Therapie bei persistierenden septischen Temperaturen, die auf Antibiotika nicht ansprachen

Befund: Reduzierter Kräftezustand, Fieber um 40° C. Mittelblasige Rasselgeräusche über beiden Lungen basal. Tachykardie. Am Skrotum 5 Ulzera mit Hautunterminierung; histologisch unspezifisches Pyoderma gangraenosum. RR 110/70 mm Hg. Venendruck 120 mm H_2O

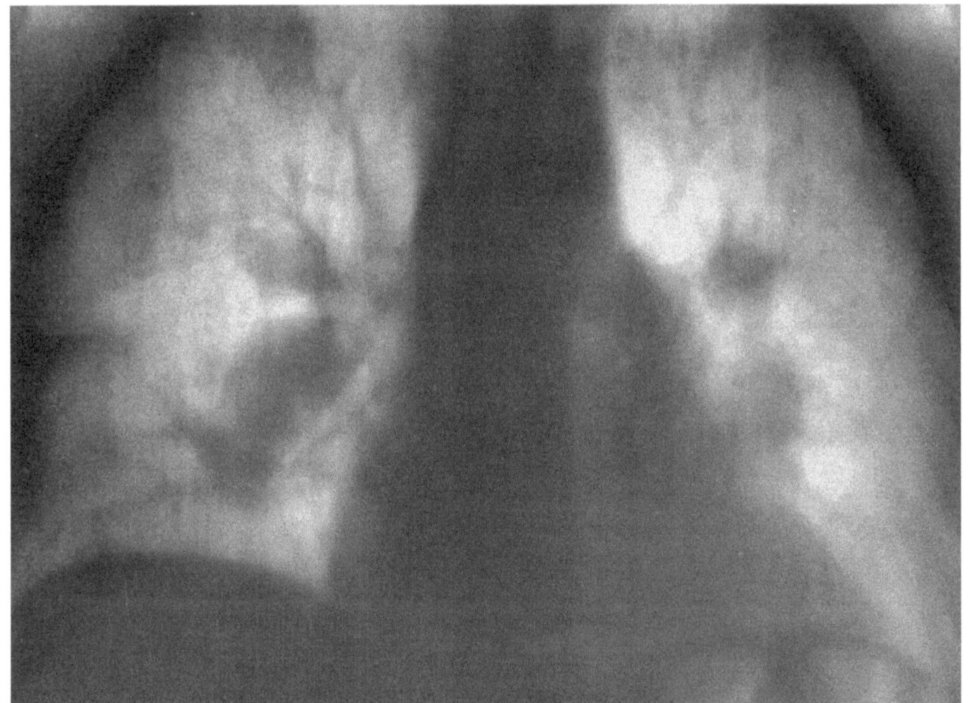

b

Röntgenbefunde

Bild a. *Übersicht*, b. *Tomogramm beider Hili in Schichttiefe 9 cm.* Hilusvergrößerung beidseits, Trübung und Konturunschärfe der linken Zwerchfellkuppe, ovaläre Verschattungen in Projektion auf beide Mittel-Unterfelder. Keine abnormen Pulsationen der Hili und der Rundschatten bei der Durchleuchtung feststellbar

Verlauf: Nach 4 Monaten massive Hämoptyse

Bild c u. d s. S. 150/51

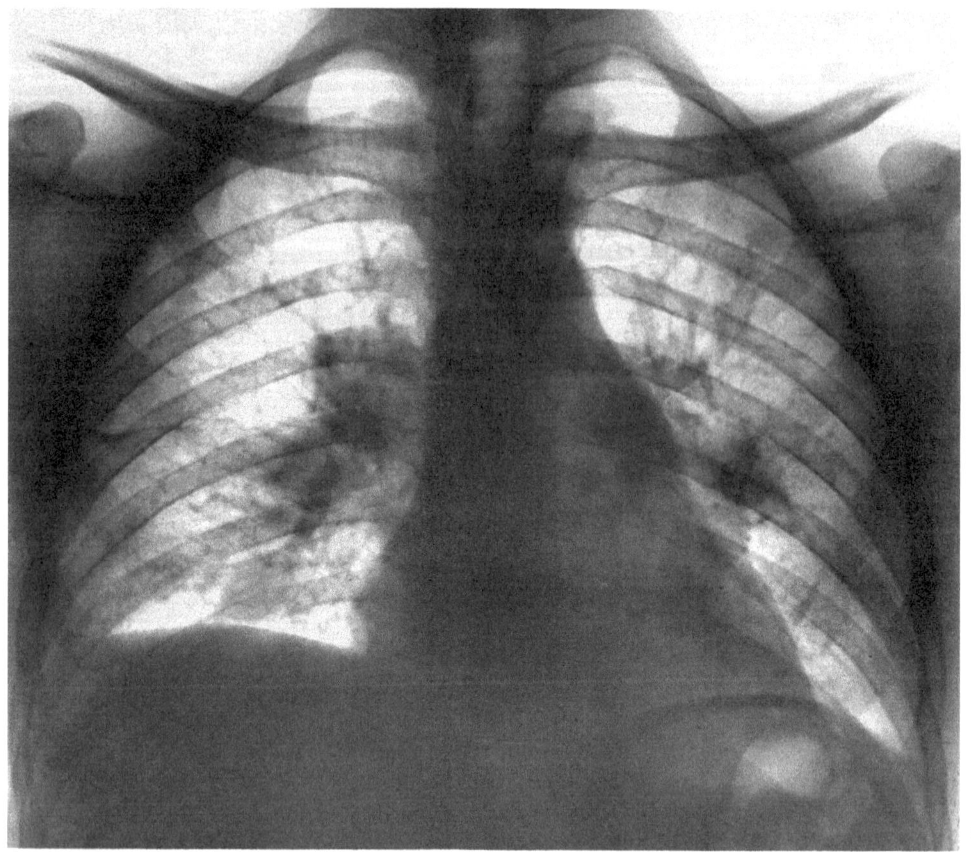

c

Röntgenbefunde (Fortsetzung)

Bild c. *Übersicht.* Dichtezunahme der Verschattungen im rechten Hilus mit glatt begrenzter rundlicher Form und Vergrößerung der ovalen Verschattung im rechten Unterfeld. Abschattung des rechten Sinus phrenicocostalis

Bild d. *Dextrokardiogramm.* Die Verschattungen liegen im Verlauf der kontrastmittelgefüllten, spindelförmig erweiterten Lungenarterien zentral und im Lungenkern

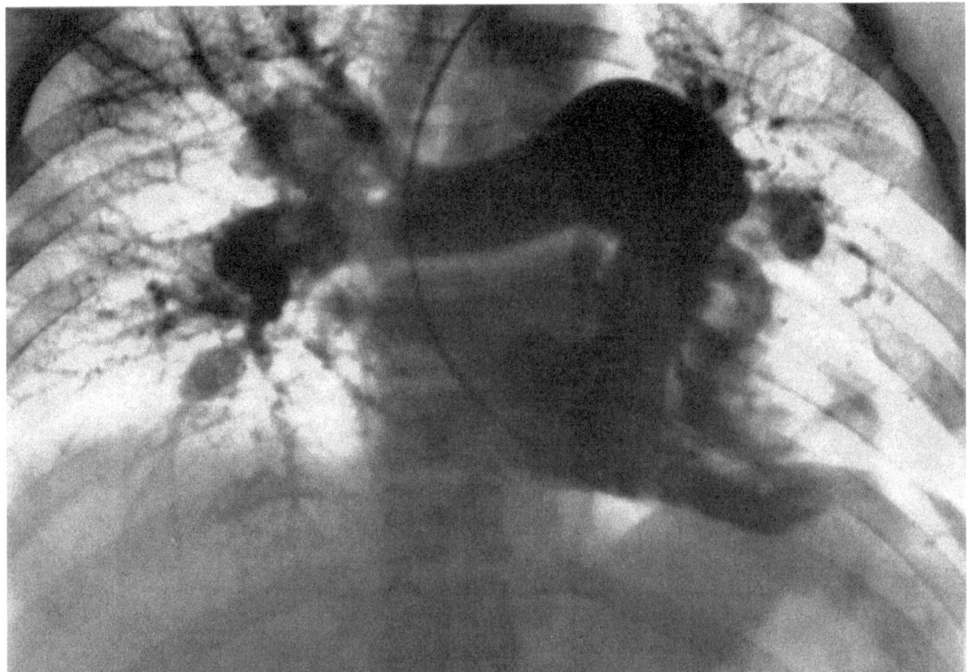

d

Weiterer Verlauf: Rezidivierende Hämoptysen. Entwicklung einer Thrombophlebitis im rechten Ober- und Unterschenkel, später Auftreten von lebensbedrohlichen Lungenembolien, Ausbildung eines Umwegskreislaufs über die vordere Bauchwand. Exitus an den Folgen der Ruptur eines Aneurysmas im rechten Oberlappen

Obduktion: Multiple mykotische Aneurysmen der kleinen und mittleren Pulmonalarterien, multiple Lungenembolien, pelvine Thrombophlebitis und Thrombose der V. cava caudalis

Diagnose: *Multiple mykotische Aneurysmen der Lungenarterien bei rezidivierenden septischen Embolien (Hughes-Stovin-Syndrom)*

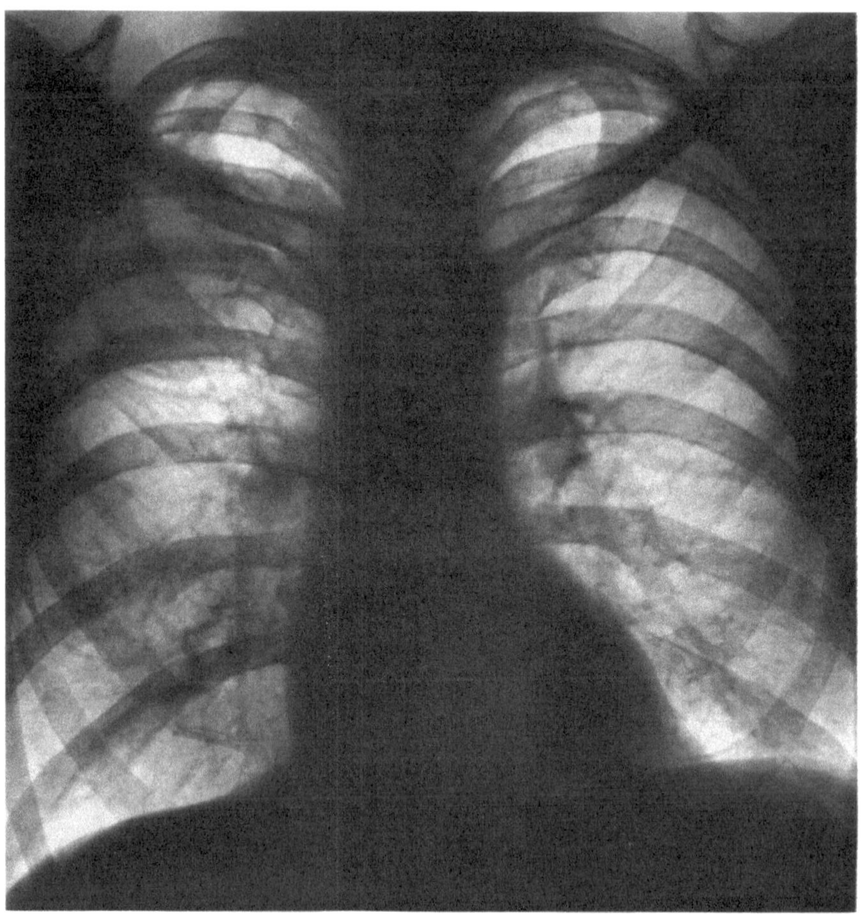
a

Fall 78 · H.H., ♂, 54 Jahre

Vorgeschichte: Die Erkrankung ist seit 6 Jahren bekannt. Seit 5 Jahren besteht Husten mit wenig eitrigem Auswurf. In Intervallen traten Fieberschübe mit Nachtschweiß sowie Hämoptoen auf

Befund: Im Blutbild Leukozytose von 16300 mit unauffälligem Differentialblutbild. Blutsenkung 2/6. Im Sputum kein Nachweis von Pilzen oder von Tuberkulosebakterien

Röntgenbefunde

Bild a. *Übersicht.* Große, homogene, runde Verschattung im rechten Oberfeld, die von einer schmalen Aufhellungszone umgeben ist.

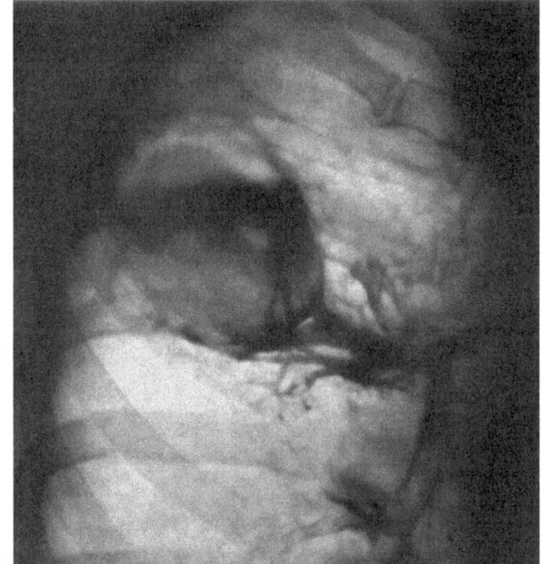

b

Bild b. *Bronchogramm p.a.* Darstellung des schmalen Höhlenraumes um die Verschattung durch Teilfüllung mit Kontrastmittel.

Diagnose: *Aspergillom im rechten Oberlappen (durch Lobektomie bestätigt)*

Fall 79

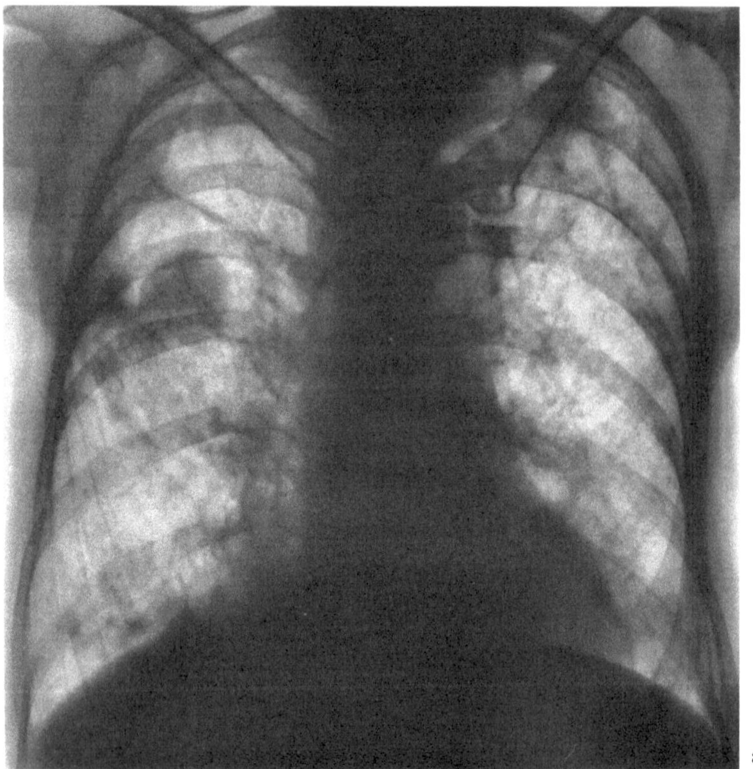
a

Fall 79 · M. M., ♀, 45 Jahre

Vorgeschichte: Patientin ist landwirtschaftliche Arbeiterin (!). Vor 8 Jahren Pneumonie mit Entfieberung auf Penicillin und Sulfonamide. Trotz Fortbestehens einer Brochitis und Kreislaufbeschwerden hat sie weiter in der Landwirtschaft gearbeitet. Die jetzige Erkrankung begann vor 2 Jahren. Bei einer Krankenhausaufnahme fand man damals eine Ringbildung mit umgebenden Infiltrationen im rechten Oberfeld und weiche Herde in den Unterfeldern. Penicillin war auf das Fieber ohne Einfluß, eine Entfieberung trat erst nach 10 g Streptomycin ein. Tuberkulosebakterien wurden aber erst 10 Monate später zum erstenmal nachgewiesen. Trotz laufender antituberkulöser und antimykotischer Behandlung verschlechterte sich der Zustand laufend, und die Patientin verstarb 2 Jahre später

Befund: Schwer beeinträchtigter Allgemeinzustand. Im Sputum reichlich Tuberkulosebakterien, aber keine Pilze. Dagegen ergab eine Punktion der Höhle im rechten Oberfeld Aspergillus, aber keine Tuberkulosebakterien

Röntgenbefunde

Bild a. *Übersicht.* Rundschatten auf der Grenze vom rechten Oberfeld zum Mittelfeld, der, wie besonders die *Schichtaufnahme* (Bild b) in 13,5 cm zeigt, völlig homogen und glatt begrenzt ist und von einem breiten, glatt begrenzten Hohlraum umgeben ist. Beide Lungen sind erfüllt von relativ dichtstehenden, z.T. konfluierenden Fleckschatten

Diagnose: *Aspergillom im rechten Oberfeld, kavernöse Lungentuberkulose [durch Obduktion gesichert (*Bild c. *Sektionspräparat)]. Es ist zu diskutieren, ob nach der Pneumonie vor 8 Jahren eine Höhenbildung bestehen blieb, in der sich der Aspergillus ansiedelte, während die Tuberkulose erst später hinzukam*

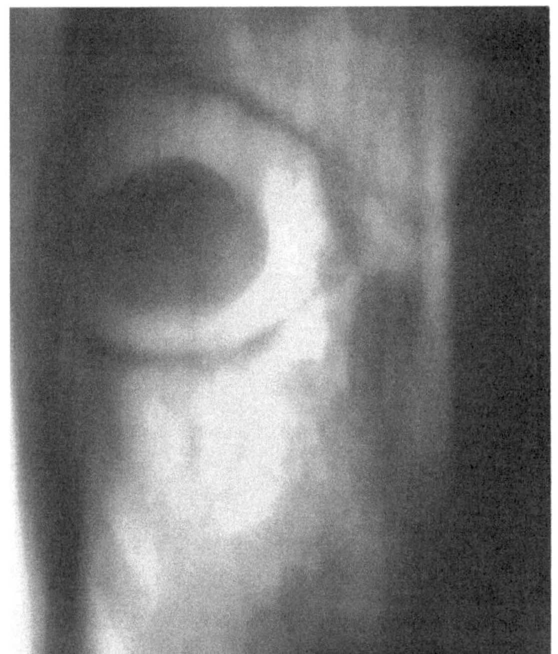
b

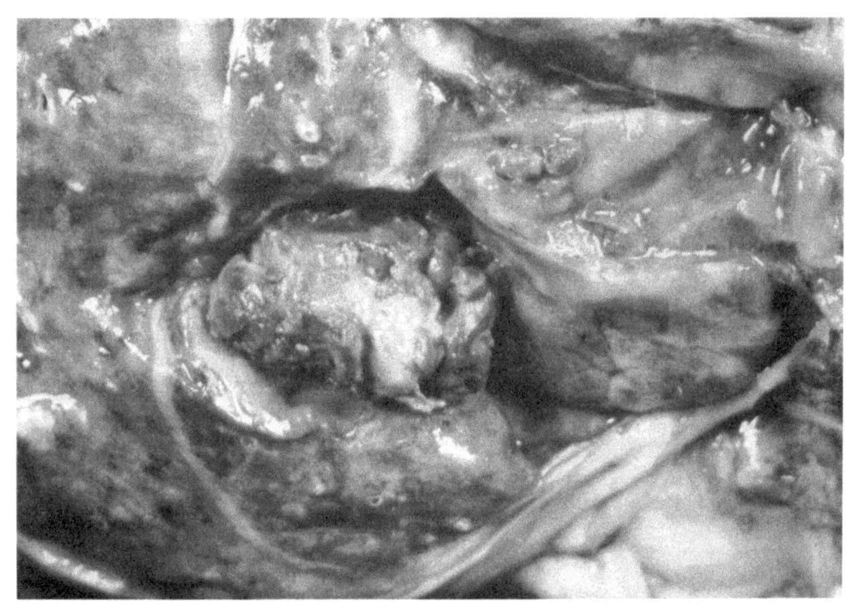
c

Fall 80

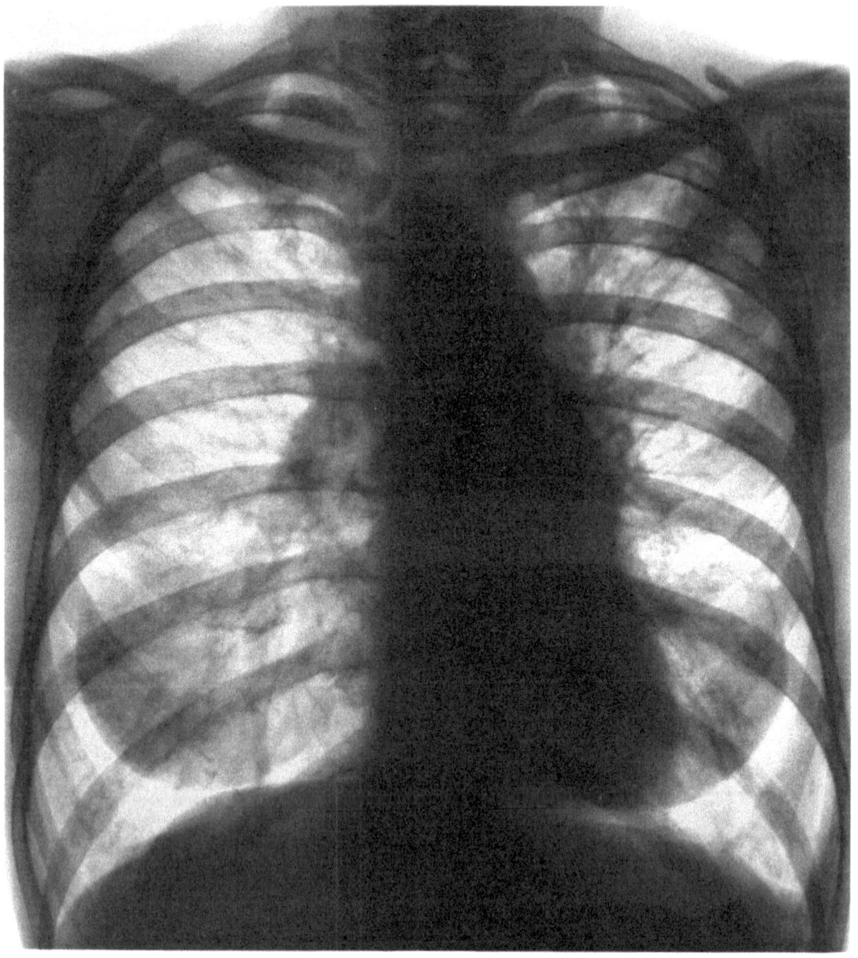

a

Fall 80 · M. I., ♀, 53 Jahre

Vorgeschichte: Jahrelange Beschäftigung in einer Hühnerfarm. Anschließend asthmatische Beschwerden, die als Emphysembronchitis gedeutet wurden. In den letzten Jahren in zunehmendem Maße graugelbliches, klumpiges Sputum mit Blutbeimengungen

Befund: Im Sputum wurden Tuberkulosebakterien nie nachgewiesen, auch nicht in der Kultur oder im Tierversuch. Dagegen fand man im Sputum und im Zystenpunktat Reinkulturen von Aspergillus fumigatus

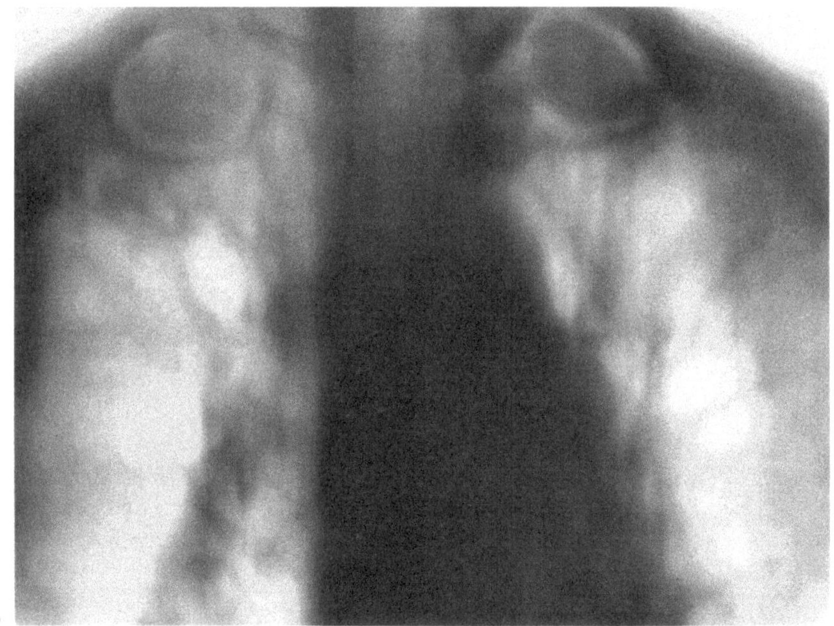

b

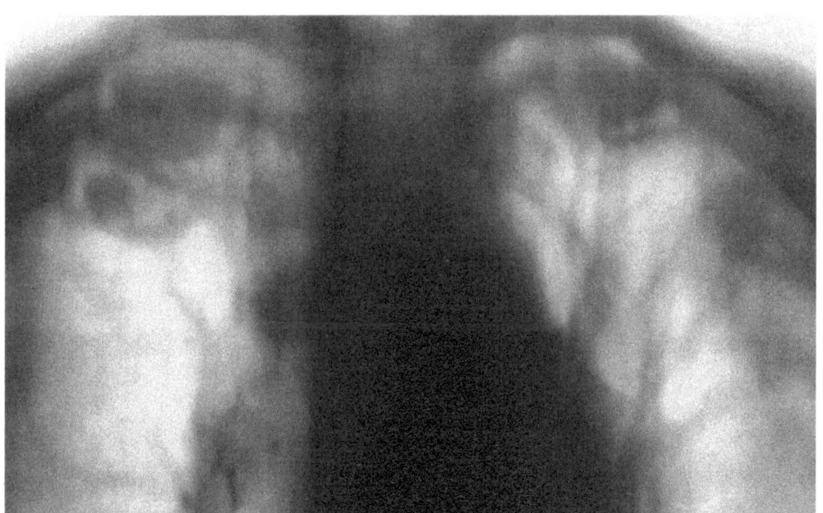

c

Röntgenbefunde

Bild a. *Übersicht*. In beiden Spitzen und links infraklavikulär homogene rundliche Verschattungen, die mit Ausnahme eines Herdes links infraklavikulär, auf den *Schichtaufnahmen* (Bild b u. c) von einem Aufhellungssaum umgeben sind. Ältere streifige und fleckförmige Verschattungen in den Oberfeldern beidseits. Raffung des linken Hilus. Verkleinerung des linken Lungensitus. Verschwielung des linken Mediastinums und der linken Zwerchfellhälfte

Diagnose: *Aspergillome in beiden Lungenspitzen (durch Pilznachweis gesichert)*

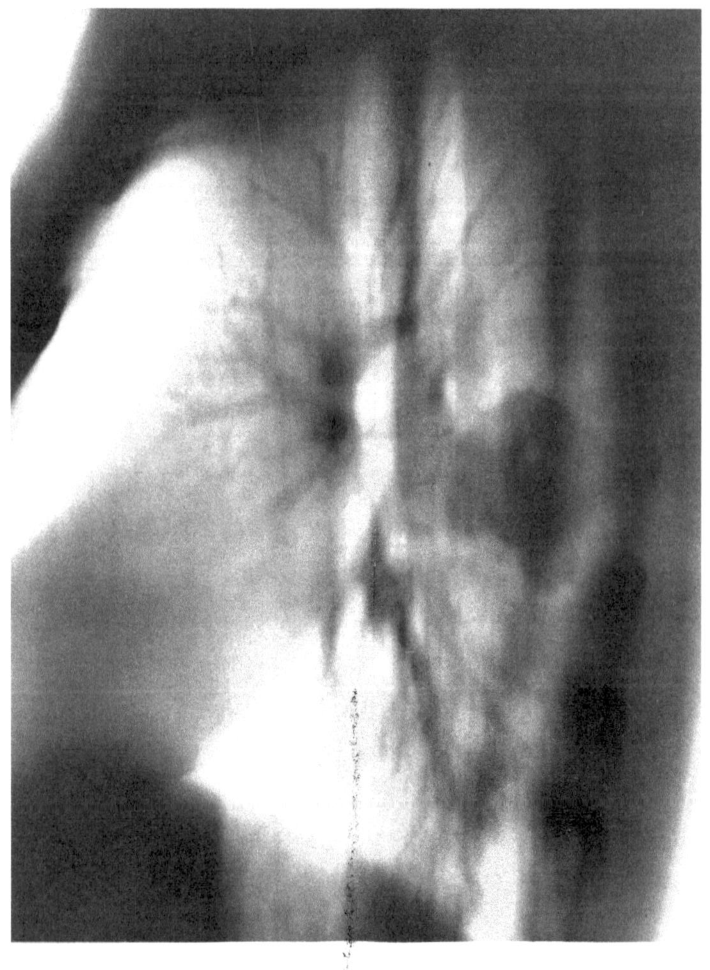

a

Fall 81 · K. B., ♀, 26 Jahre

Vorgeschichte: Vor einem Jahr wurde zufällig eine rundliche Verschattung im linken paramediastinalen Oberfeld festgestellt. Behandlung über 1 Jahr als Lungentuberkulose ohne Änderung des Befundes

Röntgenbefunde

Bild a. *Seitliches Tomogramm des linken Mittel-Unterfeldes parahilär.* Rundliche Verschattung im linken apikalen Unterlappensegment (S 6)

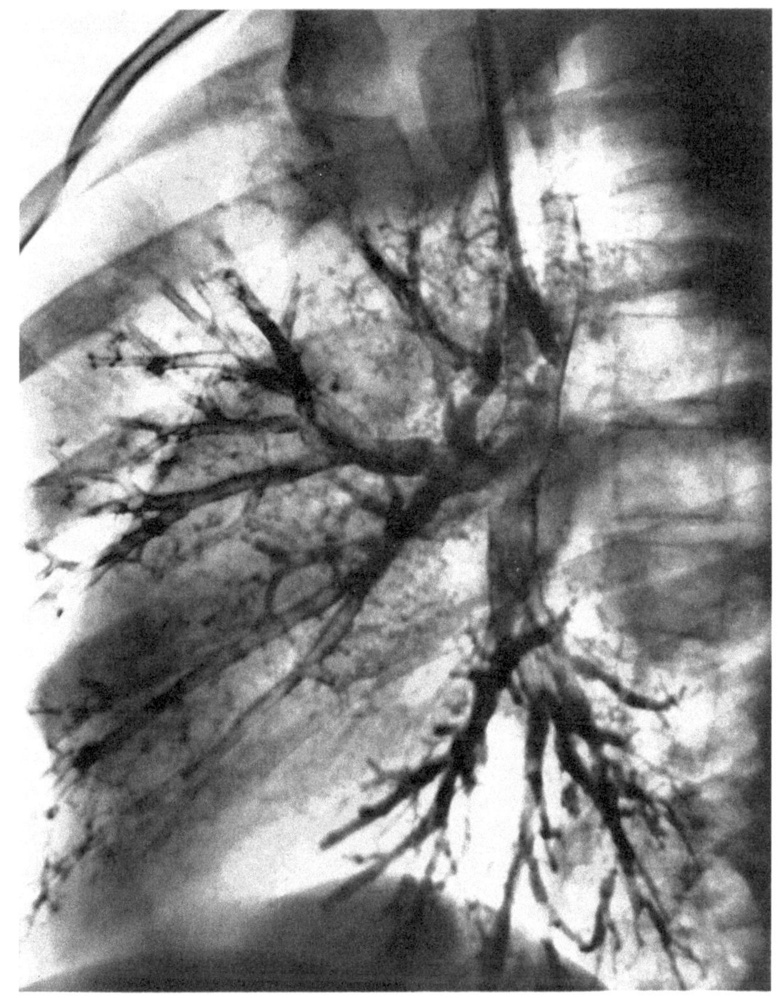

b

Bild b. *Bronchogramm des linken Bronchialbaumes.* Fehlende Kontrastmittelfüllung des apikalen Unterlappensegmentbronchus (B 6)

Bronchoskopie: Hautschuppen vor dem 6. Segmentostium. Nach Absaugen wird eine längs gestellte Knopflochstenose wahrscheinlich durch Kompression sichtbar. Probeexzision aus dem 6. Segment: Epidermisformationen mit Hautanhangsgebilden in Form von Kalkdrüsen und Haarfollikeln

Verlauf: Resektion des apikalen Unterlappensegmentes

Diagnose: *Dermoidzyste. Begleitende Retentionspneumonie durch Bronchuskompression (bioptisch gesichert)*

Fall 82

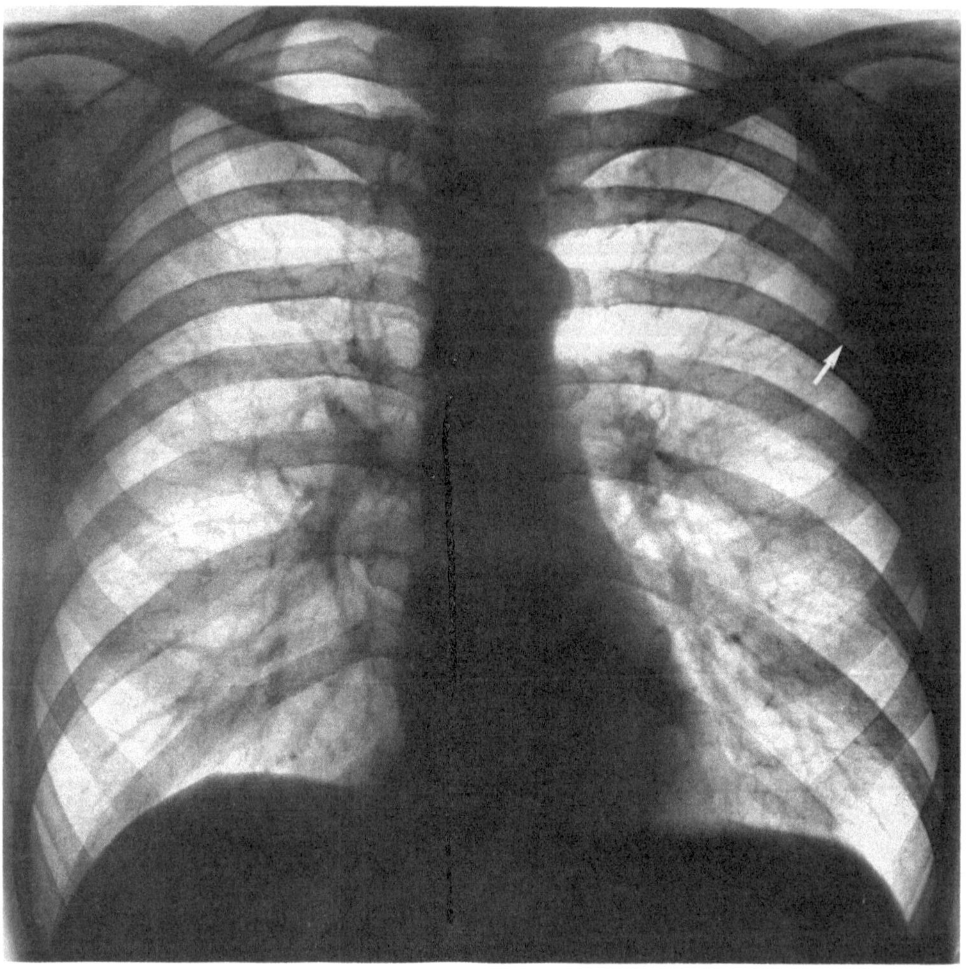

a

Fall 82 · M. G., ♂, 35 Jahre

Vorgeschichte: Bisher keine Lungenkrankheiten. Keine Beschwerden. Routineuntersuchung nach mehrjährigem Aufenthalt in Brasilien

Befund: Klinisch unauffällig

Laborbefunde: Normal, Tuberkulinprobe bei 1:100 positiv

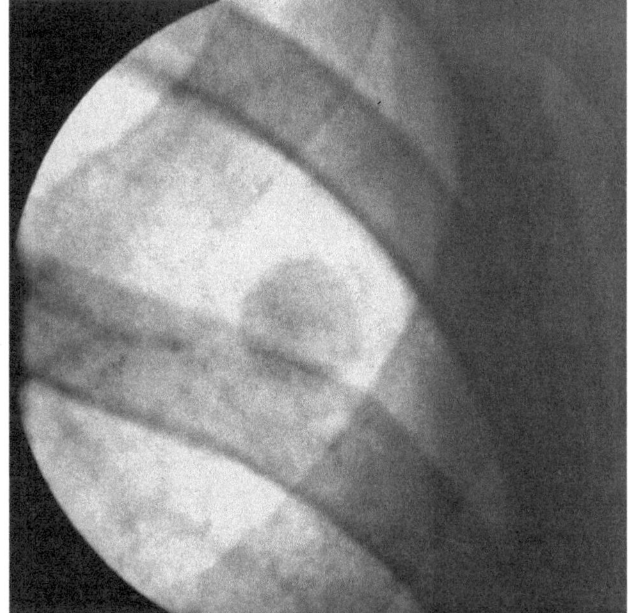

b

Röntgenbefunde

Bild a. *Übersicht*, b. *Zielaufnahme des linken Spitzen-Oberfeldes.* Haselnußkerngroßer homogener Rundschatten (↑) im linken Mittel-Oberfeld in Projektion auf die 3. Rippe (nach einer Tomographie liegt der Herd etwa in 11 cm Tiefe im anterioren Oberlappensegment)

Verlauf: Durch histologische Untersuchung nach Thorakotomie wurde eine Infektion mit Cryptococcus neoformans nachgewiesen. Nach Resektion und antibiotischer Nachbehandlung wurde kein Rezidiv beobachtet

Diagnose: *Granulomatöser Rundherd auf dem Boden einer Infektion mit Cryptococcus neoformans*

Fall 83

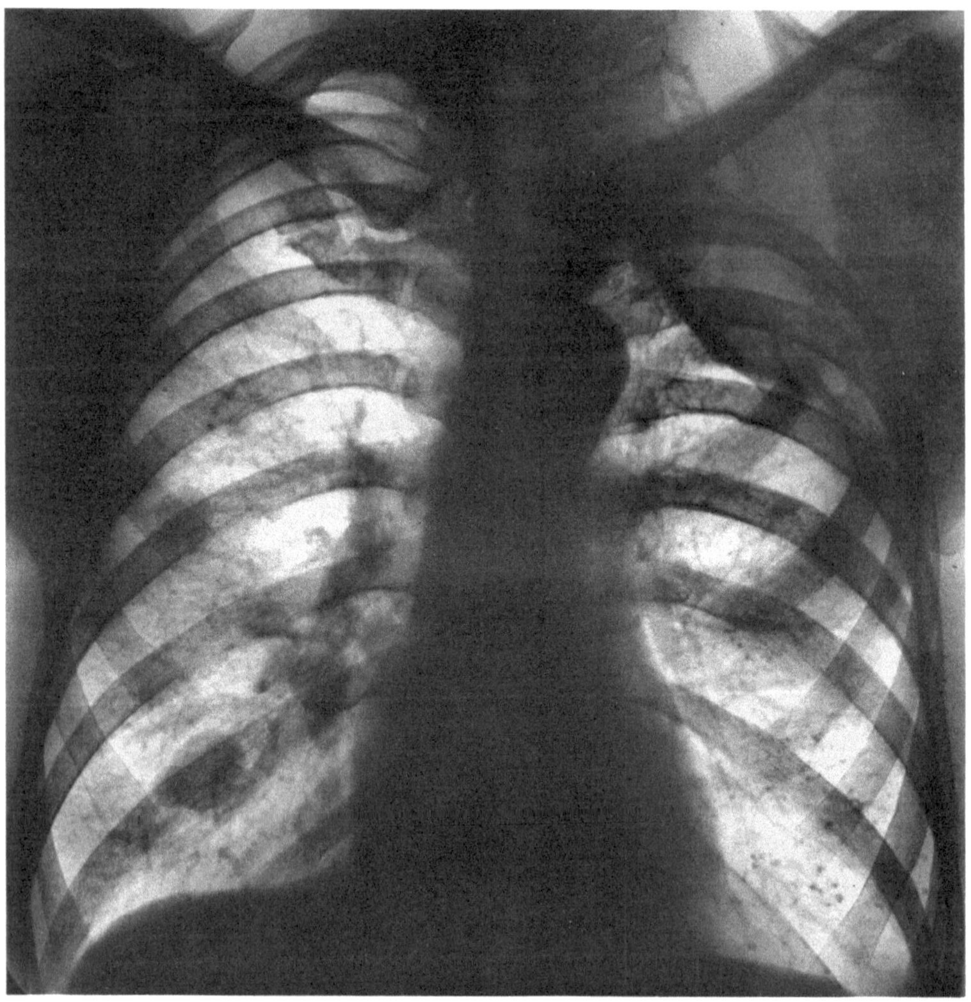

Fall 83 · G. H., ♂, 47 Jahre

Vorgeschichte: Vor 21 Jahren Feststellung einer Tuberkulose, 3 Jahre später mit einer Thorakoplastik der linken Lungenspitze und einer Ölpneumolyse behandelt. Vor 4 Jahren erstmals Rundherd im Untergeschoß rechts festgestellt, später weitere Rundherde vorwiegend in der rechten Lunge. Progrediente Gewichtsabnahme und Muskelschmerzen

Röntgenbefund

Übersicht. Mehrere glatt begrenzte Rundschatten von Erbsen- bis Walnußgröße im rechten Mittel-Unterfeld. Thorakoplastik und Ölplombe im linken Oberfeld. Kalkdichte Fleckschatten im linken Mittel-Unterfeld

Weitere Befunde: Ulcus ventriculi, Hyperkalzämie, renale Glykosurie. Liquor-Gesamteiweißvermehrung bei normalem Zellgehalt

Verlauf: 3 Jahre später Entfernung eines mandarinengroßen Nebenschilddrüsenadenoms links retroklavikulär. Durch **perthorakale Lungenpunktion** Tumornachweis, der histologisch einem Hauptzelladenom ohne Zell- oder Kernpolymorphie bzw. dem nachgewiesenen Nebenschilddrüsenadenom entsprach. Nach 5 Jahren Exitus an Niereninsuffizienz und Leberkoma

Diagnose: *Metastasierendes Nebenschilddrüsenadenom; stationäre Lungentuberkulose*

IV. Streifig-retikuläre Lungenverschattungen

Eine große Zahl von Lungenerkrankungen betrifft die Strukturen im interstitiellen Raum der Lungen. Dabei können die Veränderungen vom eigentlichen *interstitiellen Bindegewebe*, von den *Blutgefäßen*, den *Lymphgefäßen* oder den *Bronchien* im Interstitium ausgehen. Ursächlich kommen in Anlehnung an das Schema von Uehlinger und Schoch (1957a) in Frage: *physikalische* oder *chemische* Einwirkungen, *entzündliche* oder *dystrophische* Prozesse, *tumoröse* Erkrankungen, seltener *angeborene* Erkrankungen. Bei unterschiedlicher Ätiologie und anatomischer Pathologie führen die Erkrankungen des Interstitiums zu einer gemeinsamen Pathophysiologie, nämlich zu einer Beeinträchtigung der Gasdiffusion zwischen Alveolen und Lungenkapillaren in Form des alveolär-kapillären Blockes als wesentlichem Symptom, und können schon recht frühzeitig durch eine Einengung der Lungenstrombahn eine Drucksteigerung im kleinen Kreislauf mit Ausbildung eines Cor pulmonale bewirken. Uehlinger und Schoch (1957a) stellen eine allen Lungengerüsterkrankungen gemeinsame Sequenz klinischer Symptome auf, die individuell verschieden rasch abläuft: Atemnot bei Belastung – Atemnot bei normaler Tätigkeit – Atemnot in Ruhe – Rechtsinsuffizienz des Herzens.

Das Röntgenbild von interstitiellen Erkrankungen ist charakterisiert durch eine unterschiedlich starke *Vermehrung der Netzzeichnung* des Lungengerüstes bis zu einem groben Maschenwerk. Dies trifft vor allem für die Erkrankungen des interstitiellen Bindegewebes zu, während bei den Erkrankungen, die von den Lymph- oder Blutgefäßen oder den Bronchien ausgehen, mehr *streifige Lungenverschattungen* die retikuläre Zeichnung überwiegen und eine Ausrichtung der Streifenschatten zum Hilus hin festzustellen ist. Im Gegensatz zu primär intraalveolären Veränderungen sind bei den Erkrankungen des Lungengerüstes große Flächenschatten und der rasche Wandel von Schattengröße und Lokalisation nicht zu beobachten. Eine Ausnahme hiervon machen die Lungenveränderungen bei der rheumatischen Pneumonitis oder dem Lupus erythematodes disseminatus. Einschmelzungen sind selten.

Der den meisten interstitiellen Lungenprozessen gemeinsame Ablauf der pathologisch-anatomischen Veränderungen mit nur unvollständiger Exsudatresorption und Umwandlung des Exsudates in ein fibröses Narbengewebe läßt sich auch aus dem Röntgenbild ablesen. Solange der entzündlich-exsudative Prozeß im Vordergrund steht, sind die Veränderungen im Röntgenbild unscharf gezeichnet, und oft entsteht das Bild einer schleierartigen Trübung der Lungenfelder (z.B. Fall 88). Mit zunehmender Vernarbung wird die Zeichnung der Veränderungen jedoch schärfer, wobei der vielfache Spätumbau der Vernarbung eine Ausweitung der Netzmaschen bzw. eine Umbildung in eine Wabenlunge bewirkt (Uehlinger u. Schoch, 1957a). Deren Einfluß auf das Bronchialsystem kann zu Bronchialerweiterungen oder auch Einengungen führen, wie in zwei Fällen mit Morbus Boeck gezeigt wird (Fall 125 u. 126). Dabei kann das Röntgenbild durch zusätzliche sekundäre, u. U. reversible Atelektasen verändert werden (Fall 125).

Der sehr gleichartige Ablauf der pathologisch-anatomischen Prozesse, vor allem der das Bindegewebe betreffenden Erkrankungen, der oft dadurch zu sehr gleichartigen Röntgenbildern der Lungen führt, ist der Grund für eine Einschränkung des differentialdiagnostischen Aussagewertes der Röntgenuntersuchung bei solchen Erkrankungen. Die faßbaren Veränderungen im Röntgenbild bedürfen gerade hier der Ergänzung durch alle klinischen und Laboratoriumsbefunde (Bartels et al., 1959; Comroe et al., 1959), eine endgültige Diagnosestellung ist oft erst durch

eine Lungen- oder Bronchusbiopsie möglich (Schiessle u. Germeshausen, 1962).
Im folgenden soll aber doch auf einige wichtige Befunde bei verschiedenen Erkrankungen hingewiesen werden, die zur differentialdiagnostischen Beurteilung beitragen können.
Als eine Erkrankung des Interstitiums aus *physikalischen* Ursachen ist die sog. **Strahlenpneumonitis** nach Anwendung von Röntgen- oder γ-Strahlen zu nennen. Der Ablauf der Strahlenreaktion des Lungengewebes kann in eine Haupt- und Regenerationsphase unterschieden werden. Die Hauptphase oder Frühreaktion tritt nach einer kurzen Initialphase, die nur wenige Stunden nach der Bestrahlung beginnt, und nach einer anschließenden 2–4wöchigen Latenzzeit auf und erreicht ihr Maximum nach 1–2 Monaten.
Sie ist gekennzeichnet durch das histologische Bild einer Bestrahlungspneumonie mit einer zellulär-serofibrinösen Exsudation in die Alveolen und in das peribronchiale und perivaskuläre Stroma, wodurch es im Röntgenbild zu einer unterschiedlich starken schleierartigen Trübung mit verstärkter Streifenzeichnung kommt (Fall 84).
Von einem Tumorrezidiv mit Lymphangiosis carcinomatosa im Anschluß an eine Strahlenbehandlung unterscheidet sich die Strahlenreaktion durch folgende Merkmale:
- Die Strahlenreaktion folgt der Bestrahlung in einem festen und bekannten Intervall, während ein Tumorrezidiv i. allg., besonders nach einer hohen Strahlendosis, erst nach diesem Intervall auftritt.
- Die exsudative Hauptphase der Strahlenreaktion bildet sich im Laufe von 4–5 Monaten teilweise wieder zurück, während ein Rezidiv zunehmend größer wird.
- Die Strahlenreaktion ist unmittelbar auf das bestrahlte Lungengewebe begrenzt.

Mit der Rückbildung der exsudativen Prozesse tritt die Strahlenreaktion in die Regenerationsphase. Es kommt zur Bindegewebsneubildung im Lungengerüst, zur eigentlichen Strahlenfibrose (Fall 18, 84, 97). Diese reicht je nach dem Ausmaß der Strahlenschädigung von den leichtesten, kaum erkennbaren zarten Fibrosen (Fall 84) bis zu den schwersten bindegewebigen Indurationen mit völliger Verödung des Lungenparenchyms. Ein solches Endstadium stellt Fall 18 dar, bei dem die Induration durch Schrumpfung zu erheblichen Bronchiektasen geführt hat. Wie Lüthi (1961) an einem Fall demonstriert hat, ist allerdings bei der Beurteilung fibröser Verschattungen nach Bestrahlung z. B. einer Lymphogranulomatose auch daran zu denken, daß diese nicht immer nur Folge der Bestrahlung sein müssen, sondern auch einmal den Vernarbungszustand der Grundkrankheit darstellen können.
Eine durch *Chemikalien* hervorgerufene **Lungenfibrose** wurde nach Bronchographiekontrastmitteln (Lipiodol, Joduron B) beobachtet (Uehlinger u. Schoch, 1957a).
Erkrankungen, die zu *entzündlichen* oder *dystrophischen* Veränderungen besonders am Bindegewebe des Interstitiums führen, können unterteilt werden in solche, die nur die Lunge betreffen [interstitielle plasmazelluläre Pneumonie; diffuse progrediente interstitielle Lungenfibrose (Hamman-Rich); muskuläre Lungenzirrhose], und in Allgemeinerkrankungen, die mit einem Lungenbefall einhergehen (Kollagenkrankheiten; histiozytäre Retikulosen).
Die **interstitielle plasmazelluläre Pneumonie** ist eine Erkrankung vorwiegend des Kleinkindes und oft endemisch in Kinderheimen oder Kliniken. Im histologischen Bild findet sich nach Hamperl (1960) eine sehr dichtzellige Infiltration des Lungengerüstes und der Alveolarsepten, die neben einzelnen Leukozyten, Lymphozyten und Monozyten fast ausschließlich aus Plasmazellen besteht. Die Alveolen sind von einer schaumigen PAS-positiven Masse ausgefüllt, die aus einem Agglomerat von Parasiten besteht. Bakteriologisch handelt es sich dabei um Pneumocystis carinii (pneumoniae). Vor allem dystrophische Kinder sind durch die Infektion gefährdet. Bei älteren Kindern oder Erwachsenen sieht man eine plasmazelluläre Pneumonie gelegentlich nach hochdosierter Cortisonbehandlung oder als Komplikation bei schweren konsumierenden Krankheiten (Lymphogranulomatose, Leukämie) und nach kombinierter Strahlen- und Chemotherapie bei der akuten Leukämie des Kindes. Es handelt sich um ein schweres, prognostisch ernstes Leiden, dessen klinisches Bild von einer hochgradigen Tachypnoe, inspiratorischer Atemnot mit Flankeneinziehung und Zyanose beherrscht wird. Der Auskultations- und Perkussionsbefund ist oft unauffällig und die Temperatur meist nur wenig erhöht. Typisch ist im Röntgenbild eine meist einseitige Lokalisation, eine milchglasartige Trübung mit allmählicher Auflockerung

in konfluierende Fleckschatten oder eine retikulär-noduläre Lungenzeichnung (Fall 92–94). Die Diagnose kann serologisch durch die Komplementbindungsreaktion gesichert werden (Vivell et al., 1956; Fall 93).

Bei der **diffusen progredienten interstitiellen Fibrose,** dem sog. **Hamman-Rich**-Syndrom, handelt es sich um eine meist chronisch, manchmal auch akut verlaufende interstitielle Entzündung des Lungengerüstes, die in eine diffuse Sklerosierung übergehen kann (Näheres s. bei Brednow, 1961; Grosse-Brockhoff, 1961; Hämmerli, 1955; Hennemann u. Hofmann, 1960; Kramer u. Siede, 1962; Scadding, 1960; Uehlinger u. Schoch, 1957a; Musshoff u. Weinreich, 1961).

Die Ätiologie der Erkrankung erscheint weitgehend unklar, andere Autoren (Stack et al., 1965) vermuten eine Störung im Immunmechanismus. Das Röntgenbild wird i. allg. durch die interstitiellen entzündlichen oder narbigen Veränderungen, die sich in unterschiedlichem Grad vorwiegend in den Mittel- und Unterfeldern symmetrisch anordnen, gekennzeichnet (Fall 95, 99, 127). Die Hiluslymphknoten können sekundär mitbefallen und vergrößert sein (Fall 99, 107, 108, 127). Gelegentlich kommen kleinere Ergußansammlungen, öfters ausgedehnte Pleuraadhäsionen vor (Fall 99, 108, 118, 127). In den Anfangsstadien finden sich entsprechend dem vorwiegend exsudativen Charakter der Veränderungen mehr streifig-konfluierende und unscharf gezeichnete Verschattungen (Fall 95, 99). In der Vernarbungsphase hellen sich die Lungenfelder, wenn die exsudativen Vorgänge in den Hintergrund treten, unter Ausbildung eines mehr oder weniger ausgeprägten Maschennetzes auf, dessen Bildcharakter mehr streifig-retikulär, scharf gezeichnet und hart wird (Fall 107, 108, 127). In solchen Endstadien ist das Bild oft mit der kongenitalen oder entzündlichen Wabenlunge identisch. Andererseits kann aber auch das Röntgenbild durch Sekundärveränderungen der Fibrose in Form von Bronchiektasen, chronische Bronchitis und indurativen herdförmigen Lungenveränderungen überlagert werden (Fall 118).

Differentialdiagnostisch sind die fortgeschrittenen Stadien der interstitiellen Lungenfibrose vor allem vom Stadium III des **Morbus Boeck** oder von Lungenfibrosen bei **progressiver Sklerodermie** abzugrenzen. Hilfreich ist für die Diagnose des Morbus Boeck die Verlaufsbeobachtung mit dem typischen Stadienablauf, außerdem findet man selbst im Stadium III noch die Residuen der Hiluslymphknotenveränderungen. Zur Differenzierung kann außerdem die Bronchusbiopsie beitragen. Bei der progressiven Sklerodermie werden die extrapulmonalen Veränderungen die richtige Diagnose erlauben. Weitere Erkrankungen, die differentialdiagnostisch erwogen werden müssen, sind nach Grosse-Brockhoff (1961) eine **Lymphangitis carcinomatosa,** eine **Bronchiolitis obliterans, Pilzerkrankungen, Viruspneumonien** und torpide verlaufende **Tuberkulosen** (chronische Miliartuberkulose mit retikulärer Vernarbung), andererseits können aber auch weitere Erkrankungen unterschiedlichster Ätiologie und oft mit extrapulmonaler Ausbreitung differentialdiagnostisch herangezogen werden.

Unter diesem Aspekt sei eine fortgeschrittene pulmonale **Histoplasmose,** eine Mykose, die bei Kindern häufig zu Hepatosplenomegalie und Anämie, bei Erwachsenen neben dem Lungenbefall zu Ulzerationen in der Ohren- und Nasengegend, zum Befall des Knochenmarks, der Milz, des ZNS und des Herzens führen kann, als Beispiel angeführt. Die Histoplasmose, zu deren Infektion es durch Einatmen von sporenhaltigem Staub kommt, ist eine besonders in Nordamerika, Afrika und Südamerika verbreitete Granulomatose mit unterschiedlichsten Verlaufsformen, die im Einzelfall im Röntgenbild oft nicht von denen einer Tuberkulose zu trennen sind (Loosli, 1955; Silverman et al., 1955; Vanbreuseghem, 1958; Fall 110).

Zu Erkrankungen mit einer formal ähnlichen streifig-retikulären Lungenzeichnung, die pathogenetisch jedoch völlig andersartig und ätiologisch im Grund ungeklärt sind, zählen Krankheitsbilder der pädiatrischen Röntgendiagnostik, die hier lediglich gestreift werden sollen.

Begünstigt durch eine Lungenunreife kommt bis zu 1% bei Frühgeborenen, die unter 1500 Gramm wiegen, das sog. **Mikity-Wilson-Syndrom** (1960; Synonyme: fehlerhafte Lungenreifung, neue Form der Lungenfibrose bei Frühgeburten nach Kaufmann, 1962) vor, das wir zunächst erwähnen möchten. Der Beginn dieser Erkrankung kann im Alter von wenigen Tagen bis 3 Monaten nach der Geburt liegen, klinisch ist sie zunächst durch eine Tachypnoe, eine zunehmende aber auch wechselhafte Zyanose und Dyspnoe ohne Fieber bei allgemein schlechtem Gedeihen gekennzeichnet. In etwa 25% der Fälle endet die Erkrankung unter dem Bild der kardiorespiratorischen Insuffizienz tödlich. Bei den Überlebenden kann sie nach einer weiteren Krankheitsdauer bis zu 2 Jahren in Heilung übergehen, wodurch sie sich von den sog. Fibrosen der Lunge wesentlich unterscheidet. Der relativ typische Verlauf der Röntgenbefunde zeigt zu Beginn der Erkrankung, entsprechend dem pathologisch-anatomischen Bild der Verbreiterung von Alveolarsepten durch eine monozytäre Infiltration, eine fein- bis mittelgrobmaschige retikuläre Verschattung in beiden Lungen, die im weiteren Verlauf von mittelmaschigen Aufhellungen wie bei einer Honigwabenlunge (s. S. 170) bzw. einem kleinblasigen Emphysem durchsetzt wird, wodurch die anfängliche Uniformität der Lungenzeichnung verloren geht und ein unruhiges Bild entsteht. Gelegentlich kann es zu einem ein- oder doppelseitigen Spontanpneumothorax ohne stärkeren Lungenkollaps kommen, selten zur Ausbildung eines Cor pulmonale.

Differentialdiagnostisch ähnliche Röntgenbilder wie beim Mikity-Wilson-Syndrom zeigen auch das **Neugeborenen-Atemnot-Syndrom,** das auf dem Fehlen eines lipoproteidhaltigen Oberflächenfilms in den Lungenalveolen beruht und die Entstehung einer hyalinen Membran in den Alveolarsepten induziert, ferner auch die **bronchopulmonale Dysplasie,** die auch als Folge einer Überbeatmung nach vorgenannten pädiatrischen Krankheitsbildern entstehen kann. Eine Differenzierung dieser Erkrankungen wird nur in der vergleichenden Betrachtung der röntgenologischen und klinischen Gesichtspunkte möglich sein.

Eine Gruppe von **Kollagenkrankheiten (Lupus erythematodes disseminatus, primär chronische Polyarthritis, progressive Sklerodermie, Dermatomyositis** und **Periarteriitis nodosa**) zeigt infolge ihrer sehr ähnlichen pathologisch-anatomischen Veränderungen bei einem Befall der Lungen auch relativ ähnliche Röntgenbilder. Ihre Abgrenzung gegeneinander ist deshalb oft auch nur klinisch möglich. Eine typische Vorgeschichte, Gelenkssymptome, serologische Befunde (Rheumateste, LE-Zellphänomen) und Hautsymptome geben diagnostische Hinweise. Im Einzelfall ist der Röntgenbefund vielgestaltiger und kann so gewisse Anhaltspunkte geben (Bessler, 1958; Brednow, 1961; Uehlinger u. Schoch, 1957a).

Die **Sklerodermie** nimmt insofern eine Sonderstellung ein, als sie mit sehr gleichförmigen Veränderungen im Röntgenbild einhergeht. Diese sind gekennzeichnet durch eine Fibrose, die meist die Unterlappen bevorzugt bzw. apikokaudal zunimmt. Deren Stärke kann von Fall zu Fall variieren und im Lauf der Zeit zunehmen (Fall 101, 102, 109). Die extrapulmonalen Befunde an Ösophagus, Magen-Darm und Knochen liefern bei der Sklerodermie wichtige differentialdiagnostische Kriterien.

Bei der **Dermatomyositis** bestehen die pulmonalen Veränderungen in einer mehr oder weniger ausgeprägten interstitiellen Zeichnung oder perihilären Trübung (s. auch Brednow, 1961; Uehlinger et al., 1960; Uehlinger u. Schoch, 1957a; Fall 98).

Bei weiteren Erkrankungen aus dem Formenkreis der Kollagenosen, z.B. beim Lupus erythematodes disseminatus, dem primär chronischen Rheumatismus und der Periarteriitis nodosa, ist das Röntgenbild der Lungen weniger einheitlich und in den Veränderungen wechselhafter, wodurch sie sich deutlich von anderen interstitiellen Lungenerkrankungen unterscheiden. Beim **Lupus erythematodes** und beim **primär chronischen Rheumatismus** ist die Ätiologie der Lungenverschattungen prinzipiell unterschiedlich; neben krankheitsspezifischen Veränderungen finden sich solche, die durch eine Linksinsuffizienz des Herzens mit einer Stauung im kleinen Kreislauf bedingt sind. Das Bild der spezifischen Lungenveränderungen beim Lupus erythematodes wird neben den entzündlichen Veränderungen am Interstitium durch zusätzliche Bronchopneumonien, Ödeme, Pleura- und Perikardergüsse geprägt (s. auch Kap. I, S. 11), wobei die Veränderungen meist flüchtig sind und untereinander rasch wechseln. Der Übergang in eine fibröse Vernarbung wie beim Rheumatismus und besonders bei anderen interstitiellen Erkrankungen fehlt hierbei ganz oder ist nur geringfügig (Brednow, 1961; Bulgrin et al., 1960; Taylor u. Ostrum, 1959; Uehlinger et al., 1960; Uehlinger u. Schoch, 1957a; Winslow et al., 1958). Beim primär chronischen Rheumatismus ist die Unterscheidung der spezifisch-rheumatischen Veränderungen gegenüber denen, die durch eine Herzbeteiligung mit sekundärer Hilus- und Lungenstauung auftreten, oft recht schwierig und nicht mit hinreichender Sicherheit möglich (Sundermann u. Panzram, 1962). Als typische rheumatische Veränderungen an den Lungen werden perihilär gelagerte, fleckige Verschattungen im Umfang von miliaren Fleckschatten über eine retikulär-noduläre Lungenzeichnung bis zu umfangreichen Infiltrationen angesehen (Fall 88, 89, 90), wobei der Lungenmantel vielfach frei bleibt. Durch Rückbildung von Infiltraten können die Bilder rasch wechseln, es kann aber auch zu einer Organisation der Exsudate mit Fibrosierung kommen (Brednow, 1961; Uehlinger u. Schoch, 1957a). Der rheumatische Prozeß kann sich zusammen mit den Lungen auch an der Pleura oder auch alleine an der Pleura manifestieren und dementsprechende Veränderungen im Röntgenbild hervorrufen (Sundermann u. Panzram, 1962).

Bei der **Periarteriitis nodosa** schließlich erstreckt sich der entzündliche Prozeß nicht alleine auf das Bindegewebe des Interstitiums, sondern auch auf dessen Gefäße. Man findet bei dieser Erkrankung (wie schon in Kap. I, S. 11, erwähnt) neben interstitiellen Verschattungen von mehr streifigem Charakter auch unterschiedlich große, z.T. konfluierende, flächige Infiltrationen (Fall 91), bei denen es sich um disseminierte Infarktpneumonien handelt, die gelegentlich durch zentrale Nekrobiose einschmelzen können. Ähnliche Bilder werden auch bei der Riesenzellarteriitis und dem Wegenerschen Granulom angetroffen (Brednow, 1961; v. Dittrich et al., 1960; Doub et al., 1956; Leggat u. Walton, 1956; Musshoff u. Weinreich, 1961; Rose, 1957; Strickland, 1955; Uehlinger et al., 1960; Vogel, 1961; Walter, 1958).

Streifig-retikuläre Lungenveränderungen werden auch bei einer nosologisch einheitlichen, wenn auch ätiologisch ungeklärten Gruppe von Systemerkrankungen beobachtet, die nach Lichtenstein (1953) unter dem Oberbegriff der **Histiocytosis X** zusammengefaßt werden. Zu dieser Gruppe, die durch das histologische Bild einer histiozytären Retikulose bzw. histiozytären Granulomatose gekennzeichnet ist, zählen (neben dem z.B. im Knochen lokalisierten eosinophilen Granulom) die akute oder subakute disseminierte histiozytäre Retikulose (Letterer-Siwe) und die chronisch disseminierte Lipoid-Granulomatose (Xanthomatose Hand-Schüller-Christian), die ihrerseits wieder in einer einzigen Organmanifestation eines eosinophilen Granuloms der Lungen vorkommen kann (= pulmonale Histiocytosis X). Während die akute histiozytäre Retikulose vorwiegend bei Kindern vorkommt und meist unter schnellem Befall aller Lymphknoten, der Leber und Milz einen rapiden Krankheitsverlauf hat, befallen die mehr chronischen Formen der Histiocytosis X ältere Personen jenseits der Pubertät mit besserer Prognose, wenngleich hier die disseminierten Formen prognostisch ungünstiger sind als die mehr lokalisierten. Neben den Lungen können auch die Lymphknoten, die Haut, die Leber und das Knochensystem in unterschiedlichster Ausdehnung befallen werden. Das Röntgenbild zeigt bei Befall der Lungen alle Übergänge von diskreten retikulär-nodulären Veränderungen über zarte und feinmaschige Verschattungen (Fall 100, 105) bis zum grobmaschigen Netz der »Honigwabenlunge« (Fall 104, 106). Diese Lungenveränderungen lassen sich meist jedoch nur im Zusammenhang mit den übrigen Veränderungen der Haut, der Lymphknoten, der Milz und der Knochen (Landkartenschädel) richtig zuordnen.

Als Beispiel einer mit dem *Gefäßsystem* in Beziehung stehenden Erkrankung sei ein weiterer Fall der **idiopathischen Lungenhämosiderose** angeführt, die oft in die Gruppe der Autoimmunerkrankungen gerechnet wird. (s. auch Kap. II, S. 75, Fall 46). Bei dieser Erkrankung kommt es zu rezidivierenden Blutungen in das Lungengewebe, wobei das dabei frei werdende Eisen zunächst in den Alveolarepithelien, dann auch in den Alveolarsepten und perivaskulär abgelagert wird. In fortgeschrittenen Stadien der Erkrankung zeigt sich so eine vermehrte Lungenzeichnung, die alle Grade einer vermehrten retikulär-nodulären Zeichnung (Fall 96) bis zu breit streifig-fleckigen Verschattungen erreichen kann (Fall 46), in den fortgeschrittenen Fällen eine sekundäre Pulmonalsklerose mit Ausbildung eines Cor pulmonale (Fall 96). In Kapitel I (S. 11) wurde schon darauf hingewiesen, daß es durch die Blutungen auch zu flächenhaften Verschattungen kommen kann (Fall 21), die in ihrer Größe vom Ausmaß der Blutungen abhängig sind und sich oft in wenigen Tagen völlig zurückbilden können. Auch werden Hiluslymphknotenvergrößerungen hierbei beobachtet, so daß das Röntgenbild an einen Morbus Boeck erinnert. Für die Diagnose ist vor allem die Anamnese der rezidivierenden Hämoptoen und der Befund einer schweren Eisenmangelanämie entscheidend (Coates u. Bellamy, 1961; Doering, 1960, 1961; Weingärtner, 1957).

Differentialdiagnostisch ist daran zu denken, daß auch **Hämangiome der Lungen** durch rezidivierende Blutungen in das Interstitium und in die Alveolen zu einem klinisch und röntgenologisch ähnlichen Bild wie bei einer idiopathischen Lungenhämosiderose führen können (Noetzel, 1960).

Auch für das Zusammentreffen einer Lungenhämosiderose mit einer Glomerulonephritis, dem sog. **Goodpasture-Syndrom**, wird eine Autoimmunerkrankung der Alveolarkapillaren und der Alveolarepithelien angenommen (Lundberg, 1963; Belli u. Coppela, 1960). Die Röntgenbefunde der Lungen entsprechen denen der idiopathischen Lungenhämosiderose (Fall 103, 130).

Vaskulär bedingte interstitielle Verschattungen einer völlig anderen Genese sind solche, die das allerdings nicht seltene **interstitielle chronische Ödem** bei chronischer Lungenstauung hervorrufen. Sie sind bei Behebung oder Besserung des Grundleidens voll rückbildungsfähig (Fall 111). Wenn die Stauung aber sehr lange besteht und sich dadurch eine Induration der Lungen einstellt, kommt es schließlich zum Bild einer Fibrosierung, die nicht mehr reversibel ist und u. U. differentialdiagnostische Schwierigkeiten bereitet (Fall 113). Den Schlüssel zum Verständnis der Lungenveränderungen bieten vor allem die gleichzeitigen Befunde am Herzen und an den Lungengefäßen.

Eine chronische Lungenstauung wird auf die Dauer neben der klinisch faßbaren Stauungsbronchitis auch zu einer Pulmonalsklerose führen, die an der Erweiterung der zentralen arteriellen Lungengefäße, gelegentlich auch an einer Verkalkung in der Gefäßwand diagnostiziert werden kann. Die Aufzweigungen der Pulmonalarterienäste verjüngen sich stufenförmig, sind oft korkenzieherartig geschwungen und unregelmäßig konturiert (Steiner, 1959; Stender, 1961). Die im Gegensatz hierzu nur spärlich vaskularisierte Lungenperipherie ruft das Bild einer sog. »Hilusamputation« hervor. Die Erweiterung der großen zentralen Lungenarterien kann eine Verwechslung mit Lymphknotenvergrößerungen bedingen (s. S. 251 und Fall 148). Auf kardiale Veränderungen selbst soll hier im einzelnen nicht eingegangen werden, sie haben entsprechend dem Grundleiden (z. B. Mitralstenose, muskuläre Linksinsuffizienz usw.) ihre eigene Problematik, die für alle differentialdiagnostischen Überlegungen mit einbezogen werden muß (Musshoff et al., 1959). Gleiches gilt für die bronchitischen und bronchiolitischen Veränderungen, auf die bekanntlich die doppelt konturierten Bronchialverläufe durch die peribronchiale Flüssigkeitsansammlung im Bereich der Bronchien und Bronchiolen bezogen werden (s. S. 169).

Eine gleichmäßige Erweiterung der Lungengefäße findet sich nicht nur bei einem erhöhten Lungendurchfluß, wie er bei manchen angeborenen **Vitien** (z. B. Ductus Botalli, Vorhofseptumdefekt) gegeben ist, sondern auch bei einer vermehrten Gesamtblutmenge, z. B. bei einer **Polycythaemia vera** (Fall 112). Die harmonische Weitenzunahme aller Lungengefäße ist von wesentlicher differentialdiagnostischer Bedeutung und kommt am deutlichsten in Hilustomogrammen und auf Aufnahmen im Liegen und besonders im rechten Unterfeld an der Kreuzungsstelle der vom Hilus radiär in die Lunge ausstrahlenden Arterien mit den annähernd horizontal im rechten Unterfeld zum linken Vorhof ziehenden Lungenvenen zur Darstellung (s. auch Fall 155).

Die Erweiterung der Lungengefäße geht dabei mit einer gleichmäßigen Volumenzunahme aller Herzanteile einher. Thiede und Chievitz (1961) fanden bei der Polycythaemia vera eine vermehrte Gefäßzeichnung in 53 von 119 Fällen. Dabei bestand eine Korrelation zwischen diesen Veränderungen im Röntgenbild und dem Grad der Blutvolumensteigerung, jedoch nicht mit der Vermehrung des Erythrozytenvolumens oder des Hämoglobins.

Interstitielle Verschattungen, die von den Lymphbahnen des Lungengerüstes ausgehen, haben ihre Ursache vor allem in entzündlichen und tumorösen Erkrankungen. Allerdings sind auch die Lymphwege durch eine Lymphstauung beim chronischen Ödem mitbetroffen und tragen zum beschriebenen Röntgenbefund bei.

Als charakteristisches Beispiel entzündlicher Vorgänge in den Lymphwegen der Lungen sei der **Morbus Boeck** angeführt (Einzelheiten bezüglich Klinik und Röntgenologie s. bei Wurm et al.,

1958; Heilmeyer et al., 1955). Im Stadium der Ausbreitung der Erkrankung in die Lungen (Stadium II) kommt es neben der hämatogenen Aussaat zu einem lymphogenen Fortschreiten von den Hili aus in die Lungen. Das Röntgenbild dieses Stadiums ist entsprechend den pathologisch-anatomischen Veränderungen recht charakteristisch. Die bis dahin glatte Begrenzung der Hiluslymphknoten fasert sich bei gleichzeitiger Verkleinerung der Lymphome auf, und es entsteht eine nach peripher fortschreitende, auf den Hilus ausgerichtete, streifige bis streifig-netzförmige Zeichnung (Fall 121, 122, 124). Im aktiven Stadium sind die Verschattungen infolge der exsudativen Komponente noch unscharf. Sie können sich ganz oder weitgehend zurückbilden, sie können aber auch in eine Fibrose übergehen (Stadium III), kenntlich an der zunehmenden Dichte und Härte der Streifenzeichnung (Fall 128). Der schubweise Verlauf der Erkrankung bringt es mit sich, daß bei ein und demselben Fall entzündliche und schon narbige Veränderungen nebeneinander bestehen können. Für das Endstadium (Stadium III) des Morbus Boeck sehr charakteristisch ist die erhebliche Schrumpfungstendenz, die entsprechend dem bevorzugten Befall der mittleren Lungenabschnitte zu einer Raffung dieser Bezirke führt (Fall 129). Diese Schrumpfung bleibt nicht ohne Auswirkungen auf das Bronchialsystem (Fall 125, 126). Auf bestimmte Lungenanteile beschränkte Vernarbungen führen dabei zu Verlagerungen und Verschiebungen von Teilen des Bronchialbaumes. Andererseits kommt es durch Zugwirkung des sich gleichmäßig nach allen Seiten retrahierenden Gewebes entweder zu Bronchiektasen oder durch narbige Einscheidung zu Bronchusstenosen und Verschlüssen, oft ohne wesentliche Verziehungen im Bronchialbaum, wobei perlschnurartige Umformungen der Bronchien entstehen können (Musshoff u. Weinreich, 1961).

Differentialdiagnostisch sind die Endstadien des Morbus Boeck vor allem von der **interstitiellen Lungenfibrose (Hamman-Rich**, z.B. Fall 99, 107, u. 108) oder von fortgeschrittenen Fibrosen bei der **Sklerodermie** (z.B. Fall 109) abzutrennen. Auch hierbei kann es zu erheblichen Schrumpfungsvorgängen kommen, die bei der Sklerodermie meist mehr die Unterfelder betreffen, entsprechend der bevorzugten Lokalisation der Lungenfibrose bei dieser Erkrankung. Für einen Morbus Boeck spricht die in jedem Fall vorhandene Miterkrankung der Hili (auch wenn die Residuen in Einzelfällen nur noch gering sein können) und die Ausrichtung der Lungenverschattung auf den Hilus, die bei den anderen Fibrosen eigentlich immer fehlen.

Tumoröse Erkrankungen des Lungengerüstes entwickeln sich vor allem in den perivaskulären Lymphgefäßen, gelegentlich auch einmal im Bindegewebe. Das charakteristische Bild hierfür bietet die **Lymphangiosis carcinomatosa** (Fall 114, 117, 120). Hierbei können die Lungenveränderungen zunächst diskret sein, sie können als feinmaschiges Netzwerk wie bei einer Fibrose imponieren (Fall 114, 117). Sie entwickeln sich aber meist sehr schnell und führen dann zu sehr groben, plumpen Streifenschatten (wie in Fall 120). Durch die anatomischen Beziehungen des Lymphgefäßsystems zum Hilus sind die Lungenverschattungen auf den Hilus ausgerichtet, die Hiluslymphknoten können miterkrankt sein. Die Hemmung des Lymphabflusses bewirkt manchmal in der Peripherie der Lungenfelder wie beim interstitiellen chronischen Ödem der Herzinsuffizienz sog. Kerley-Linien (Fall 114). Entwickelt sich die Lymphangiosis carcinomatosa aus dem Hilus heraus, so entsteht das Bild der »besenreiserartigen Verschattung«. Das typische Röntgenbild wird oft zusätzlich durch sekundäre entzündlich Prozesse oder durch herdförmige Absiedlungen im Parenchym überlagert.

Gelegentlich kommt es bei einer **Leukämie** zu leukämischen Zellinfiltraten ins Interstitium und damit zum Bild einer verstärkten streifigen und retikulären Lungenzeichnung. Diese kann, wie in Fall 86, nur einen kleinen Lungenabschnitt betreffen, sie kann aber auch, wie in Fall 87, in großer Ausdehnung beide Lungen befallen. Teile des Interstitiums können dabei von den leukämischen Infiltrationen so dicht durchsetzt sein, daß das Röntgenbild einer interstitiellen Pneumonie ähnlich wird. Die Hilus- und Mediastinallymphknoten können auch hier, wie in Fall 87, mitbefallen sein.

Neben den interstitiellen Verschattungen, die vom Blut- oder Lymphgefäßsystem der Lungen ausgehen, sind auch noch diejenigen zu nennen, die durch **Erkrankungen der Bronchien** entstehen. Jede chronische Bronchitis führt, wenn die Bronchialwandinfiltrationen ein genügendes Ausmaß erreicht haben, zu einer vermehrten Streifenzeichnung, die entsprechend der Konfiguration des Bronchialbaumes Doppelkonturierungen und ähnlich der Gefäßzeichnung dichotome Aufzweigungen erkennen läßt. Kommt es im Verlauf der Erkrankung zu einer stärkeren Peribronchitis, so nimmt die bis dahin streifige Zeichnung einen mehr streifig-nodulären Charakter an; treten im Bereich der kleinen Bronchien infolge Schleimhautschwellungen und Sekretstauung Verschlüsse und kleine Atelektasen auf, so wird der noduläre Charakter des Bildes vorherrschend. Eine chronische Bronchitis als Komplikation einer Bronchiektasenerkrankung führt zu einem sehr charakteristischen Bild der Doppelkonturierung erweiterter Bronchien. Vermehrt sekretgefüllte Bronchien können sich besonders in den abhängigen Lungenpartien in Form breiter, radiär angeordneter Bänder darstellen.

Aus einer Gruppe von Erkrankungen, die gekennzeichnet sind durch eine noduläre oder retikulo-noduläre Zeichnungsvermehrung des Lungenröntgenbildes, durch präzipitierende Antikörper im Serum und durch eine positive, typische Antwort auf ein verabreichtes Antigen sei das Bild einer sog. **Taubenzüchterlunge,** wie sie erstmals von Reed et al. (1965) beschrieben wurde, als Beispiel für eine **allergische Alveolitis** angeführt. Hierbei kommt es zu einer Proliferation der alveolären Deckzellen und zur Ausbildung von Retikulinfasern zwischen den proliferierten Zellen, wodurch eine Verdickung der alveolären Septen und schließlich nach einer Infiltration mit Lymphozyten und Plasmazellen eine Fibrose resultiert. Klinisch können in Schüben Fieber, Husten, Schüttelfrost, Mattigkeit, in subakuten und chronischen Formen auch eine Dyspnoe auftreten. Im Röntgenbild der Lungen kann eine zunächst diffuse interstitielle, schließlich auch noduläre Zeichnungsvermehrung auftreten (Fall 85). Ähnliche Lungenveränderungen im Sinne einer allergischen Alveolitis finden sich auch bei weiteren Erkrankungen, die nach spezifischen Expositionen benannt sind, wie z.B. bei der **Farmerlunge,** der **Pilzzüchterlunge,** der **Hanfarbeiterlunge** und vielen anderen mehr.

In diesem Zusammenhang sei auch die *hereditär* rezessiv auftretende **Mukoviszidose** der Jugendlichen angeführt, die sich neben einer generalisierten Störung der Schleimdrüsensekretion und einer Pankreasfibrose auch in Veränderungen am Bronchialbaum manifestiert. Bei dieser Erkrankung werden schon im Frühstadium streifige Verschattungen mit Richtung auf den Hilus, die in das Interstitium zu lokalisieren sind, schließlich parallel-streifige Verschattungen, schmale oder breite Minderbelüftungszonen und teils noduläre, teils aufgefächerte Verschattungen vorgefunden, je nach dem Ausmaß von bronchialen Schleimansammlungen. Der Verlauf der Erkrankung ist durch superimponierte Bronchitiden, bakterielle oder durch Pilzinfekte hervorgerufene Bronchopneumonien und Bronchiektasen mit schließlich kleinwabigem Umbau der peripheren Abschnitte des Bronchialbaumes und Entwicklung einer strähnigen Fibrose gekennzeichnet (Fall 116).

Einleitend wurde in diesem Kapitel darauf hingewiesen, daß die Fibrosierung im Ablauf vieler chronischer interstitieller Lungenerkrankungen eine zystische Erweiterung der terminalen Atemwege, der Bronchioli respiratorii und der Alveolen nach sich ziehen und damit zu einem wabigen Umbau der Lunge führen kann. Die hierbei vorgefundenen **Zysten** sind i. allg. kleinblasig mit einem Durchmesser von nur wenigen Millimetern, z.T. aber auch größer. Sie sind lufthaltig, können aber, wie beispielsweise bei der progredienten Lungenfibrose Hamman-Rich, auch Flüssigkeit oder Eiter enthalten. Formal sind diese Veränderungen im Röntgenbild von der erworbenen Wabenlunge, der »honeycomb lung« des angelsächsischen Schrifttums, nicht zu unterscheiden. Solche *Honigwabenlungen* beobachten wir auch bei der Strahlenfibrose (Fall 97), der diffusen progredienten interstitiellen Lungenfibrose Hamman-Rich (Fall 99, 107, 108, 127), der fibrosierenden interstitiellen Pneumonie bei rheumatischer Arthritis (Fall 119), der progressiven Sklerodermie (Fall 102), der akuten histiozytären Retikulose Letterer-Siwe (Fall 105), dem eosinophilen Granulom (Fall 104), der Xanthomatose Hand-Schüller-Christian (Fall 100, 106) und dem Morbus Boeck (Fall 126). Während der zystische Umbau bei den meisten dieser Erkrankungen die äußeren oder basalen Teile des Unterlappens bevorzugt, wie beispielsweise bei der progredienten Lungenfibrose Hamman-Rich, der progressiven Sklerodermie, der rheumatischen interstitiellen Pneumonie oder der Xanthomatose, sind bei den fortgeschrittenen Fällen der Sarkoidose vor allem die Oberlappen betroffen.

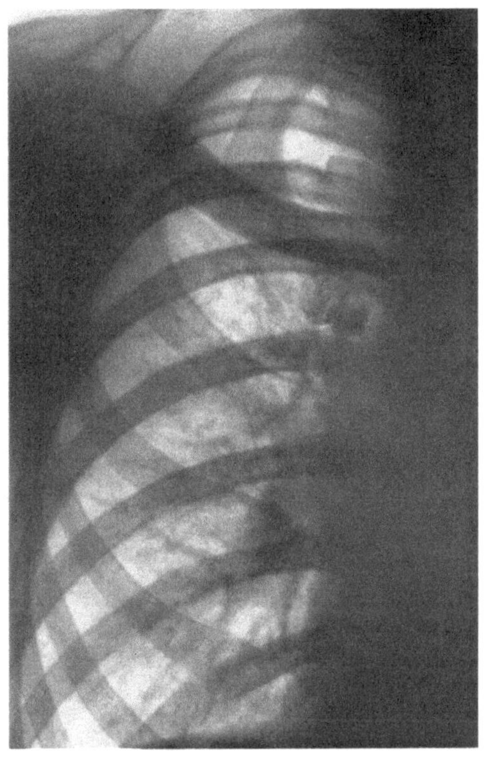

a

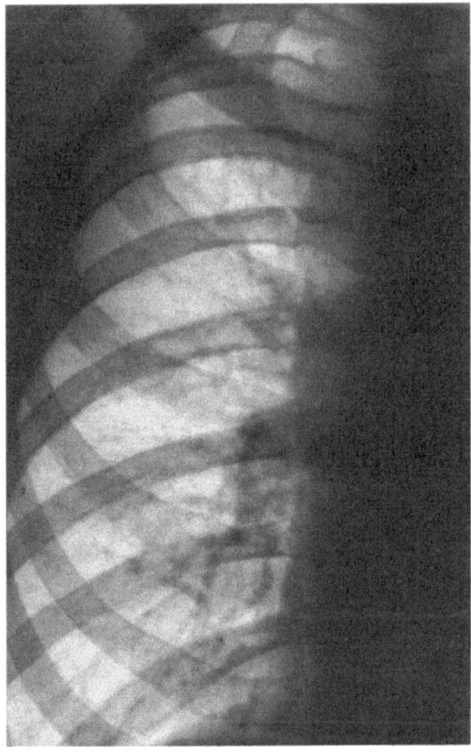

b

Fall 84 · H. F., ♀, 47 Jahre

Vorgeschichte: Früher nicht ernstlich krank gewesen. Vor 15 Jahren Mastitis. Vor 2 Jahren Feststellung eines Mammakarzinoms. Einige Zeit später erfolgte die Radikaloperation mit Ausräumung regionaler Lymphknotenmetastasen und anschließend eine Röntgennachbestrahlung. 3—4 Monate nach Abschluß der Bestrahlung Hustenreiz, der auch bei der Untersuchung noch nicht abgeklungen war

Befund: Guter Allgemeinzustand. Zustand nach Bestrahlung der rechten Brustseite ohne Anhalt für Rezidiv. Keine Temperaturen. Blutsenkung 8/22

Röntgenbefunde

Bild a. *Ausschnitt aus Übersicht.* Feinstreifige Verschleierung in den vorderen Anteilen des rechten Ober- und Mittelfeldes mit unscharfer Begrenzung des rechten Mediastinums

Weiterer Verlauf: Etwa 15 Monate später subjektives Wohlbefinden, kein Hustenreiz mehr. Gewichtszunahme

Bild b. *Ausschnitt aus Übersicht.* Die Verschattungen haben sich bis auf eine geringfügig vermehrte retikuläre Zeichnung zurückgebildet

Diagnose: *Strahleninduzierte Infiltration im rechten Oberfeld mit Übergang in eine eben erkennbare Fibrose*

Fall 85

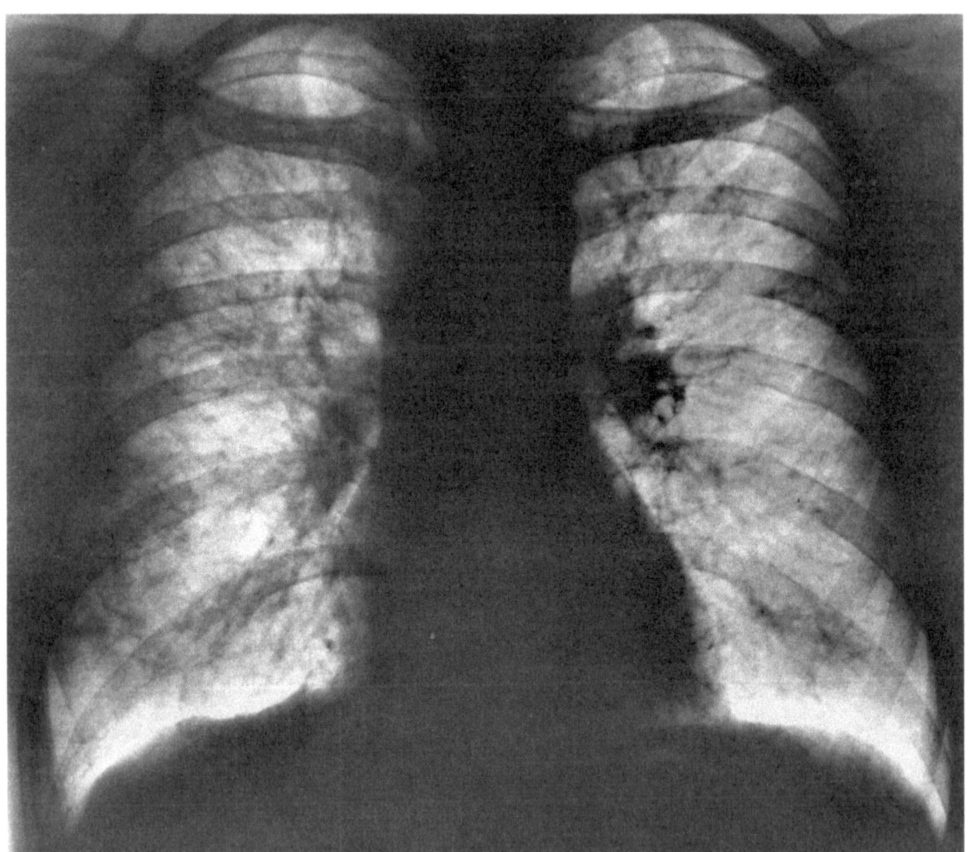

Fall 85 · B. W., ♂, 35 Jahre

Vorgeschichte: Seit etwa einem halben Jahr rezidivierend Husten, Fieber bis maximal 40,2° und Atemnot. Bis zum 23. Lebensjahr Umgang mit Tauben, nach 10jährigem Intervall etwa erneut seit wieder einem Jahr

Befund: Reduzierter Allgemeinzustand, fiebrig, bronchovesikuläres Atemgeräusch über beide Lungen mit klingenden und nicht klingenden, fein- bis mittelblasigen Rasselgeräuschen

Laborbefunde: Blutsenkung 17/24. Leichte Linksverschiebung bei sonst unauffälligem Blutbild. Sputum: Pneumokokken, Staphylokokken, Neisseria catarrhalis, keine Tuberkelbakterien

Röntgenbefund

Übersicht. Disseminierte, streifige, retikuläre, teils fleckförmige Herde in beiden Oberlappen, rechts mehr als links

Verlauf und weitere Befunde: Im Intrakutantest starke Reaktion mit Taubenmist, positive Arthusreaktion auf Taubenmist und Taubenserum nach 5 Std. Ouchterlony-Teste: erhöhte Antitaubenmist-Antikörper im IgA-D- und IgG-Bereich, keine Banden gegen Wellensittich, Bettfedern und Aspergillus

Diagnose: *Allergische Alveolitis durch Sensibilisierung gegen Taubenmist und Taubenserum, »pigeon breeders disease«*

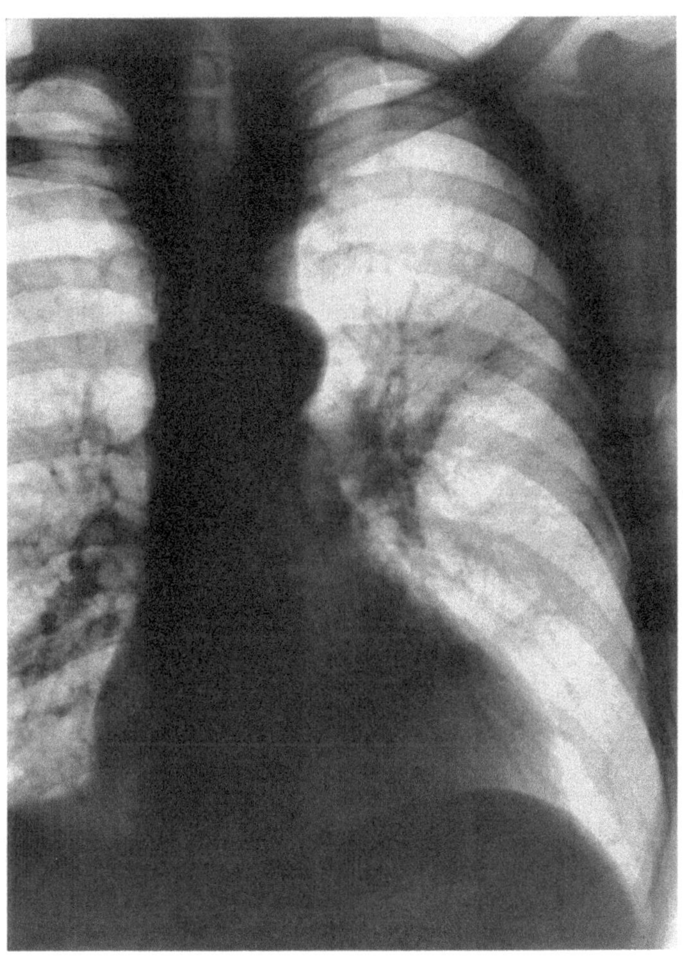

Fall 86 · A. J., ♂, 61 Jahre

Vorgeschichte: 1 Jahr vor Klinikaufnahme Husten und Auswurf mit gelegentlichen Blutbeimengungen. Schmerzen in der linken Brust. Gewichtsabnahme

Befund: Schlechter Allgemeinzustand. Ruhedyspnoe und Zyanose. Über der linken Lunge bronchitische Geräusche und verschärftes Atemgeräusch. Leber deutlich vergrößert. Milz nicht vergrößert. Hypochrome Anämie. Leukozyten 8000, davon 60% lymphozytenähnliche Zellen. Thrombopenie. Blutsenkung 16/40

Bronchoskopie: Soweit einsehbar normales Bronchialsystem

Röntgenbefund

Ausschnitt aus Übersicht. Vom vergrößerten linken Hilus ausgehende, sich ins linke Ober- und Mittelfeld auflösende, streifig-feinretikuläre Verschattung

Weiterer Verlauf: Es wurde eine linksseitige Pneumonektomie vorgenommen. 12 Std später verstarb der Patient an ausgedehnten parenchymatösen Blutungen

Diagnose: *Leukämisches Lungeninfiltrat bei myeloischer Leukämie (durch Obduktion gesichert)*

Fall 87

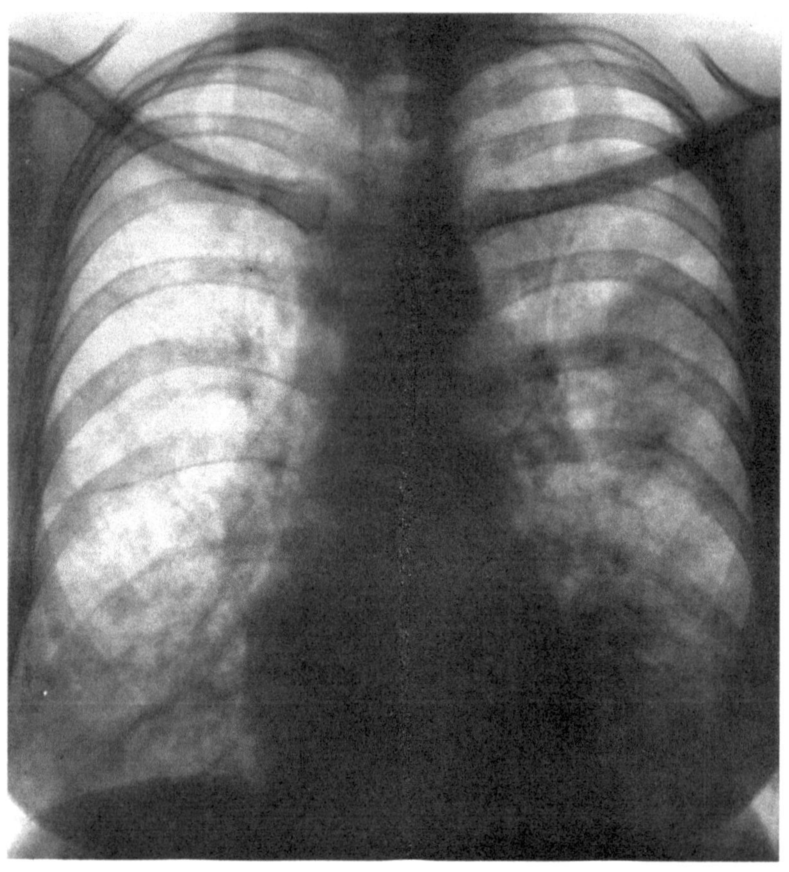

a

Fall 87 · H. U., ♀, 32 Jahre

Vorgeschichte: Krankheitsbeginn vor $^1/_2$ Jahr mit subfebrilen Temperaturen. Differentialblutbild 1 Monat nach Krankheitsbeginn: 1900 Leukozyten, davon 6 % Lymphoblasten und 63 % Lymphozyten. Eine Behandlung mit Bluttransfusionen brachte nur vorübergehend Besserung. $^1/_2$ Jahr nach Krankheitsbeginn trat eine akute Verschlimmerung des Zustandes mit Fieber, Kopfschmerzen und rasch zunehmender Atemnot ein

Befund: Schweres Krankheitsbild mit Fieber und hochgradiger Atemnot. Blutbefund: 1300 Leukozyten, davon 56 % Lymphozyten, 8 % monozytoide Stammzellen, 25 % Neutrophile. Im Sternalmark starke Wucherung der Stammzellen

b 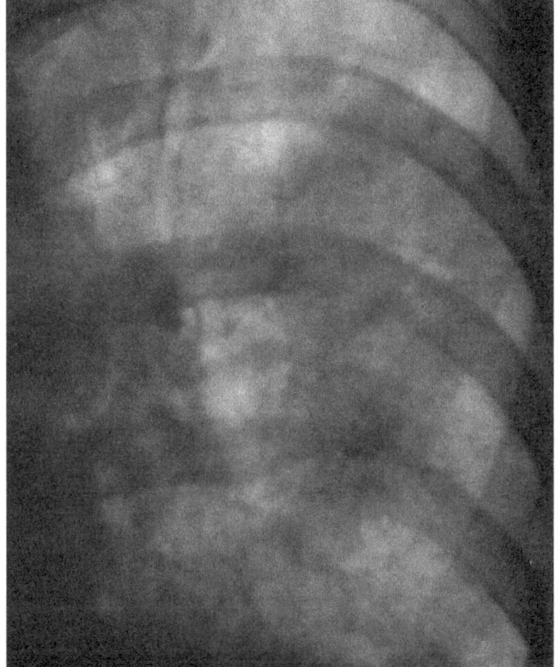

Röntgenbefunde

Bild a. *Übersicht.* In beiden Lungen netzartige, weitmaschige Zeichnung mit transparenten, flächig und fleckig konfluierenden Verschattungen im linken Mittelfeld und in beiden Unterfeldern. Knotig vergrößerter linker Hilus

Bild b. *Ausschnitt linkes Mittelfeld*

Weiterer Verlauf: Patientin starb am 2. Spitaltag und 2 Tage nach Anfertigung der Röntgenaufnahme unter den ausgeprägten Erscheinungen der hochgradigen respiratorischen Insuffizienz

Diagnose: *Aleukämische Stammzellen-Leukämie mit interstitiellen Infiltraten in der Lunge, umfangreiche Wucherungen im Knochenmark, in den Lymphknoten und in der Milz (Obduktionsbefund)*

Fall 88

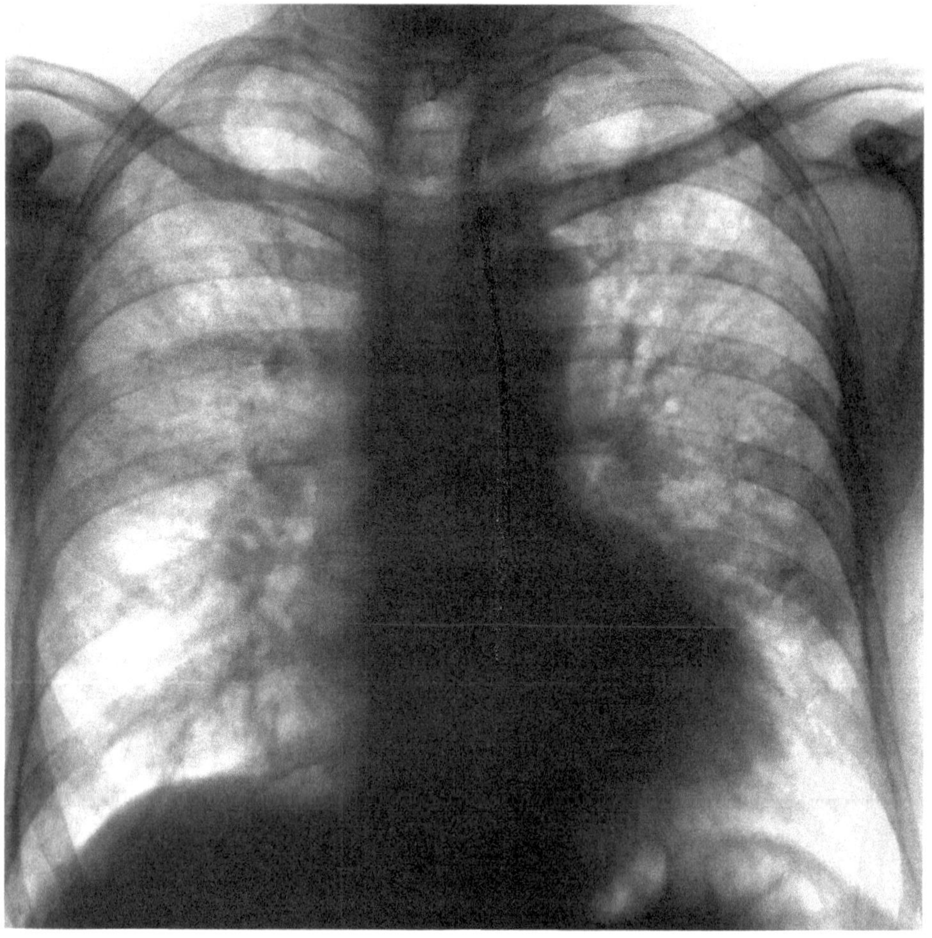

a

Fall 88 · D. G., ♂, 63 Jahre

Vorgeschichte: Seit Jahren chronische Bronchitis. Seit 1 Jahr allgemeine Müdigkeit und Feststellung einer erhöhten Blutsenkung. 1 Monat vor dem Tod akute fieberhafte Erkrankung mit zeitweiser Besserung durch Sulfonamide, dann wieder Rückfall. Der Tod trat 4 Tage nach Anfertigung der Röntgenaufnahme unter den Zeichen der kardiorespiratorischen Insuffizienz ein

Befund: Hohes Fieber, Tachypnoe. Über beiden Mittelfeldern auskultatorische und perkutorische Befunde einer Pneumonie. Sauerstoffsättigung im arteriellen Blut 77%, CO_2-Partialdruck 23 mm Hg

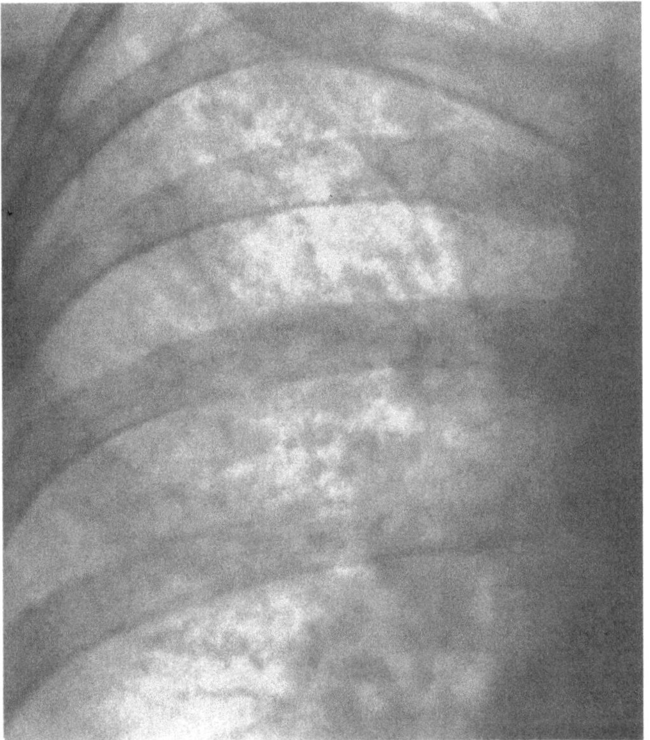
b

Röntgenbefunde

Bild a. *Übersicht.* Netzförmig-noduläre, unscharfe Zeichnung in beiden Ober- und Mittelfeldern, links bis zum Unterfeld reichend, im linken Mittelfeld stärker konfluierend. Vergrößerung des linken Ventrikels und des linken Vorhofs (Befund bei Mitralvitium)

Bild b. *Ausschnitt rechtes Ober-Mittelfeld.* Die retikulär-noduläre Zeichnung zeigt einen weichen Charakter, sodaß das Bild einer schleierartigen Trübung entsteht. Einzelne kleine Fleckschatten in den lateralen Anteilen des infraklavikulären Oberfeldes

Diagnose: *Rheumatische Pneumonie mit Übergang in herdförmige Lungenfibrose beidseits. Rheumatische Mitralendokarditis und Arteriitis rheumatica im Herzmuskel, Gehirn und in den Nebennieren (durch Obduktion festgestellt)*

Fall 89

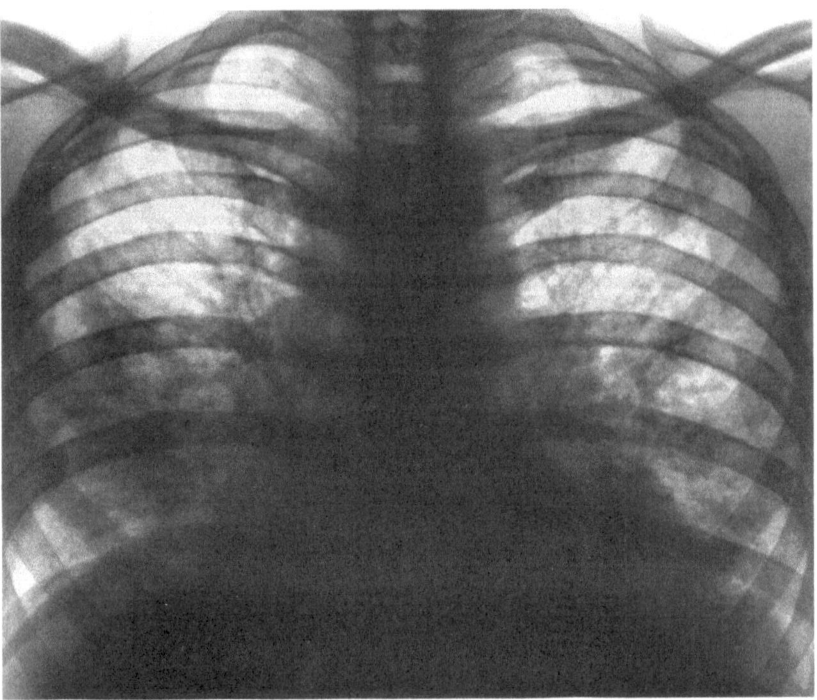

Fall 89 · L. A., ♂, 47 Jahre

Vorgeschichte: Der Patient litt häufig an Anginen. Vor etwa 6 Monaten grippaler Infekt mit Fieber bis 39° C und Husten, der sich unter der Behandlung nicht vollständig zurückbildete. Es blieben subfebrile Temperaturen, Nachtschweiß und ein Schwächegefühl. 1 Monat später schmerzhafte Polyarthritis migrans. Tonsillektomie und Behandlung mit Steroiden waren ohne Einfluß. Zunehmende Ruhedyspnoe und Tachypnoe, Akrozyanose und Tachykardie. Nach einer Gesamtkrankheitsdauer von fast 7 Monaten (und 10 Tage nach der Röntgenuntersuchung) verstarb der Patient an Herzversagen

Röntgenbefund

Übersicht. Verstärkte retikulär-noduläre Zeichnung in beiden Mittel- und Unterfeldern, die im rechten Unterfeld zu dichteren Schattenflächen konfluieren. Relativ helle Oberfelder. Freie Zwerchfellrippenwinkel

Diagnose: *Subakute, rheumatische Pneumonie bei subakuter, rheumatischer Polyarthritis (durch Sektion gesichert)*

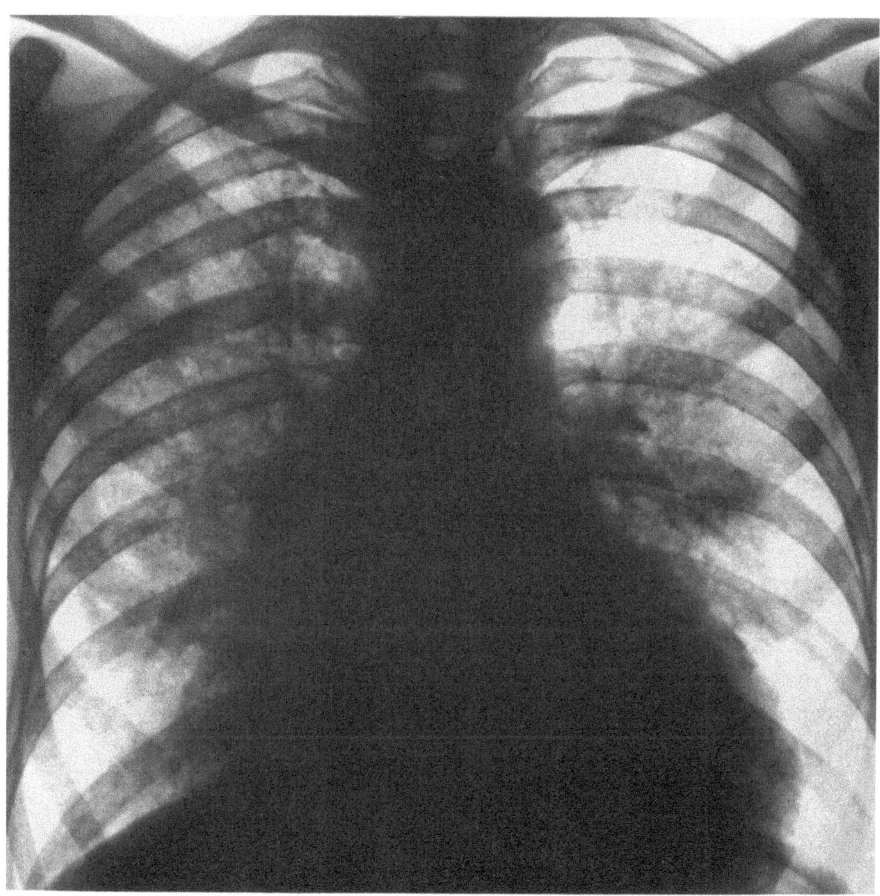

Fall 90 · H. H., ♂, 45 Jahre

Vorgeschichte: Im Alter von 10 Jahren wurde eine Aortenstenose festgestellt. Vor $^{1}/_{2}$ Jahr akute Erkrankung mit unregelmäßigen Temperaturen bis 38° C

Befund: Wechselnde Körpertemperatur. Respiratorische Insuffizienz. Der Auskultationsbefund des Herzens entspricht einem kombinierten Aortenvitium. In Blutkulturen ließen sich nichthämolysierende Streptokokken züchten

Röntgenbefund

Übersicht. Dichte perihiläre, feinfleckige und netzförmige Verschattung beidseits, rechts stärker ausgeprägt als links, bei hellem Lungenmantel vor allem links. Sinus beidseits frei. Aortenkonfiguriertes Herz mit erheblich vergrößertem linken Ventrikel

Weiterer Verlauf: 3 Tage nach Anfertigung des Röntgenbildes verstarb der Patient unter den Zeichen einer respiratorischen Insuffizienz

Diagnose: *Perihiläre rheumatische Pneumonie. Ulzerös-destruierendes Rezidiv einer Endokarditis an der Aortenklappe (Obduktionsbefund)*

Fall 91

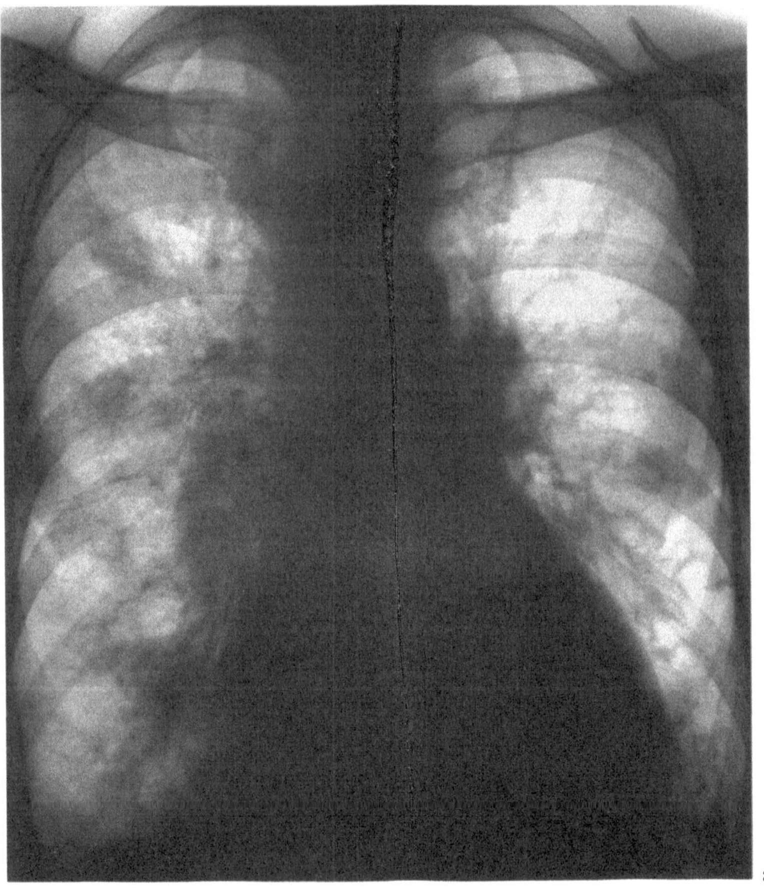
a

Fall 91 · St. E., ♂, 53 Jahre

Vorgeschichte: Seit 11 Jahren Asthma bronchiale. Vor 4 Jahren Magenbeschwerden mit Blutungen aus Magengeschwüren, deshalb Magenresektion. Vor 2 Jahren bei einer Reihenuntersuchung Feststellung einer Hilusvergrößerung. Seit 1 Jahr zunehmende Atemnot, Gewichtsabnahme, Unterschenkelödeme. Später zusätzliche Zyanose, Ikterus der Haut und profuse Durchfälle

Befund: Akro- und Lippenzyanose. Trommelschlegelfinger und Uhrglasnägel. Ikterus der Haut und Schleimhäute. Systolikum über allen Ostien. Tachykardie um 110/min. Blutdruck 140/95 mm Hg. Über beiden Lungen bronchitische Geräusche. Im Blutbild Hb 97–69 g-%, Leukozyten 4600 mit Linksverschiebung und toxischen Granulationen. Vermehrung der γ-Globuline bei normalem Gesamteiweiß. Im Harn Eiweiß in Spuren, im Sediment Leukozyten, hyaline und granulierte Zylinder

Lungenfunktion: Vitalkapazität nur 38%, Tiffeneau nach 1 sec 68,5%, Atemgrenzwert 38% der Norm

b 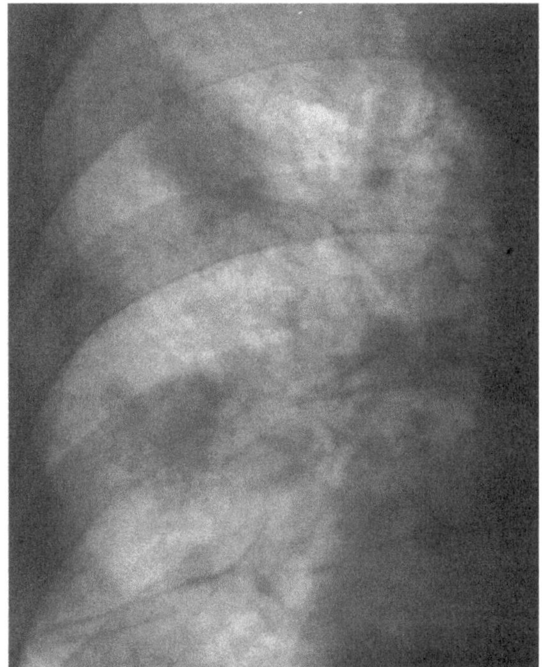

Röntgenbefunde (1 Tag vor dem Tod)

Bild a. *Übersicht.* Beidseits verstärkte netzförmig-noduläre Verschattung, besonders rechts mit Konfluenz zu groben Fleckschatten im Ober- und Mittelfeld. Winkelerguß beidseits. Verdichteter Interlobärspalt im rechten Mittelfeld. Vergrößerung der Hiluslymphknoten beidseits. Allseits vergrößertes Herz

Bild b. *Ausschnitt rechtes Ober-Mittelfeld.* Nodulär-retikuläre Lungenzeichnung mit Konfluenz zu größeren, unscharf begrenzten Verschattungen im Ober- und Mittelfeld

Diagnose: *Periarteriitis nodosa der Lungen mit nekrotisierenden Pneumonien und Infarkten. Serofibrinöse Begleitpleuritis (durch Obduktion gesichert)*

Fall 92

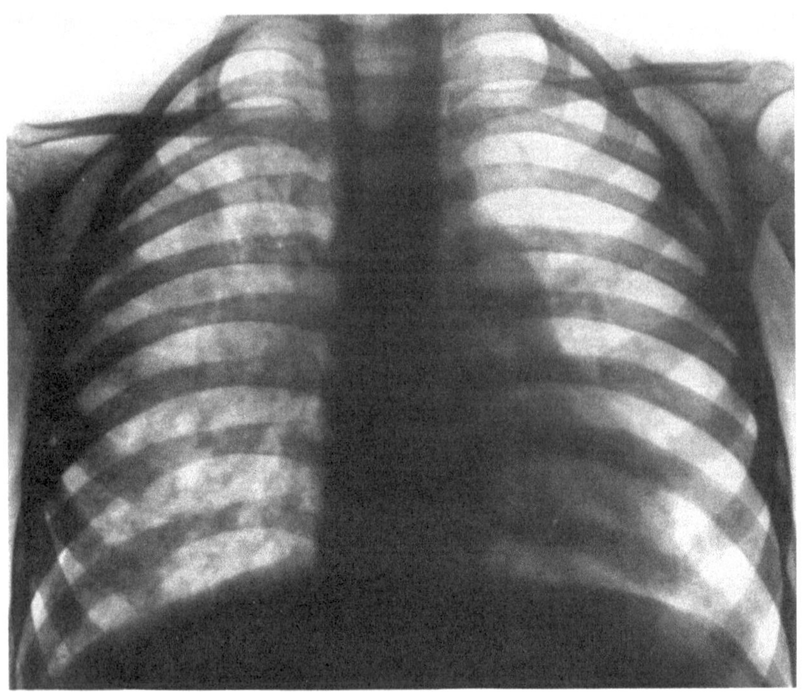

Fall 92 · B. H., ♂, 3 Jahre

Vorgeschichte: Das Kind litt an einer familiären Thrombozytopenie mit Schüben einer hämorrhagischen Diathese. Die Thrombozytenzahlen schwankten zwischen 48000 und 150000, meist 60000 bis 80000. Seit dem 4. Lebensmonat rezidivierende Pneumonien. Im Röntgenbild fand man eine zunehmende fleckige Verschattung und eine verstärkte Netzzeichnung rechts bei Entwicklung eines Emphysems links

Röntgenbefund (2 Monate vor dem Tod)

Übersicht. Kleinfleckige, weiche, konfluierende, z.T. auch mehr streifige Verschattungen in der rechten Lunge, die zum Lungenmantel hin an Dichte abnehmen. Erhöhte Strahlendurchlässigkeit des linken Lungenfeldes. Tiefstehendes und abgeflachtes Zwerchfell

Weiterer Verlauf: Zunehmende Dyspnoe und Tachypnoe mit Atemfrequenz zwischen 70 und 80/min. Der Tod trat schließlich unter den Zeichen der Ateminsuffizienz ein

Diagnose: *Interstitielle plasmazelluläre Pneumonie mit Übergang in Lungenfibrose (Obduktionsbefund)*

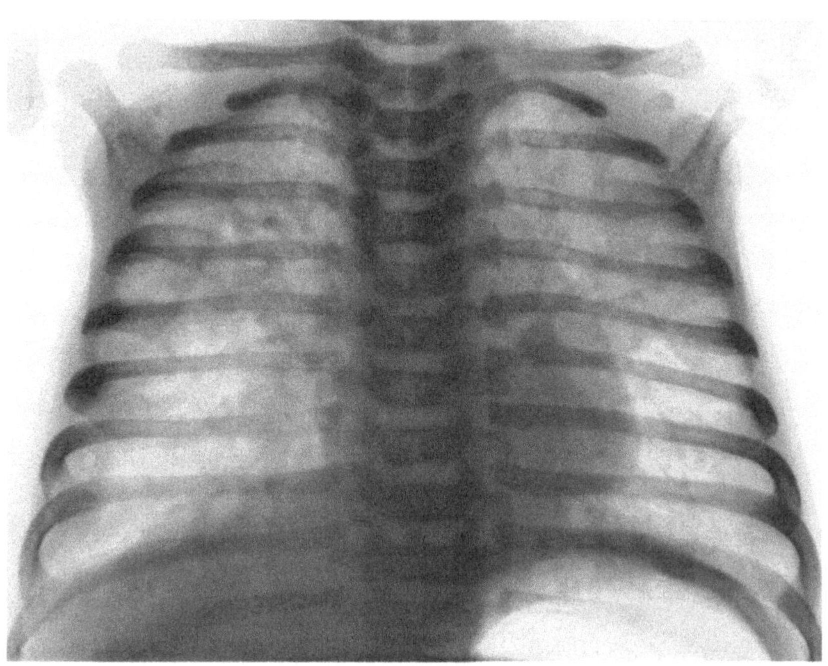

Fall 93 · W. D., ♀, 4 Monate

Vorgeschichte: Das Kind erkrankte in einem Kinderheim

Befund: Tachypnoe mit Flankeneinziehung während 20 Tagen, Schaumsaum am Mund. Keine Temperaturen. Die Komplementbindungsreaktion auf interstitielle plasmazelluläre Pneumonie war positiv

Röntgenbefund

Übersicht. Streifig-fleckförmige Verschattungen in beiden Ober- und Mittelfeldern und im medialen rechten Unterfeld mit benachbarter pleurodiaphragmaler Adhäsion. Mäßige Überblähung der restlichen Lunge

Weiterer Verlauf: Unter entsprechender Therapie Ausheilung

Diagnose: *Interstitielle plasmazelluläre Pneumonie (serologisch gesichert)*

Fall 94

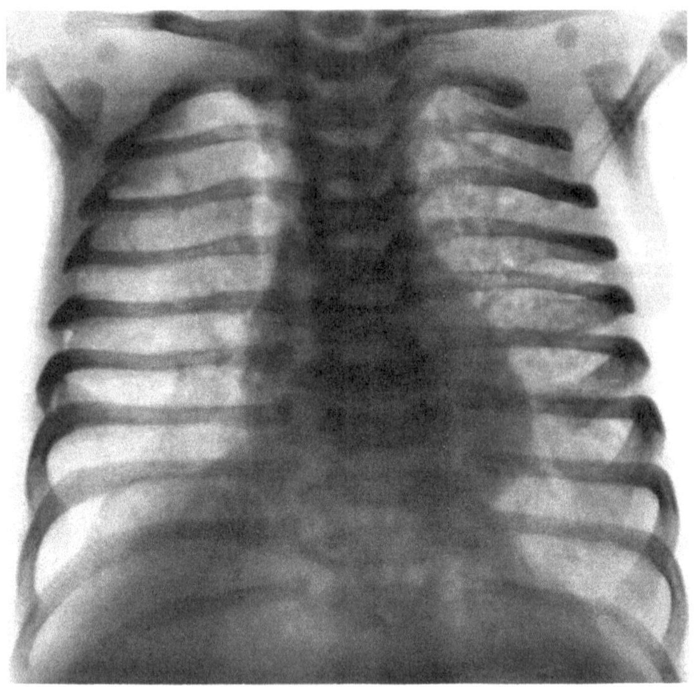

a

Fall 94 · W. A., ♂, $2^1/_2$ Monate

Vorgeschichte: Das Kind infizierte sich in der Klinik

Befund: Hechelnde Atmung mit einer Frequenz über 120/min. Keine Temperaturen

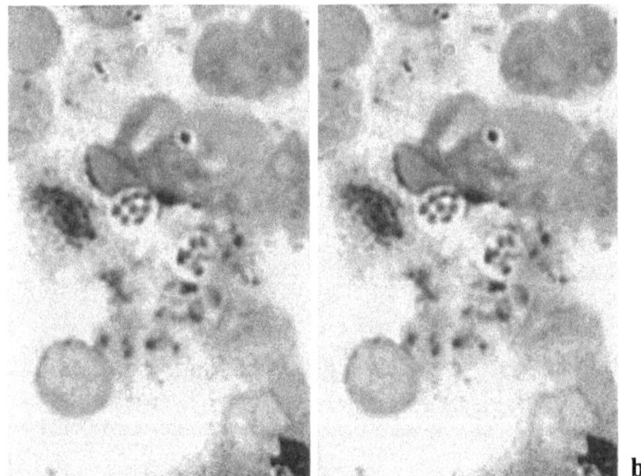

b

Röntgenbefund

Bild a. *Übersicht.* Annähernd homogene, zarte Verschattung im rechten Ober- und Mittelfeld mit sichelförmiger Aufhellung paramediastinal rechts und zartem Aufhellungsstreifen rechts an der Thoraxwand. Streifig-fleckförmige, konfluierende Verschattungen der linken Lunge. Beidseits steilgestelltes, links abgeflachtes, rechts adhärentes Zwerchfell

Bild b. Pneumocystis carinii im Lungentupfpräparat bei interstitieller plasmazellulärer Pneumonie. Giemsa-Färbung. Vergr. 1 : 1200

Weiterer Verlauf: 3 Tage nach Krankheitsbeginn verstarb das Kind

Diagnose: *Interstitielle plasmazelluläre Pneumonie (Obduktionsbefund) mit schwerem interstitiellem und mediastinalem Emphysem. Typische Pneumocystis carinii im anatomischen Tupfpräparat (Bild b)*

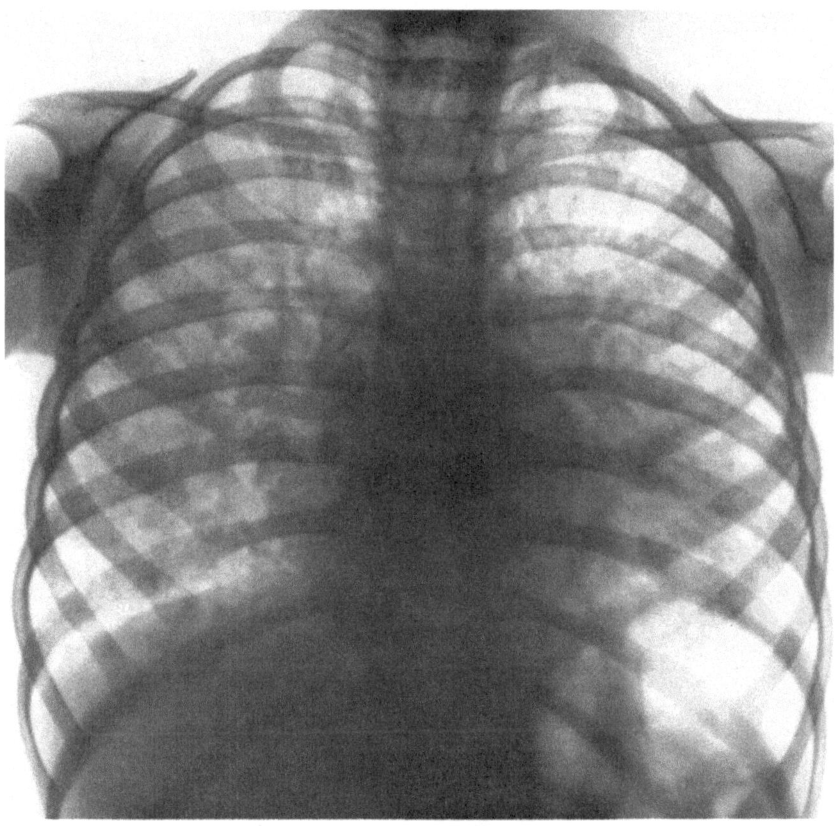

Fall 95 · L. M., ♀, 2 Jahre

Vorgeschichte: Bei dem Kind entwickelte sich langsam eine zunehmende Dyspnoe und Zyanose. Trotz intensiver Behandlung verstarb das Kind 2 Monate nach Krankenhausaufnahme

Befund: Tachypnoe. Bei der Atmung tiefe Einziehung im Bereich des Jugulums und der Interkostalräume. Grau-blasse Zyanose, Trommelschlegelfinger. Im EKG pathologischer Rechtstyp mit den Zeichen einer Rechtshypertrophie und Vorhofbelastung als Hinweis auf ein Cor pulmonale

Röntgenbefund

Übersicht. Von beiden Hili ausgehende, sehr dichte, streifig-retikuläre und teilweise kleinfleckig-konfluierende Verschattung, die annähernd symmetrisch angeordnet ist und bis in die Peripherie reicht

Diagnose: *Diffuse, progrediente, interstitielle Lungenfibrose Hamman-Rich (durch Sektion bestätigt)*

Fall 96 · B. H.-J., ♂, 17 Jahre

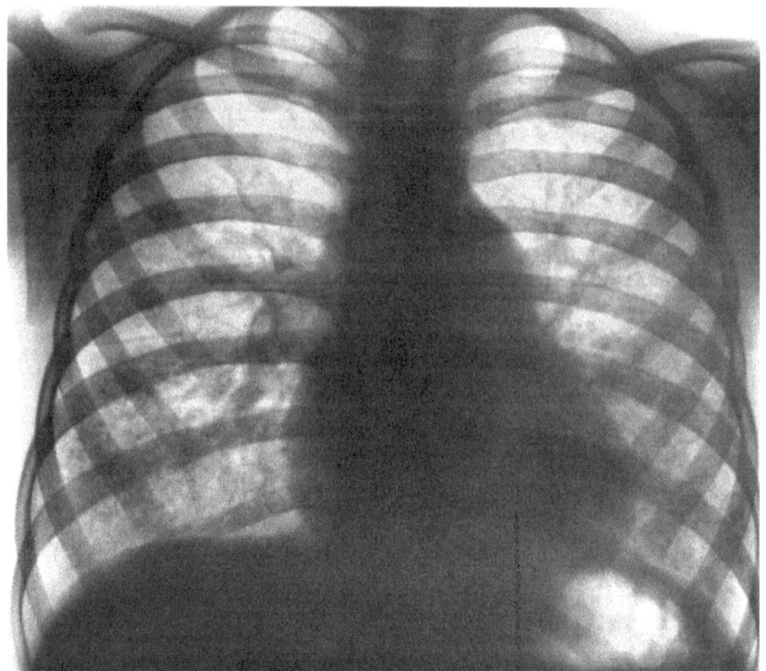

a

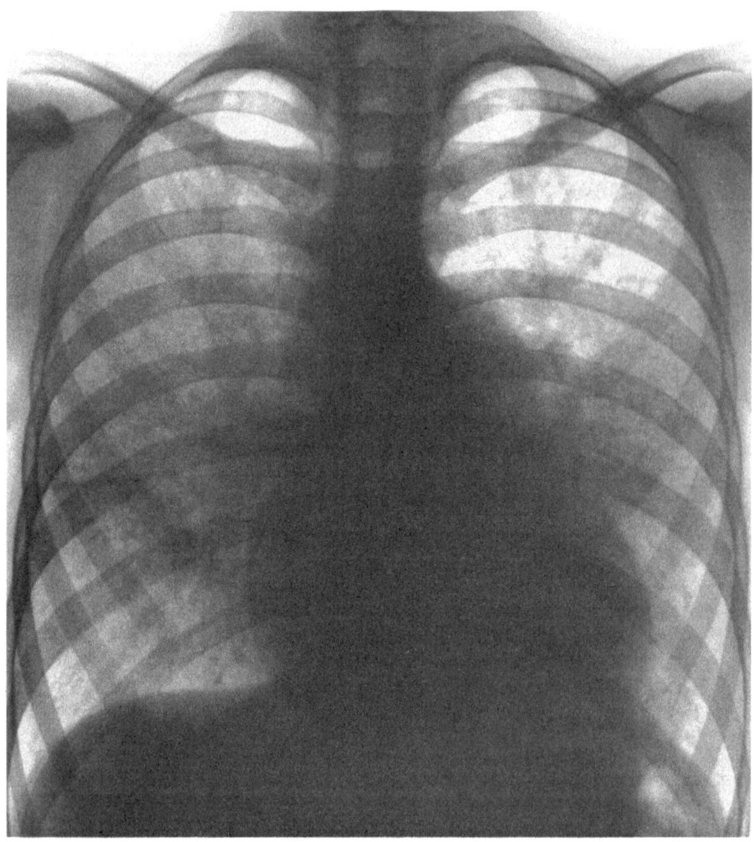

b

Vorgeschichte: Im 7. Lebensjahr kolikartige unbestimmte Leibschmerzen. Im gleichen Jahr noch Festellung einer Anämie mit einem Hb von 39% und 3,8 Mill. Erythrozyten. Trotz Bluttransfusionen weitere Zunahme der Anämie und Vermehrung der Retikulozyten bis auf $71^{0}/_{00}$. Deshalb im folgenden Jahr Splenektomie unter der Annahme einer hämolytischen Anämie. Die Milz war nur geringfügig vergrößert, die Anämie blieb weiterhin bestehen. $^{1}/_{2}$ Jahr später erstmals blutiges Sputum. 2 Jahre nach Krankheitsbeginn fanden sich im Röntgenbild kleine miliare Herde in beiden Unterfeldern (Bild a). 10 Monate später Temperaturen, Husten und zeitweilig blutiger Auswurf. Eine Tuberkulose wurde durch die negative Tuberkulinreaktion ausgeschlossen. Aufgrund der Anämie und der Anordnung der Lungenveränderungen wurde die richtige Diagnose schon jetzt gestellt

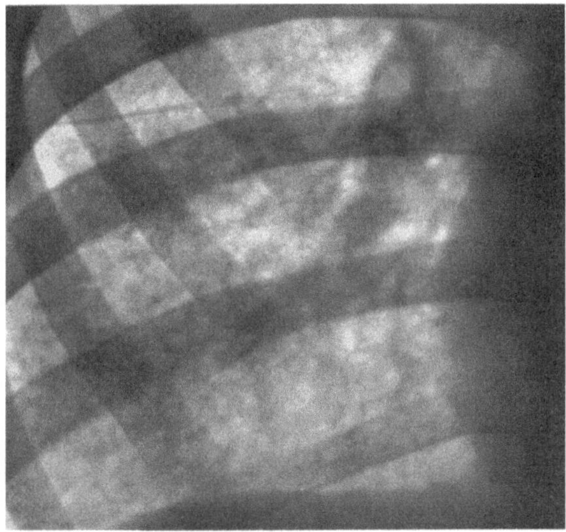

c

Röntgenbefunde

Bild a. *Übersicht.* In beiden Lungen findet sich eine fast symmetrisch angeordnete, vermehrte, feinretikuläre Zeichnung mit multiplen, meist kleinen, z.T. auch mittelgroßen Fleckschatten. Die Veränderungen nehmen apiko-kaudal zu. Großes Herz mit prominentem Pulmonalbogen. Verdichteter Interlobärspalt rechts

Bild b. *Übersicht. 7 Jahre nach Bild a.* Es findet sich eine vermehrte, dichte, retikuläre Zeichnung, die von kleinsten dichtstehenden Fleckschatten überlagert ist. Die Veränderungen betreffen jetzt vorwiegend die Ober- und Mittelfelder und sind rechts ausgeprägter als links. Beide Lungenunterfelder sind weniger befallen. Weitere Größenzunahme des Herzens mit erheblich verstärkter Prominenz der A. pulmonalis

Bild c. *Ausschnitt von Bild a*

Bild d. *Ausschnitt von Bild b*

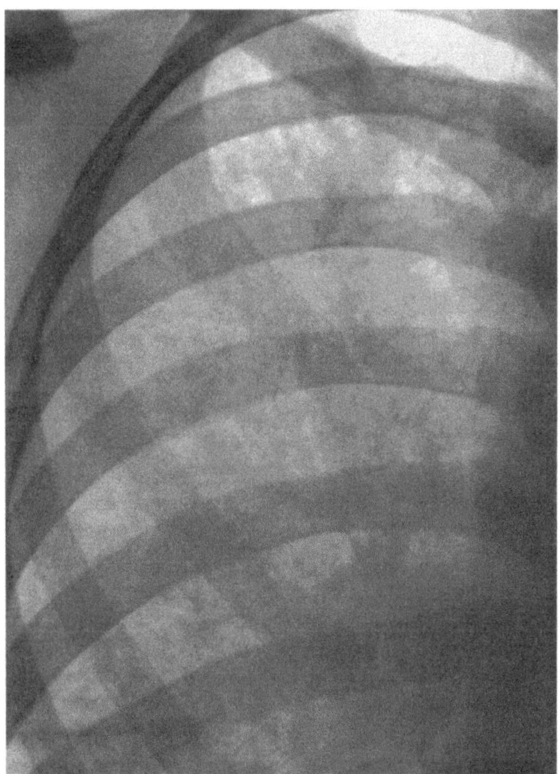

d

Verlauf: Im Laufe der nächsten Jahre Ausbildung eines Cor pulmonale trotz Wohlbefindens und zeitweise auch gebesserter Anämie. Insgesamt 10 Jahre nach Beginn der Erkrankung und 8 Monate nach Anfertigung der 2. Aufnahme (Bild b) akute Verschlechterung mit Dyspnoe, Tachykardie und stärkerer Blässe. Kurz darauf trat dann der Tod im Kreislaufversagen ein

Diagnose: *Idiopathische Lungenhämosiderose (durch Obduktion gesichert)*

Fall 97

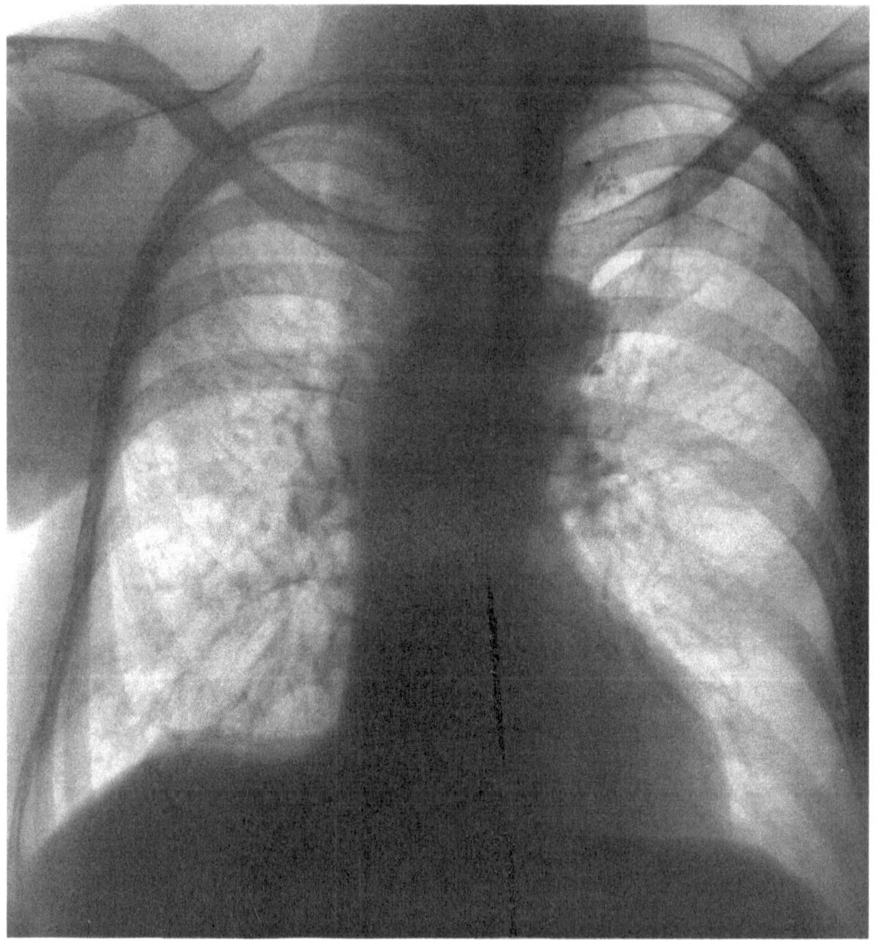

a

Fall 97 · Sch. R., ♀, 68 Jahre

Vorgeschichte: Vor 19 Jahren stärkere Blutungen aus dem Genitaltrakt, deshalb außerhalb Kürettage und Röntgenmenolyse. Vor 5 Monaten Feststellung eines walnußgroßen Knotens in der rechten Brust. 2 Monate später Radikaloperation eines zirrhösen Karzinoms mit axillären Lymphknotenmetastasen. Weitere 2 Monate danach Röntgennachbestrahlung. 8 Tage nach Abschluß der Bestrahlung setzte ein Reizhusten mit schleimigem Auswurf ein. Dieser Husten hielt trotz hausärztlicher Behandlung in den folgenden 5 Monaten an

Befund: Guter Allgemeinzustand und Gewichtszunahme. Keine Temperaturen. Im Blutbild mäßige Anämie und geringe Leukopenie. Blutsenkung 41/65. Lymphstauung im rechten Arm

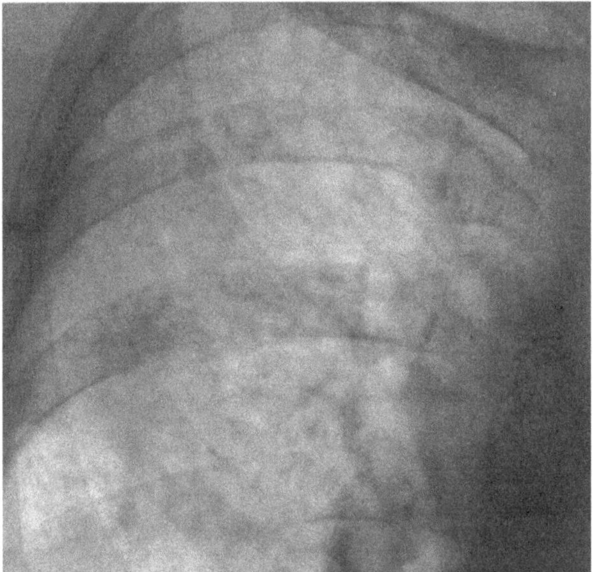
b

Röntgenbefund

Bild a. *Übersicht*, b. *Ausschnitt rechtes Oberfeld.* Relativ dichte, retikuläre Zeichnung im rechten Ober- und Mittelfeld und in den medialen Anteilen des Unterfeldes, wo sie zusätzlich streifigen Charakter hat. Verschwielung der benachbarten Pleura parietalis, der mediastinalen und der diaphragmalen Pleura. Verkleinerung der befallenen Lungenabschnitte. Stauung der Weichteile des rechten Armes

Diagnose: *Strahleninduzierte Fibrose der rechten Lunge (nur geringe Rückbildung in einem weiteren Beobachtungszeitraum von 8 Monaten)*

Fall 98

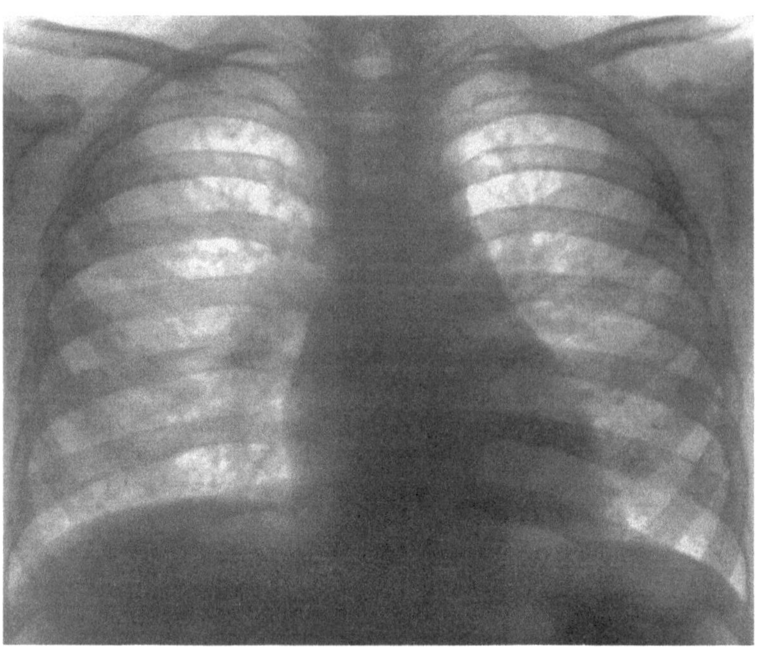

Fall 98 · B. A., ♀, 10 Jahre

Vorgeschichte: Vor 1 Jahr traten subfebrile Temperaturen auf, außerdem Schrunden an den Händen und Fingern, die Fingerbeweglichkeit war eingeschränkt und die Knie- und Ellbogengelenke bei der Bewegung schmerzhaft

Befund: Tachykardie von 130—160/min mit rechtsventrikulären Extrasystolen im EKG. Das Röntgenbild der Lungen war zunächst unauffällig. Kreatin-Ausscheidung 8,34 mg/kg Körpergewicht pro Tag (obere Grenze der Norm)

Röntgenbefund

Übersicht. Beidseitige Trübung der Lungenfelder durch eine zart vermehrte netzförmig-noduläre Zeichnung

Weiterer Verlauf: Nach 1 Jahr Atemnot beim Treppensteigen. Funktionell findet sich jetzt eine Einschränkung der Inspiration mit Einschränkung der Lungenvolumina bei unbehinderter Ausatmung

Diagnose: *Gesicherte Dermatomyositis mit Lungenfibrose*

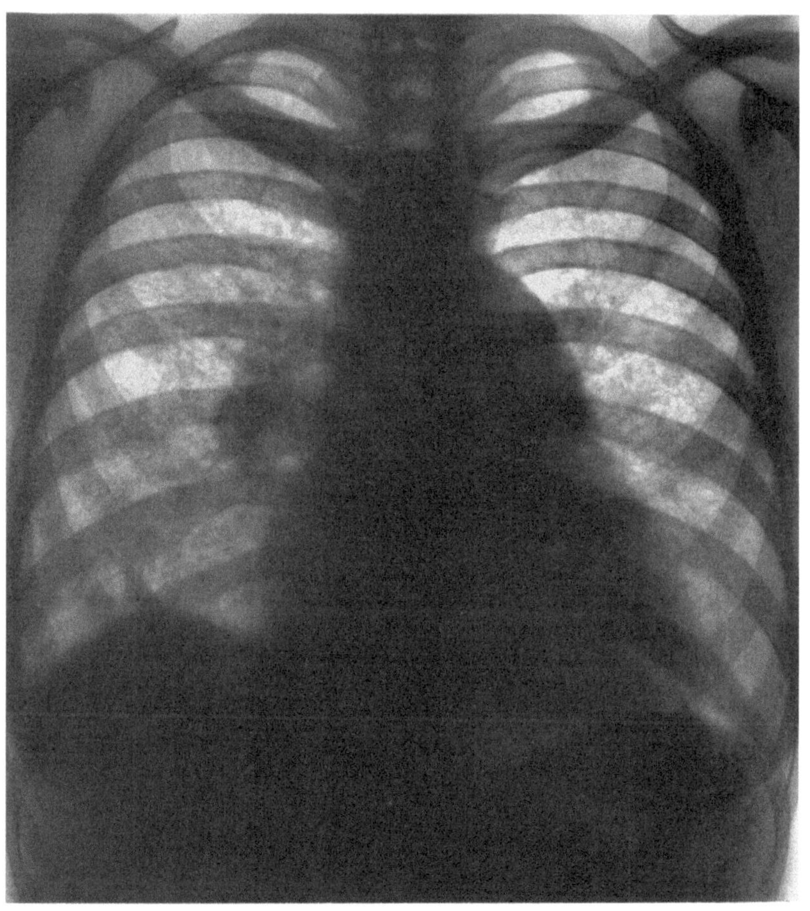

Fall 99 · W. R., ♀, 38 Jahre

Vorgeschichte: Seit 15 Jahren zunehmend Husten und Atemnot. Vor 1 Jahr Fieber und seitdem rasche Verschlechterung. Patient verstarb 11 Tage nach Klinikaufnahme

Befund: Schlechter Allgemeinzustand mit Untergewicht, starker Dyspnoe, Orthopnoe, Zyanose und Trommelschlegelfinger. Lebervergrößerung und Beinödeme. Im EKG pathologischer Rechtstyp. Starke Erhöhung des Druckes in der A. pulmonalis (170/100 mm Hg). Temperatur normal. Blutsenkung 2/4. Im Blutbild 17 g-% Hb. 5,0 Mill. Erythrozyten, 7500 Leukozyten

Röntgenbefund

Übersicht. Beidseitige, feinstreifige, kleinstfleckige, retikuläre Zeichnung der Lungen. Vergrößerte, dichte Hili. Zipflige Ausziehungen beider Zwerchfellanteile. Linksgelagertes Herz mit stark vorgewölbtem Pulmonalbogen

Diagnose: *Diffuse, progrediente, interstitielle Lungenfibrose (Hamman-Rich). Hypertrophie und Dilatation des rechten Ventrikels (durch Obduktion bestätigt)*

Fall 100

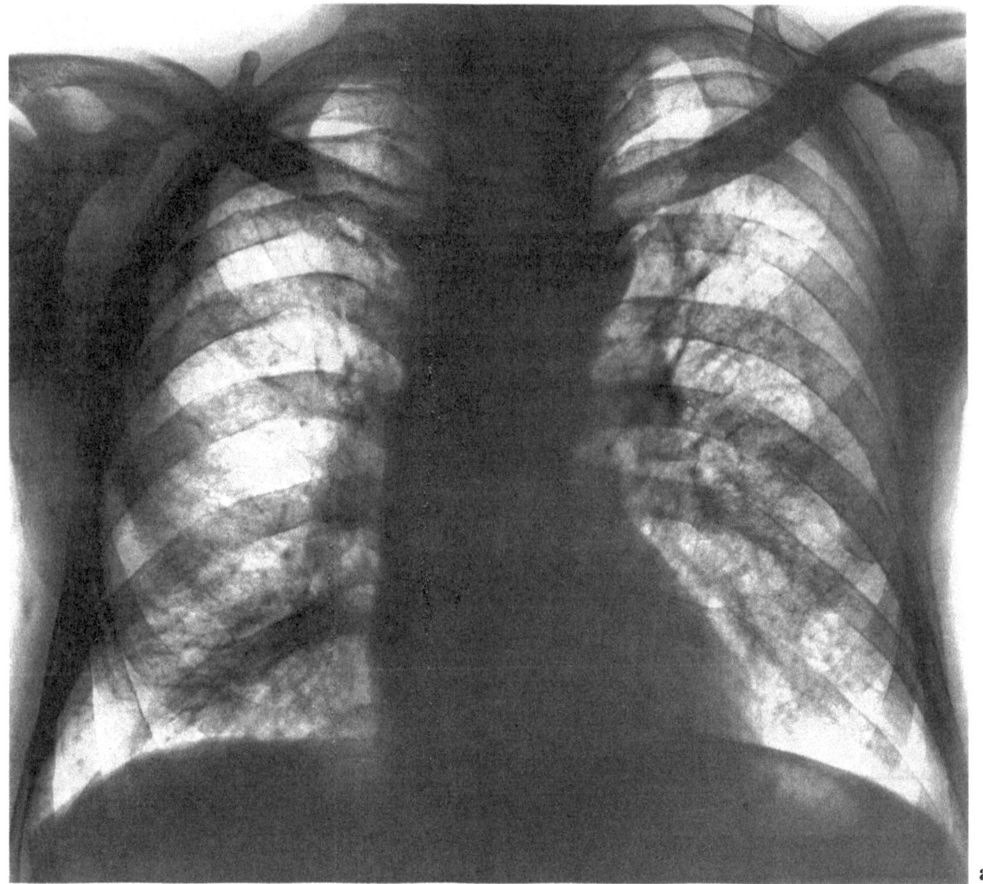

a

Fall 100 · P. J., ♂, 60 Jahre

Vorgeschichte: Seit etwa $^1/_2$ Jahr zunehmender Brustkorbschmerz rechts, Appetitlosigkeit, Reizhusten ohne Auswurf, Blutsenkungsbeschleunigung

Befund: Reduzierter Allgemeinzustand, subfebril, feinblasige Rasselgeräusche und abgeschwächter Stimmfremitus im rechten Unterfeld. Blutsenkung bis 105/120, Leukozytose mit Linksverschiebung

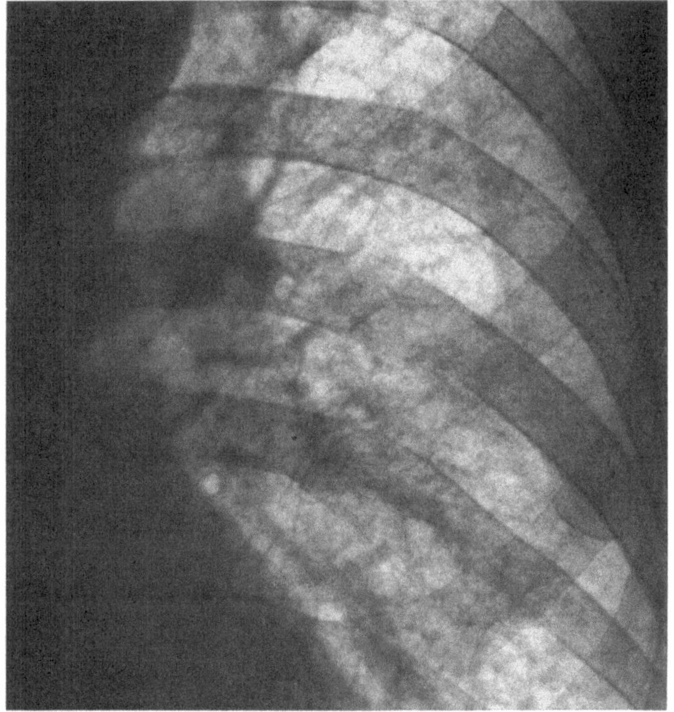

b

Röntgenbefunde

Bild a. *Übersicht*, b. *Ausschnitt des linken Oberfeldes*. Streifig netzförmige, z.T. miliare Zeichnungsvermehrung in beiden Lungen

Verlauf: Intermittierend septische Temperaturen bis 40° C, durch Antibiotika unbeeinflußt. Inhomogene Kontrastierung der rechten unteren Kelchgruppe im Urogramm. Zunehmender körperlicher Verfall. Unter Hauteffloreszenzen, Anämie, Thrombopenie, Leukozytose, bronchopneumonischen Erscheinungen und Kreislaufversagen Exitus

Histologischer Befund der Lungen (Haut und Nieren) nach Obduktion: Histiocytosis X

Diagnose: *Disseminierte Histiocytosis X*

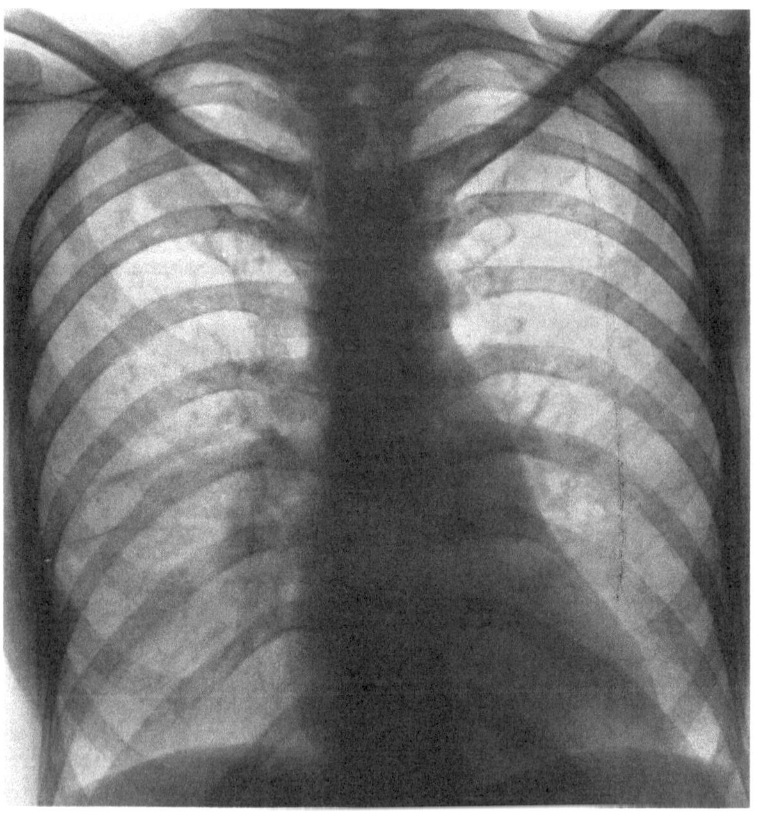

a

Fall 101 · St. W., ♀, 40 Jahre

Vorgeschichte: Seit 5 Jahren Durchblutungsstörung in der Kälte. Seit 3 Jahren zunehmende Verhärtung der Haut im Gesicht, an den Unterarmen und besonders an Händen und Fingern. In den letzten Monaten zunehmende Atemnot und Schluckbeschwerden

Befund: Typische Veränderungen durch die Grundkrankheit an den Händen, Unterarmen, im Gesicht, am Hals und an den Füßen. Verkürzung der Fingerendglieder, Einschränkung der Mundöffnung. Im EKG ungewöhnlicher Rechtstyp und Störung des Erregungsrückganges. Extrasystolen

Röntgenbefunde

Bild a. *Übersicht.* Feine netzförmige Zeichnung in beiden Mittel- und Unterfeldern, apiko-kaudal zunehmend. Zarte interlobäre Pleuraverdichtung und leichte Verschwielung in den Zwerchfellrippenwinkeln. Deutliche Prominenz des Pulmonalbogens

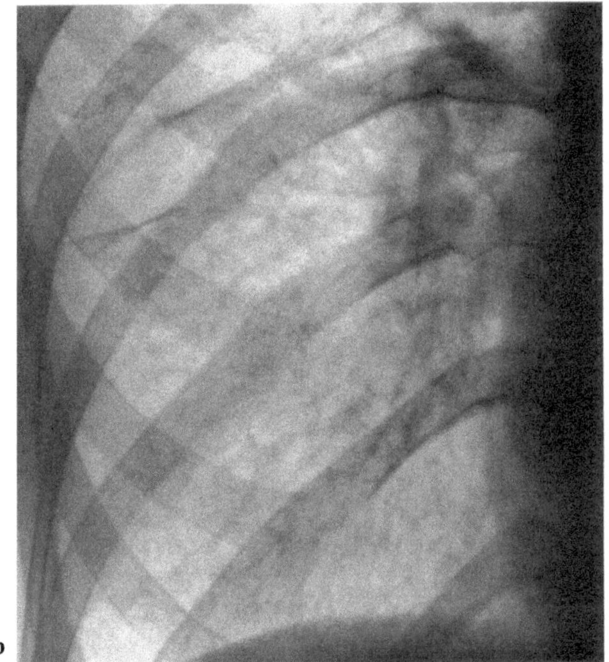

b

Bild b. *Ausschnitt rechtes Unterfeld.* Feinmaschige Lungengerüstzeichnung

Diagnose: *Progressive Sklerodermie mit Lungenfibrose (durch Untersuchung eines exzidierten Hautstückes gesichert). Befall auch des Ösophagus und des Dünndarmes*

Fall 102

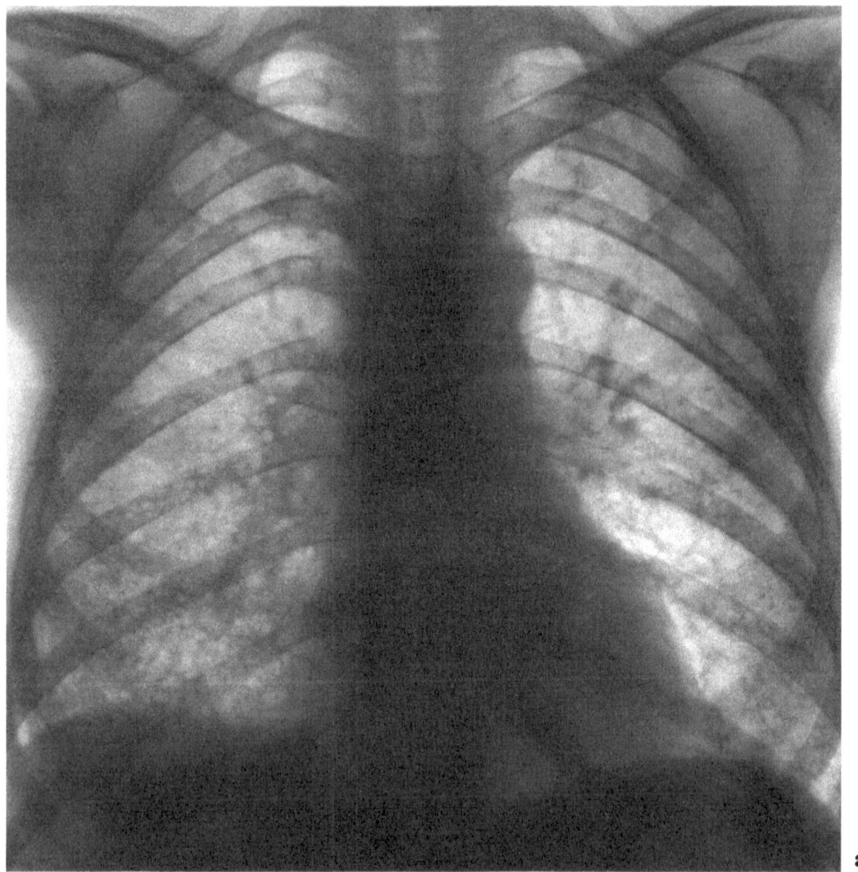

a

Fall 102 · Sch. M., ♀, 48 Jahre

Vorgeschichte: Seit 13 Jahren Neigung zu Blaufärbung der Finger und häufige Paraesthesien in den Händen. Seit 5 Jahren kann die Patientin wegen offener Finger nicht mehr arbeiten. Vor 3 Jahren Amputation eines Fingers. Jetzt bestehen Schmerzen in mehreren Gelenken, besonders in den Ellbogen- und Handgelenken

Befund: Stark reduzierter Allgemeinzustand. Zyanose der Lippen, Atemnot bei Belastung, etwas Husten und Auswurf. Über beiden Lungen verschärftes Atemgeräusch, vor allem über den Unterfeldern, dazu einzelne nicht klingende Rasselgeräusche. Apnoische Pause inspiratorisch 16 sec, exspiratorisch 15 sec. Typische Veränderungen der Haut an den Händen, den Unterarmen, im Gesicht und am Hals durch die Grundkrankheit. Erschwerte Mundöffnung, Schluckbeschwerden, Verstopfung. Blutsenkung 78 in der ersten Stunde und Weltmann-Band 4. Röhrchen. Thymolprobe positiv.

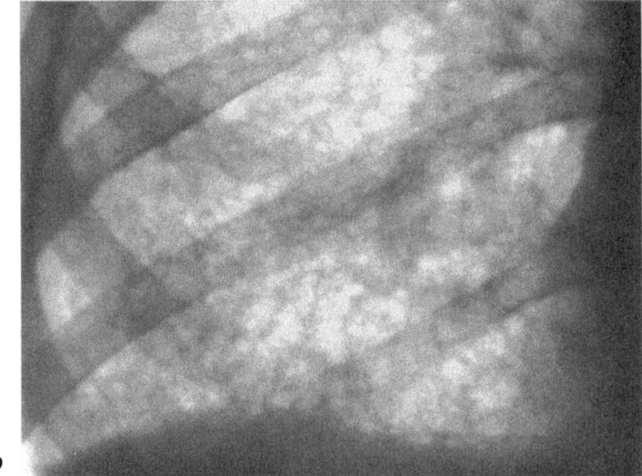
b

Röntgenbefunde

Bild a. *Übersicht.* In beiden Mittel- und Unterfeldern dichte grobmaschige Zeichnung. Pleuraadhäsionen im Bereich des Mediastinums beidseits und der rechten Zwerchfellkuppe

Bild b. *Ausschnitt rechtes Unterfeld.* Grobmaschige Lungengerüstzeichnung

Diagnose: *Progressive Sklerodermie mit Lungenfibrose (durch histologische Untersuchung eines Hautstückchens gesichert). Stärkerer Befall auch des Ösophagus*

Fall 103

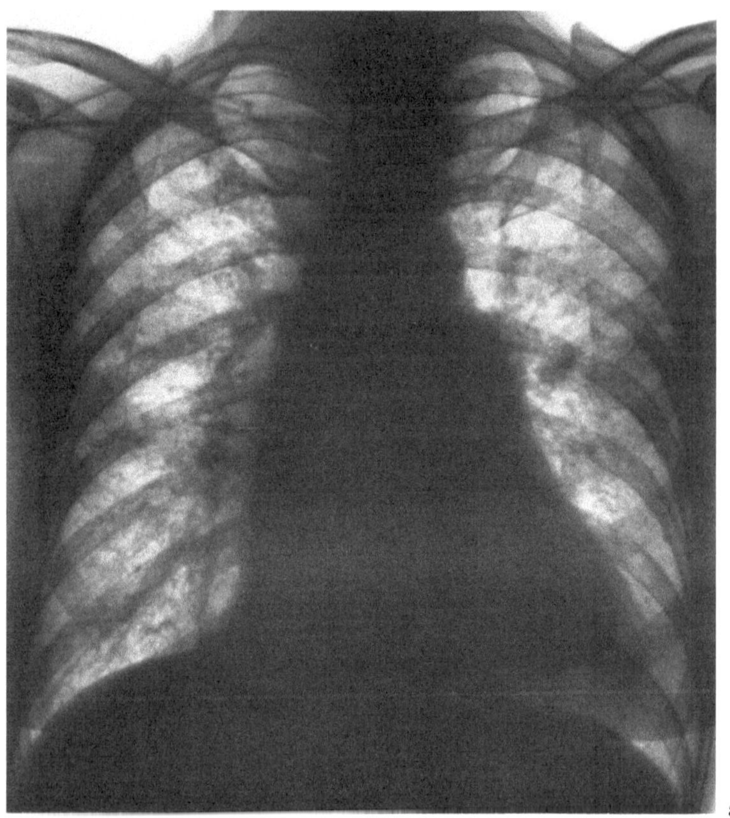

a

Fall 103 · F. B., ♀, 64 Jahre

Vorgeschichte: Seit mehreren Monaten Behandlung wegen Herzinsuffizienz. Einweisung wegen akuter Verschlimmerung

Befund: Ausgesprochene Dyspnoe und Zyanose der Schleimhäute. Über den Lungen asthmoides Atemgeräusch, basal von Rasselgeräuschen überlagert. Leber vergrößert und druckschmerzhaft, aber keine Ödeme und Ergüsse. Im EKG Vorhofflimmern und Zeichen der Rechtshypertrophie

Röntgenbefunde

Bild a. *Übersicht.* Symmetrisch verstärkte retikulo-noduläre Zeichnung von unscharf verwaschener Struktur in beiden Lungen. Cor pulmonale mit stark vorspringenden Pulmonalbogen und Erweiterung der hilären Lungenarterien

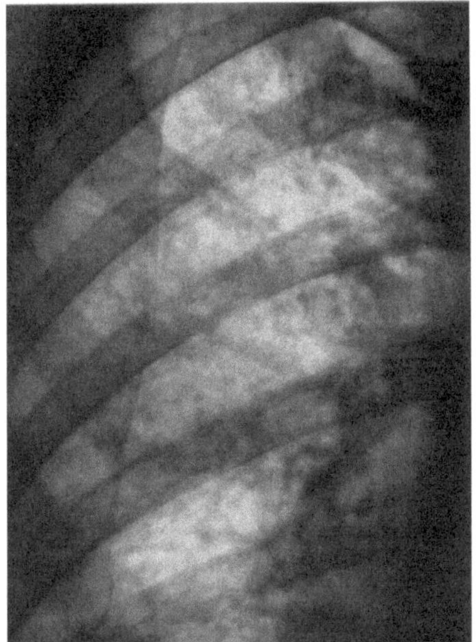

b

Bild b. *Ausschnitt rechtes Ober-Mittelfeld*

Weiterer Verlauf: 1 Tag nach Anfertigung des Röntgenbildes trat unerwartet ein plötzlicher Herzstillstand ein

Sektion: Ausgeprägte herdförmige Lungenhämosiderose. Cor pulmonale. Chronische, ausgedehnte, nicht eitrige Herdnephritis

Diagnose: *Lungenhämosiderose in Kombination mit herdförmiger Nephritis (Goodpasture-Syndrom)*

Fall 104

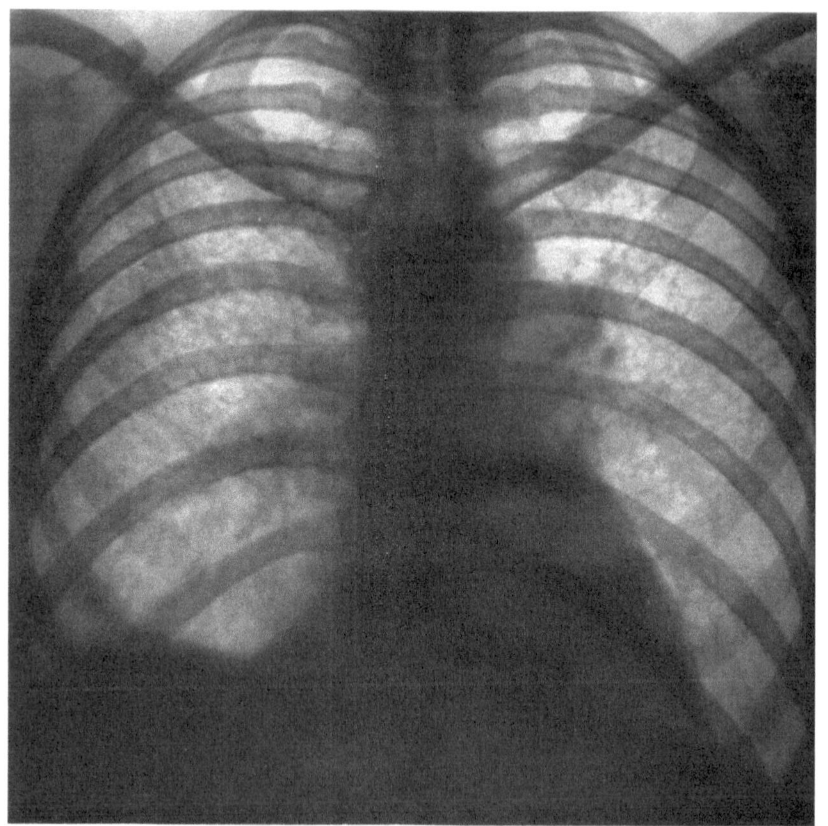

a

Fall 104 · Sch. K., ♀, 37 Jahre

Vorgeschichte: Patientin erkrankte vor 15 Jahren an einem Diabetes insipidus, trank täglich 13–16 Liter Flüssigkeit und schied entsprechende Mengen aus. Die neurologische Untersuchung ergab keine Ursache für den Diabetes insipidus. Pitron-Schnupfenpulver führte zur Besserung des Zustandes. Vor 8 Jahren trat erstmals ein Spontanpneumothorax auf, der in der Folge mehrfach rezidivierte und zur stationären Aufnahme führte

Röntgenbefunde

Bild a. *Übersicht.* In beiden Lungen retikulonodulär verstärkte Zeichnung mit ausgeprägter Wabenbildung besonders in den Mittelfeldern. Breite Adhärenz des rechten Zwerchfellrippenwinkels

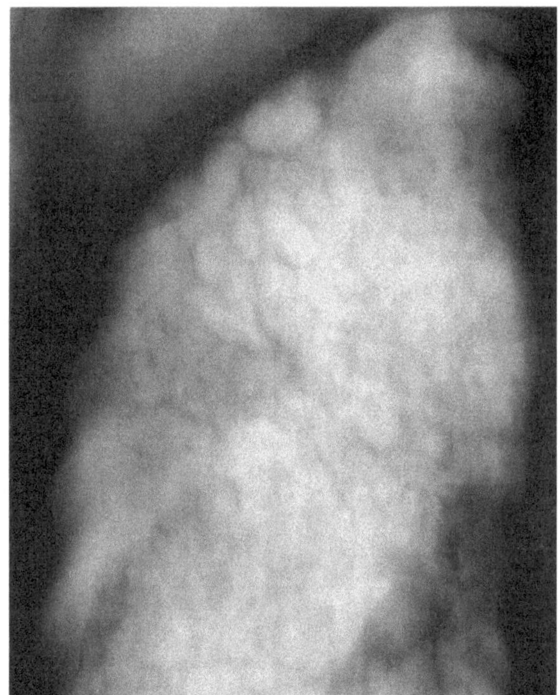
b

Bild b. *Schichtbild.* Weitmaschige Netzzeichnung mit großen, subpleural gelegenen Blasen. Partieller, fingerbreiter Pneumothorax

Lungenbiopsie: Fibrosierung des Interstitiums mit Einschluß von eosinophilen Granulomen aus Monozyten, eosinophilen Granulozyten und Riesenzellen

Diagnose: *Eosinophiles Lungengranulom mit Übergang in interstitielle Lungenfibrose (durch Lungenbiopsie gesichert). Diabetes insipidus*

Fall 105

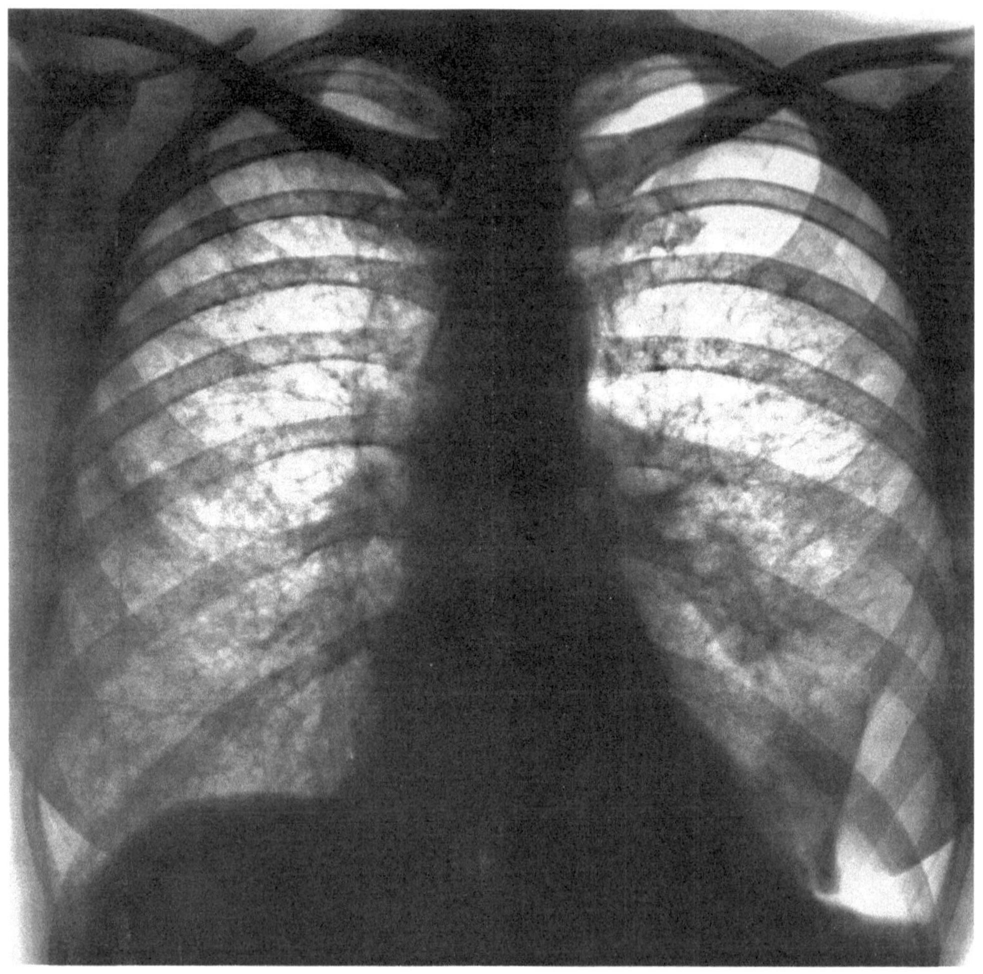

a

Fall 105 · L. W., ♀, 45 Jahre

Vorgeschichte: Vor 6 Jahren Lungenriß mit Spontanpneumothorax links, vor 3 Jahren Rezidiv und Diagnose einer Lungenfibrose, Jetzt erneutes Rezidiv eines Pneumothorax

Befund: Ruhedyspnoe, Lippen- und Akrozyanose, pektanginöse Beschwerden, Pfeifen und Giemen im Exspirium mit feuchten und groben Rasselgeräuschen

Laborbefunde: Blutsenkung 12/26. Blutbild unauffällig

Röntgenbefunde

Bild a. *Übersicht*, b. *Ausschnitt linkes Mittel-Oberfeld.* In beiden Lungen von kranial nach kaudal an Dichte zunehmende, streifig retikulonoduläre Verschattungen mit feinwabiger Vergrößerung der Lungengerüstzeichnung. Schmale Luftsichel um das linke Ober- und Unterfeld

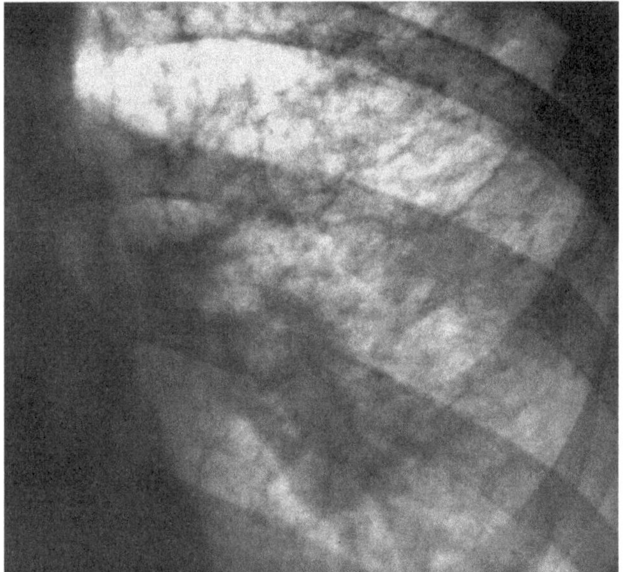

b

Probethorakotomie: Tastbare Zysten mit wenig elastischem Lungenparenchym; histologisch zeigte sich eine Hämosiderose und Arterienfibrose

Leberpunktion: Zunächst Normalbefund. Bei einer 2. Punktion Feststellung eines Morbus Boeck, Stadium III–IV

Lungenszintigramm: Hochgradige Minderdurchblutung beider Lungen

Spirogramm: Hyperventilationssyndrom, obstruktive Verteilungsstörung, Lungenemphysem, eingeschränkte Atemreserve

Blutgasanalyse: Globalinsuffizienz

Verlauf: Allmähliche Verschlechterung mit Zyanose und Dyspnoe. Vorübergehende Besserung unter hochdosierter Steroidgabe und Sauerstoffzelt. Nach einem Jahr Exitus durch Herzversagen

Obduktionsbefund: Wabenlunge mit Spontanpneumothorax rechts, Einriß der Pleura visceralis des rechten Mittellappens. Histologisch eosinophiles Granulom (Histiozytose), der Abt-Letterer-Siweschen Erkrankung nahestehend. Granulome auch in der Leber. Ein Morbus Boeck wurde mit Sicherheit ausgeschlossen

Diagnose: *Diffuse Lungenfibrose mit rezidivierendem Spontanpneumothorax auf dem Boden einer granulomatösen Retikulose*

Fall 106

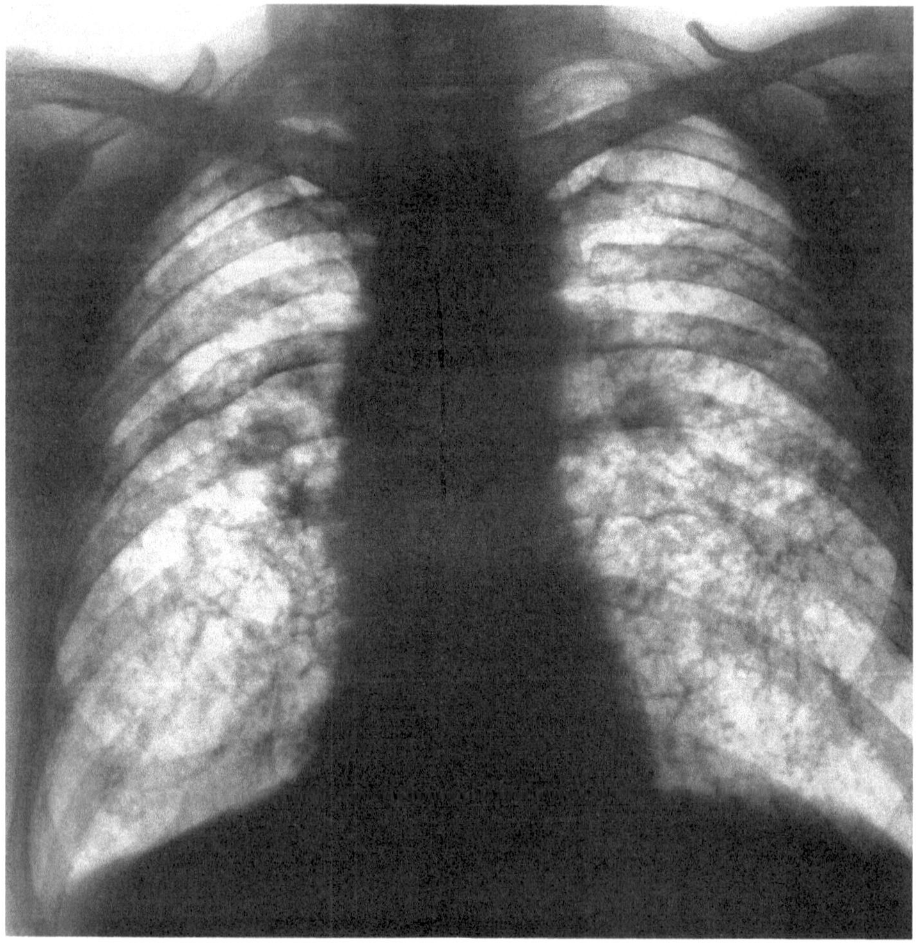

a

Fall 106 · G. G., ♂, 45 Jahre

Vorgeschichte: Vor 18 Jahren als Soldat Lungentuberkulose. Vor 8 Jahren Klinikaufnahme wegen eines Diabetes insipidus. Dabei wurde die Diagnose der Grundkrankheit gestellt. Man fand damals ausgedehnte Skeletveränderungen am Schädel, Unterkiefer, Rippen, Becken, Oberarm und Oberschenkel. Auch die klinischen Befunde waren dafür typisch. Röntgenologisch sah man damals in der Lunge neben einer alten und wenig ausgedehnten Lungentuberkulose rechts eine feintüpfelige und feinstreifige Netzzeichnung in den basalen Oberfeldern und in den Mittelfeldern mit Emphysem der Unterfelder. Im weiteren Verlauf nahmen die Lungenveränderungen an Ausdehnung zu

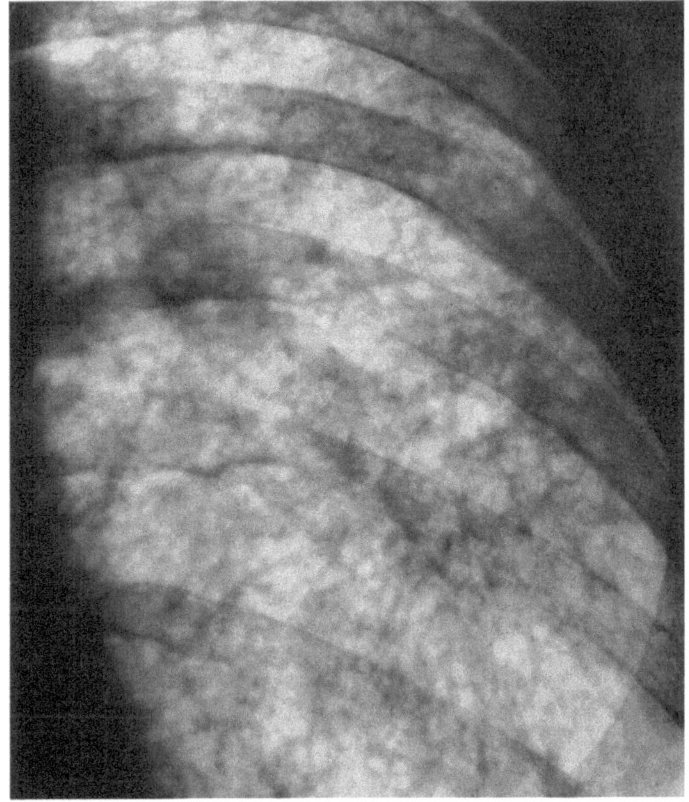
b

Röntgenbefunde

(8 Jahre nach der Erstuntersuchung)

Bild a. *Übersicht*, b. *Ausschnitt linkes Mittel-Unterfeld.* Klein- bis grobmaschige Zeichnung in beiden Lungen mit Konfluenz zu einzelnen Fleckschatten; Schrumpfung beidseits in die Ober- und Mittelfelder hinein. Tiefstehendes, abgeflachtes Zwerchfell mit eingeschränkter Atembeweglichkeit

Diagnose: *Xanthomatose (Hand-Schüller-Christian) mit Lungenfibrose*

Fall 107

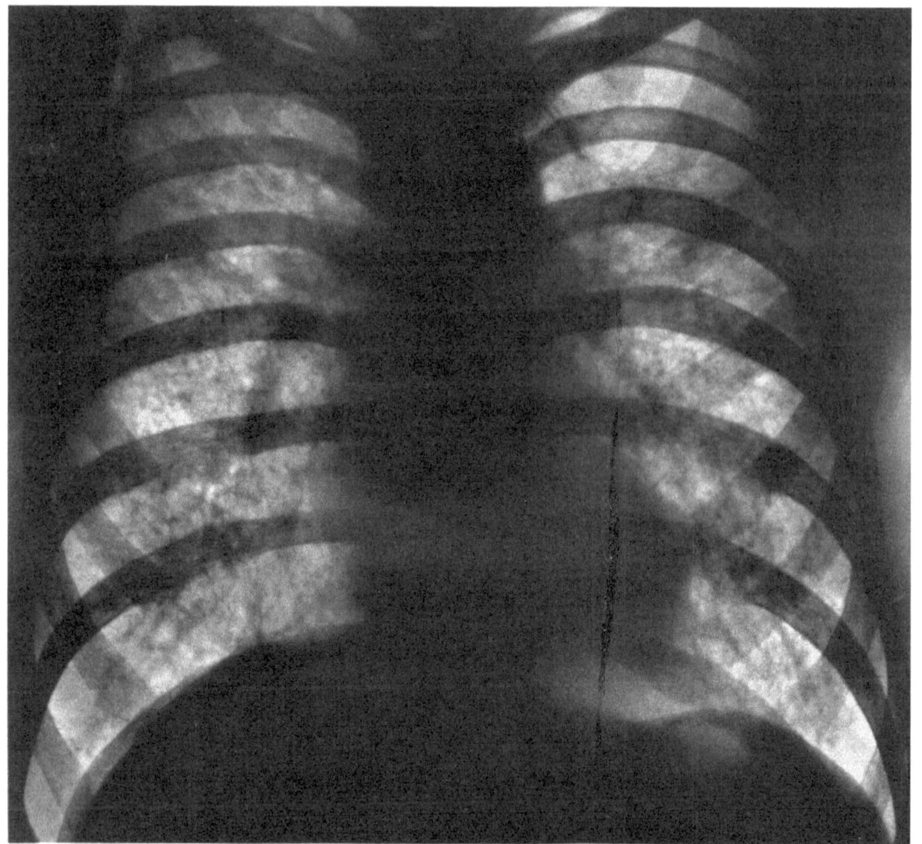

a

Fall 107 · Sp. H., ♂, 27 Jahre

Vorgeschichte: Eine 8 Jahre vor der jetzigen Untersuchung angefertigte Aufnahme der Lungen war unauffällig. Vor 2 Jahren wurde dann bei einer stärkeren „Erkältung" eine Lungenveränderung festgestellt. Erneute „Erkältung" vor 4 Wochen, die nicht abklang

Befund: Belastungsdyspnoe, Uhrglasnägel. Temperatur normal. Blutsenkung 2/6. 16,2–17 g-% Hb. Im Blutbild 4,8–5,3 Mill. Erythrozyten, 8000–9000 Leukozyten

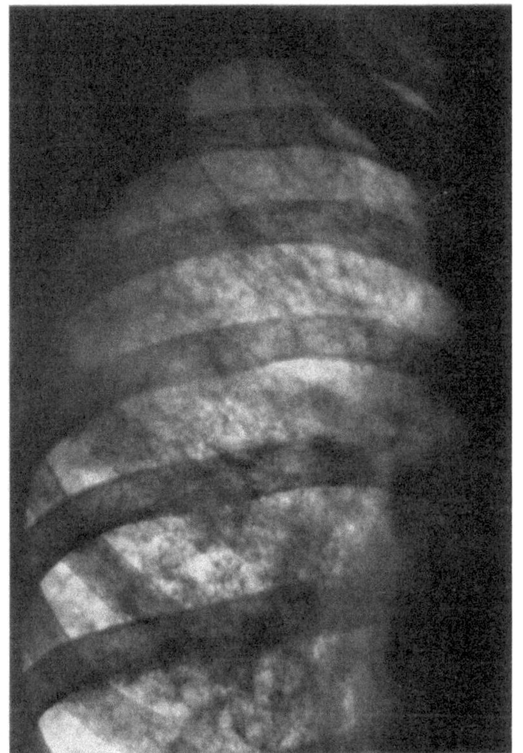

b

Röntgenbefunde

Bild a. *Übersicht*, b. *Zielaufnahme rechtes Oberfeld.* Streifig-kleinfleckige Zeichnung in beiden Lungen, deren wabig-netzförmige Struktur im Ausschnitt besonders deutlich wird. Vergrößerte Hili. Hohlraumbildung im linken Obergeschoß

Diagnose: *Diffuse, progrediente, interstitielle Lungenfibrose Hamman-Rich (durch Probethorakotomie und Probeexzision gesichert)*

Fall 108

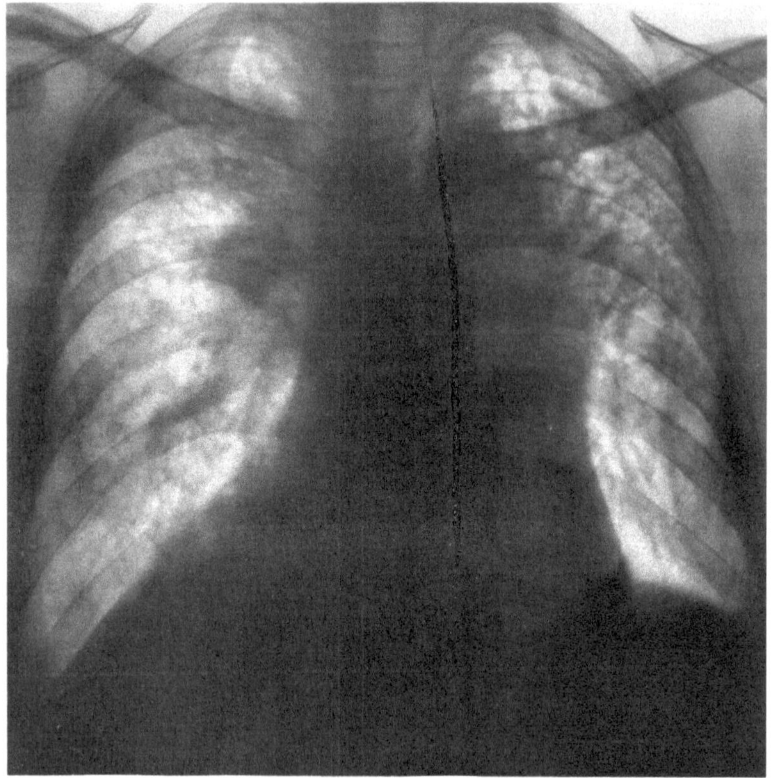

Fall 108 · St. I., ♀, 53 Jahre

Vorgeschichte: Vor 11 Jahren länger dauernde »Erkältung« mit Husten. Es wurde eine fortgeschrittene Tuberkulose angenommen und vor 8 und 7 Jahren je eine Kur von 3 Monaten durchgeführt. Tuberkulosebakterien wurden jedoch nie gefunden. Vor 8 Monaten eitrige Bronchitis und seitdem rasche Verschlechterung mit Atemnot und Leistungsminderung

Befunde: Starke Dyspnoe und Zyanose. Bronchitische Geräusche. Lebervergrößerung und Unterschenkelödeme. Blutsenkung 2/4–16/34. Im Blutbild 15–16 g-% Hb. 4,6–2,5 Mill. Erythrozyten und 5700–8500 Leukozyten

Röntgenbefund

Übersicht. Beide Oberfelder sind von derben, streifig-fleckigen, teils netzförmigen und teils wabigen Verschattungen durchsetzt. Adhärenz des Zwerchfells links, rechts starke Zwerchfellausziehung. Vergrößerte Hili. Verziehungen von Hilus, Mediastinum und Herz

Verlauf: Die Patientin verstarb 39 Tage nach der Klinikaufnahme

Diagnose: *Diffuse, progrediente, interstitielle Lungenfibrose (Hamman-Rich). Hypertrophie des rechten Ventrikels (durch Obduktion bestätigt)*

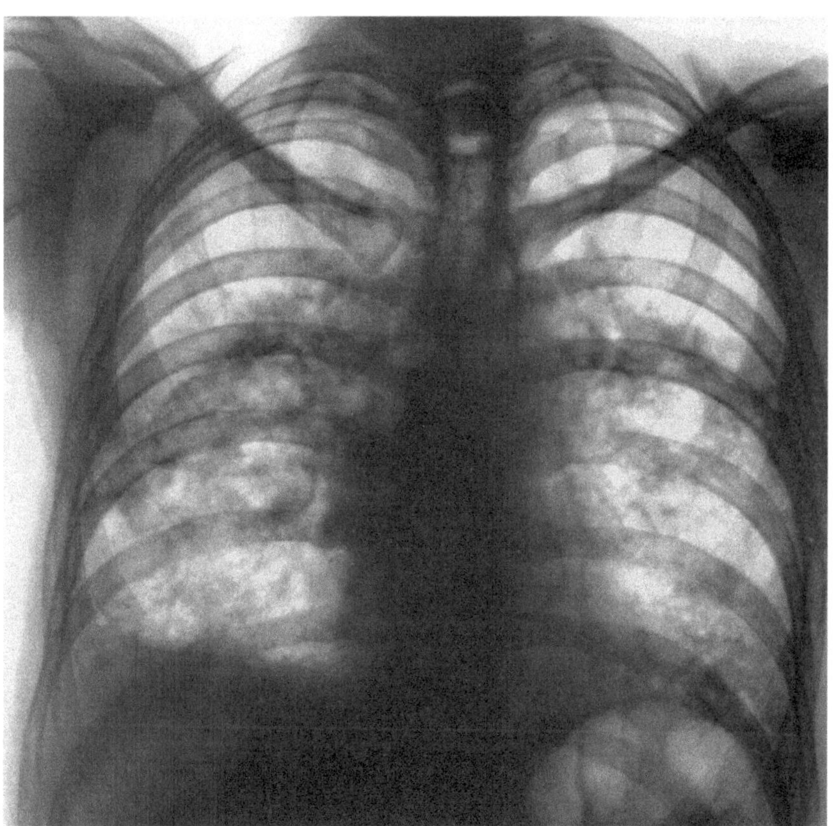

Fall 109 · S. A., ♀, 49 Jahre

Vorgeschichte: Vor 20 Jahren erstmals langdauernde Eiterungen an den Fingern, die sich mehrfach wiederholten. Seit 15 Jahren Blaufärbung der Finger in der Kälte. Vor 5 Jahren Einweisung in eine Heilstätte mit der Diagnose: doppelseitige Lungentuberkulose. Es wurden aber nie Tuberkulosebakterien festgestellt, man diskutierte deshalb auch eine nichttuberkulöse Lungenerkrankung. In den letzten Jahren mehrfach Lungenentzündung und zunehmende Atemnot

Befund: Nur geringgradige Veränderungen der Finger und des Gesichtes durch die Grundkrankheit. Verschärftes Atemgeräusch über den Unterlappen und zahlreiche mittelblasige Rasselgeräusche. Tuberkulintestung erst bei 1 : 1000 positiv. Vitalkapazität 0,85 l. Blutsenkung 18/30. Im Sputum vergrünende Streptokokken und Enterokokken, aber keine BK

Röntgenbefund

Übersicht. In beiden Mittelfeldern infolge Schrumpfung sehr kompakte, streifig-netzförmige Zeichnung, die in Verbindung zum Hilus steht, aber nicht auf diesen ausgerichtet ist. In den Unterfeldern mehr unregelmäßige netzförmig-noduläre Zeichnung. In den Oberfeldern kompensatorisches Emphysem. Fast allseitige Umschwielung beider Lungen

Weiterer Verlauf: Nach 2 Jahren kam es unter zunehmender Atemnot und schließlicher Herzinsuffizienz zum Tode

Diagnose: *Progressive Sklerodermie mit Lungenfibrose (durch Obduktion gesichert)*

Fall 110

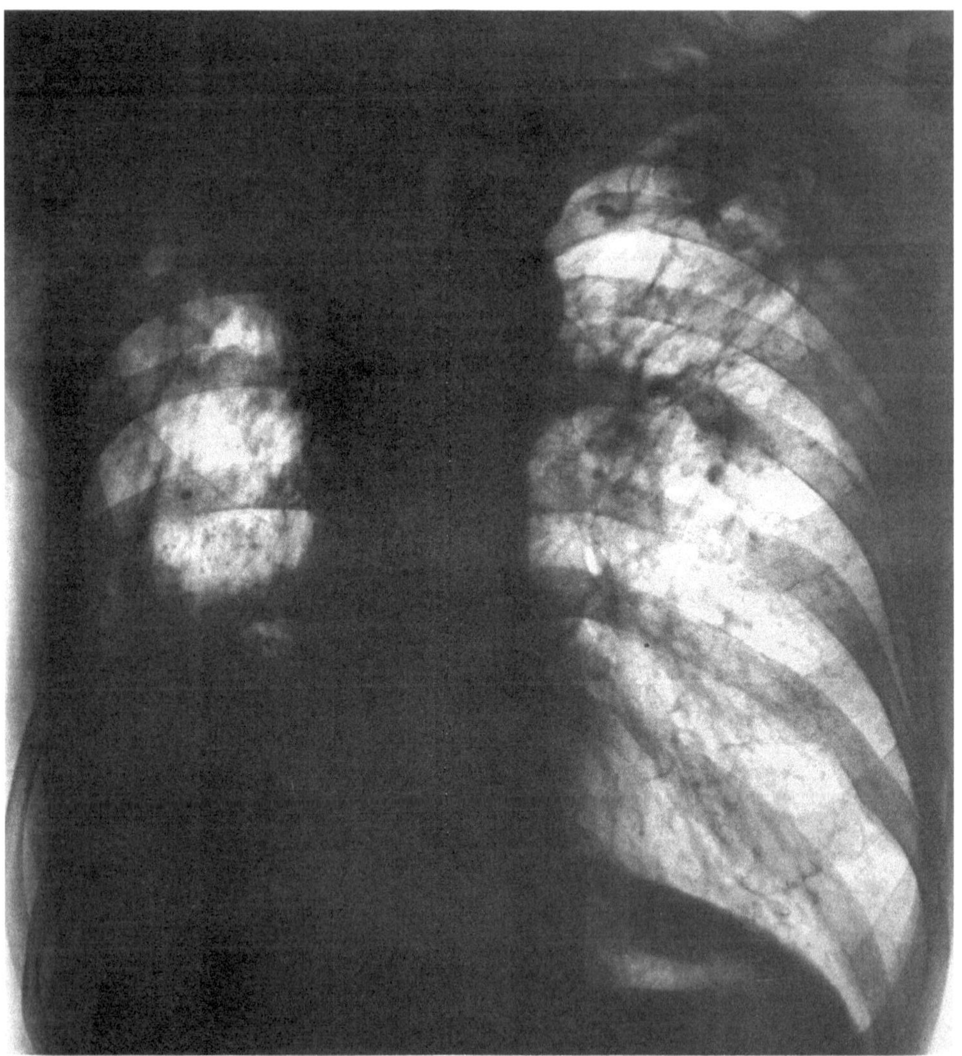

a

Fall 110 · H. F., ♂, 59 Jahre

Vorgeschichte: Der Patient lebte meist in Pennsylvanien und New Jersey. Vor 4 Jahren wurde eine Lungentuberkulose angenommen und der Patient erfolglos in einer Tuberkuloseheilanstalt behandelt. Vor kurzer Zeit Ortswechsel aus den Nordstaaten nach New Mexico

Befund: Negativer Tuberkulinhauttest, positiver Histoplasmintest. KBR: 1 : 32 auf Histoplasma capsulatum positiv. Auch in der Sputumkultur wurde Histoplasma capsulatum nachgewiesen

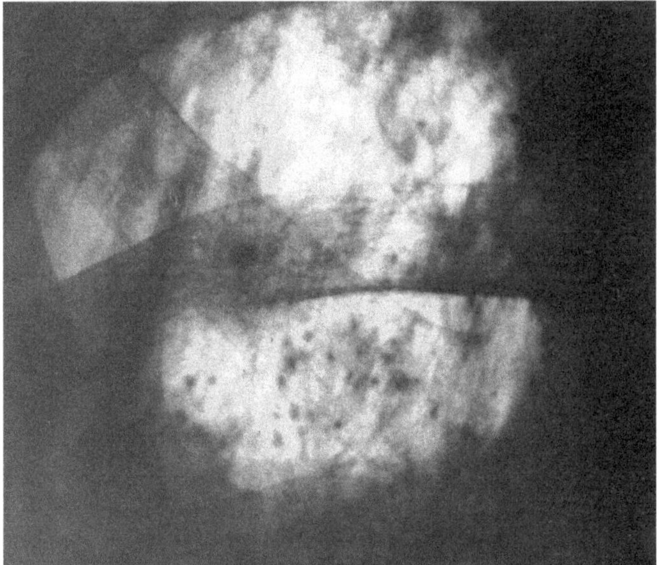
b

Röntgenbefunde

Bild a. *Übersicht*, b. *Ausschnittvergrößernug aus dem rechten Mittel-Oberfeld.* Ausgedehnte Umschwielung des rechten Lungensitus mit Verkleinerung der beatmeten Lungenfläche. Stecknadel- bis linsengroße, kalkdichte Verschattungen im rechten Mittel-Unterfeld und im linken Mittelfeld. Raffung des linken Hilus nach kranial, Verziehung des Mediastinalschattens einschließlich des Herzens nach rechts

Verlauf: Die Behandlung mit Amphotericin-B bewirkte einen negativen Sputumbefund von Histoplasma capsulatum. Eine Änderung des Röntgenbefundes trat nicht ein

Diagnose: *Zirrhotische Form der pulmonalen Histoplasmose*

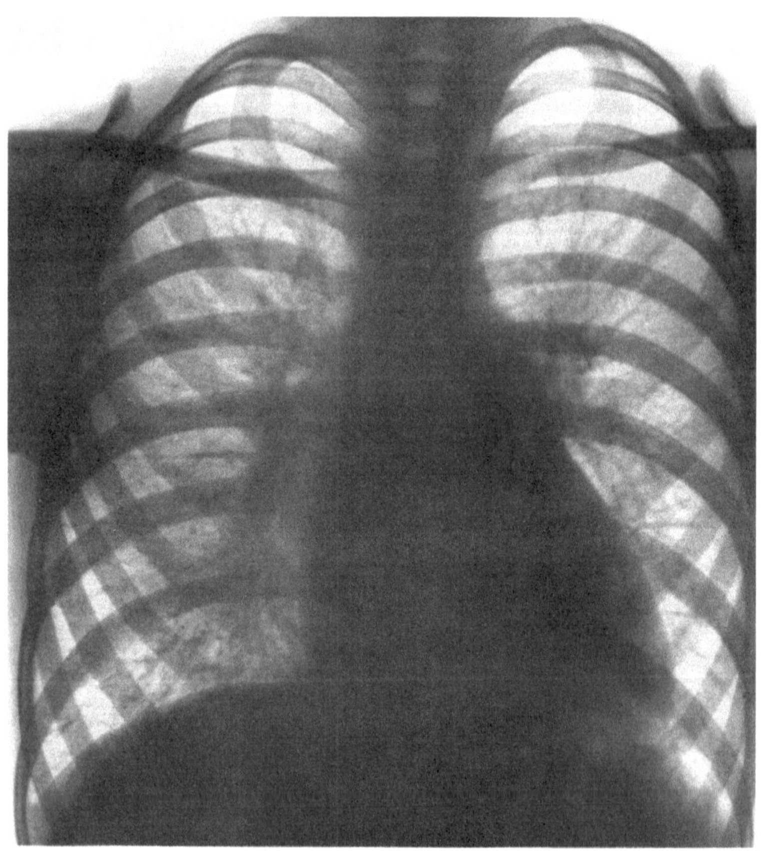

a

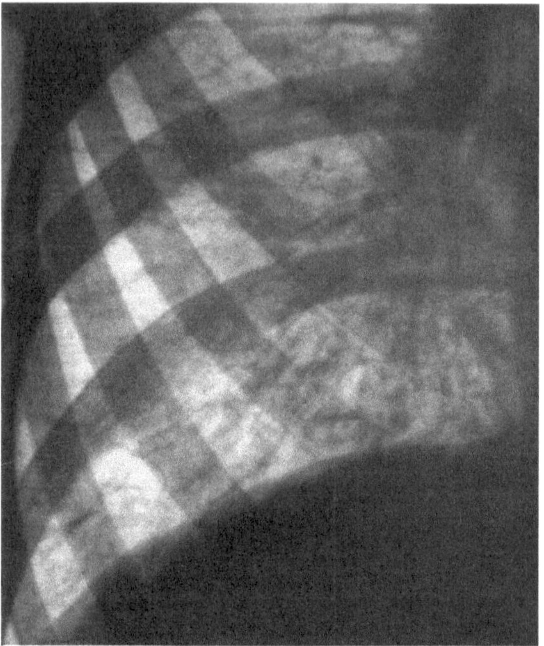

b

Fall 111 · H. L., ♂, 23 Jahre

Vorgeschichte: Vor 2 Jahren Feststellung einer Mitralstenose. Seither bestehen bei Belastung Atemnot und Leistungsunfähigkeit. Keine peripheren Ödeme oder Vergrößerung der Leber. Im EKG Rechtstyp, Störung der Erregungsausbreitung in den Vorhöfen und den Kammern und ausgeprägte Störung der Erregungsrückbildung. Beim Herzkatheter stark erhöhte rechtsseitige Ventrikeldruckwerte und stark erhöhter Druck in der A. pulmonalis

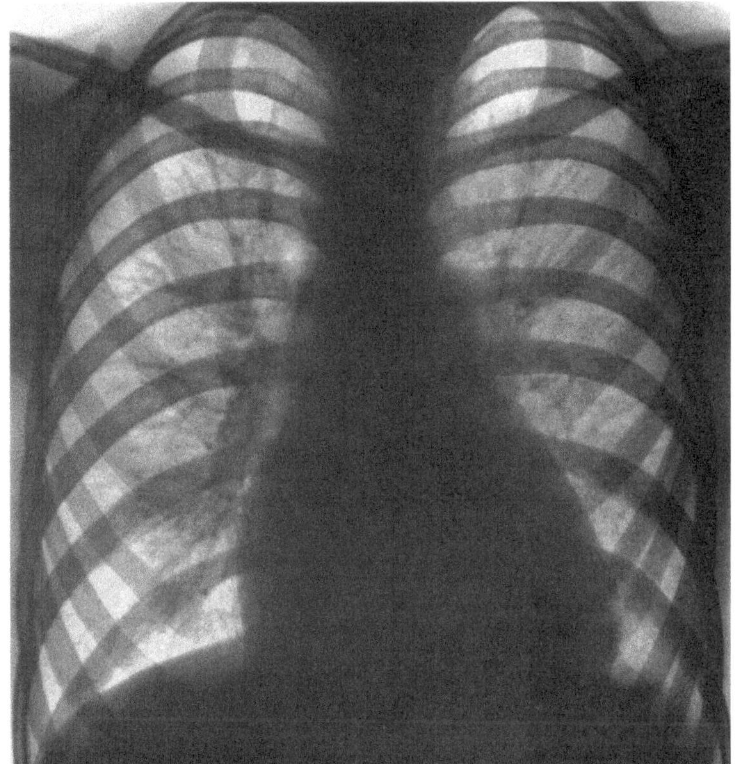

c

Röntgenbefunde

Bild a. *Übersicht*, b. *Ausschnitt rechtes Unterfeld.* Verstärkte Gefäßzeichnung in beiden Lungen, die nach peripher in eine vermehrte retikuläre Zeichnung übergeht. Verdichtung des kleinen Lappenspaltes rechts. Periphere Septumlinien (Kerley-B-Linien). Kleine Winkelergüsse. Mitralkonfiguriertes Herz mit kleinem linkem Ventrikel

Weiterer Verlauf: Durch operative Sprengung wurde die stenosierte Mitralklappe von 0,7 auf 3,0 cm^2 erweitert

Bild c. *Übersicht 3 Wochen nach der Operation.* Rückbildung der Gefäßzeichnung, der vermehrten retikulären Zeichnung, des verbreiterten Interlobärspaltes und der peripheren Septumlinien. Dadurch Wiederherstellung der normalen Strahlendurchlässigkeit der Lunge. Verkleinerung des vorher verbreiterten Pulmonalisbogens

Diagnose: *Interstitielles Lungenödem bei Mitralstenose, Rückbildung nach Kommissurotomie*

Fall 112

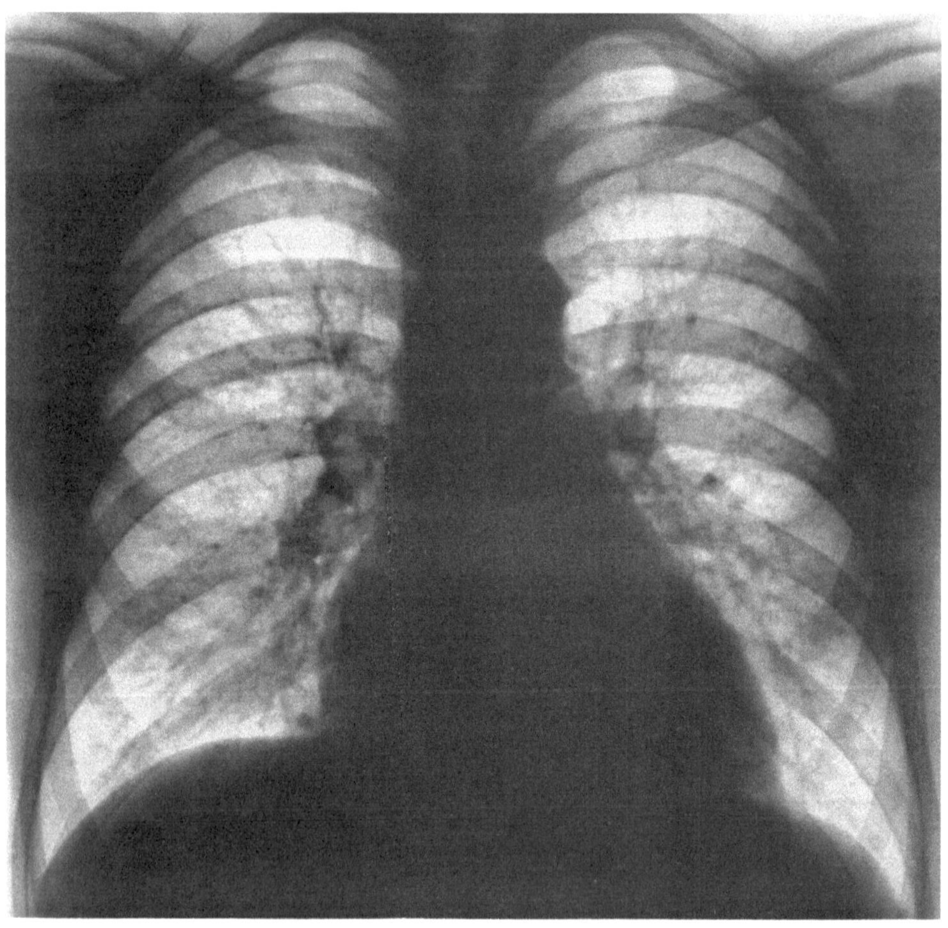

a

Fall 112 · Sch. E., ♂, 21 Jahre

Vorgeschichte: Seit 5 Jahren verstärkte Rötung der Haut und Skleren. Bei Anstrengungen Herzklopfen, sonst kein Krankheitsgefühl

Befund: Guter Allgemeinzustand. Dunkelrote Farbe der Haut und Schleimhäute infolge vermehrter Durchblutung. Vergrößerung des Herzens nach beiden Seiten. Extrasystolie. Blutdruck 105/75 mm Hg. Die Milz ist vergrößert und überragt den Rippenbogen um 2–3 Querfinger. Hb 22 g-%, Erythrozyten 7,5 Mill., Retikulozyten 24‰. Keine Vermehrung der Leukozyten und Thrombozyten (7300 bzw. 130000). Blutsenkung 0/0. Index der alkalischen Leukozytenphosphatase mit 235 deutlich erhöht. Blutvolumenuntersuchung: Gesamtvolumen 7590 ml, Erythrozytenvolumen 5131 ml, Plasmavolumen 2459 ml, Hämatokrit 67,5. Im Sternalpunktat gesteigerte Zelldichte und Hyperplasie der Erythropoese. Megakaryozyten nicht vermehrt. Am Augenhintergrund prall gefüllte, zyanotische Venen

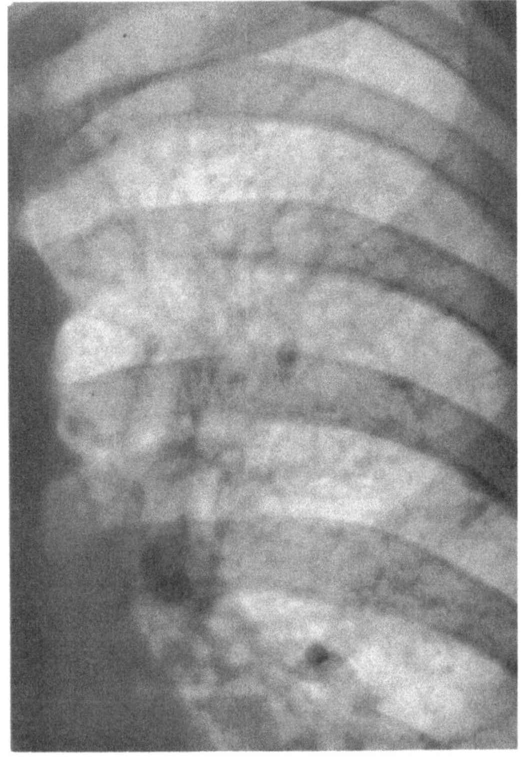

b

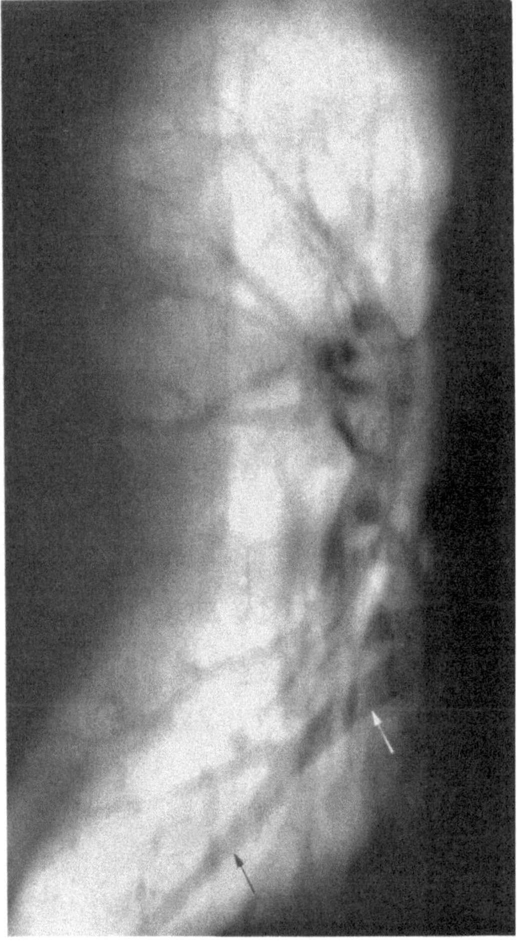

c

Röntgenbefunde

Bild a. *Übersicht.* Verstärkte Hilus- und Lungengefäßzeichnung. Die arteriellen, vom Hilus radiär ausgehenden Gefäßschatten sind gleichmäßig verbreitert und bis weit in die Peripherie zu erkennen. Das Herz ist in allen Teilen gering vergrößert. Herzvolumen im Liegen 885 ml, pro Kilogramm Körpergewicht 13,0 ml

Bild b. *Ausschnitt linkes Lungenoberfeld und linker Hilus*

Bild c. *Schichtaufnahme der rechten Lunge in 12 cm Tiefe.* Gleichmäßige Erweiterung der Venen, die im rechten Unterfeld als annähernd horizontale Bandschatten von der Peripherie bis zur Einmündung in den linken Vorhof zu erkennen sind (↑)

Diagnose: *Polycythaemia vera (Diagnose aufgrund des hämatologischen Befundes, insbesondere auch durch die Bestimmung der alkalischen Leukozytenphosphatase gesichert)*

Fall 113

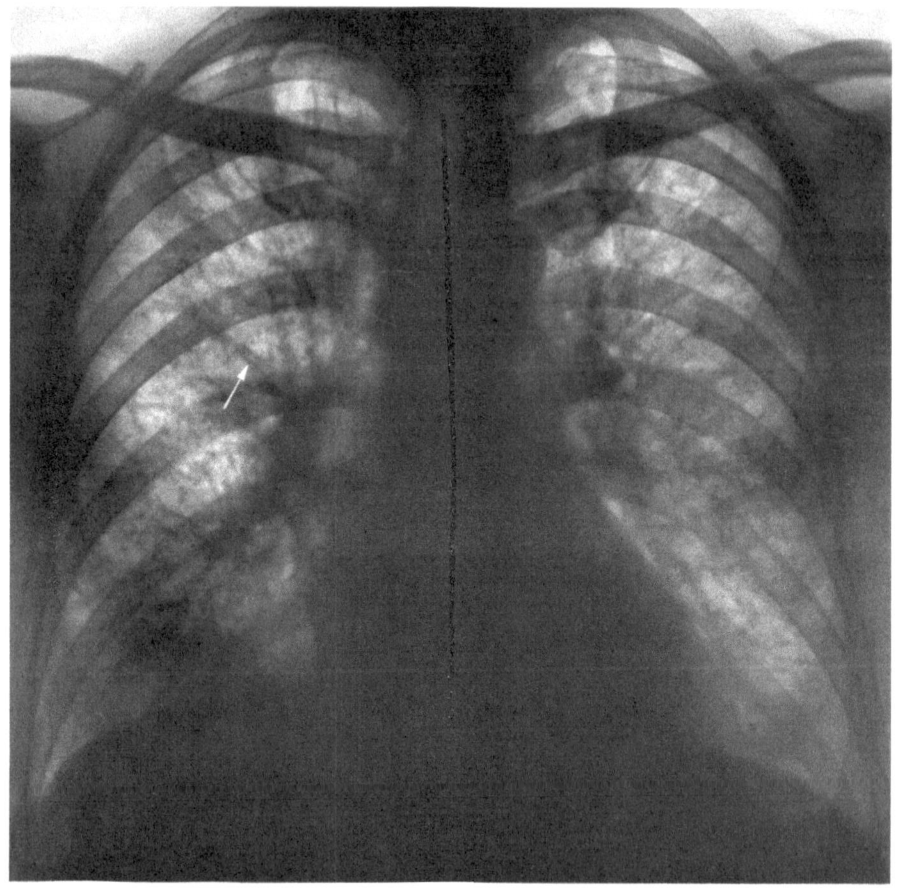

a

Fall 113 · L. E., ♂, 56 Jahre

Vorgeschichte: In Gefangenschaft angeblich Schilddrüsenüberfunktion. In den letzten Jahren zunehmende Herzbeschwerden mit Schwindelerscheinungen und Spannungsgefühl in der Brust. War jetzt in Urlaub und fühlte sich dort zunächst sehr wohl. Erst wenige Tage vor der jetzigen Erkrankung vermehrte Kurzatmigkeit. Am Morgen des Einweisungstages auf der Toilette plötzlicher heftigster Schmerzanfall

Befund: Blässe, keine Zyanose oder Dyspnoe. Über beiden Lungen reichlich feinblasige, nicht klingende Rasselgeräusche. Tachykardie um 120/min. Blutdruck 140/100 mm Hg. Im EKG alte supraapikale Schwielenbildung, kein sicherer Hinweis auf frischen Herzinfarkt. Temperatur bis 38,8° C. Blutsenkung 35/61

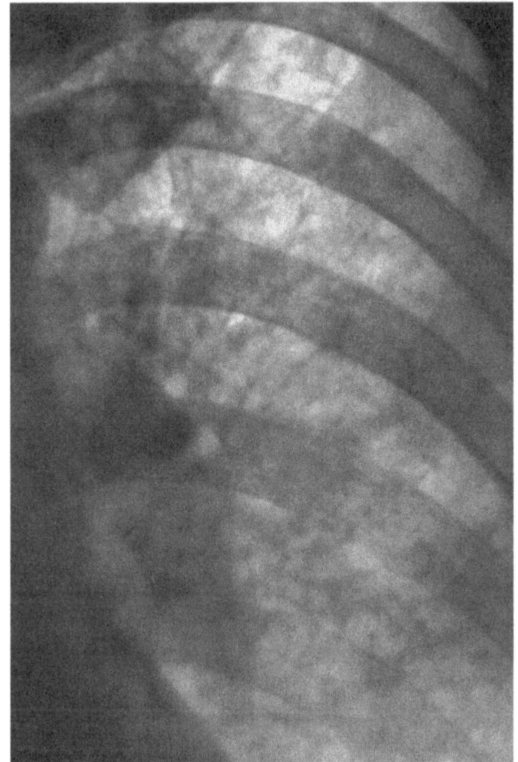
b

Röntgenbefunde

Bild a. *Übersicht.* Beidseitige Hilusvergrößerung durch erhebliche Erweiterung der zentralen arteriellen Lungengefäße bei relativ spärlicher Gefäßzeichnung der Peripherie. Vermehrte, besenreiserartig von den Hili ausgehende, streifige, z.T. doppelkonturierte (↑), z.T. retikulo-noduläre Zeichnung von verwaschenem Charakter in beiden Lungen bis zur Peripherie hin. Herzgröße und -form im Bereich der Norm

Bild b. *Ausschnitt linker Hilus und linkes Mittelfeld*

Weiterer Verlauf: Nach einer wenige Tage dauernden subjektiven Besserung erneute Verschlechterung mit rasch zunehmender Dyspnoe und Tachykardie. Der Patient verstarb 6 Tage nach Anfertigung des Röntgenbildes

Diagnose: *Stauungsinduration mit präfinaler akuter Stauungslunge bei Schwielenherz infolge rezidivierender Herzinfarkte; frischer Hinterwandinfarkt (Obduktionsbefund)*

Fall 114

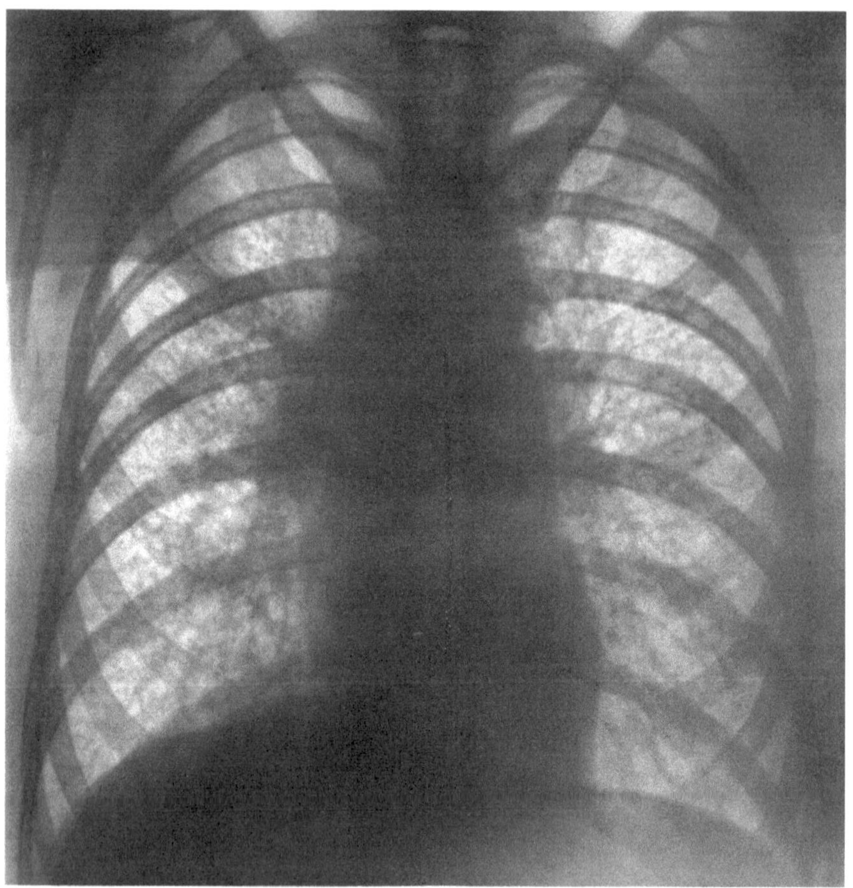

a

Fall 114 · M. E., ♀, 38 Jahre

Vorgeschichte: Vor 9 Monaten Knoten in der rechten Brust bemerkt, eine Probeexzision ergab ein Mammakarzinom. Nach Vorbestrahlung wurde die rechte Brust operativ entfernt, wobei sich eine Metastasierung in den regionalen Achsellymphknoten ergab. Nach der Operation noch mehrere Nachbestrahlungen, die letzte Serie vor 4 Monaten. Damals noch guter Allgemeinzustand. Vor 2 Monaten erstmals Husten, Schmerzen im ganzen Thorax und Atemnot. Die Beschwerden nahmen stetig zu und waren Veranlassung für die Krankenhauseinweisung

Befund: Leichte Lippenzyanose, Belastungsdyspnoe. Über den Lungen kein krankhafter Auskultations- und Perkussionsbefund. Temperatur 38,4° C. Blutsenkung 50/80. Blutbild unauffällig

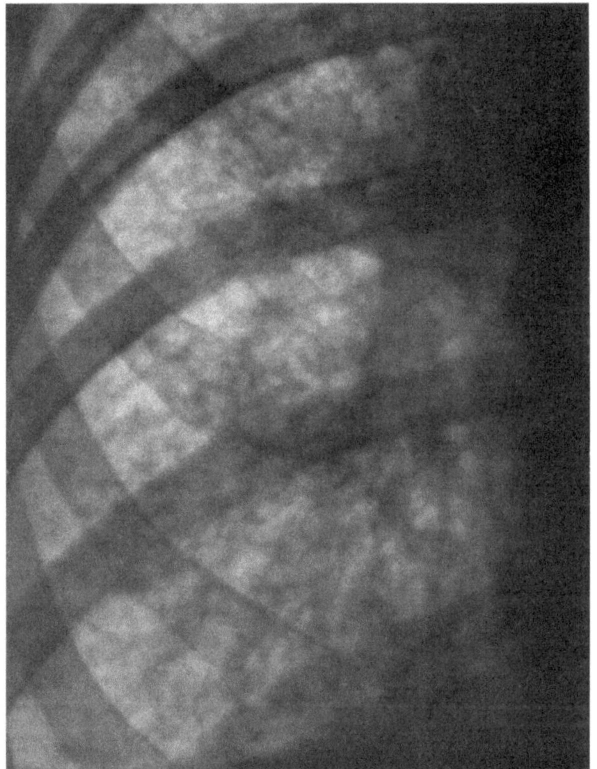

b

Röntgenbefunde

Bild a. *Übersicht.* Von beiden Hili, die durch unscharf begrenzte Lymphknotenschatten vergrößert sind, zieht eine dichte streifig-retikuläre Zeichnung radiär in beide Lungenfelder, zur Peripherie hin abnehmend. Kerley-B-Linien in den Unterfeldern, besonders rechts. Verbreiterung des oberen Mediastinums nach rechts mit flach-konkaver Begrenzung (Einflußstauung). Kleines, ungenügend gefülltes Herz. Fehlender Mammaschatten rechts

Bild b. *Ausschnitt rechtes Unterfeld*

Weiterer Verlauf: Die Progredienz des Leidens war nicht mehr aufzuhalten. Unter Zunahme der röntgenologischen Veränderungen in den Lungen und entsprechender Verstärkung der Dyspnoe und Zyanose trat 1 Monat nach der Klinikaufnahme der Tod ein

Diagnose: *Ausgedehnte Lymphangiosis carcinomatosa der Lungen und Bronchien, Lymphknotenmetastasen in beiden Hili und beidseits paratracheal, Pleurakarzinose bei Mammakarzinom. Außerdem Knochen- und Lebermetastasen (Obduktionsbefund)*

Fall 115

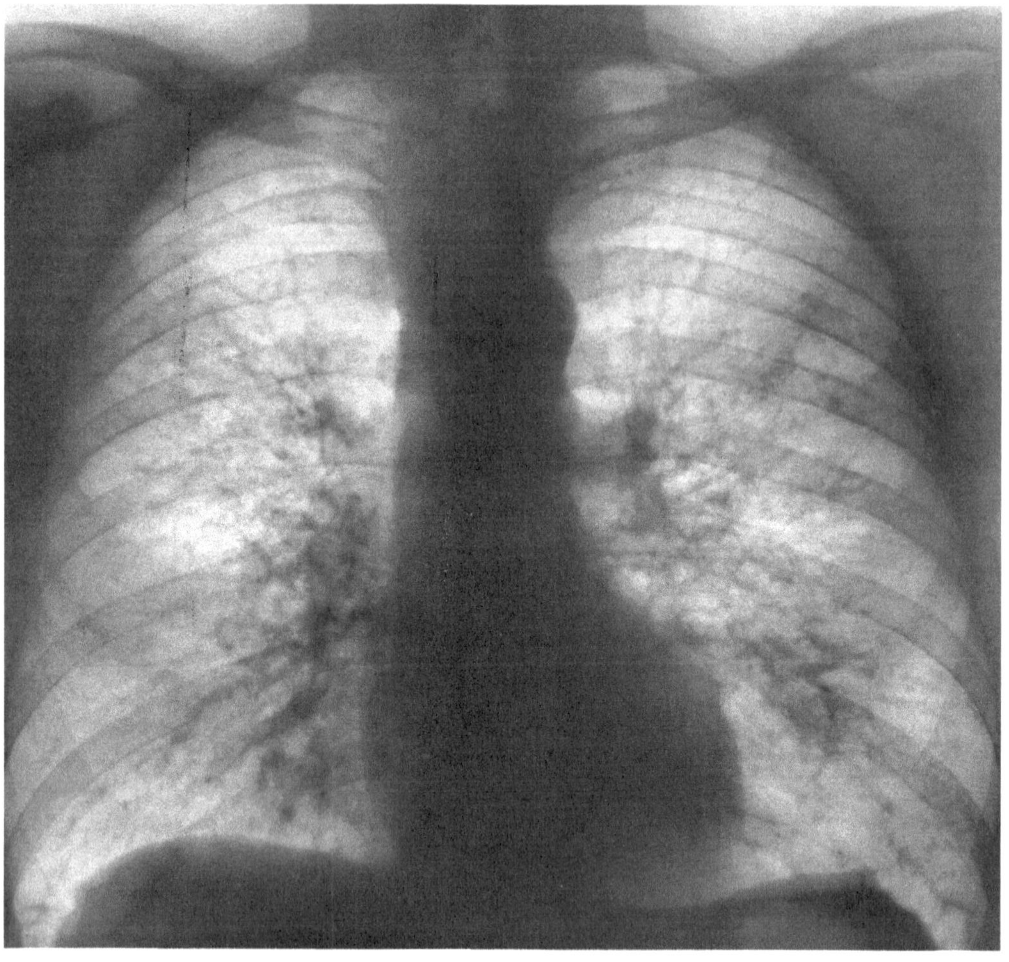

a

Fall 115 · W. E., ♂, 49 Jahre

Vorgeschichte: Der Patient hatte früher von seiten der Lunge keine Beschwerden. Diese traten erstmalig vor 5–6 Jahren auf. Röntgenologisch wurde damals eine Lungenverschattung festgestellt. Seitdem bestehen im Abstand von 2–3 Monaten Fieberschübe mit Atemnot, Husten und reichlichem Auswurf. Vor 1 Jahr wurde bei einem heftigen Rückfall röntgenologisch eine Psittakose diagnostiziert, da der Patient einen Wellensittich hatte. Obwohl dieser abgeschafft wurde, hielten die Fieberschübe an, und es kamen Zweifel an der Diagnose auf. Daraufhin erfolgte die Einweisung zur stationären Untersuchung

Befund: Über beiden Lungen vereinzelte nicht klingende Rasselgeräusche. Blutsenkung 41/70. Im Blutbild bei normaler Leukozytenzahl geringe Linksverschiebung mit 8% Stabkernigen. Weltmann-Band 4. Röhrchen. Gesamteiweiß und Elektrophorese unauffällig. Serumeisen mit 77γ-% leicht erniedrigt, Serumkupfer mit 205 γ-% deutlich erhöht. Im Sputum keine Tuberkulosebakterien, sondern nur unspezifische Erreger der Catarrhalis-Gruppe. Tuberkulinteste bis D 5 negativ

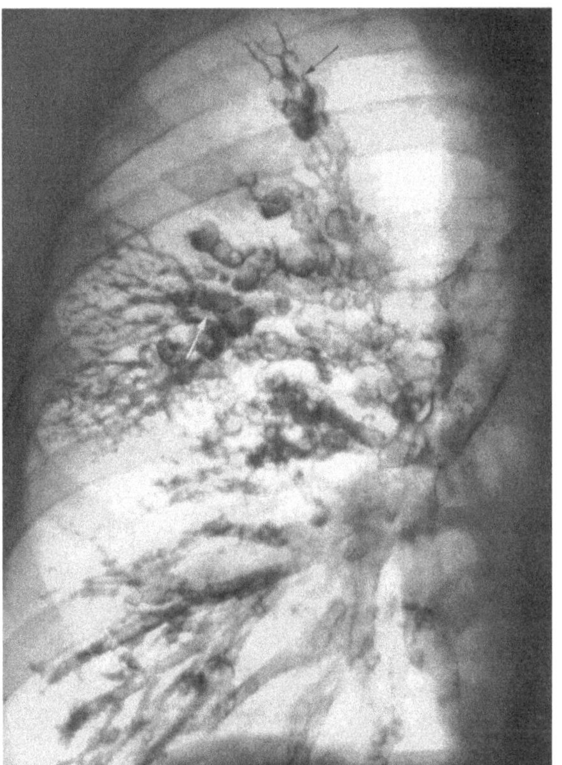

b

Röntgenbefunde

Bild a. *Übersicht.* Vermehrte fein- bis grobretikuläre, teilweise kleinfleckig-konfluierende Zeichnung. Lateral und unterhalb vom linken Hilus einzelne größere, zarte Ringschatten

Bild b. *Bronchogramm der rechten Lunge.* Ampulläre Erweiterungen der Subsegmentbronchien von z. T. perlschnurartigem Aussehen im Oberlappen (↑) und im Spitzensegment des Unterlappens, wobei die Aufzweigungen der ampullär erweiterten Bronchien zum größten Teil völlig normal sind. Im restlichen Unterlappen zusätzlich zylindrische Erweiterungen mit unregelmäßiger Wandbegrenzung

Weiterer Verlauf: Die chronisch-rezidivierenden Fieberattacken mit Husten und Auswurf dauern fort. Einmal kam es dabei auf der linken Seite zu einem Spontanpneumothorax

Diagnose: *Angeborene Bronchiektasien, teilweise vom ampullären Typ. Chronische Bronchitis und rezidivierende Bronchopneumonien*

Fall 116

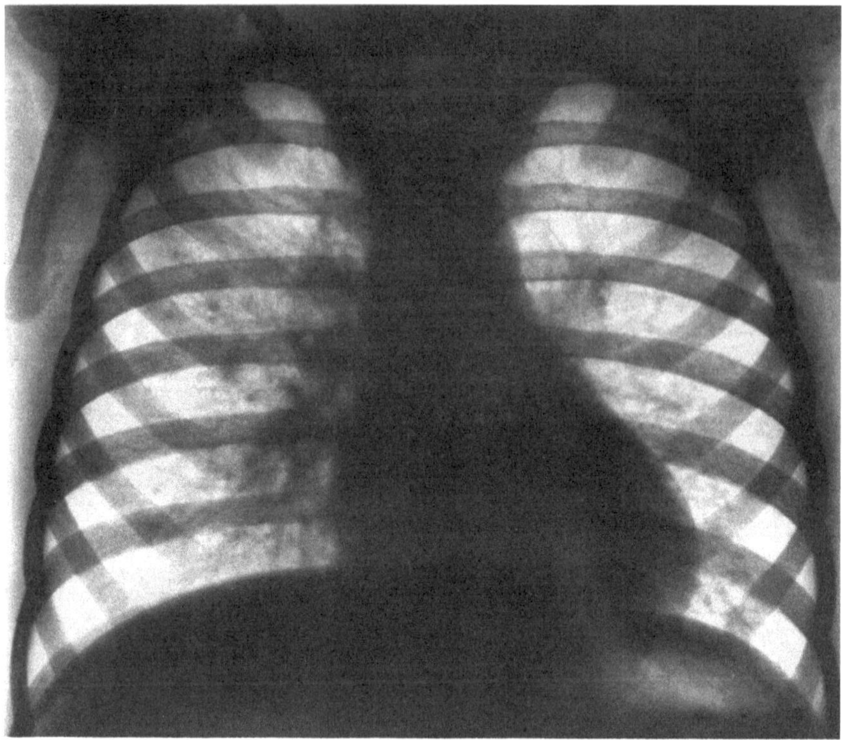

a

Fall 116 · M. A., ♀, 8 Jahre

Vorgeschichte: Von frühester Kindheit an viel Husten, der sich nach Masern verstärkte. Im Alter von $3^3/_4$ Jahren erste stationäre Aufnahme mit der Einweisungsdiagnose eines rechtsseitigen spezifischen Hilusprozesses

Befund: Unterentwickeltes Kind. Physikalisch über den Lungen kein sicher krankhafter Befund trotz reichlichem Husten. Mendel-Mantoux G.T. 100 E positiv. Geblähtes Abdomen. Gehäufte Stühle

Röntgenbefunde

Bild a. *Übersicht.* Von beiden etwas vergrößerten Hili aus zieht eine vermehrte streifige Zeichnung radiär in die Lungen, rechts bis ins Ober- und Mittelfeld, links bis ins mediale Unterfeld; hier ist eine Doppelkonturierung zu erkennen

Weiterer Verlauf: Gehäufte fieberhafte Bronchopneumonien und Progredienz der röntgenologischen Veränderungen. Neue Einweisung zur stationären Behandlung mit $6^1/_4$ Jahren

Neuer Befund: Jetzt erheblich reduzierter Allgemeinzustand. Über den Lungen reichlich mittel- bis grobblasige Rasselgeräusche bei bronchovesikulärem Atem. Uhrglasnägel und Trommelschlegelfinger. Reichlich eitriggeballtes Sputum wie bei Bronchiektasen. Gehäufte, voluminöse, übelriechende, gelegentlich fetthaltige Stühle

Weiterer Verlauf: Während der folgenden Monate immer wieder bronchopneumonische Schübe und zunehmende gastrointestinale Beschwerden. Lang anhaltende Hustenattacken, Foetor ex ore, zunehmende Zyanose und Dyspnoe, Ausbildung einer Kachexie. Das 2. Röntgenbild (Bild b) wurde 4 Monate vor dem Tod angefertigt

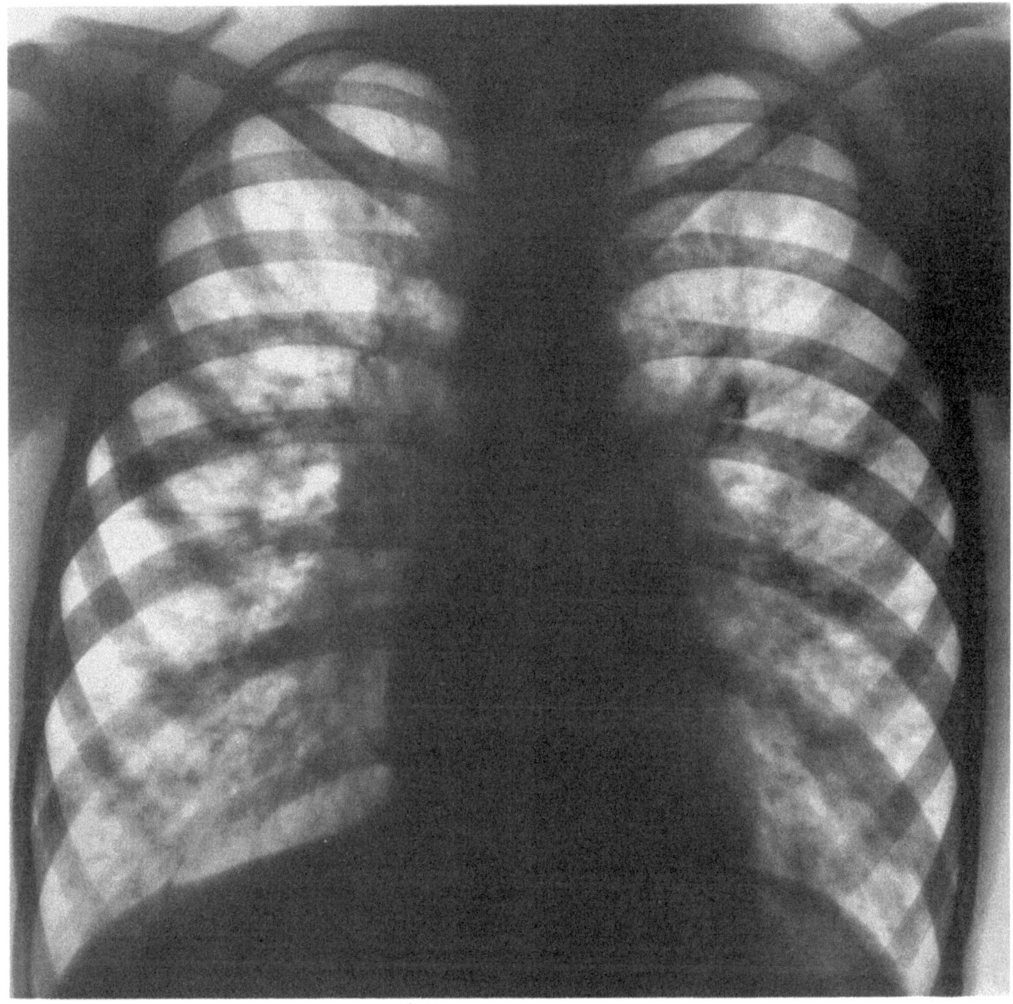
b

Bild b. *Übersicht.* Erhebliche Zunahme der von beiden Hili ausstrahlenden, überwiegend streifigen Zeichnung mit zahlreichen gröberen, konfluierenden Fleckschatten, die bis auf die peripheren Anteile des Lungenmantels alle Lungenteile erfüllt und apiko-kaudal zunimmt. Im rechten Unterfeld sind erweiterte Bronchien erkennbar. Umformung des Herzens mit Steilstellung, Verkleinerung des linken Ventrikelbogens, Vergrößerung des rechten Herzbogens und des Pulmonalbogens (Cor pulmonale). Hili beidseits plump vergrößert

Diagnose: *Mukoviszidose (familiäre kongenitale Pankreasfibrose mit Bronchiektasen, durch Obduktion bestätigt)*

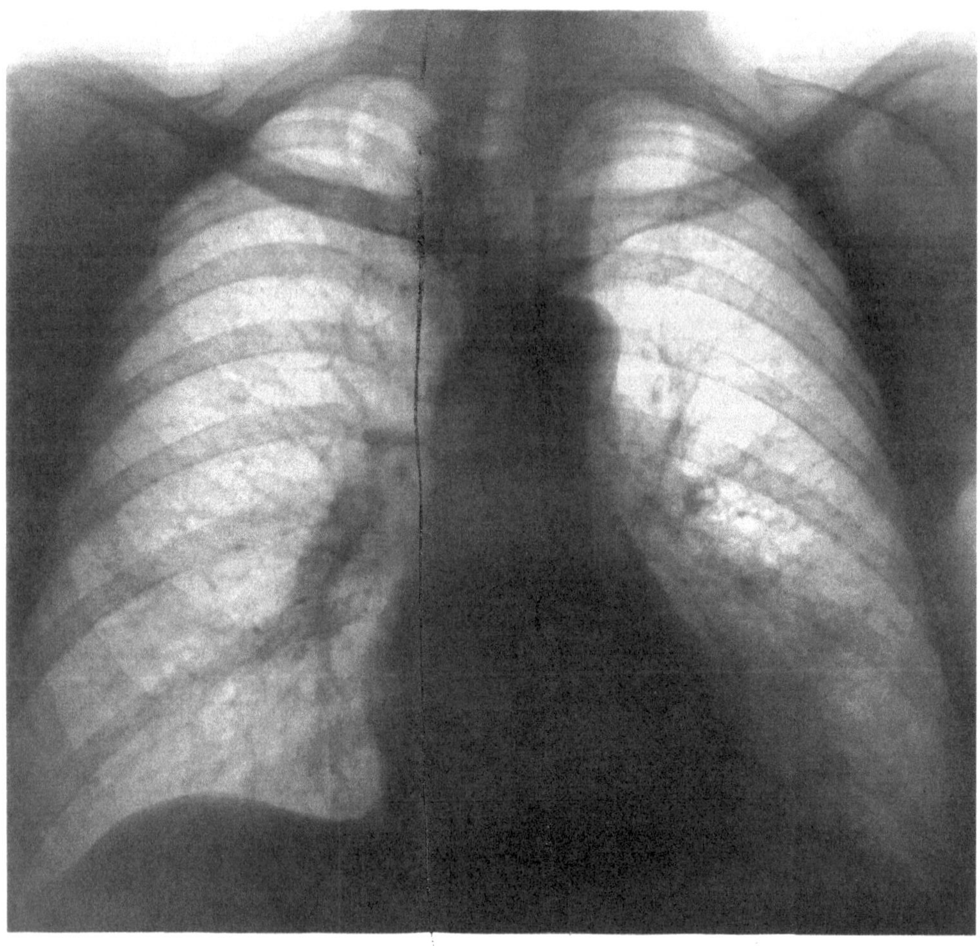
a

Fall 117 · D. B., ♀, 47 Jahre

Vorgeschichte: Vor 6 Monaten »grippaler Infekt«. Etwas später begann ein ständiger Reizhusten und ein schmerzhaftes Druckgefühl der linken unteren Brustseite. Keine Temperaturen, kein Auswurf. Gewichtsabnahme von 10 kg in 2 Monaten

Befund: Keine Dyspnoe, keine Zyanose. Dämpfung und abgeschwächtes Atemgeräusch über dem linken Unterfeld. Blutsenkung 24/42. Blutbild unauffällig. Negatives Sputum

Röntgenbefunde

Bild a. *Übersicht*, b. *Auschnitt linkes Unterfeld*, c. *Ausschnitt rechtes Unterfeld*. Von beiden Hili zieht eine vermehrte, feine, netzförmig-streifige Zeichnung radiär in beide Lungen, links ausgesprochener als rechts. Konfluenz der Verschattungen im medialen linken Unterfeld und hinter dem Herzen

Bronchoskopie: Blasige Schwellung der Schleimhaut in den basalen Partien des rechten und linken Bronchialstammes. Keine eitrige Sekretion

Diagnose: *Lymphangiosis carcinomatosa eines Adenokarzinoms (durch Probeexzision gesichert)*

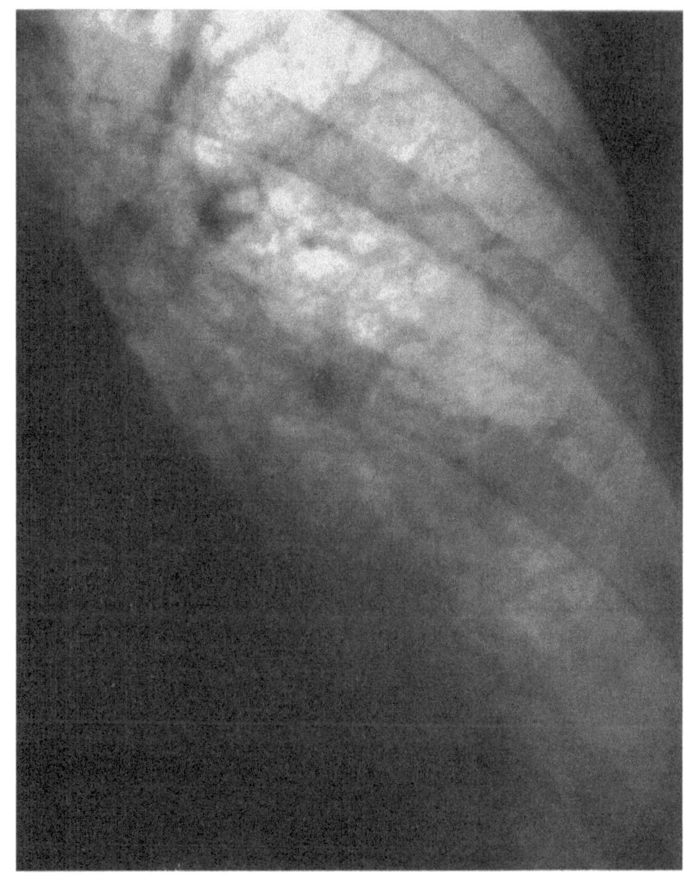

b

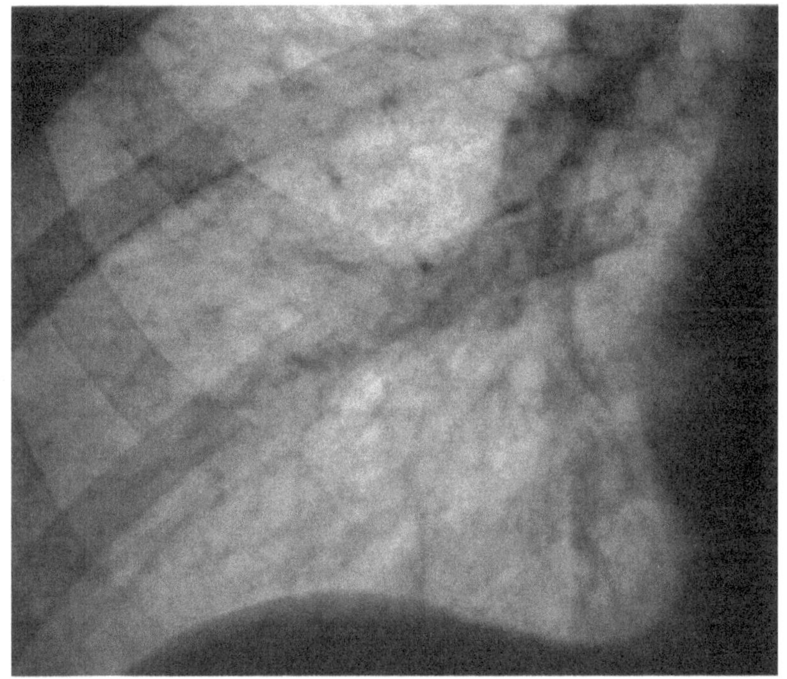

c

Fall 118

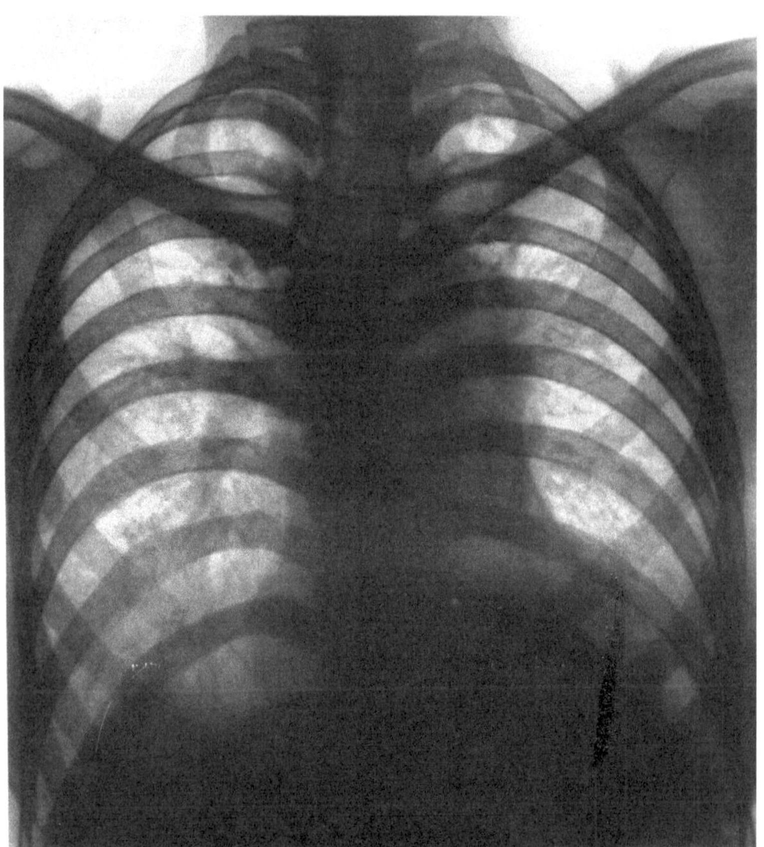

a

Fall 118 · St. M., ♂, 27 Jahre

Vorgeschichte: Früher nie ernstlich krank gewesen. Vor 2 Jahren anläßlich eines Klinikaufenthaltes wegen Hepatitis Feststellung eines doppelseitigen Befundes in den Oberfeldern. Vor einigen Monaten Rippenfellentzündung. Danach anhaltender Husten und Herzbeschwerden. Wegen des Lungenbefundes Einweisung zur Heilstättenbehandlung

Befund: Belastungsdyspnoe, Zyanose, Tachykardie. Lungenemphysem mit bronchitischen Geräuschen über beiden Lungen. Vitalkapazität nur 0,7 l. Wenig Auswurf, in dem nie Tuberkulosebakterien oder Pilze nachzuweisen waren. Tuberkulintestung negativ. Blutsenkung 5/20. Im Blutbild Leukozytose von 10100 mit Lymphozytose von 44%

Röntgenbefunde

Bild a. *Übersicht.* Überwiegend streifige, z.T. auch kleinfleckige Verschattungen, die sich von beiden Hili über die Lungenabschnitte erstrecken. Ausgedehnte Verschwielung des Mediastinums beidseits und des ganzen Zwerchfells

Bild b. *Schicht rechte Lunge in 9 cm.* Die streifigen Veränderungen sind im wesentlichen durch peribronchiale, z.T. bandförmige Verdichtungen bedingt, wie vor allem im Mittel- und Unterfeld zu sehen ist (↑). Schon deutliche Erweiterung der A. pulmonalis (↕)

Weiterer Verlauf: In den folgenden 3 Jahren zunehmende Beschwerden mit Husten, Atemnot schon bei den geringsten Belastungen, Zyanose und Herzbeschwerden. Im EKG entwickelte sich als Zeichen der zunehmenden Rechtsbelastung ein Rechtstyp mit einem P-pulmonale

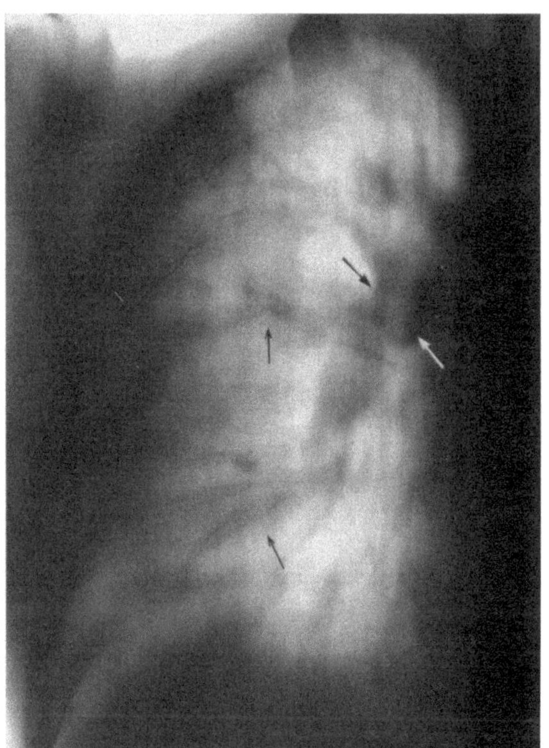

b

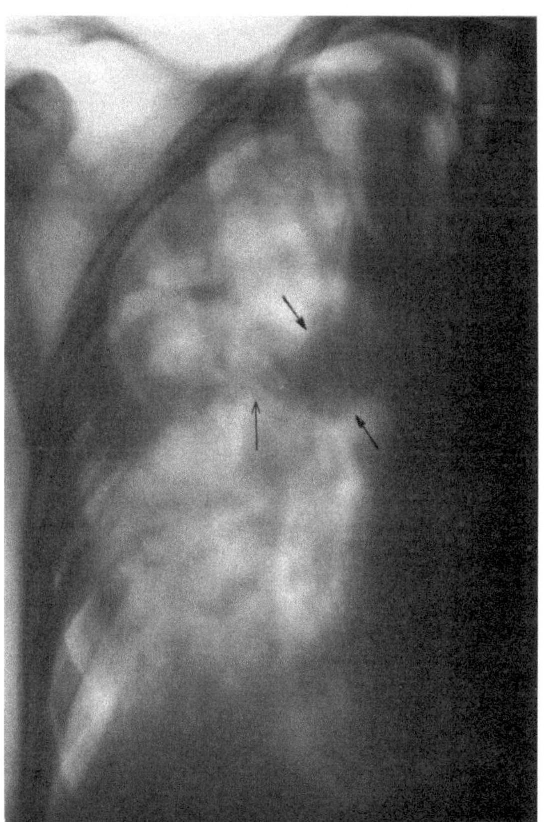

c

Bild c. *Schicht rechte Lunge in 8 cm.* (3 Jahre nach Bild a u. b und kurz ante finem) Zusätzlich sind flächenhafte, z.T. segmental angeordnete Verschattungen, z.T. auch blasige Aufhellungen neu aufgetreten. Das Bronchialsystem ist deformiert und teilweise eingeengt (↑). Die Umschwielung und Verkleinerung der Lungen hat zugenommen, der Luftgehalt entsprechend abgenommen. Der Durchmesser der A. pulmonalis ist noch größer geworden (↓↑)

Diagnose: *Diffuse, progrediente, interstitielle Lungenfibrose Hamman – Rich (durch Obduktion gesichert)*

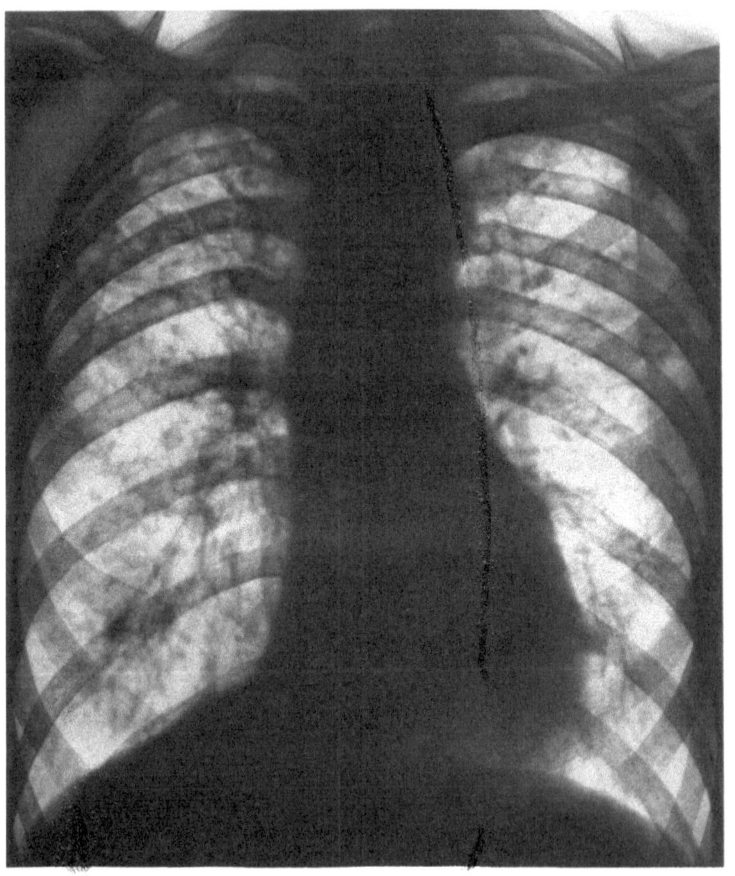

a

Fall 119 · I. E., ♀, 65 Jahre

Vorgeschichte: Die seit langem an einer chronischen rheumatischen Polyarthritis leidende Patientin erkrankte 8 Jahre zuvor an quälendem Reizhusten mit schleimig-eitrigem Auswurf, der sich bis zum Tod (13 Jahre später) nicht mehr verlor. Die letzten Jahre bestand volle Invalidität

Befund: Schwerkranker Zustand. Physikalisch über den Lungenspitzen mäßige Dämpfung und Bronchialatmen. Im schleimig-eitrigen Auswurf wurden nie Tuberkulosebakterien nachgewiesen

Röntgenbefunde (5 Jahre ante finem)

Bild a. *Übersicht.* In beiden Oberfeldern und im rechten Mittelfeld grobe retikuläre Zeichnung mit Schrumpfung dieser Lungenbezirke. Kompensatorisches Emphysem der Mittel- und Unterfelder. Freie Sinus

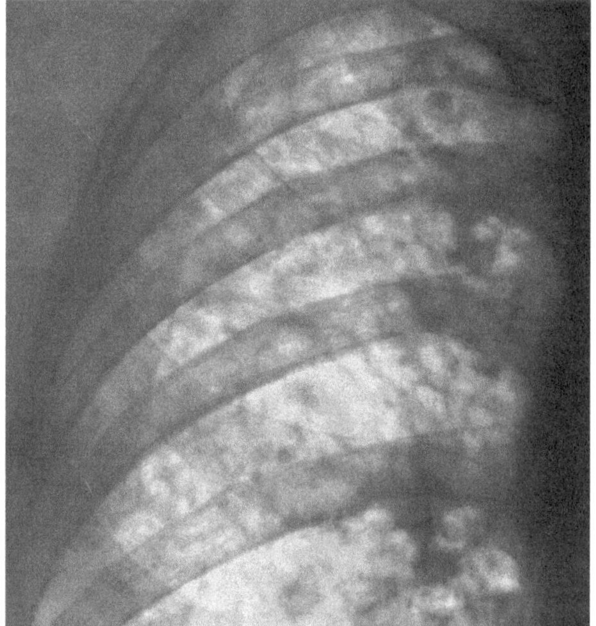

b

Bild b. *Ausschnitt rechtes Ober-Mittelfeld.* Die netzförmig-fleckige Zeichnung ist relativ grob, scharf gezeichnet und in den hilusnahen Abschnitten auf diesen ausgerichtet

Diagnose: *Chronische rheumatische Pneumonie bei chronisch-rheumatischer Polyarthritis (durch Obduktion gesichert: vernarbende Rheumagranulome im Schnittbild)*

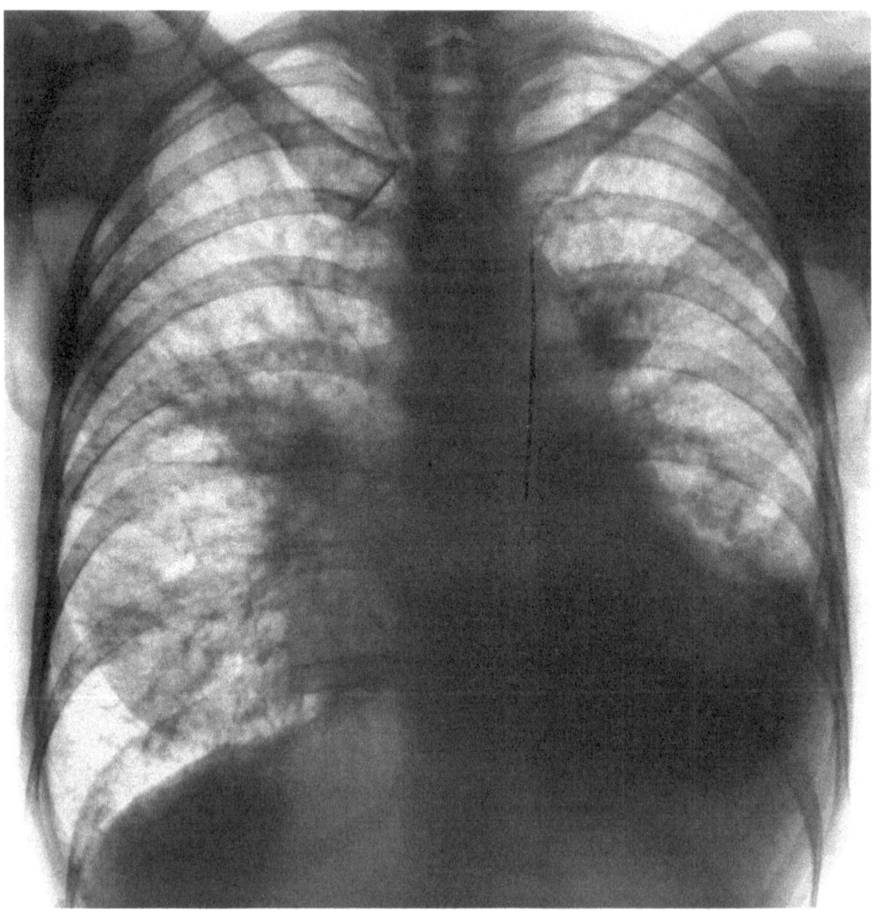

a

Fall 120 · R. D., ♀, 45 Jahre

Vorgeschichte: 2 Jahre vor der Röntgenaufnahme schwere Grippe, seitdem kränklich mit rezidivierenden Bronchitiden. In den letzten 9 Monaten trat eine erhebliche Verschlechterung des Allgemeinzustandes auf. Gewichtsabnahme von 20 Pfund, Kurzatmigkeit, Husten und Auswurf

Befund: Meist leicht erhöhte Temperatur. Blutsenkung 20/49–49/88. Blutbild und Serumlabilitätsproben normal. Kein BK-Nachweis im Sputum

Röntgenbefunde

Bild a. *Übersicht.* b. *Ausschnitt linkes Oberfeld.* Relativ grobe, von beiden Hili besenreiserartig in die Lungenfelder ausstrahlende Streifenzeichnung, die nach der Peripherie zu in eine mehr grobretikuläre Zeichnung übergeht. Verklebender Pleuraerguß links und Verbreiterung der Pleura parietalis rechts. Verkleinerung des linken Lungensitus mit Verlagerung des Mediastinums nach links

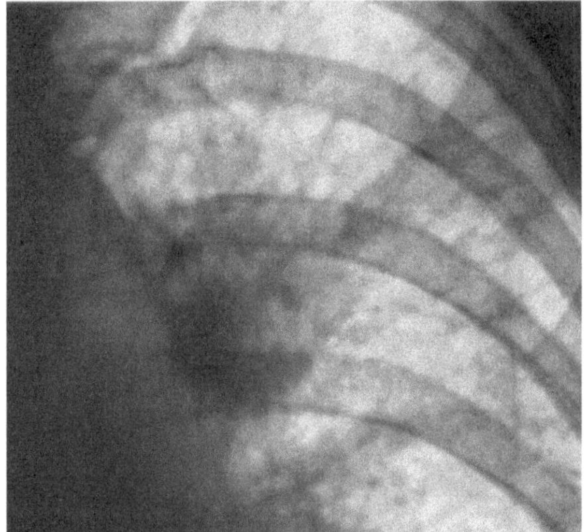

b

Bronchoskopie: Submuköse Knötchen, die das Schleimhautniveau gerade übertragen. Stenose des linken Unterlappenbronchus. Die Probeexzision ergab einen epithelialen Tumor ohne nähere Möglichkeit einer Differenzierung

Im **Pleurapunktat** Verdacht auf Tumorzellen

Diagnose: *Lymphangiosis carcinomatosa mit Metastasen auf der Bronchialschleimhaut und der Pleura sowie Lymphknotenmetastasen rechts supraklavikulär (durch spätere Probeexzision eines Lymphknotens gesichert)*

Fall 121

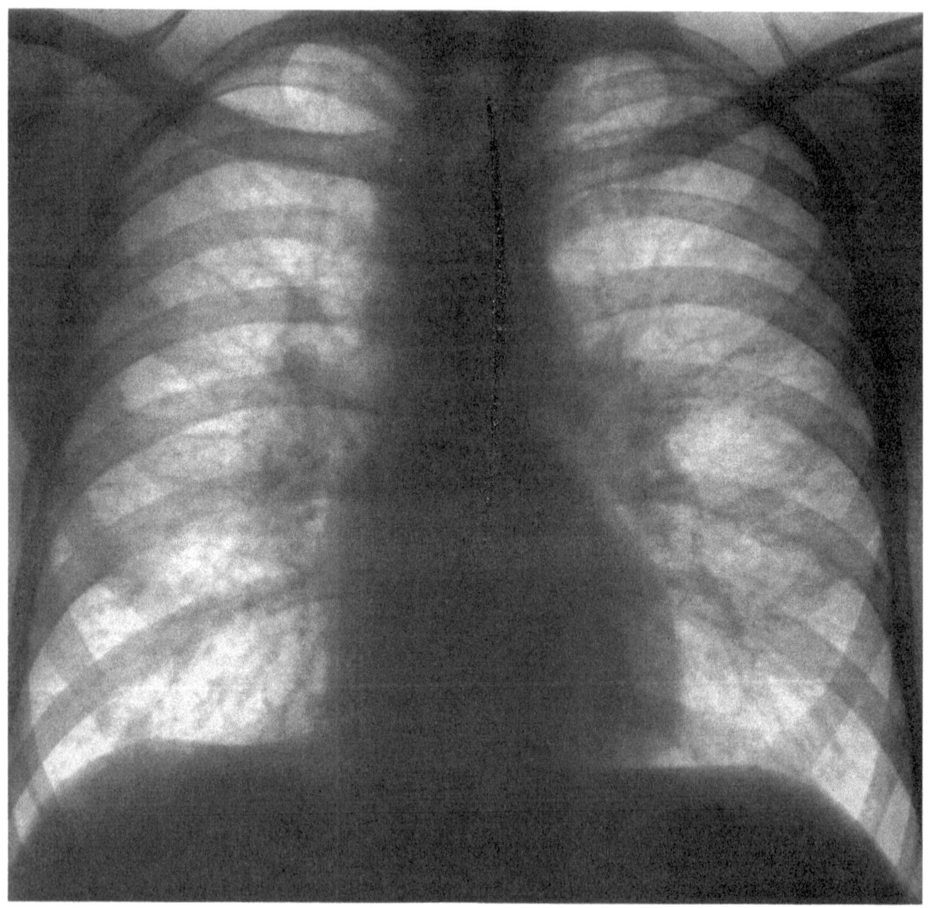

a

Fall 121 · H. E., ♂, 19 Jahre

Vorgeschichte: Anläßlich einer Reihendurchleuchtung Feststellung knolliger Lymphknotenschwellungen in beiden Hili. Sonst bestand Wohlbefinden

Befund: Vergrößerung der Milz. Tuberkulintestung nach Pirquet negativ. Sonst keine Besonderheiten

Röntgenbefunde

Bild a. *Übersicht.* Knotige Vergrößerung beider Hili, links mehr als rechts, außerdem vergrößerte Lymphknoten links paraaortal. Von beiden Hili zieht eine vermehrte retikuläre Zeichnung annähernd symmetrisch in beide Lungen

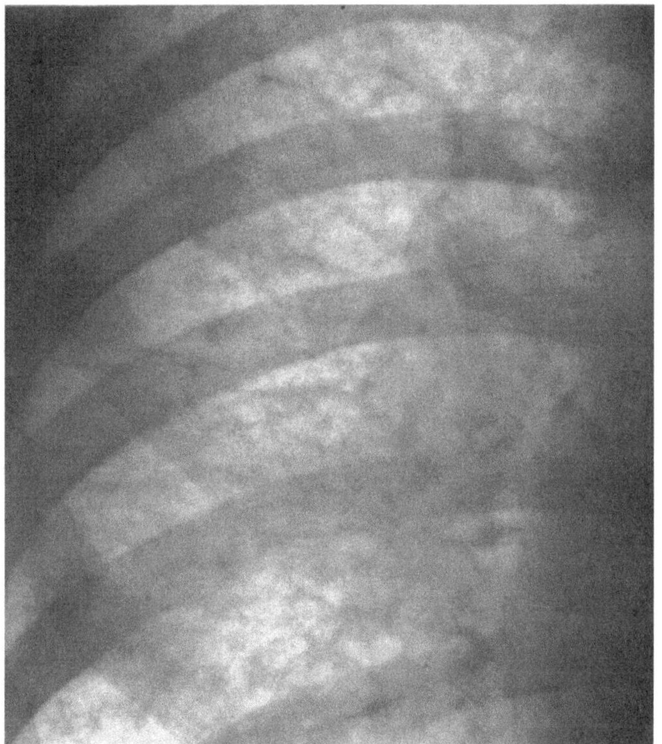

b

Bild b. *Ausschnitt rechtes Mittelfeld.* Die knollig vergrößerten Hili fasern sich ohne Begrenzung netzförmig in die Lungenfelder auf

Weiterer Verlauf: Kontrollen nach 2, 4 und 7 Jahren zeigten eine laufende Rückbildung der Veränderungen

Diagnose: *Morbus Boeck (Stadium I–II, durch Nachweis von Epitheloidzellgranulomen im Knochenmark gesichert)*

Fall 122

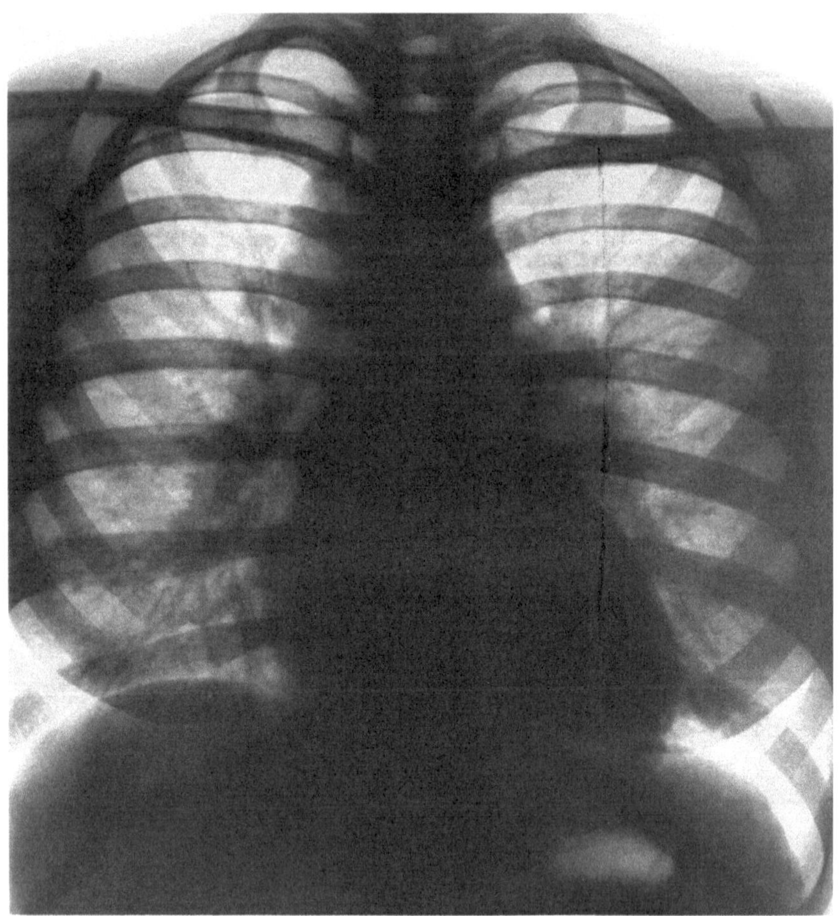

Fall 122 · T. E., ♀, 14 Jahre

Vorgeschichte: In der Familie keine Tuberkulose bekannt. Wegen einer unklaren Augenerkrankung erfolgte eine Röntgenuntersuchung, die den Befund an den Lungen aufdeckte. Auswärts waren schon zwei Kuren durchgeführt worden

Befund: Tuberkulintestung mit AT bei 0,001 mg positiv. Sonst keine wesentlichen klinischen Befunde, außer einer Miterkrankung des rechten Auges

Röntgenbefund

Übersicht. Vergrößerung der Lymphknoten in beiden Hili und rechts paratracheal. Die Lymphknoten sind unscharf begrenzt und fasern sich streifig-netzförmig, peripherwärts abnehmend, in die Lungenfelder auf

Diagnose: *Morbus Boeck (Stadium I–II)*

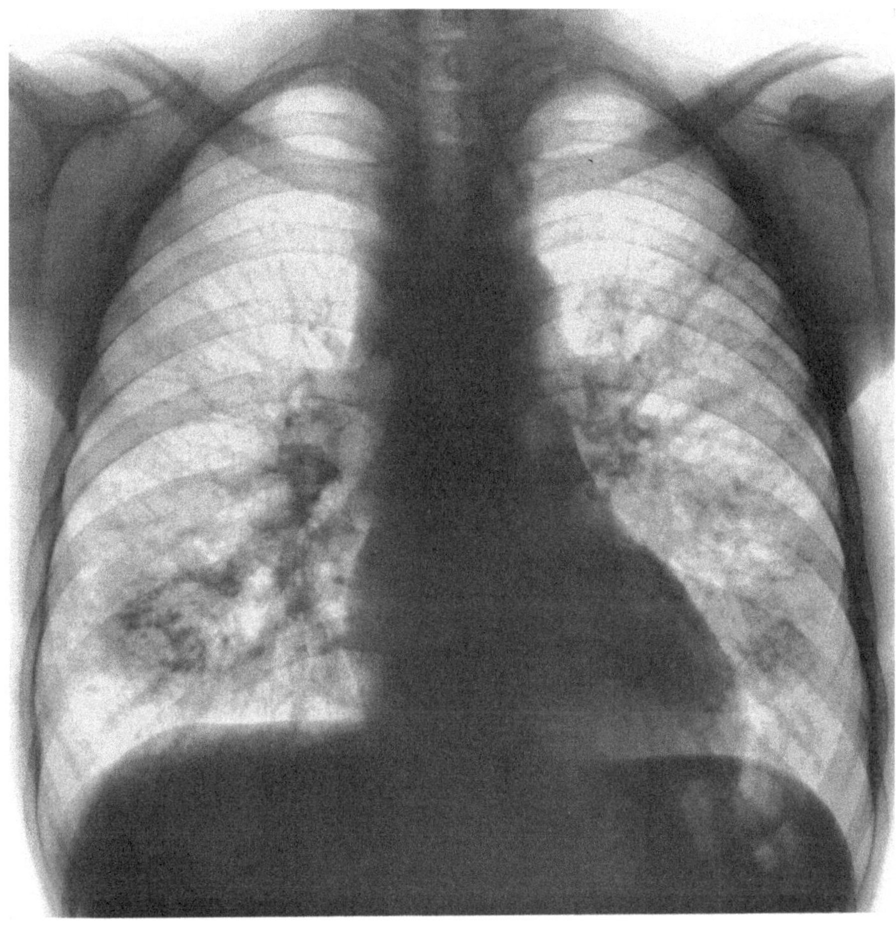

Fall 123 · M. J., ♀, 36 Jahre

Vorgeschichte: Vor 15 Monaten erstmals geringfügig schmerzhafte Lymphknotenschwellungen am Hals. Nach Probeexzision eines Lymphknotens und Stellung der Diagnose erfolgte eine Röntgenbestrahlung der Halslymphknoten. Bei einer Kontrolle vor 6 Monaten war die Lunge röntgenologisch noch unauffällig. Wegen Auftreten weiterer peripherer Lymphknotenschwellungen und wegen Verschlechterung des Allgemeinbefindens erfolgte erneute Klinikaufnahme

Befund: Mäßig reduzierter Allgemeinzustand. Reizhusten und leichte Atemnot. Lymphknotenschwellungen an beiden Halsseiten. Leber und Milz nicht vergrößert. Blutsenkung 13/40. Im Blutbild Lymphopenie von 6% bei sonst normalem Blutbild

Röntgenbefund

Übersicht. Geringe Verbreiterung des rechten und linken oberen Mediastinums und Vergrößerung beider Hili durch Lymphknotenvergrößerungen. In beiden Lungen, vor allem im linken Oberfeld und im rechten Unterfeld, vermehrte streifig-netzförmige Zeichnung, die von den Hili ausgeht

Diagnose: *Lymphosarkom (durch Probeexzision gesichert) mit Befall der Lungen*

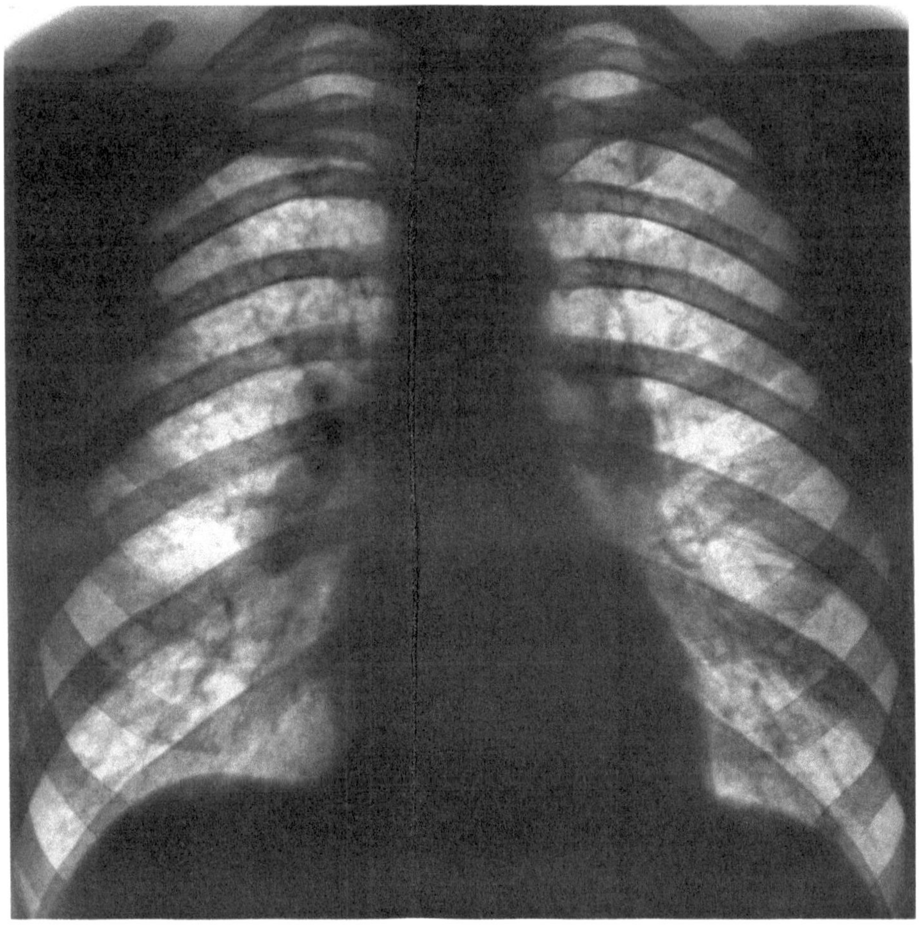

a

Fall 124 · B. R., ♂, 25 Jahre

Vorgeschichte: Seit einiger Zeit besteht eine mäßige Dyspnoe. Sonst ergeben die Vorgeschichte und der Befund keine Besonderheiten

Röntgenbefunde

Bild a. *Übersicht.* Vermehrte retikuläre Zeichnung der Lungen mit grobmiliaren Herden im Lungenmantel, besonders in den Ober- und Mittelfeldern. Knotige Vergrößerung der Hiluslymphknoten beidseits

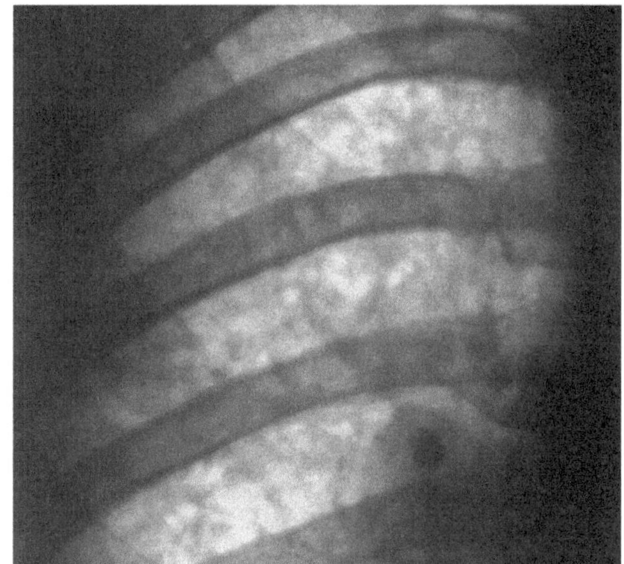

b

Bild b. *Ausschnitt rechtes Ober-Mittelfeld.* Vermehrte retikuläre Zeichnung ohne besondere Ausrichtung auf den Hilus und grobmiliare Herde

Diagnose: *Morbus Boeck (Stadium II, durch Biopsie aus dem rechten Lungenoberlappenbronchus wurden miliare, nicht verkäsende Epitheloidriesenzellgranulome festgestellt)*

Fall 125

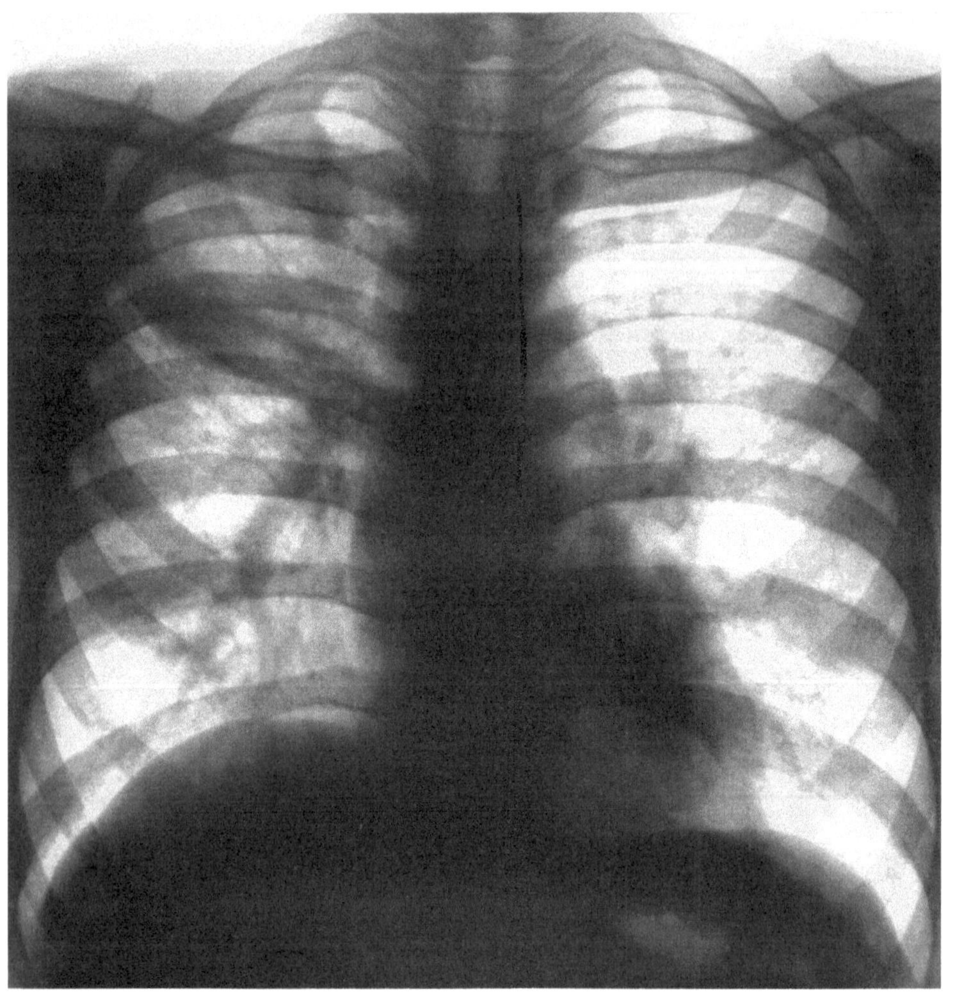

a

Fall 125 · K. W., ♂, 20 Jahre

Vorgeschichte: Vor 2 Jahren Feststellung einer beidseitigen Lymphknotenvergrößerung in den Hili. Jetzt erfolgte die Einweisung unter der Annahme einer infiltrativen Tuberkulose des rechten Oberlappens mit Streuung ins linke Mittelgeschoß

Befund: Blutsenkung 2/4. Tuberkulintestung bei 1 : 100000 positiv

Bronchoskopie: Braun-rote, derb geschwollene Schleimhaut mit Plaques-Bildungen im Bereich der Bifurkation und im rechten Hauptbronchus. Einengung des rechten Oberlappenostiums. Verstärkte Gefäßzeichnung im linken Oberlappenbronchus mit einzelnen Teleangiektasien

Röntgenbefunde

Bild a. *Übersicht.* Streifig-flächige Verschattung des rechten Oberlappens, vom rechten Hilus ausgehend. In den übrigen Lungenteilen findet sich eine vermehrte feine, streifig-fleckförmige Zeichnung. Durch Lymphknoten vergrößerte und deformierte Hili und verbreitertes Mediastinum

Bild b. *Ausschnitt rechtes Oberfeld.* 8 Monate später homogene Verschattung des verkleinerten rechten Oberlappens (Atelektase)

Bild c. *Ausschnitt rechtes Oberfeld.* 1 Monat danach ist der rechte Oberlappen wieder lufthaltig.

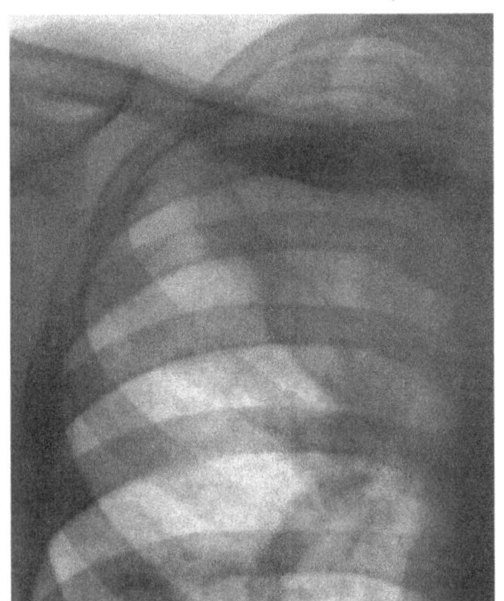

b

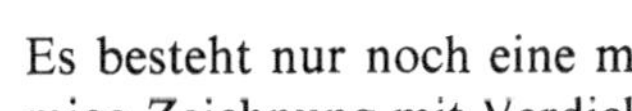

Röntgenbefunde (Fortsetzung)

Es besteht nur noch eine mäßig streifig-netzförmige Zeichnung mit Verdichtung im Bereich der medialen Lappenbasis

Bild d. *Ausschnitt rechtes Oberfeld.* Wieder 15 Monate später erneut homogene, aber weniger dichte Verschattung mit Verkleinerung des Oberlappens. Die rechtsseitigen Mediastinallymphknoten haben sich inzwischen verkleinert, die retikulär-noduläre Zeichnung in der übrigen Lunge hat zugenommen

Bild e. *Bronchogramm, rechte Lunge, seitlich.* Deformierung des rechten Oberlappenbronchus (OLB) mit Einschnürungen, Erweiterungen und Abbrüchen der Segmentbronchien. Infolge der Schrumpfung sind der Mittellappenbronchus (MLB) und der apikale Unterlappensegmentbronchus (B 6) gespreizt und nach oben gezogen

Weiterer Verlauf: Lang anhaltende Behandlung mit Cortison, Streptomycin und zeitweilig mit Vitamin E ergab einen wechselnden klinischen Verlauf über einen Zeitraum von 3 Jahren

Diagnose: *Morbus Boeck (Stadium II–III, durch zahlreiche Bronchobiopsien und eine Skalenusbiopsie gesichert)*

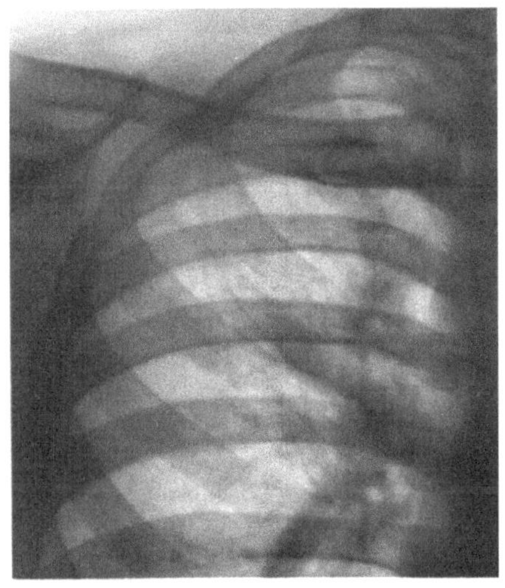

c

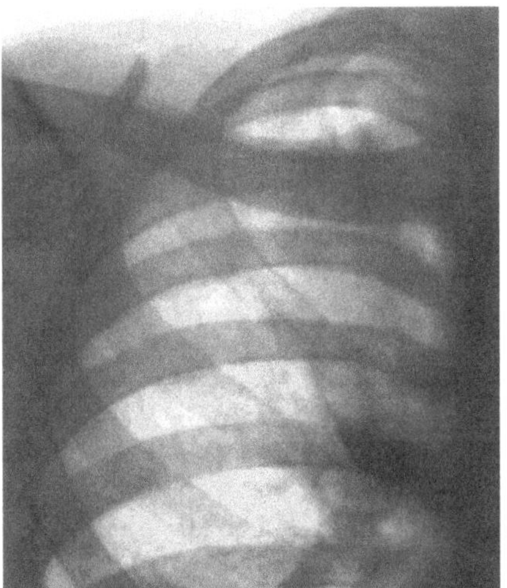

d

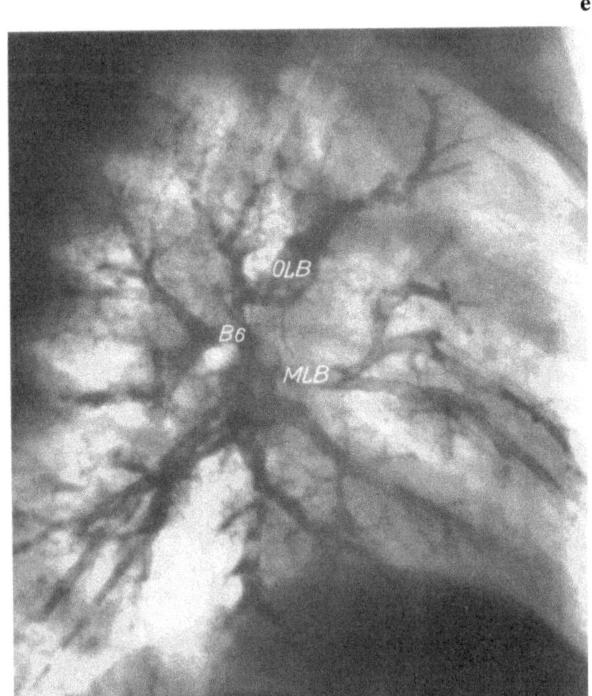

e

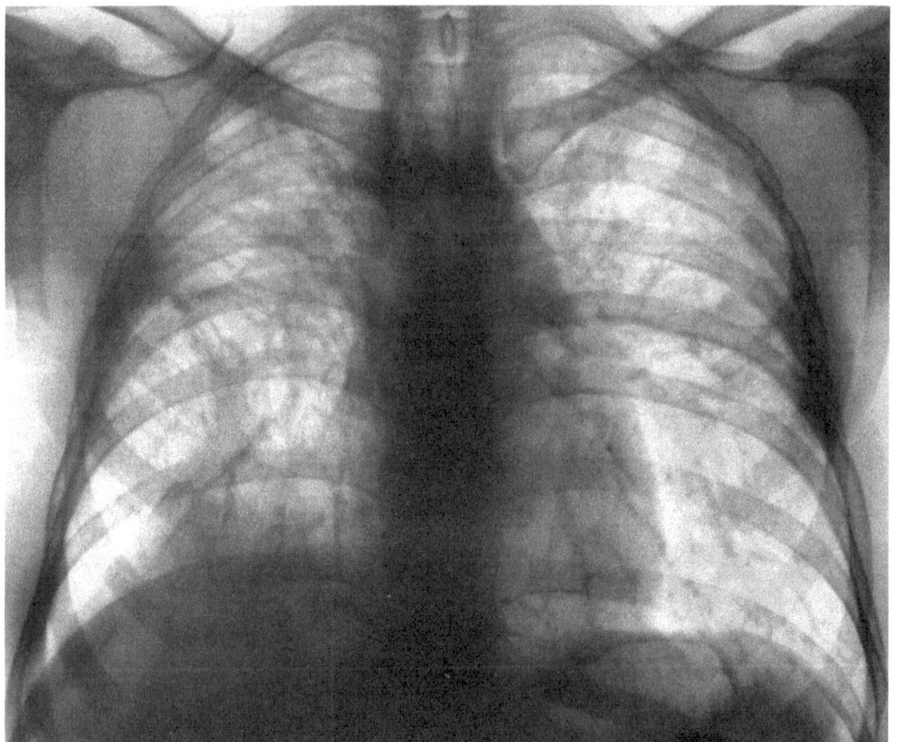

a

Fall 126 · St. A., ♂, 38 Jahre

Vorgeschichte: Vor 19 Jahren wurde bei einer Reihenuntersuchung ein normaler Lungenbefund erhoben. Vor 10 Jahren Feststellung einer fein- bis mittelgrobknotigen Lungenverschattung beidseits. Ein ähnliches Bild fand sich auch vor 5 Jahren. Unter der Annahme einer Tuberkulose erfolgte damals zeitweilig Heilstättenbehandlung. Jetzt hat sich eine Kurzatmigkeit mit Husten entwickelt

Befund: Husten mit schleimig-eitrigem Auswurf. Im Sputum keine Tuberkulosebakterien. Blutsenkung immer normal, zuletzt 1/3. Mendel-Mantoux 1 : 100 und 1 : 10 negativ

Röntgenbefunde

Bild a. *Übersicht.* Derbe streifig-flächige Zeichnung in beiden Ober- und Mittelfeldern mit Schrumpfung und Hochraffung der Hili, vor allem rechts. Ausgedehnte mediastinale, parietale und diaphragmale Pleuraverschwielungen mit Hochziehung der rechten Zwerchfellkuppe

Bild b. *Schicht in 8 cm.* Die Bronchien des rechten Ober- und Mittelfeldes, weniger des linken Mittelfeldes sind von flächigen Verschattungen eingescheidet, gerafft und deformiert. In den seitlichen und apikalen Anteilen des rechten Oberlappens Emphysemblasen. Kalk im vergrößerten linken Hilus

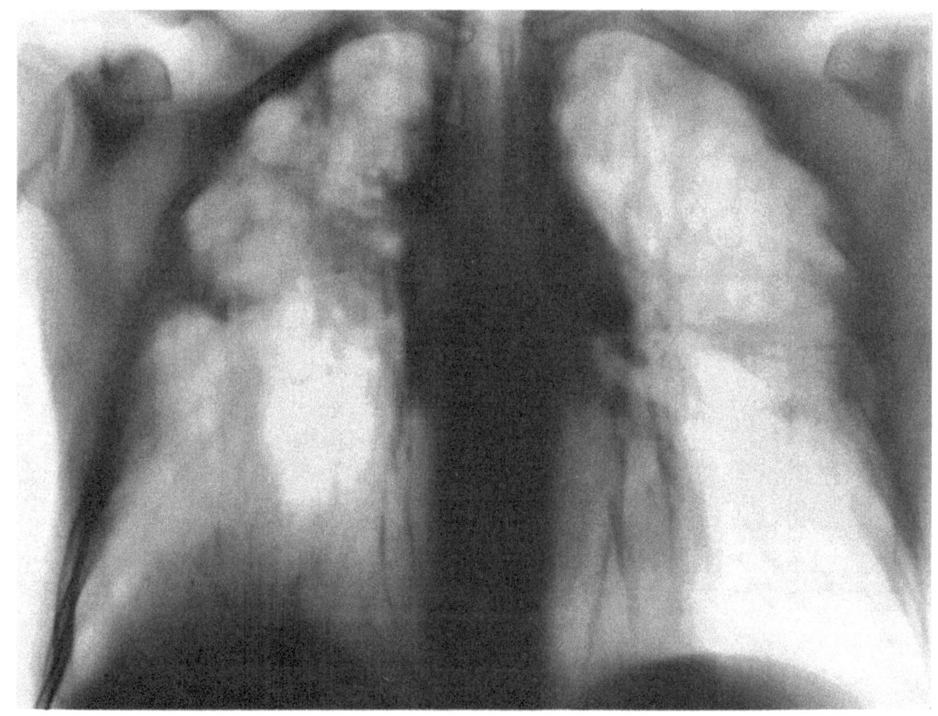

b

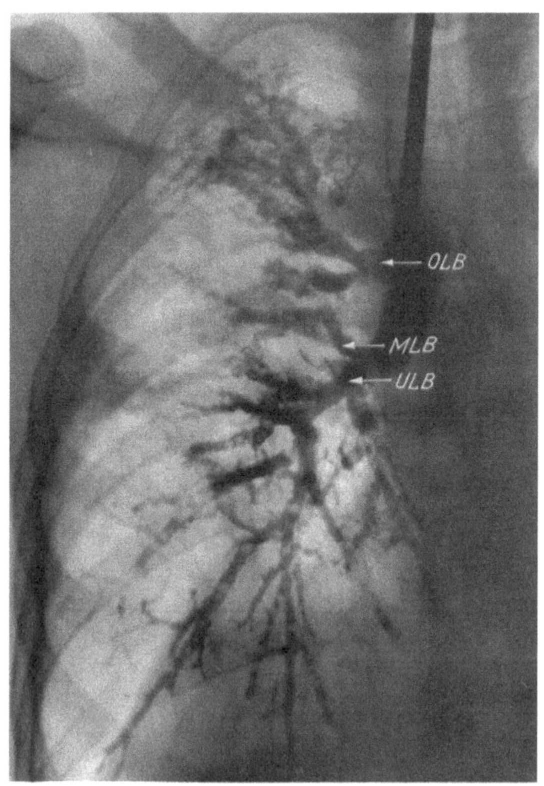

c

Bild c. *Bronchogramm, rechte Lunge p. a.* Die Bronchien des rechten Oberlappens sind infolge Schrumpfung gebündelt. Perlschnurartige Erweiterungen und Einschnürungen sowie Abbrüche der Oberlappensegmentbronchien (OLB). Einengung des Mittellappenbronchus an seiner Aufteilungsstelle (MLB). Er ist hochgezogen und deformiert. Vermehrte Spreizung der Unterlappenbronchien (ULB) mit nur geringer Deformierung

Bronchoskopie: Soweit einsehbar atrophische Schleimhaut im Bronchialsystem. Torsion des rechten Bronchialbaumes mit schlitzförmigem Oberlappenostium. Im linken Oberlappenbronchus zahlreiche grieskornartige, weißlich-gelbliche Stippchen (histologisch in der Submukosa lymphozytäre und plasmazelluläre Infiltrate)

Diagnose: *Morbus Boeck (Stadium III, durch Biopsie gesichert)*

Fall 127

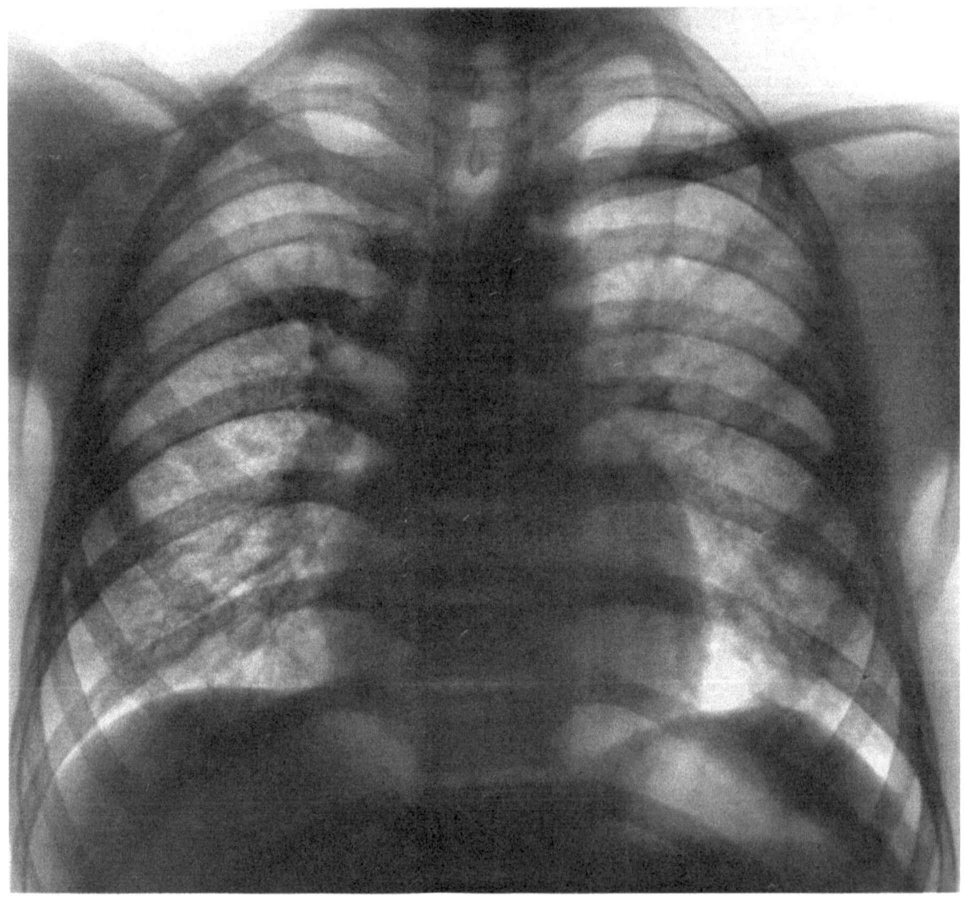

a

Fall 127 · G. J., ♂, 35 Jahre

Vorgeschichte: Vor 15 Jahren in amerikanischer Gefangenschaft Feststellung einer Verschattung in der linken Lunge. 1 Jahr später erster Krankenhausaufenthalt

Damaliger Befund: Guter Allgemeinzustand. Keine Atemnot. Wenig Husten und Auswurf. Im Sputum keine Tuberkulosebakterien. Pirquet-Reaktion bei 1 : 10000 positiv. Blutbild unauffällig. Aufgrund des Röntgenbefundes Annahme einer Miliartuberkulose

Röntgenbefunde

Bild a. *Übersicht.* In beiden Lungen schmetterlingsförmig angeordnete retikulo-noduläre Verschattungen, die linksseitig weicher sind und konfluieren. Mäßig vergrößerte Lymphknotenschatten im linken Hilus. Pleuraspitzenkuppen und Entrundung der linken Zwerchfellkuppe

Weiterer Verlauf: Erst 9 Jahre später kam der Patient wieder zur Krankenhausaufnahme. Damals schwerste Dyspnoe, Zyanose, Reizhusten und Trommelschlegelfinger. In den folgenden Jahren immer wieder neue Krankenhausaufenthalte wegen fieberhafter Bronchitiden mit Verstärkung der Dyspnoe, die jedesmal mit Hilfe von Antibiotika, Prednison (teilweise als Langzeitbehandlung) und Sauerstoffbeatmung beseitigt werden konnte. 14 Jahre und 3 Monate nach der ersten Krankenhausbehandlung kam der Patient letztmalig in das Krankenhaus

Befund: Schlechter Allgemeinzustand. Starke Dyspnoe. Orthopnoe, deutliche Zyanose. Trommelschlegelfinger. Über beiden Lungen verschärftes Atemgeräusch und zahlreiche feuchte Rasselgeräusche. Eitriger Auswurf, zeitweise bis 400 ml pro Tag. Blutsenkung 10/18. Hb 21,5 g-%, Erythrozyten 7,5 Mill., Leukozyten 14000–33000 mit Linksverschiebung im Differentialblutbild. Vitalkapazität 1,5 l. Im EKG P-pulmonale und Zeichen der Rechtsbelastung

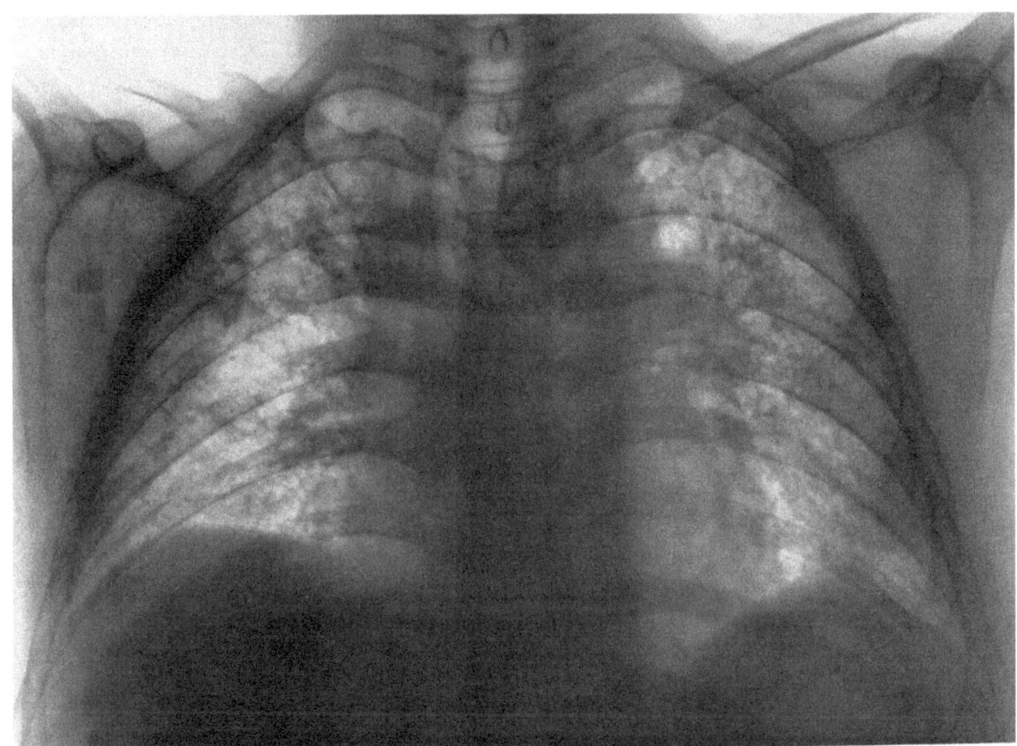

b

Bild b. *Übersicht* (14 Jahre nach Bild a, 6 Monate vor dem Tod). In beiden Lungen retikulonoduläre Verschattungen, die im Vergleich zu Bild a härter gezeichnet sind. Erhebliche Vergrößerung der mediastinalen und hilären Lymphknotenschatten. Fast allseitige Umschwielung beider Lungen und Verkleinerung beider Lungensitus

Bild c. *Ausschnitt linkes Unterfeld.* Neben der retikulo-nodulären Zeichnung ist eine verstärkte Bronchialzeichnung erkennbar

Weiterer Verlauf: Trotz intensiver Behandlung über 7 Monate mit Prednison, Antibiotika und INH zunehmender Verfall mit Verstärkung der respiratorischen Insuffizienz, die schließlich zum Tod führt

Diagnose: *Diffuse, progrediente, interstitielle Lungenfibrose (Hamman-Rich), schleimig-eitrige Brochitis, unspezifische doppelseitige Lymphadenopathie. Sekundäre pulmonale Hypertonie (Obduktionsbefund)*

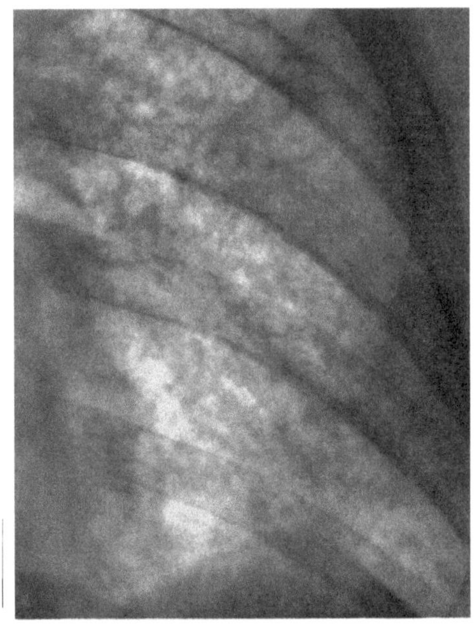

c

Fall 128

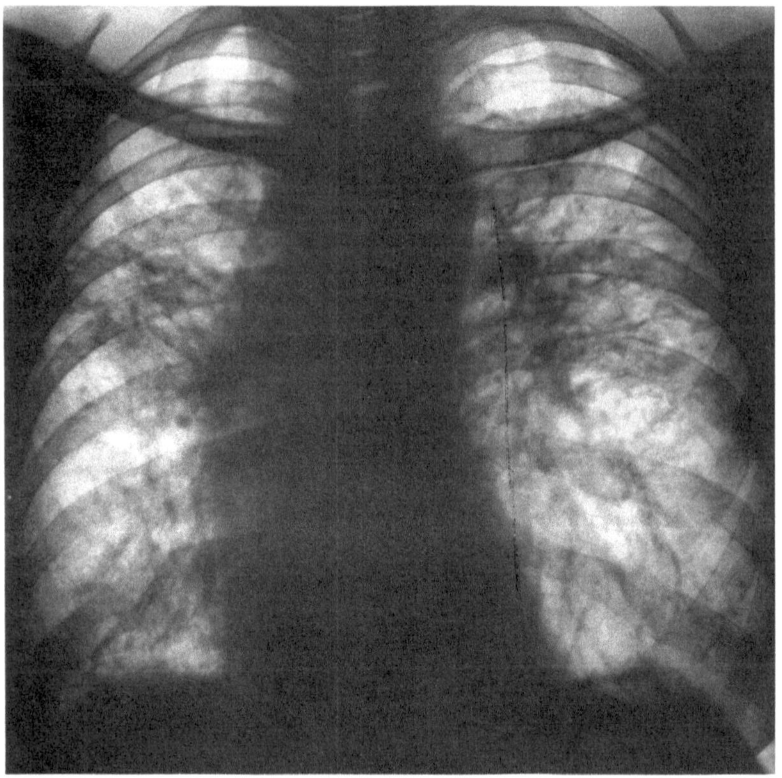

a

Fall 128 · B. A., ♀, 40 Jahre

Vorgeschichte: Seit 7 Jahren zunehmende Atemnot und röntgenologisch zunehmende Lungenveränderungen

Befund: Dyspnoe, vor allem bei Belastung. Vitalkapazität 2,2 l. Blutkalzium mit 10,8 mg-% im oberen Bereich der Norm

Röntgenbefunde

Bild a. *Übersicht.* Dichte, streifige, nach lateral und unten zu mehr netzförmige, relativ harte Zeichnung in beiden Ober- und Mittelfeldern mit Schrumpfung. Dementsprechendes kompensatorisches Emphysem der Spitzen. Einzelne Fleckschatten zusätzlich. Verziehung des Mediastinums nach rechts, der linken Pulmonalarterie bogenförmig nach links. Ausgedehnte zipfelförmige Adhäsionen des Zwerchfells auf beiden Seiten

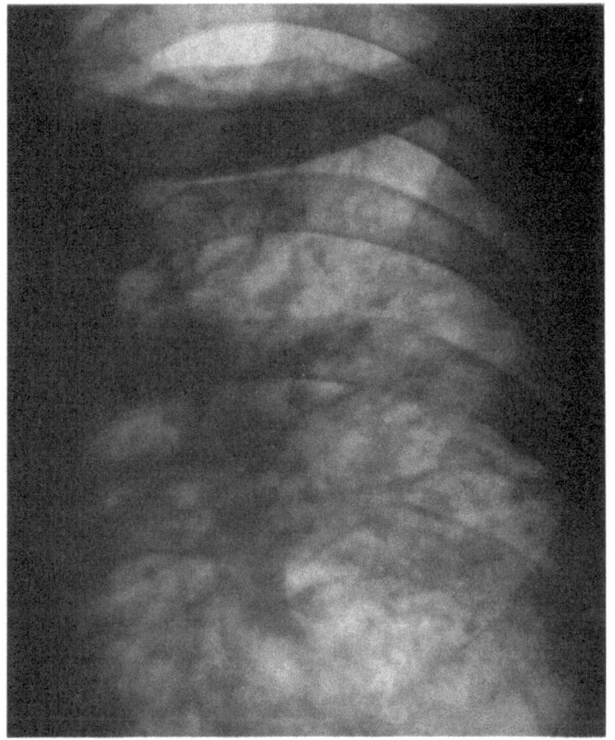

b

Bild b. *Ausschnitt linkes Oberfeld.* Die im Lungenkern vorwiegend streifige und im Lungenmantel mehr retikuläre Verschattung ist relativ scharf gezeichnet

Diagnose: *Morbus Boeck (Stadium III, bei einer Skalenusbiopsie in einem Lymphknoten zahlreiche nicht verkäsende Epitheloidzellgranulome)*

Fall 129

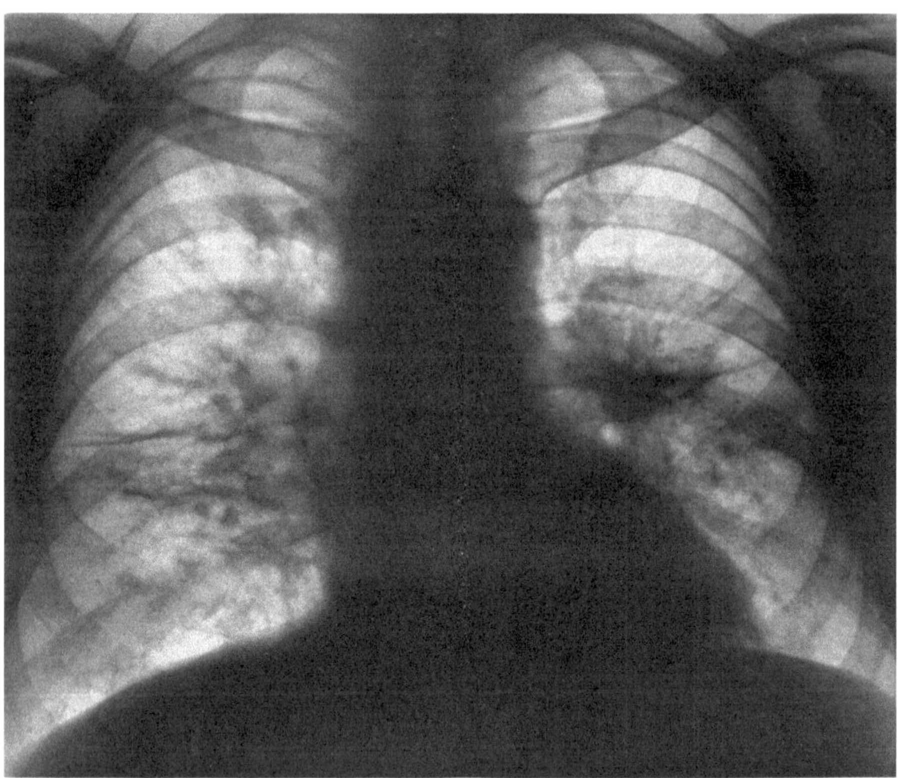

Fall 129 · B. O., ♂, 56 Jahre

Vorgeschichte: Vor 3 Jahren Feststellung einer Ostitis cystoides Jüngling, vor 1 Jahr eines miliaren Gesichtslupoids. Seit $^1/_2$ Jahr zunehmende Atemnot, auch in Ruhe, und quälender Husten

Befund: Ruhedyspnoe, über beiden Lungen trockene Rasselgeräusche. Kein Auswurf, Mendel-Mantoux 1 : 100000 und 1 : 10000 negativ. Gleichzeitig Befunde einer chronischen Nephritis mit Hypertonie

Röntgenbefund

Übersicht. Harte streifige Zeichnung in beiden Mittelfeldern, die von den Hili ausgeht und sich in der Peripherie verliert. Vergrößerte und erheblich deformierte Hili, links mehr als rechts. Überblähung beider Spitzen-Oberfelder infolge Schrumpfung der Mittelfelder

Weiterer Verlauf: 3 Jahre später verstarb der Patient an seiner Nephritis in der Urämie

Diagnose: *Morbus Boeck (Stadium III) mit schwerer diffuser Lungen- und Pleurafibrose, Hyalinose der Hiluslymphknoten, miliare Herde in der Leber, der Milz und dem Knochenmark. Chronische Glomerulonephritis (Obduktionsbefund)*

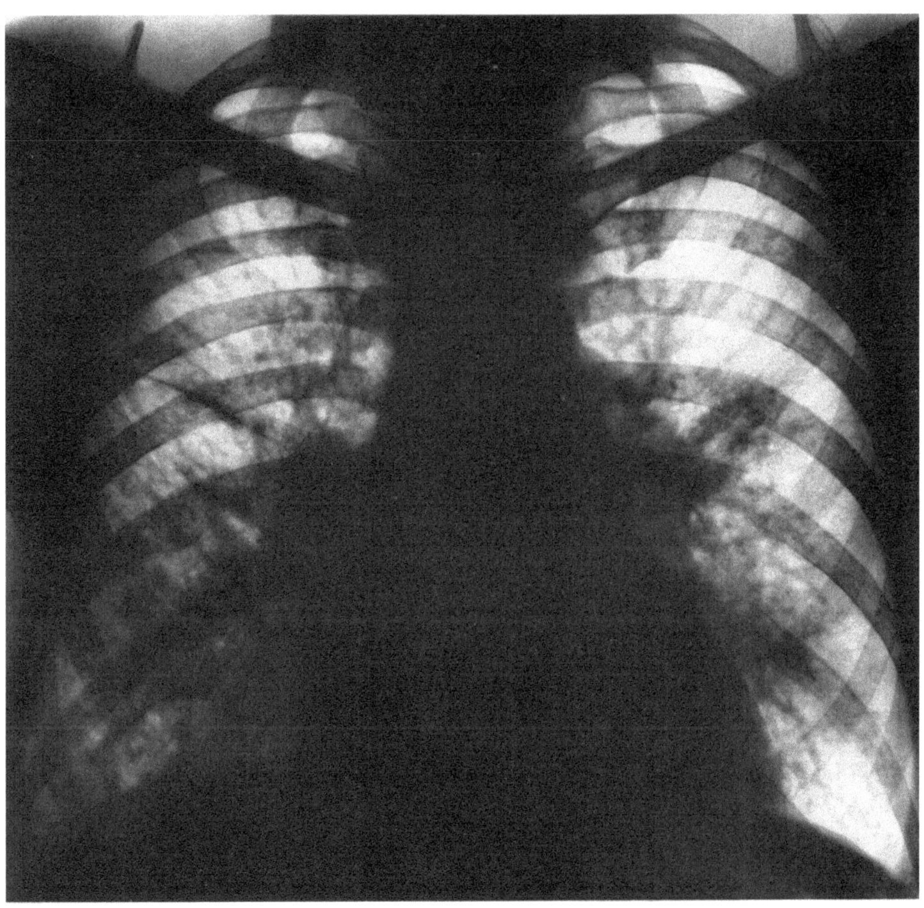

Fall 130 · B. P., ♂, 51 Jahre

Vorgeschichte: Vor 14 Monaten mit febriler »Grippe« erkrankt. Trotz Behandlung mit Antibiotika, Streptomycin und Rimifon kein Temperaturrückgang. Zur Abklärung des Krankheitsbildes erfolgte Krankenhausaufnahme

Befund: Temperaturen bis 39,5° C, leichte Tachypnoe, keine Zyanose und keine Ruhedyspnoe. Normaler Blutdruck. Spärlicher Auswurf, der nie Blut enthielt. Hb zwischen 62 und 86%, Leukozyten 5000–11000. Im Harn stets Eiweiß, reichlich Leukozyten und granulierte Zylinder. Rest-N maximal 33 mg-%. Chorioretinitis rheumatica

Röntgenbefund

Übersicht. Von beiden Hili, die knollig vergrößert sind, entwickelt sich eine vermehrte streifignetzförmige und fleckförmige Zeichnung in beide Lungen, rechts stärker als links, die in apikokaudaler Richtung zunimmt. Verdichtete Interlobärlinie rechts, nach lateral leicht ansteigend. Verödung beider Sinus, rechts stärker als links. Beidseits, besonders rechts vergrößertes Herz

Weiterer Verlauf: Es kam immer wieder zu Fieberschüben, die auf Cortison und Butazolidin ansprachen. Der Röntgenbefund blieb aber stationär. Klinisch trat zunehmend eine Rechtsinsuffizienz in den Vordergrund. 14 Monate nach Beginn der Erkrankung und etwa 10 Monate nach Anfertigung der Röntgenaufnahme verstarb der Patient unter den Zeichen der Herz- und Ateminsuffizienz

Diagnose: *Lungenhämosiderose nach Mikroblutungen in Kombination mit subakuter diffuser Glomerulonephritis (Goodpasture-Syndrom). Chorioretinitis (Obduktionsbefund)*

V. Mediastinal- und Hilusverschattungen

Krankhafte Prozesse im Mediastinum äußern sich im Röntgenbild durch Änderung der Breite und Kontur des Mittelschattens. Ursächlich kommen gutartige und bösartige *Tumoren*, *Zysten* oder *entzündliche Prozesse* im Mediastinum in Betracht. Die Darstellung von Fällen mit Veränderungen des Mediastinums, die vom Ösophagus und Magen oder vom Herzen und den großen Gefäßen ausgehen, haben wir hier jedoch ausgeschlossen, weil wir der Ansicht sind, daß sie den Rahmen des gestellten Themas überschreiten, ohne andererseits deren differentialdiagnostische Bedeutung schmälern zu wollen.

Bei den tumorösen Prozessen sind gutartige und bösartige *Primärtumoren* der Mediastinalorgane, *Mitbefall* des Mediastinums *im Rahmen einer Systemerkrankung* des lymphatischen Systems, *Metastasierungen* in die Lymphknoten des Mediastinums, wobei der Primärtumor keineswegs immer klinisch oder röntgenologisch in Erscheinung treten muß, zu unterscheiden.

Entzündlich bedingte Veränderungen des Mittelschattens im Röntgenbild sieht man bei der diffusen oder mehr lokalisierten **Mediastinitis,** durch Perforation von Mediastinalorganen, bei Deszension von entzündlichen Prozessen im Halsbereich und schließlich infolge eines tuberkulösen Senkungsabszesses oder bei einer mediastinalen Pleuritis (vor allem bei Kindern).

Sowohl gutartige wie bösartige Tumoren des Mediastinalraumes können zwar sehr ähnliche Röntgenbefunde verursachen, haben andererseits aber doch relativ charakteristische Begleitsymptome. So ist die intrathorakale gutartige **Struma** (Fall 147) meist durch ihre gute Hustenverschieblichkeit erkennbar, die bei der Struma maligna weitgehend verlorengeht. Beiden Schilddrüsenvergrößerungen gemeinsam ist infolge ihrer Lage in der oberen Thoraxapertur oder im oberen Mediastinum oft eine Beeinträchtigung des Ösophagus und vor allem der Trachea durch Verlagerung und Einengung. Bei anderen Mediastinaltumoren sind die Trachea und der Ösophagus dagegen selbst bei großer Ausdehnung viel seltener betroffen.

Gewisse diagnostische Hinweise gewinnt man aus der Lage der tumorösen Verschattung im Mediastinum, aus ihrer Form, ihrer Begrenzung zum lufthaltigen Lungengewebe und aus Änderungen in der Schattendichte, etwa durch Verkalkungen.

Im vorderen Mediastinum finden sich vor allem die **Thymome,** entsprechend der Lage des Thymus, außerdem die **Dermoidzysten** oder **Teratome.** In mittlerer Tiefe des Mediastinums entstehen die von der Trachea und den großen Bronchien ausgehenden Zysten, die sich dann im Laufe ihres Wachstums in ventraler oder dorsaler Richtung entwickeln können. Das hintere Mediastinum, und hier wieder die oberen Anteile, ist der bevorzugte Sitz **neurogener Tumoren** (Gremmel et al., 1963). Diese meist, aber nicht immer gutartigen Tumoren sind oft nur ein Zufallsbefund. Bei Kindern ist der Prozentsatz dieser bösartigen Tumoren höher als bei Erwachsenen, bei denen er nur etwa 18% der Tumoren im Mediastinum beträgt. Die Abgrenzung gegen Tumoren der hinteren Brustwand und der Wirbelsäule ist bei sehr dorsaler Lage der Mediastinaltumoren allerdings schwierig.

Aus der Lage lassen sich die Lymphogranulomatose und der Morbus Boeck in ihren mediastinal-hilären Formen trennen. Die **Lymphogranulomatose** entwickelt sich überwiegend mediastinal, während die Hili in einem Teil der Fälle frei sein können und erst sekundär befallen werden. Betroffen sind vor allem die paraaortalen, trachealen und tracheobronchialen Lymphknoten. Die Vergrößerung dieser Lymphknoten führt zu einer Verbreiterung des vorderen und mittleren Mediastinums in seiner oberen und mittleren Etage, oft bis zum Sternum, das selbst durch Übergreifen miterkranken kann. Das hintere Mediastinum ist fast nie, das untere nur selten (Fall 145) mitbefallen. Beim **Morbus Boeck** sind dagegen primär fast ausschließlich die Hiluslymphknoten verändert (Fall 140). Ein Befall der mediastinalen Lymphknoten findet immer erst sekundär statt, während eine alleinige Erkrankung des Mediastinums ohne Hilusveränderungen beim Morbus Boeck eine extreme Seltenheit ist.

Eine *einseitige* Verbreiterung des Mediastinalschattens machen i. allg. das **Thymom**, die **Dermoidzysten** und die **Bronchialzysten,** während der **Morbus Boeck** immer und die **Lymphogranulomatose** überwiegend *doppelseitige* Verbreiterungen hervorrufen. Als Ausnahme sei das Thymom erwähnt, das auch zu doppelseitigen Verschattungen führen kann (Feindt, 1956), außerdem sei auf Fall 134 und Fall 143 verwiesen. Bei letzterem entwickelte sich aus der einseitigen Vergrößerung der Hiluslymphknoten kontinuierlich eine lymphogranulomatöse Infiltration der hilusnahen Lungenabschnitte.

Den hier besprochenen Erkrankungen im Mediastinum ist vielfach eine bestimmte Form des Schattenbildes eigen, deren Berücksichtigung für die Differenzierung von Bedeutung sein kann. Einschränkend muß man aber betonen, daß die Form der Ausbreitung keinem strengen Gesetz unterliegt und daß die Form im Röntgenbild in Einzelfällen durchaus vom üblichen abweichen kann.

Als runde Schatten imponieren vor allem die verschiedenen **Zysten** (Fall 131, 132, 133), eine retrosternale **Struma,** vom Mediastinum ausgehende **Neurinome,** außerdem **Lipome** oder **Fibrome.** Das Teratom und das Thymom kommen in runder Form nur selten vor, dagegen ist das Thymom öfter als ovaler Schatten zu sehen (Feindt, 1956).

Von den *einbogig-runden* oder *ovalen* Schatten sind die *mehrbogig* begrenzten Verschattungen zu unterscheiden, die sich wiederum in mehr großbogig oder mehr kleinbogig polyzyklisch geformte Verschattungen unterteilen lassen.

Die *großbogige* Verschattung kommt vor allem dem Thymom zu (Fall 135); wie unsere Beispiele zeigen, können aber auch die Dermoidzyste, die i. allg. mehr kleinbogig ist, ein zystisches Teratom (Fall 136) oder bösartige Tumoren in dieser Form im Röntgenbild erscheinen (Fall 123, 137, 138). Eine Dermoidzyste wird man dann erkennen können, wenn Verkalkungen im Tumor zur Darstellung kommen, während auf einen bösartigen Tumor, wie noch besprochen wird, die Art der Begrenzung gegenüber der Lunge hinweisen kann.

Wenn **Pleuratumoren (Mesotheliome)** in knotiger Form wachsen und dabei ihren Ursprung in der Pleura mediastinalis haben, können sie das Bild einer mehrbogig begrenzten Mediastinalverschattung verursachen (Fall 139).

Die *kleinbogig* polyzyklisch begrenzten Verschattungen sind ganz überwiegend durch Erkrankungen der Lymphknoten bedingt. Im Röntgenbild lassen sich dabei zwei Formen unterscheiden: Solange sich die Lymphknoten gleichmäßig vergrößern, die Lymphknotenkapseln aber nicht miterkrankt sind und um die Lymphknoten noch keine stärkeren entzündlichen Reaktionen ablaufen, bleibt das polyzyklische Bild der Verschattung gewahrt, das durch eine gleichmäßige Rundung und scharfwinklige Abgrenzung der Lymphknoten gegeneinander gekennzeichnet ist. Diese Form findet sich vor allem beim **Morbus Boeck** im Stadium I, aber auch bei **Leukämien** und in den Frühstadien der **Lymphknotentuberkulose.** Dabei unterscheiden sich die Lymphknotenvergrößerungen beim Morbus Boeck vor allem durch ihre Lokalisation, Größe und Form von denen der Tuberkulose (Wurm u. Reindell, 1963a). Die Lymphknotenschwellungen treten beim Morbus Boeck mit Ausnahme einzelner noch im frühesten Stadium der Erkrankung stehender Fälle immer doppelseitig und vorwiegend in Hilusnähe auf, in erster Linie vor und hinter den beiden Hauptbronchien und ihren Aufzweigungen. Bei der Tuberkulose sind die Lymphome dagegen meist einseitig, eine doppelseitige Lokalisation wurde nur in 22,7% gefunden (Wurm u. Reindell, 1963a), und die paratrachealen Lymphknoten sind häufiger als die hilären befallen. Die tuberkulösen Lymphknoten sind i. allg. nur kirsch- bis kastaniengroß, während sie beim Morbus Boeck unter Umständen mächtige Tumoren bilden können (»Kartoffeldrüsen«). Schließlich verbacken die tuberkulösen Lymphknoten eher, während die Lymphknotenschwellungen beim Morbus Boeck ihre Form und Begrenzung behalten, solange die Erkrankung progredient oder stationär bleibt. Erst bei Rückbildung der Lymphknoten oder im Übergang in das Sta-

Tabelle 1. Röntgenologische Kriterien zur Differentialdiagnose von Lymphknotenschwellungen im Mediastinum (Modifiziert nach einer Tabelle von Wurm u. Reindell, 1963a)

Krankheit	Röntgenologische Zeichen		
	Seitenverhalten	Lokalisation (vorwiegend)	Konfiguration
Morbus Boeck	bilateral (nur im Beginn unilateral)	M m (o)	polyzyklisch
Tuberkulose	in etwa 80% unilateral	M o m	bogig
Lymphogranulomatose	bilateral (nur im Beginn unilateral)	M V o m (u)	verbacken
Lymphoretikulosarkom	überwiegend bilateral	M V H ü	verbacken
Lymphatische Leukämie	bilateral	M m	polyzyklisch
Myeloische Leukämie	bilateral (selten)	M m	polyzyklisch
Großfollikuläres Lymphoblastom	bilateral (selten)	M m	polyzyklisch
Tumormetastasen	uni- oder bilateral	M m	verbacken
Infektionskrankheiten	uni- oder bilateral	M m	bogig
BCD-Lymphadenitis	bilateral	M m	bogig

V = vorderes Mediastinum, M = mittleres Mediastinum, H = hinteres Mediastinum, o = obere Anteile des Mediastinums, m = mittlere Anteile des Mediastinums, u = untere Anteile des Mediastinums, ü = überall im Mediastinum.

dium II der Erkrankung lockert sich die glatte Begrenzung auf unter Verlust der polyzyklischen Form. Schließlich bleibt nur eine Verbreiterung und diffuse Induration der Hili bestehen, in denen einzelne Lymphknotenschwellungen oft nur noch schwer abzugrenzen sind. Verkalkungen im Verlauf des Morbus Boeck wurden besonders in den mediastinalen Lymphknoten beschrieben (Wurm u. Reindell, 1963b), sie sind meist ausgesprochen schalenförmig und haben oft eine ungewöhnlich große Ausdehnung (Fall 141). Differentialdiagnostisch sind die Verkalkungen eine Hilfe gegenüber der **Tuberkulose** oder der **Silikose,** wie sie pathogenetisch beim Morbus Boeck interessant sind.

In seltenen Fällen von **hämolytischer Anämie** können sich im Mediastinum, vor allem nahe der Wirbelsäule, dorsal extramedulläre Blutbildungsherde entwickeln, die bei entsprechender Größe röntgenologisch ebenfalls zu tumorartigen, scharf begrenzten und mehr bogig konturierten Mediastinalverschattungen führen (Hanford et al., 1960). Werden andererseits die Lymphknotenkapseln gleich in den Krankheitsprozeß einbezogen oder kommt es zu stärkeren perinodulären, entzündlichen Reaktionen, so verbacken die Lymphknoten miteinander. Die hierbei auftretenden Verschattungen im Röntgenbild haben eine *wellenförmige, groß- und flachbogige* Begrenzung, eine Abgrenzung einzelner Lymphknoten ist darin oft nur noch schwer möglich, manchmal ist es sogar unmöglich den Aufbau des Tumorschattens aus einzelnen Lymphknoten überhaupt noch zu erkennen.

Das charakteristische Bild eines frühzeitig verbackenen Lymphknotentumors bietet die **Lymphogranulomatose,** die nur ganz selten und in den allerfrühesten Stadien das polyzyklische Bild ähnlich einem Morbus Boeck erkennen läßt. Zusammen mit der ebenfalls recht typischen Lokalisation in den oberen und mittleren Anteilen des vorderen oder mittleren Mediastinums ist die Lymphogranulomatose deshalb fast immer leicht von einer Boeckschen Erkrankung zu trennen. Eine Ausnahme sowohl im Hinblick auf die Lokalisation im Hilus wie auf die gut erkennbare polyzyklische Begrenzung stellen die Fälle 143 und 144 dar. In ähnlicher Weise wie die Lymphogranulomatose führt auch das **Lymphosarkom** frühzeitig zu Kapselreaktionen, es hat auch eine ähnliche Lokalisation im Mediastinum, so daß eine Unterscheidung der beiden Erkrankungen röntgenologisch oft nicht möglich ist.

Eine zusammenfassende Darstellung röntgenologischer Kriterien zur Differentialdiagnose mediastinaler Lymphknotenvergrößerungen findet sich in Tabelle 1.

Schließlich ist noch darauf hinzuweisen, daß **Dermoidzysten** dann, wenn sie mehrkammerig sind, im Röntgenbild wie Lymphknotenschwellungen imponieren können, durch ihre einseitige Entwicklung sind sie aber von den genannten Erkrankungen zu trennen. Gleiches gilt auch für das fakultativ maligne **Bronchialadenom**, wenn es noch zu keiner bronchialen Obstruktion geführt hat (Fall 149).

Eine nicht seltene Fehldeutung als Lymphknotenschwellungen finden erweiterte hilusnahe Abschnitte von Pulmonalarterien bei der **pulmonalen Hypertonie** (Fall 49). Im allgemeinen kann aber die Verlaufsbeobachtung der Lungengefäße und der arteriellen Pulsationen, evtl. unterstützt durch das tomographische Bild, vor einer Verwechslung schützen (Fall 49, 148).

Überschreitet ein krankhafter Lymphknotenprozeß die Kapsel, so wird die zuvor glatte und scharfe Begrenzung aufgehoben. Eine *unscharfe* verwaschene Zeichnung der Kontur weist auf einen entzündlichen Prozeß im Lymphknoten selbst oder in dessen Umgebung (Begleitpleuritis) hin. Eine *unregelmäßige* Begrenzung mit streifiger, zapfen- und knötchenförmiger oder auch flächiger Ausbreitung in die Umgebung spricht i. allg. für einen **malignen Prozeß** (Fall 134, 142) oder bei nicht bösartiger Grundkrankheit, wie z.B. beim Morbus Boeck, für eine lymphogene Ausbreitung (Fall 121, 122). Daß eine glatte Begrenzung der Verschattung einen bösartigen Prozeß aber nicht ausschließt, zeigt der Fall eines **Chondrosarkoms** (Fall 138). Es ist aber nach Gremmel et al. (1963) nicht so entscheidend, ob es röntgenologisch gelingt, die Malignität eines Mediastinaltumors frühzeitigst zu erfassen, da jeder Mediastinaltumor nach Feststellung einer Operation zugeführt werden sollte, es sei denn, daß seine Inoperabilität feststeht.

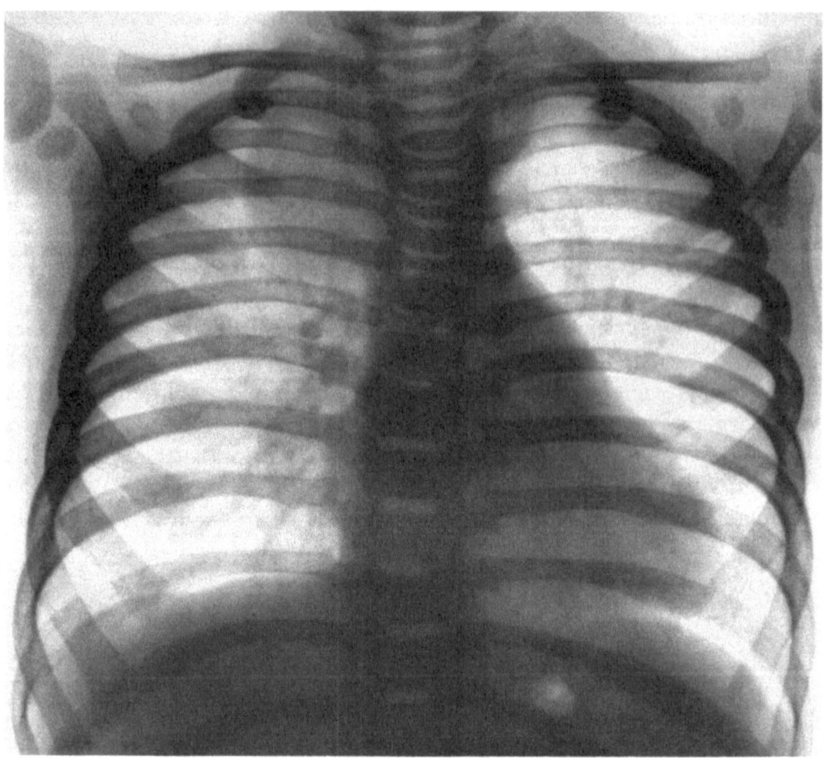

a

b

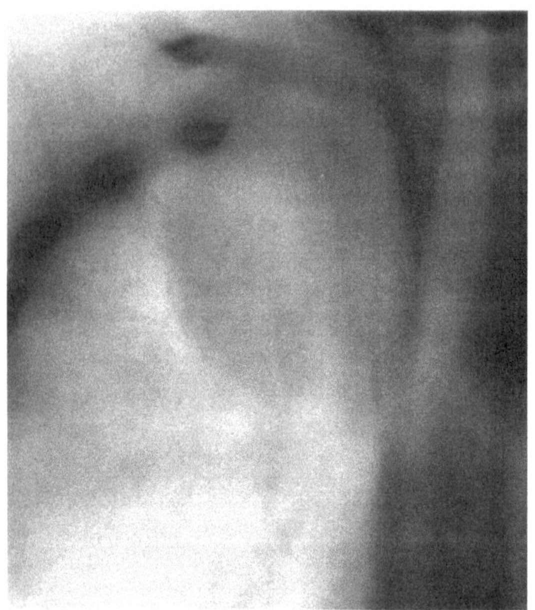

Fall 131 · T.W., ♂, 17 Monate

Vorgeschichte: Normale Geburt. Wiederholt Schnupfen und Bronchitiden, gelegentlich mit Stridor. Immer schlechter Appetit. Vor 2 Monaten Erkrankung mit Temperaturen bis 39° C, deshalb Krankenhausaufnahme

Röntgenbefunde

Bild a. *Übersicht*, b. *Schicht rechtes Oberfeld in 5,5 cm.* Im medialen rechten Spitzen-Oberfeld findet sich eine homogene, glatt begrenzte, weichteildichte Verschattung von ovaler Form, die in der Tiefe der Trachea dem Mediastinum unmittelbar aufsitzt (Bild b)

Operationsbefund: Kleinmandarinengroße Zyste, die der Trachea oberhalb der Bifurkation dicht aufsitzt

Diagnose: *Trachealzyste (histologisch gesichert)*

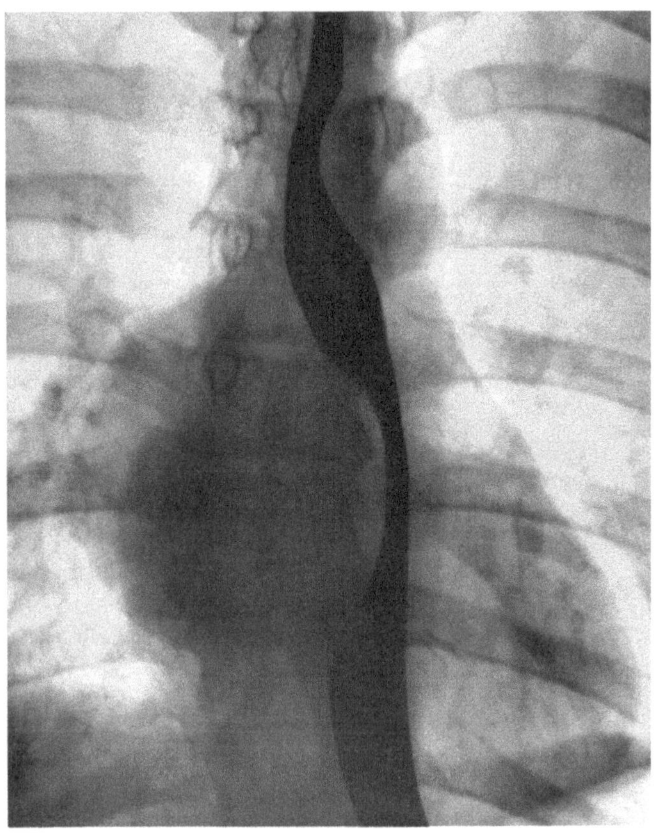

Fall 132 · M. J., ♀, 36 Jahre

Vorgeschichte: Vor 4 Jahren Pleuritis rechts mit Erythema nodosum ohne Anhalt für spezifische Erkrankung. Vor 6 Monaten fieberhafter Infekt der oberen Luftwege, seither Atemnot und Schmerzen in der rechten Schulter. Zunehmende Leistungsschwäche

Befund: Subfebrile Temperaturen. Kein Husten oder Auswurf. Keine Schluckstörungen, keine Gewichtsabnahme. Auch sonst keine krankhaften Befunde

Röntgenbefund

Ausschnitt des Mittelschattens. Unmittelbar hinter dem Herzen und unter der Bifurkation apfelgroßer, runder und glatt begrenzter Schatten, der den Ösophagus komprimiert und bogenförmig nach links verdrängt. Er überragt den rechten Herzrandbogen und hebt den rechten Hauptbronchus etwas an

Operationsbefund: Tennisballgroßer, prall-elastischer Tumor im hinteren Mediastinum, der zum rechten Hauptbronchus hin gestielt ist und unterhalb der Bifurkation liegt. Entzündliche Verwachsungen mit der Umgebung, vor allem mit dem Ösophagus

Diagnose: *Bronchuszyste, vom rechten Hauptbronchus ausgehend (histologisch gesichert)*

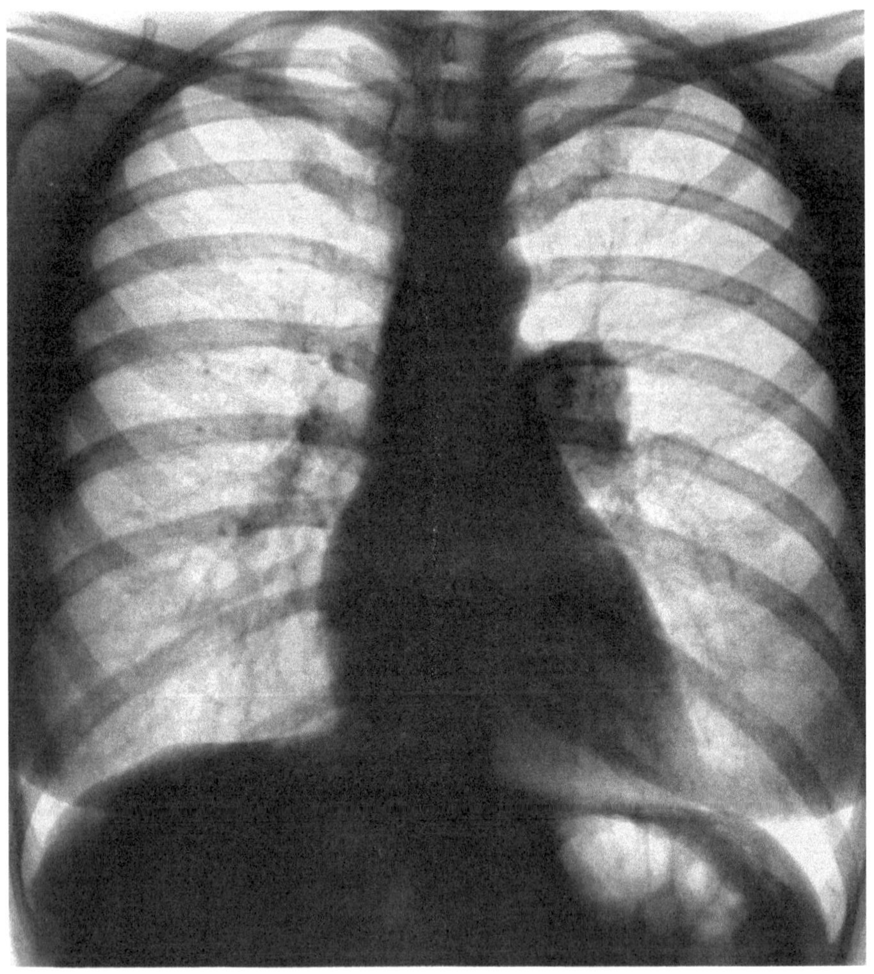

a

Fall 133 · W. R., ♀, 39 Jahre

Vorgeschichte: Vor 2 Jahren wurde bei einer Reihenuntersuchung eine Verschattung im Bereich des linken Hilus gefunden. Zunächst bestanden keine Beschwerden, erst kurze Zeit vor Klinikaufnahme ziehende Schmerzen im Rücken, Beklemmungsgefühl beim Bücken. Keine Gewichtsabnahme

Röntgenbefunde

Bild a. *Übersicht p.a.*, b. *Übersicht seitlich, links anliegend.* Gleichmäßig abgerundeter, dichter, homogener Rundschatten, der unmittelbar hinter dem linken Hilus gelegen ist und sich nicht vom Mediastinum trennen läßt

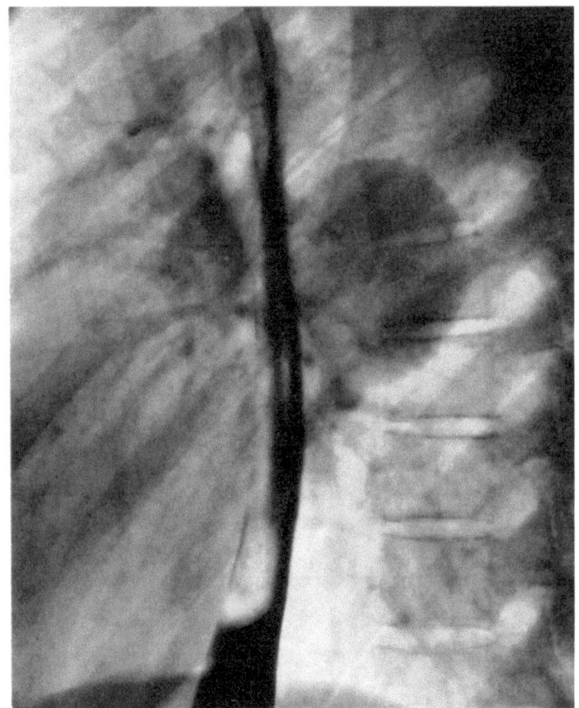

b

Operationsbefund: Kleinapfelgroße, glattwandige Zyste, die breitflächig am linken Hauptbronchus sitzt

Diagnose: *Schleimzyste des linken Hauptbronchus (histologisch gesichert)*

Fall 134

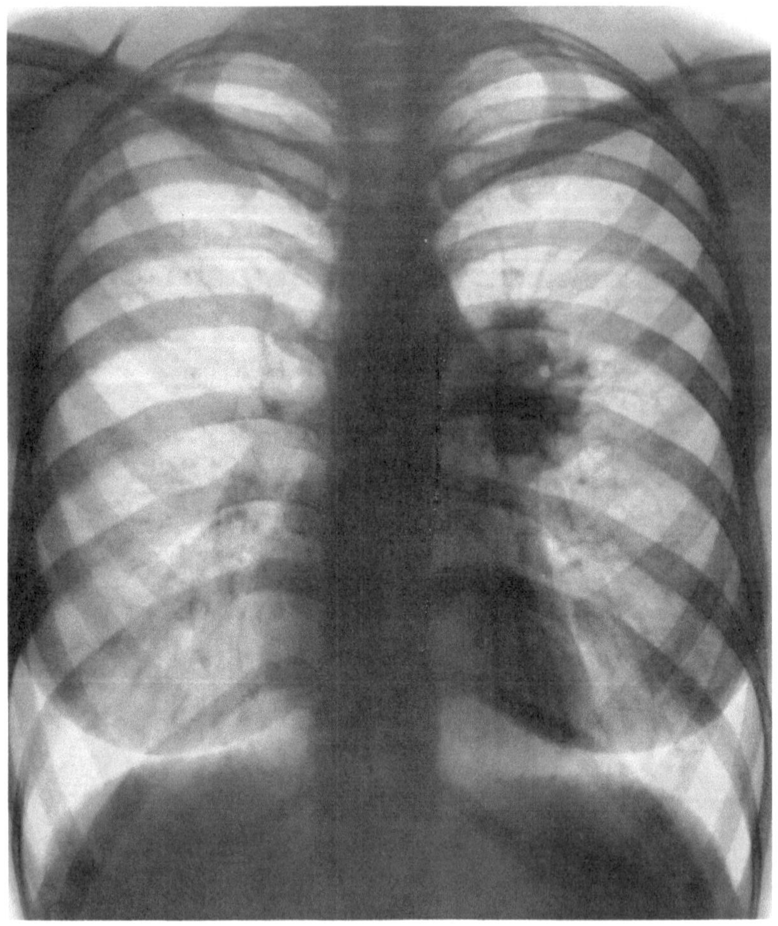

a

Fall 134 · K. H., ♀, 25 Jahre

Vorgeschichte: Seit einer Entbindung vor 9 Monaten fühlte sich die Patientin nicht mehr gesund. Seit 3 Monaten Nachtschweiße und Hautjucken am ganzen Körper, Druckgefühl auf der Brust. 1 Monat später Feststellung eines knolligen Tumorschattens, der sich vom linken Hilus aus nach vorne erstreckt

Befunde: Blutsenkung 30/68, im Blutbild leichte Anämie und mäßige Eosinophilie (4–7%)

Röntgenbefunde

Bild a. *Übersicht*, b. *Schrägschicht linke Lunge in 10 cm*. Unregelmäßig begrenzter Tumorschatten, der sich vom linken Hilus ins Ober- und Mittelfeld erstreckt und sich nach der Peripherie zu feinstreifig auflöst. Die Verschattung wird vom Bronchialsystem durchzogen, das keine wesentlichen Veränderungen aufweist (s. Bild b)

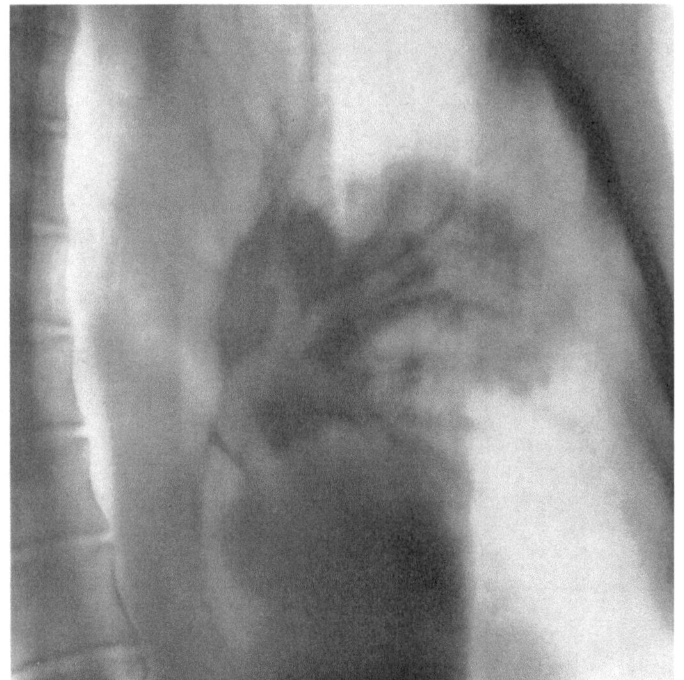
b

Bronchographisch ergab sich im Oberlappenbereich nichts Besonderes, lediglich der Unterlappenspitzenbronchus zeigte eine mangelhafte Füllung

Bronchoskopie: Das Bronchialsystem war, soweit einsehbar, unauffällig

Diagnose: *Lymphogranulomatose der Lungen, der hilären und mediastinalen Lymphknoten einschließlich der Thymus, Stadium CS* $II_E A$ *(histologische Diagnose nach linksseitiger Oberlappenresektion und Ausräumung der Lymphknoten)*

Fall 135

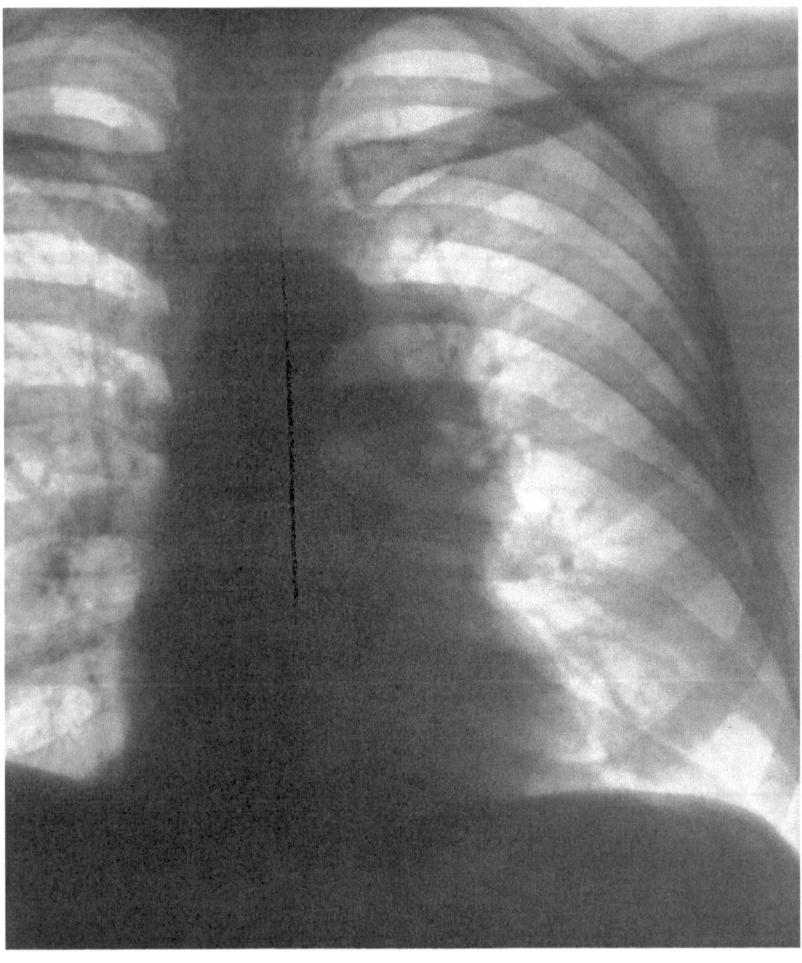

a

Fall 135 · G. E., ♂, 47 Jahre

Vorgeschichte: Der Patient war Angestellter einer Heilstätte und wurde seit 11 Jahren regelmäßig überwacht. Erst vor wenigen Monaten wurde ein Lungenbefund festgestellt, und es erfolgte eine Einweisung unter der Verdachtsdiagnose einer Hiluslymphknotentuberkulose

Befund: Normale Blutsenkung. Normales Blutbild. Keine Temperaturen. Tuberkulinprobe bei 1:10000 positiv. Sputum bakteriologisch und zytologisch negativ. Eine Skalenusbiopsie verlief ebenfalls negativ

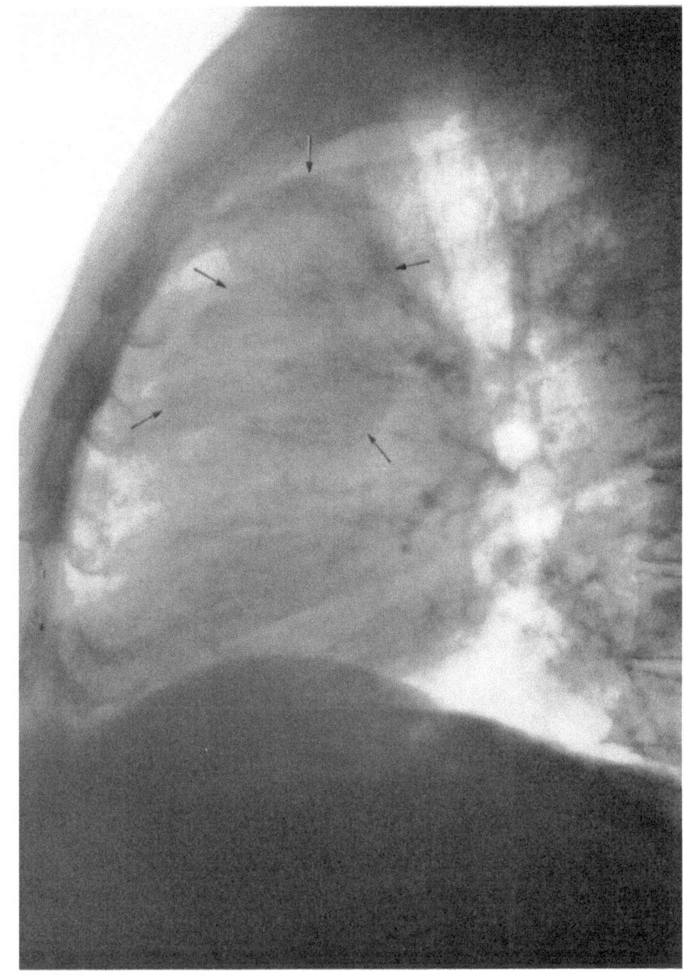

b

Röntgenbefunde

Bild a. *Ausschnitt aus Übersicht p.a.*, b. *Übersicht seitlich, links anliegend.* Polyzyklisch begrenzter, dem vorderen Mediastinum links breit aufsitzender Tumorschatten (↑)

Diagnose: *Thymom (durch Radikaloperation und histologische Untersuchung gesichert)*

Fall 136

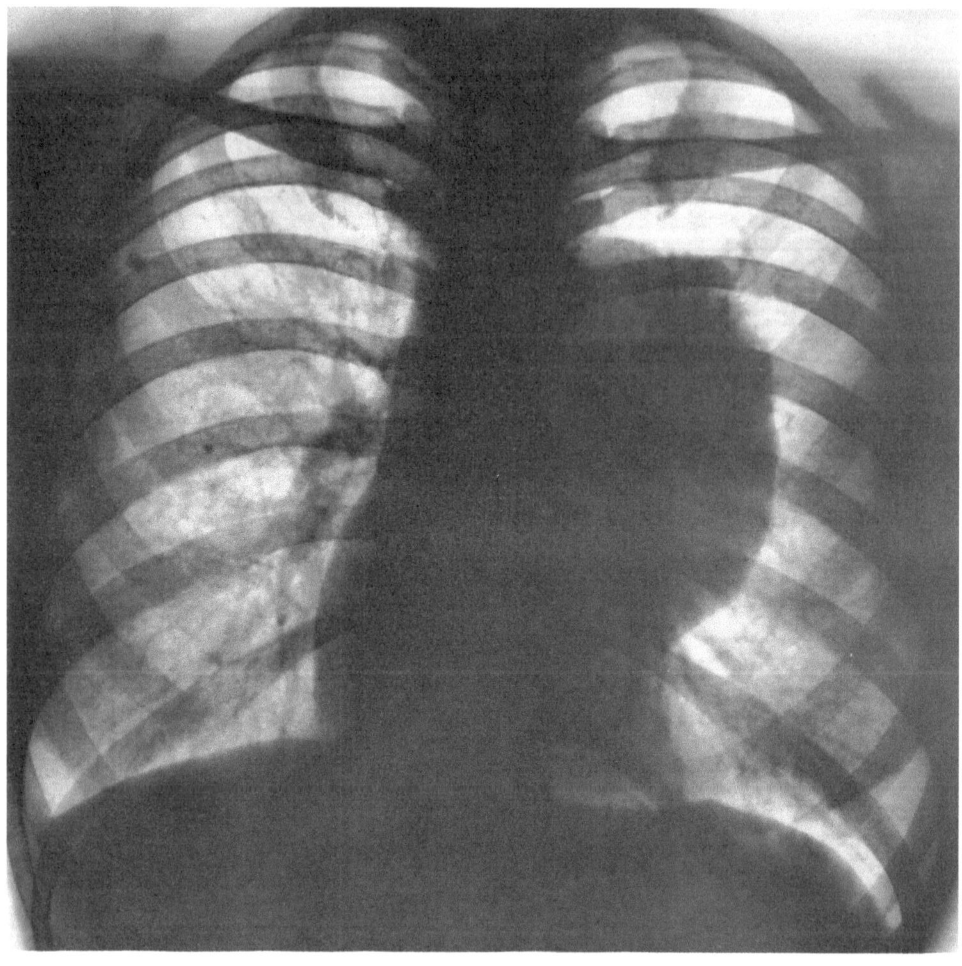

a

Fall 136 · G. E., ♀, 28 Jahre

Vorgeschichte: Mit 7 Jahren Lungen- und Rippenfellentzündung. Nach Röntgenreihenuntersuchung unter der Verdachtsdiagnose tumorige Hiluslymphknoten-Tuberkulose – Mediastinaltumor – Morbus Hodgkin – Thymom – Aneurysma eingewiesen

Laborbefunde: Blutsenkung 7/18, rotes und weißes Blutbild unauffällig. Starke erhöhte α_2-Globuline bei Verminderung der γ-Globuline. WAR negativ

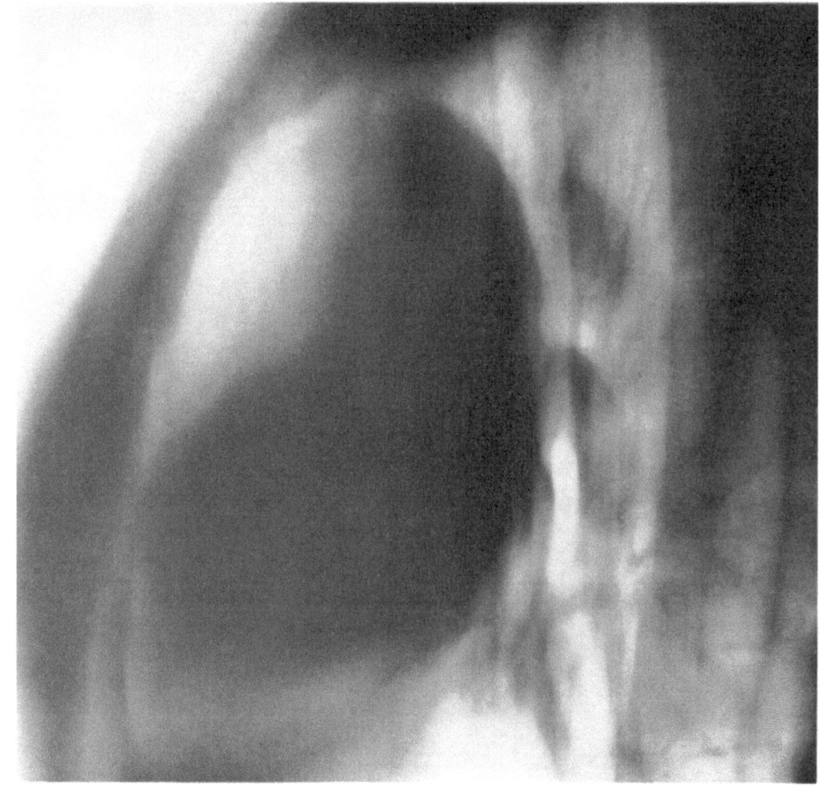

b

Röntgenbefunde

Bild a. *Thoraxübersicht*, b. *Tomogramm der linken Lunge paramediastinal.* Über faustgroße, glatt begrenzte Verschattung, die dem linken Hilus breit aufsitzt und bogenförmig in den Herzschatten übergeht und im Tomogramm weit nach ventral reicht. Kalkdichte Verschattungen im rechten Oberfeld und rechten Hilus

Verlauf: Operative Entfernung des Tumors mit histologischer Präparatuntersuchung: zystisches Teratom ohne Anhalt für Malignität

Diagnose: *Vom linken vorderen Mediastinum ausgehendes Teratom*

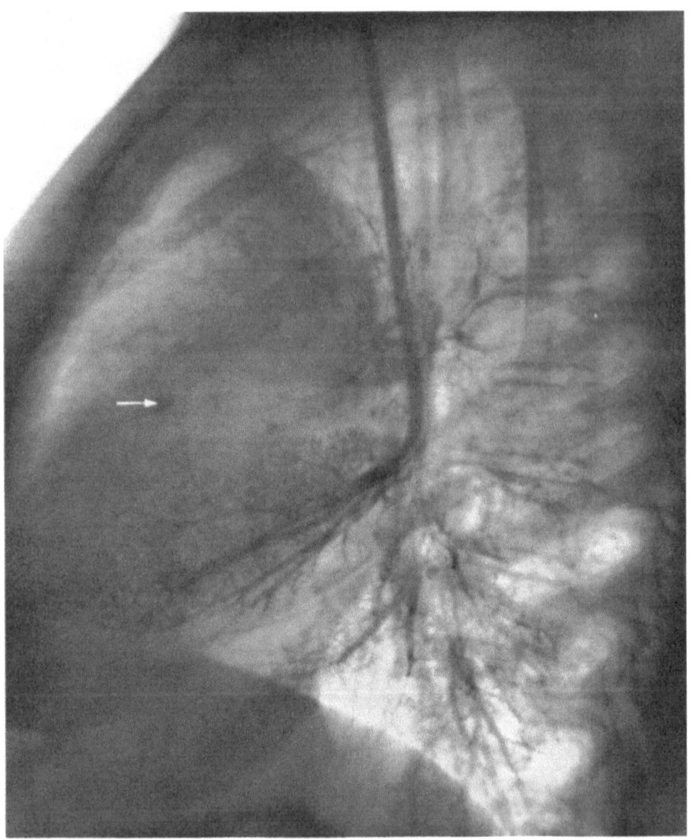

Fall 137 · K. I., ♀, 17 Jahre

Vorgeschichte: Seit 3 Monaten Atemnot bei schwerer Arbeit. Zeitweise treten Stiche im rechten oberen Thoraxbereich auf. Bei einer Reihenuntersuchung wurde im rechten Lungenfeld eine Verschattung festgestellt und deshalb die Einweisung veranlaßt

Befund: Kein Husten oder Auswurf. Rechts parasternal handbreite Dämpfung mit abgeschwächtem Atemgeräusch. Blutbild unauffällig. Blutsenkung 15/35

Röntgenbefund

Übersicht mit Bronchogramm seitlich. Großer, dem vorderen Mediastinum breit aufsitzender Tumorschatten, der sich mehrbogig in den linken Lungenraum vorwölbt. Innerhalb des Tumorschattens einzelne bis bohnengroße, schollige Kalkschatten (↑)

Diagnose: *Teratom (durch Operation und histologische Untersuchung gesichert)*

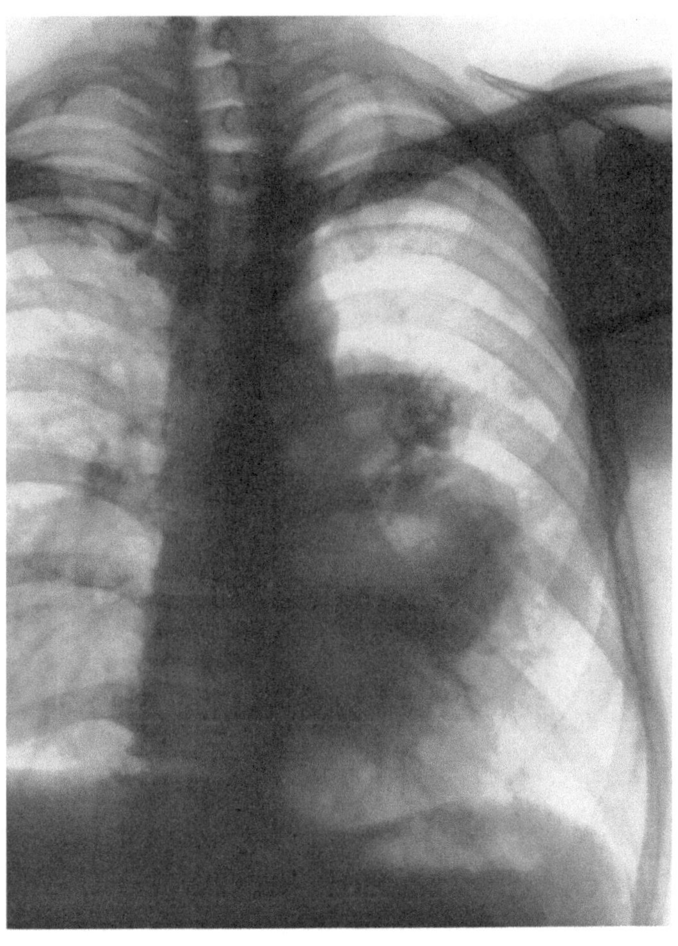

Fall 138 · E. G., ♂, 36 Jahre

Vorgeschichte: Vor 7 Jahren wurde anläßlich einer Untersuchung ein pflaumengroßer linksseitiger Hilustumor festgestellt, der sich in den folgenden Jahren beträchtlich vergrößerte und zentrale Verkalkungen aufwies. Schon seit der ersten Feststellung maximal beschleunigte Blutsenkung mit Werten von 80–100 in der ersten Stunde. Eine Röntgentherapie unter der Annahme eines malignen Chondroms war erfolglos

Röntgenbefund

Ausschnitt aus Übersicht. Mehrbogig begrenzter Tumor mit großen scholligen Kalkschatten, der dem vorderen Mediastinum und dem Herzen breit aufsitzt

Das (nicht gezeigte) *Bronchogramm* ergab einen dornförmigen Abbruch des Lingualbronchus und eine bogenförmige Eindellung des Unterlappenbronchus von ventral her

Bronchoskopie: Wulstung des Unterlappenostiums und hochgradige Einengung der Segmentostien der Lingula und des Unterlappens links

Diagnose: *Chondrosarkom (histologische Diagnose nach Pneumonektomie links)*

Fall 139

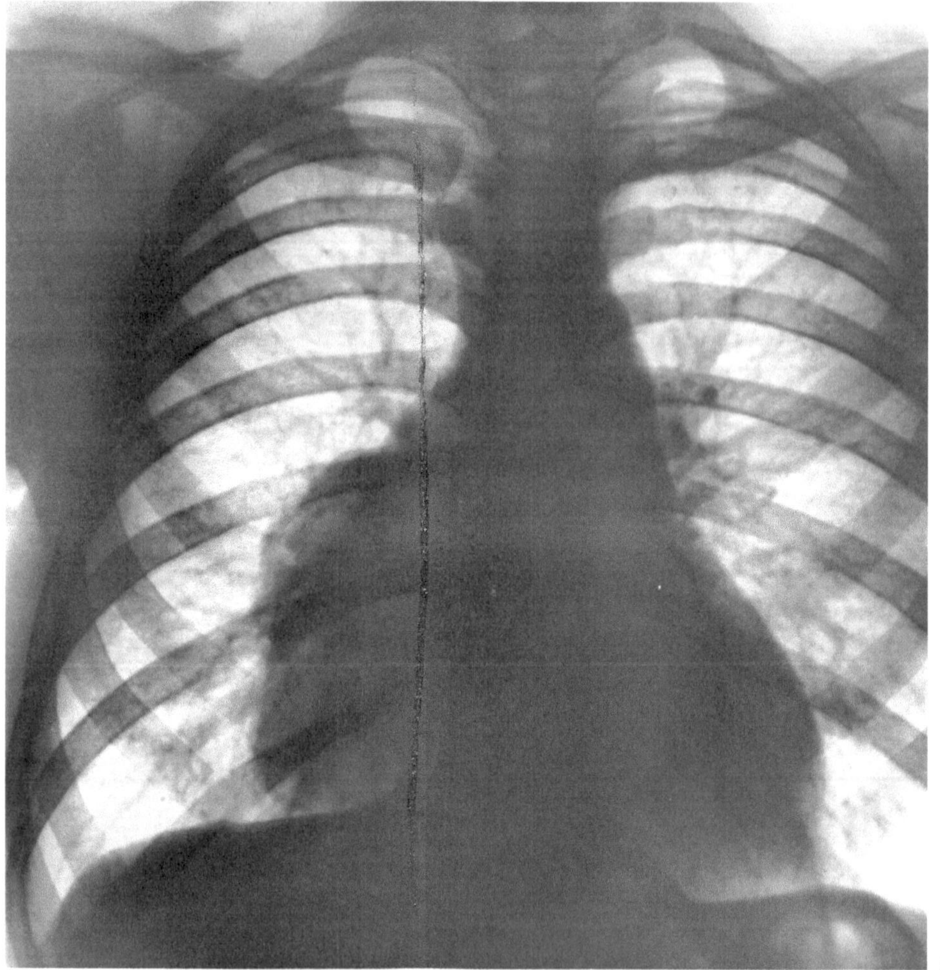

a

Fall 139 · R. A., ♂, 21 Jahre

Vorgeschichte: Bei der Musterungsuntersuchung vor 15 Monaten noch lungengesund. 5 Monate später kleiner Tumor im Bereich des rechten Mediastinums in Höhe des Hilus. Weitere 9 Monate danach war der Tumor im rechten Mediastinum deutlich größer geworden. Subjektiv beschwerdefrei, guter Allgemeinzustand. Senkung normal. Wieder 3 Monate später erneute Kontrolle

Befund: Blutsenkung mit 13/43 mäßig beschleunigt. Blutbild unauffällig. Tuberkulintestung bis 1 : 1000 negativ. Intrakutantest auf Echinokokkenantigen negativ

Röntgenbefunde

Bild a. *Übersicht.* Mehrbogig glatt begrenzter Tumorschatten im medialen rechten Mittel- und Unterfeld, der dem Herzen und dem vorderen Mediastinum breit aufsitzt. Die obere Begrenzung des Tumorschattens geht glatt und kontinuierlich in das Mediastinum über

Weiterer Verlauf: In den nächsten Monaten zunehmende Verschlechterung des Befundes mit Vergrößerung der Lungenverschattung. Weitere Zunahme der Senkungsbeschleunigung bis auf 112/148. Leber vergrößert. *Bronchoskopisch* fand sich eine starke Einengung aller Bronchien der rechten Lunge

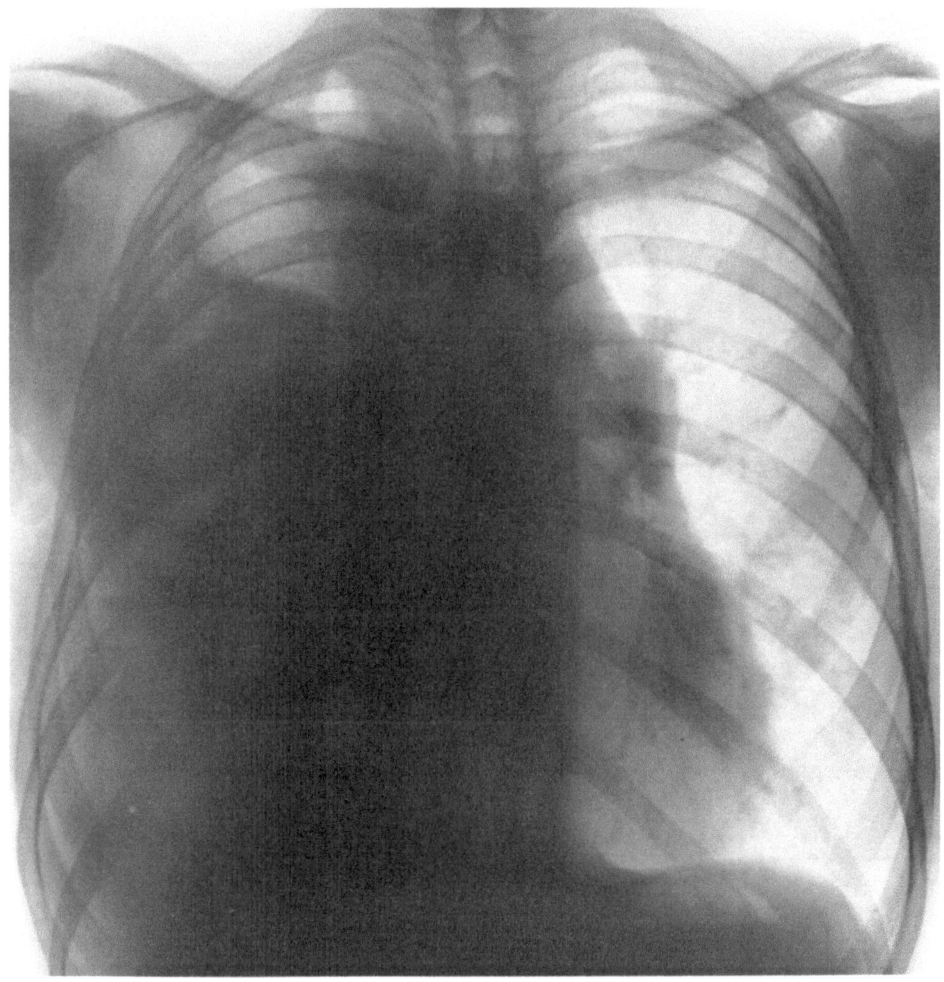
b

Bild b. *Übersicht* (3 Monate nach Bild a). Ausgedehnte, mantelförmige, bis zur Spitze reichende Ergußverschattung der rechten Lunge mit Verdrängung des Mittelschattens. Der Tumor, der als Kernschatten innerhalb des Ergußschattens zu sehen ist, hat sich nach oben längs des Mediastinums bis in die Höhe des Sternoklavikulargelenkes und auch nach lateral vergrößert

Bronchographisch sah man eine starke Verlagerung des ganzen rechten Bronchialbaumes nach dorsal als Ausdruck einer Verdrängung und Kompression der Lunge

Weiterer Verlauf: Nach weiteren 5 Monaten und etwa 19 Monate nach der ersten Entdeckung einer mediastinalen Verschattung trat der Tod ein

Diagnose: *Ausgedehntes Pleurakarzinom mit Infiltration ins Zwerchfell und die Leber, außerdem Leberfernmetastasen. Atelektase der rechten Lunge (Obduktionsbefund)*

Fall 140

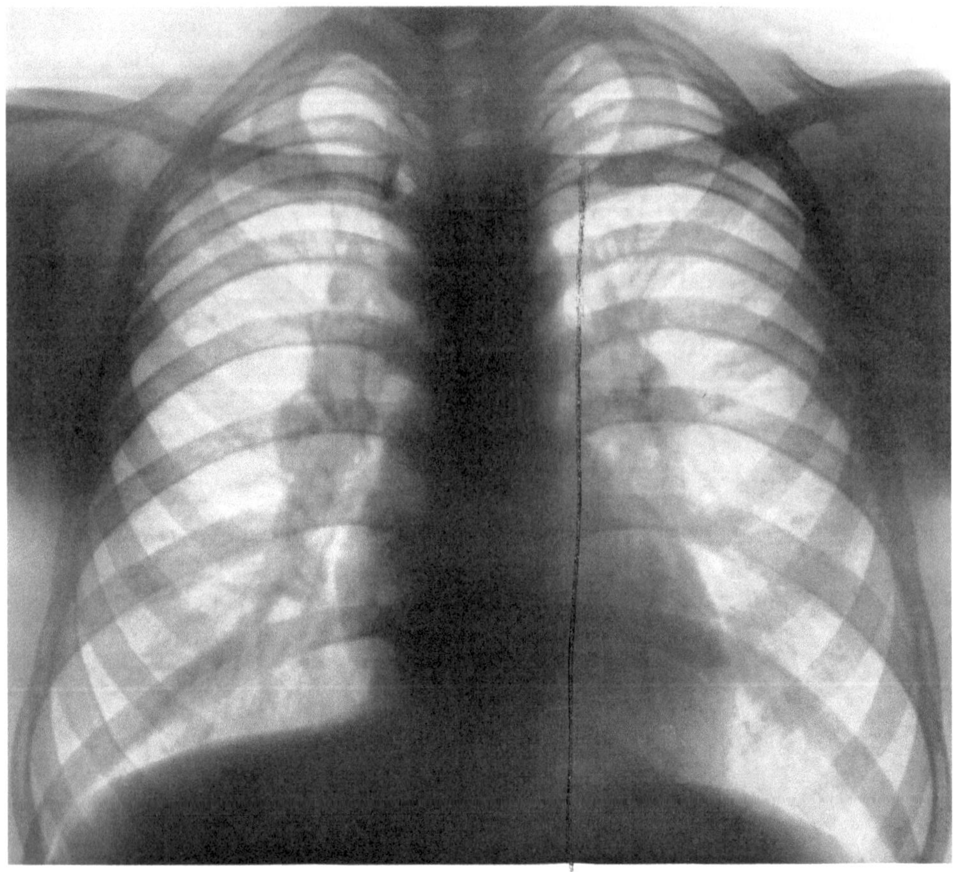

Fall 140 · Sch. S., ♂, 18 Jahre

Vorgeschichte: Unauffällige Familienanamnese, insbesondere keine Belastung mit Tuberkulose. Die jetzige Erkrankung wurde als Zufallsbefund bei einer allgemeinen sportärztlichen Untersuchung festgestellt. Beschwerden bestanden keine

Befund: Tuberkulintestung mit AT bei 100 TE positiv

Röntgenbefund

Übersicht. Polyzyklisch scharf begrenzte Lymphknotenschwellungen in beiden Hili. Lungen unauffällig

Bronchoskopie: Geringe Schleimhautentzündung und feinste subepitheliale miliare Infiltrate

Diagnose: *Morbus Boeck (Stadium I)*

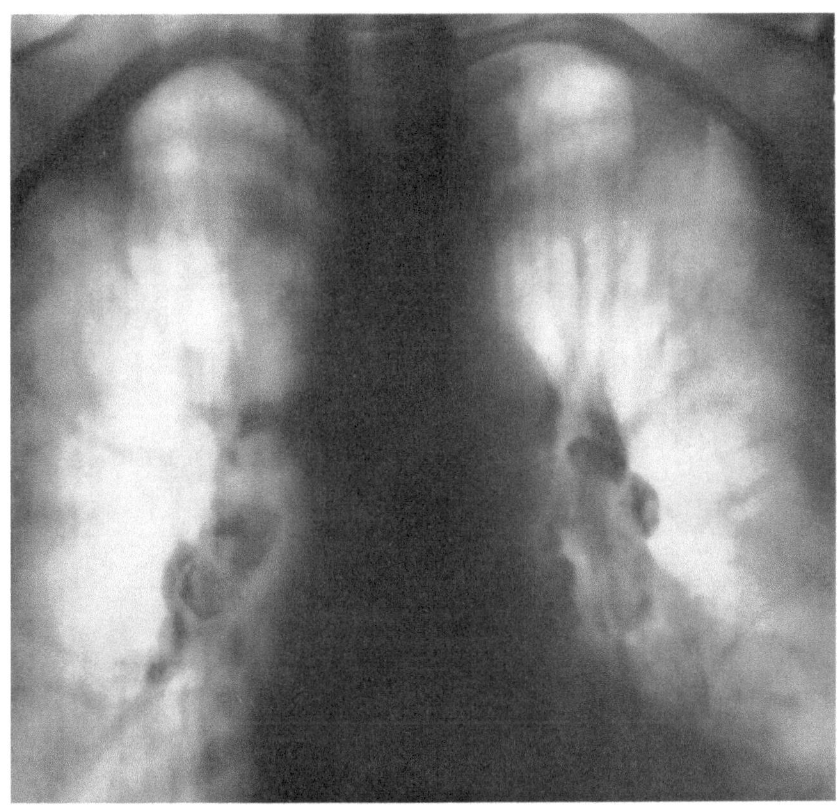

Fall 141 · N. Th., ♀, 52 Jahre

Vorgeschichte: Vor 3 Jahren wurde im 48. Lebensjahr bei einer Röntgenuntersuchung der Thoraxorgane, die wegen Atembeschwerden durchgeführt wurde, ein Hiluslymphknotenvergrößerung festgestellt. Während der nachfolgenden Beobachtungszeit wurde anhand der Röntgenverlaufsserie die Entwicklung von Verkalkungen im Bereich der Lymphknoten festgestellt

Befund: Guter Allgemeinzustand (25 kg Übergewicht). Geringe Belastungsdyspnoe. Mäßige Anämie (78 % Hb, 3,52 Mill. Erythrozyten), unauffälliges weißes Blutbild. Blutsenkung 5/10. Absolute Tuberkulinanergie (negative Hautreaktion nach Injektion von 100 E gT)

Röntgenbefund

Schichtbild des Mediastinums in 8 cm Tiefe. Vergrößerte Lymphknoten in beiden Hili und beiden tracheobronchialen Winkeln mit ausgedehnten, vorwiegend schalenförmigen Verkalkungen

Weiterer Verlauf: Klinisch latenter Verlauf über weitere 3 Jahre

Diagnose: *Morbus Boeck (Stadium I) mit vorwiegend schalenförmigen Lymphknotenverkalkungen*

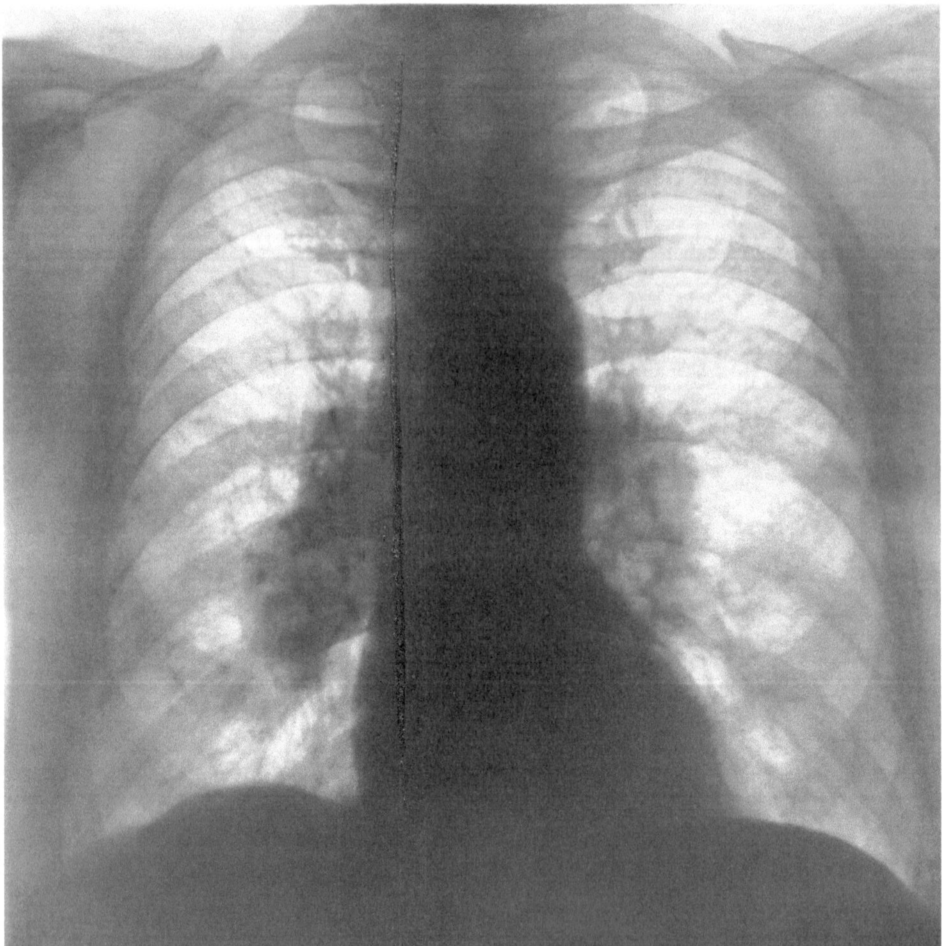

Fall 142 · Z. G., ♂, 67 Jahre

Vorgeschichte: 5 Monate vor der Aufnahme Tonsillektomie wegen stark vergrößerter Tonsillen mit erheblicher Beeinträchtigung des Schluckaktes. Damals schon vergrößerte Lymphknoten am Unterkiefer beidseits. Stellung der Diagnose erfolgte durch histologische Untersuchung der Tonsillen. Anschließend wurde eine ambulante Behandlung mit Röntgenstrahlen und Zytostatika durchgeführt. Wegen Verschlechterung des Allgemeinzustandes erfolgte dann die Klinikeinweisung

Befund: Schlechter Allgemeinzustand. Temperaturen bis über 38° C. Lymphknotenschwellungen im Bereich des Nackens, submandibulär, supraklavikulär und axillär beidseits. Leber und Milz drei Querfinger unter dem Rippenbogen tastbar. Im Blutbild mäßige Anämie von 80% Hb und 3,9 Mill. Erythrozyten, Leukozyten 10300. Im Differentialblutbild starke Linksverschiebung; keine Lymphopenie oder Eosinophilie

Röntgenbefund

Übersicht. Walnußgroße Lymphknotenschatten in beiden Hili von nicht mehr gleichmäßiger Rundung. Auffaserung der Kontur im Bereich des linken unteren Hiluspoles mit streifig-netzförmigem Übergang zur Lunge

Weiterer Verlauf: Unter Behandlung mit Zytostatika und Prednison vorübergehende leichte Besserung. Objektiv, insbesondere auch röntgenologisch an den Lungen keine Befundbesserung. 40 Tage nach Klinikeinweisung erfolgte plötzlich der Tod an einer fulminanten, großen Lungenembolie

Diagnose: *Retothelsarkom = diffuses histiozytäres Lymphom (durch histologische Untersuchung der Tonsillen und Obduktion gesichert)*

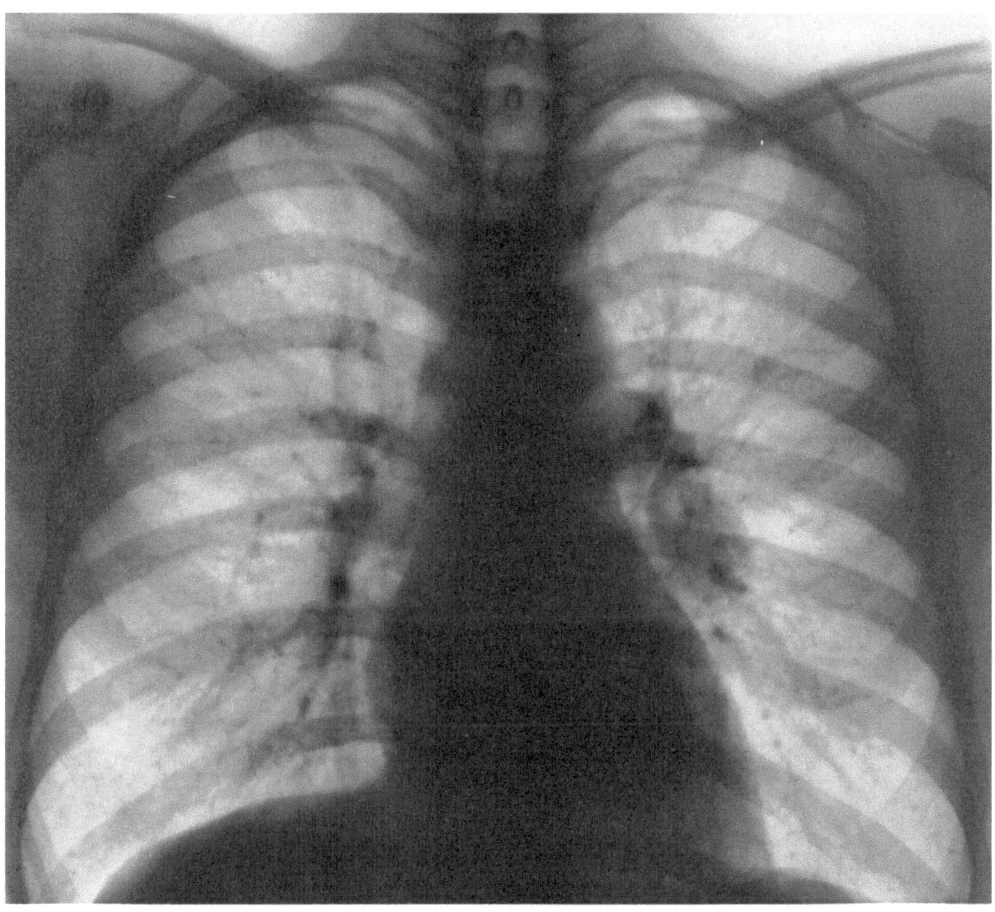

Fall 143 · S.-P. J., ♂, 24 Jahre

Vorgeschichte: Vor 15 Monaten trat eine Lymphknotenvergrößerung an der linken Halsseite auf. 2 Monate später wurde nach Probeexzision und Stellung der Diagnose eine Strahlenbehandlung der linken Halsseite und der Supraklavikulargrube vorgenommen. Danach vorübergehende Normalisierung aller Blutbefunde und der Blutsenkung. Bei einer routinemäßigen Nachuntersuchung wurde nach 1jähriger Remission ein Fortschreiten der Erkrankung festgestellt, ohne daß irgendwelche Beschwerden bestanden

Befund: Guter Allgemeinzustand. Außer den Lymphknotenschwellungen im Bereich des linken Hilus noch haselnußgroße Lymphknoten in beiden Achselhöhlen. Blutsenkung 10/31. Blutbild, Serumeisen und Serumkupfer unauffällig

Röntgenbefund

Übersicht. Vergrößerte, polyzyklisch begrenzte Lymphknotenschatten im linken Hilus und links perihilär. Keine vergrößerten Lymphknoten im Mediastinum

Weiterer Verlauf: Nach erneuter Röntgentherapie vorübergehende Remission von 6 Monaten. Danach Rezidiv mit Befall abdomineller Lymphknoten und Fieber, Anämie, stärkere Beschleunigung der Blutsenkung (61/90), Erniedrigung des Serumeisens auf 49 γ-% und Erhöhung des Kupfers auf 173 γ-%

Diagnose: *Lymphogranulomatose der Hiluslymphknoten, Stadium CS I A, im weiteren Verlauf Übergang in die Stadien II A und III B (durch Probeexzision gesichert)*

Fall 144

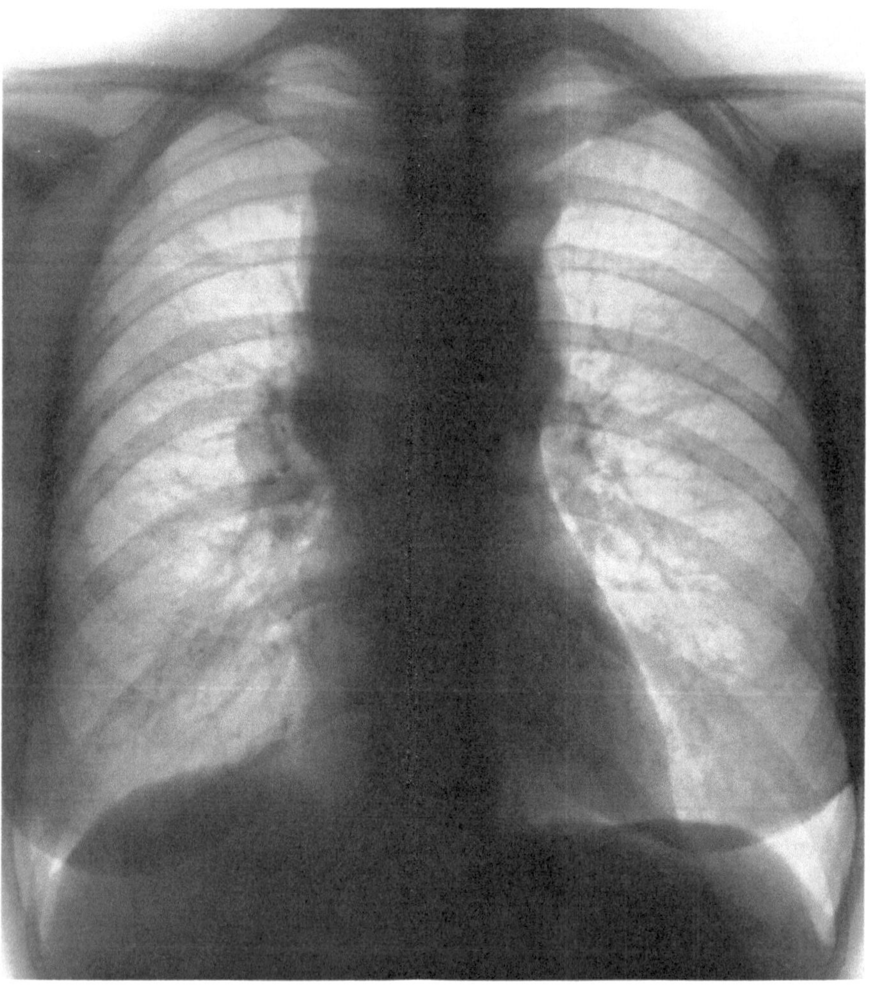

a

Fall 144 · S. A., ♀, 44 Jahre

Vorgeschichte: Seit 2 Jahren Husten. Vor 14 Monaten trat knotige Lymphknotenschwellung links supraklavikulär auf. Ärztlicherseits wurde eine Verbreiterung des Mediastinums und eine Beschleunigung der Blutsenkung auf 72/94 festgestellt. Zur Sicherung der Diagnose erfolgte vor 14 Tagen die Einweisung in die Chirurgische Klinik, wo durch Probeexzision eines supraklavikulären Lymphknotens die Diagnose gestellt wurde. Verlegung zur Strahlenbehandlung in die Medizinische Klinik

Befund: Mäßig reduzierter Allgemeinzustand. Nachtschweiße. Juckreiz. Keine Temperaturerhöhung. Hasel- bis walnußgroße, teilweise verbackene Lymphknoten beidseits supraklavikulär und in beiden Achselhöhlen. Mäßige Anämie, geringe Leukozytose mit Lymphopenie. Blutsenkung 58/95. Serumkupfer 199 γ-%, Serumeisen 84 γ-%. Serumlabilitätsproben und Enzymaktivitäten o.B.

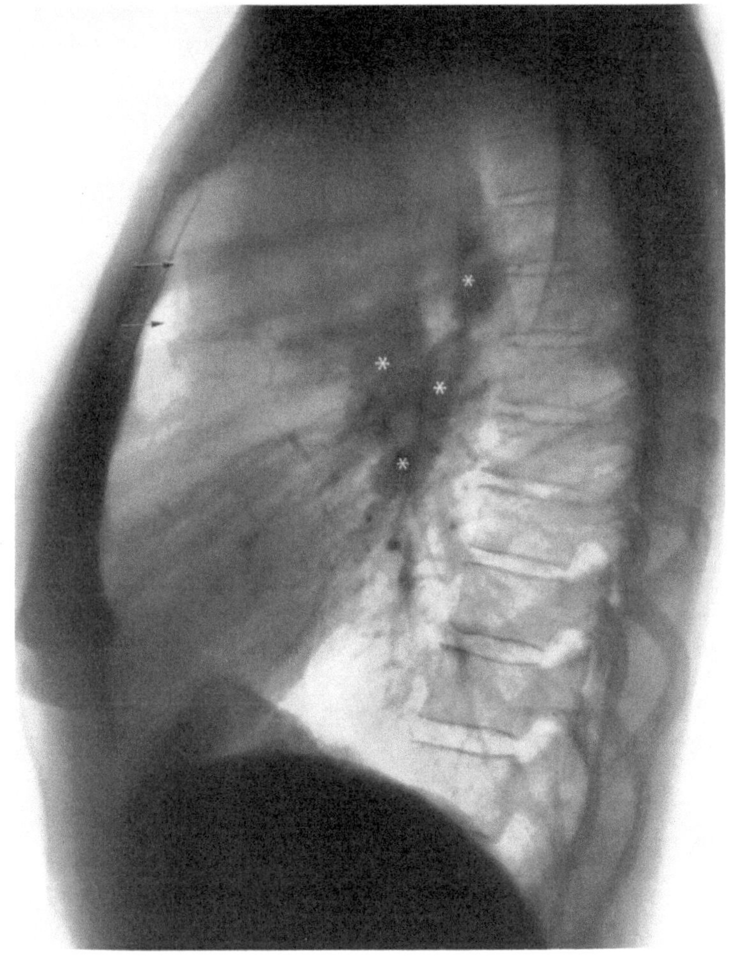

b

Röntgenbefunde

Bild a. *Übersicht p.a.* Beidseitige Verbreiterung des oberen und mittleren Mediastinums mit wellenförmiger Begrenzung. Vergrößerte polyzyklische Lymphknotenschatten in den Hili, besonders rechts

Bild b. *Übersicht im frontalen Strahlengang.* Die Verschattung liegt im vorderen Mediastinum paraaortal (↑) und in mittlerer Tiefe des Mediastinums, wo im Hilus einzelne ovale, voneinander abgrenzbare Lymphknotenschatten erkennbar sind (*)

Bronchoskopie: Massive Kompression der Carina. Erhebliche Einengung des rechten und geringe des linken Hauptbronchus

Weiterer Verlauf: Unter kombinierter Strahlen- und Zytostatika-Behandlung Rückbildung aller vergrößerten Lymphknoten

Diagnose: *Lymphogranulomatose der hilären und paraaortalen (mediastinalen) Lymphknoten, Stadium CS II B (durch Probeexzision gesichert)*

Fall 145

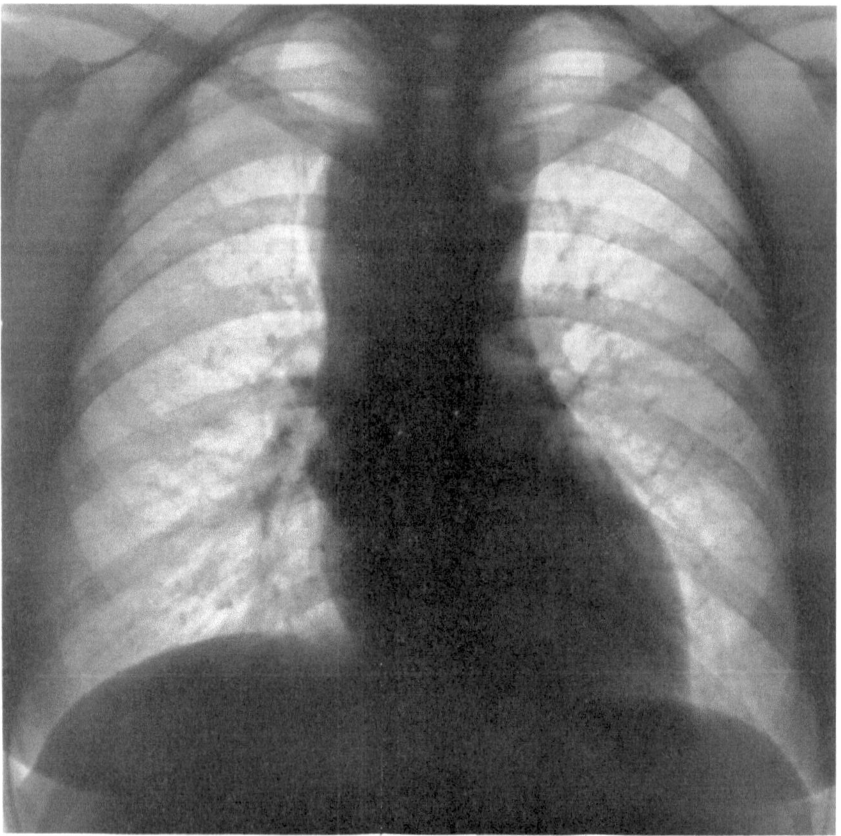

Fall 145 · Sch. M., ♀, 22 Jahre

Vorgeschichte: Im Anschluß an die erste Entbindung vor 4 Monaten traten Temperaturen bis 38,5° C auf. 1 Monat später bemerkte Patientin eine Lymphknotenschwellung in der rechten Supraklavikulargrube. Die Probeexzision ergab die Diagnose

Befund: Walnußgroße Lymphknoten beidseits supraklavikulär und in beiden Achselhöhlen. Subfebrile Temperatur. Mäßige Anämie, unauffälliges weißes Blutbild. Blutsenkung 65/100. Serumeisen, Serumkupfer, Serumtransaminasen, SLAP, alkalische und saure Phosphatase im Normbereich

Röntgenbefund

Übersicht. Beidseitige Verbreiterung des Mediastinums mit beidseits wellenförmiger Begrenzung, rechts deutlicher als links. Die Verbreiterung reicht nach kranial bis in Höhe der Claviculae, nach kaudal bis in mittlere Höhe des rechten Herzrandbogens. Die Verschattung liegt, wie das nicht abgebildete Seitenbild zeigt, im vorderen und mittleren Mediastinum (paraaortal und paratracheal). Die Hili sind beidseits frei

Weiterer Verlauf: Unter kombinierter Strahlen- und Zytostatika-Behandlung Rückbildung aller vergrößerten Lymphknoten

Diagnose: *Lymphogranulomatose des Mediastinums, Stadium CS IIA (durch Probeexzision gesichert)*

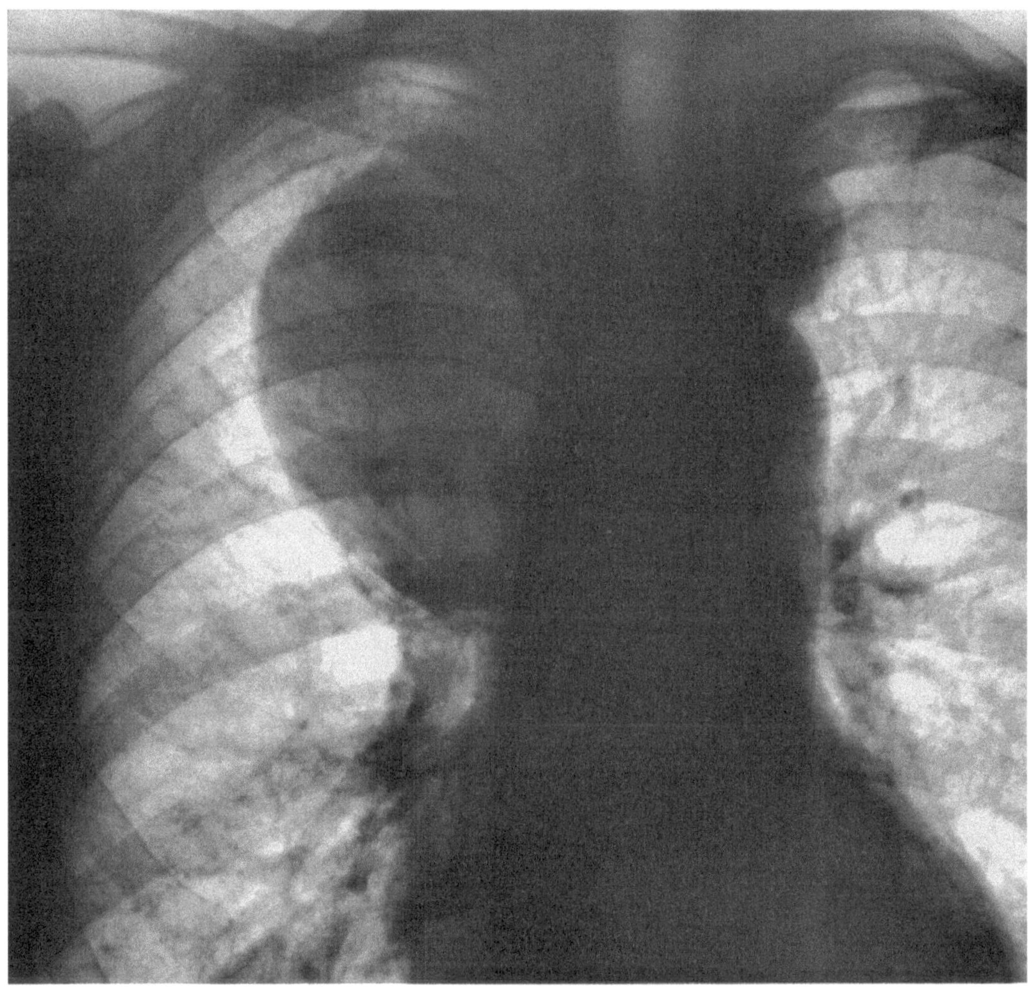

Fall 146 · B. T., ♂, 64 Jahre

Vorgeschichte: 1 Jahr vor der Einweisung Feststellung eines paravertebral gelegenen Tumorschattens im Röntgenbild. Die spätere Einweisung erfolgte zur Klärung dieser Veränderungen

Befund: Guter Allgemeinzustand, geringe Ruhedyspnoe und Lippenzyanose. Blutsenkung 4/15. Takata 80 mg-%, Weltmann-Band 10. Röhrchen. Unauffälliger Sternalmarkbefund. Im Urin kein Bence-Jonesscher Eiweißkörper

Röntgenbefund

Ausschnitt aus Übersicht. Rechts paravertebral faustgroßer, konvex begrenzter Tumorschatten und links paravertebral oberhalb des Aortenbogens kastaniengroßer, ebenfalls konvex begrenzter Tumorschatten. Beide sitzen dem Mediastinum breit auf

Bronchoskopie: Verdrängung des rechten Oberlappenbronchus nach lateral. Sonst unauffälliger Befund

Diagnose: *Isoliertes Plasmozytom paravertebral, z.T. in die Brustwand eingewachsen mit Kompressionsatelektase des rechten Oberlappens (durch Operation und histologische Untersuchung gesichert)*

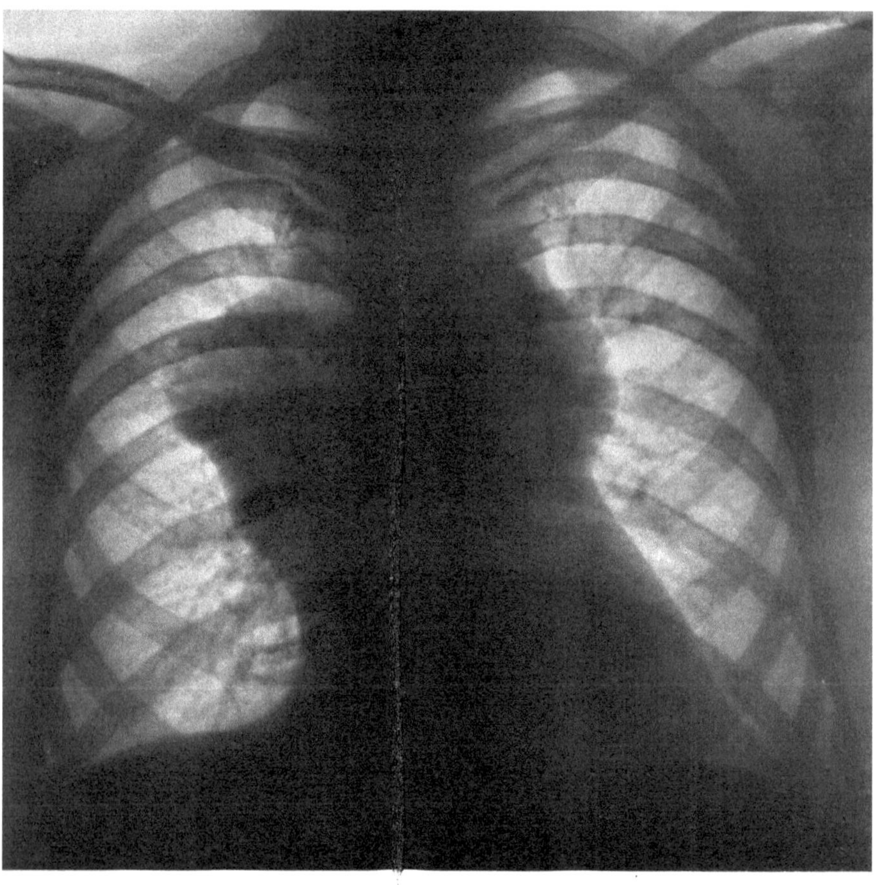

a

Fall 147 · N. J., ♀, 51 Jahre

Vorgeschichte: Seit 13 Jahren bemerkt die Patientin ein langsames Wachstum der Schilddrüse, besonders stark in der letzten Zeit. Dabei auch verstärkte Erregbarkeit und bei Belastungen Atemnot

Befund: Stridoröse Atmung. Gerötetes Gesicht und mäßige Stauung der Halsvenen. Deutlich vergrößerter Isthmusanteil der Schilddrüse ohne Schwirren. Halsumfang 42,5 cm. Abgrenzung der Schilddrüse nach unten nicht möglich. Blutsenkung 6/14. Grundumsatz +47,5%

Radiojod-Untersuchung: Gabe von 500 μC ^{131}J, Schilddrüsenaufnahme nach 2 Std 25,4%, nach 24 Std 39,0%, nach 48 Std 36,5%. Serumaktivität nach 48 Std 0,088%/l. Im Szintigramm (s. Bild c) etwa apfelgroße Struma cervicalis mit breiter Verschmelzung des Isthmus. Zentraler, etwas nach links übergreifender, tomatengroßer, warmer Knoten. Die Schilddrüse setzt sich sanduhrförmig in den Thorax fort und verbreitert sich retrosternal auf über 12 cm

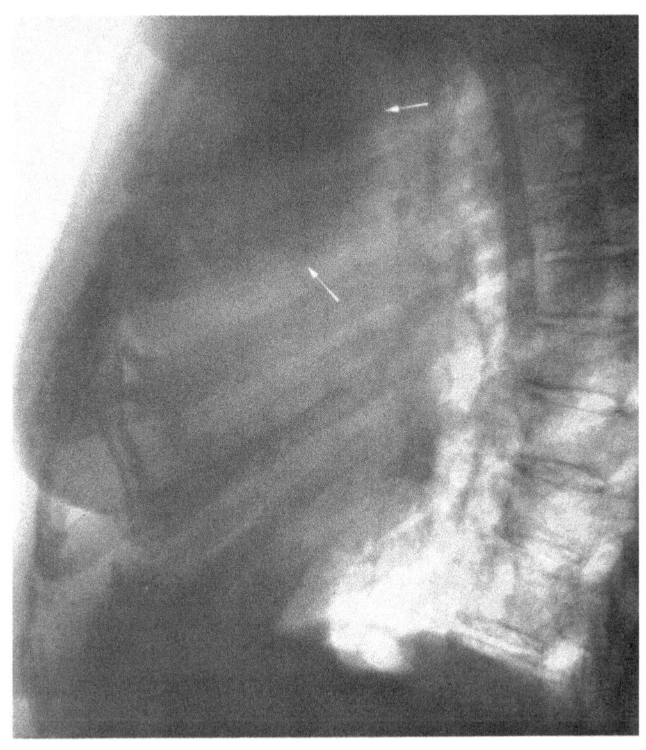
b

c
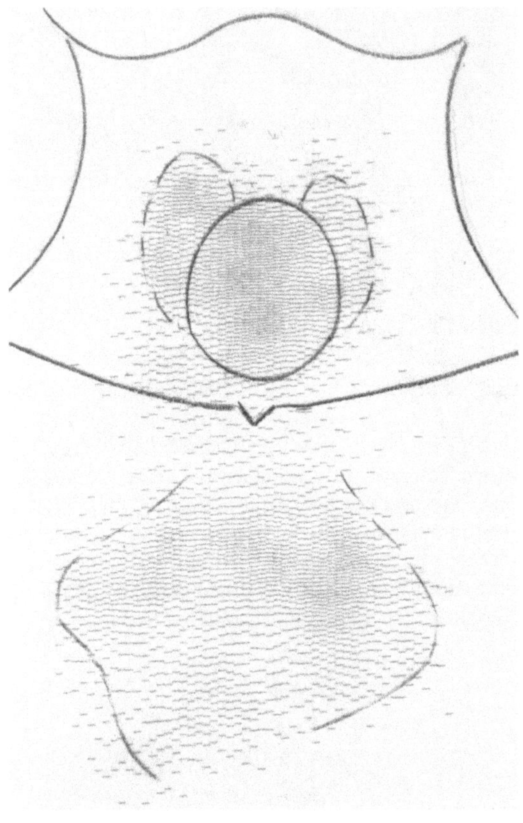

Röntgenbefunde

Bild a. *Übersicht.* Mächtige Verbreiterung des oberen und insbesondere des mittleren Mediastinums durch einen mehrbogig begrenzten Tumorschatten, der, wie die *seitliche Übersichtsaufnahme* Bild b zeigt, im vorderen Mediastinum gelegen ist (↑)

Bild c. *Szintigramm.* Sanduhrförmig figurierte Struma permagna von 500 g. Substernale Speicherung inhomogen, Hinweise auf regressive Gewebsveränderungen

Diagnose: *Euthyreote Struma diffusa mit erheblichem (fast doppelt so großem) intrathorakalem Anteil (durch Radiojod-Untersuchung gesichert)*

Fall 148

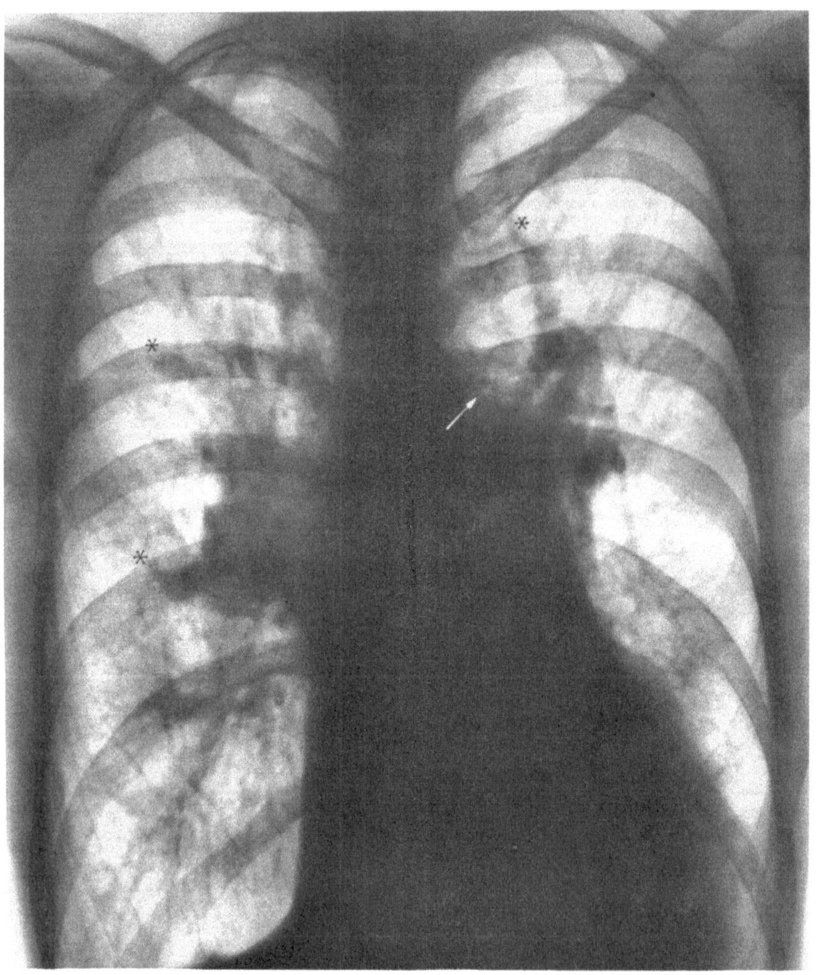

a

Fall 148 · D. A., ♀, 43 Jahre

Vorgeschichte: Schon seit Kindheit Asthma bronchiale, hatte als Kind sechsmal schwere Lungenentzündung. Vor 10 Jahren Krankenhausbehandlung wegen Verdacht auf Endokarditis. Dabei Feststellung eines Herzgeräusches. Schon damals im EKG ein P-pulmonale und Rechtstyp. In letzter Zeit immer wieder Anfälle von Herzjagen und Herzflattern. Krankenhausaufnahme wegen hochgradiger Atemnot, Ohnmachtsanfällen und Herzschmerzen

Befund: Kachektische Frau mit schwerer Dyspnoe, Orthopnoe und Zyanose. Über beiden Lungen hypersonorer Klopfschall und reichlich bronchitische Geräusche. Auskultatorisch und im Phonokardiogramm Systolikum, aber kein sicheres Diastolikum. Im EKG die Zeichen eines schweren Cor pulmonale mit av-Überleitungsstörung. Leberstauung. Vitalkapazität 0,8 l. Rotes und weißes Blutbild unauffällig. Blutsenkung 8/22

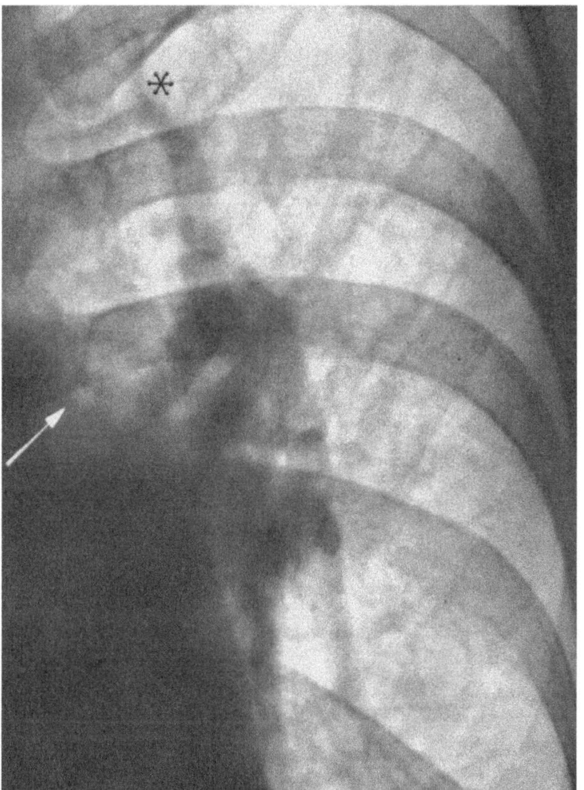

b

Röntgenbefunde

Bild a. *Übersicht.* Hochgradige Erweiterung der A. pulmonalis und ihrer großen Äste. Der Pulmonalisbogen ist mächtig verbreitert und reicht nach kranial bis zum Aortenbogen (↑). Konische Kalibereinengung der Arterien am Übergang zum Lungenmantel (*). Die Lungenperipherie ist gefäßarm, ihre Zeichnung grob rarefiziert. Vergrößerung des Herzens nach links durch Vergrößerung des rechten Ventrikels. (Der Aortenbogen ist klein und vom Pulmonalbogen kaum abgrenzbar.)

Bild b. *Ausschnitt linker Hilus.*

Weiterer Verlauf: Nach vorübergehender Besserung durch die klinische Behandlung 3 Monate später erneute Einweisung ins Krankenhaus in desolatem Zustand. 4 Tage später trat der Tod ein

Diagnose: *Pulmonale Hypertonie infolge Emphysem, Brochiektasie und kombiniertem Mitralvitium, Cor pulmonale (Obduktionsbefund)*

Fall 149

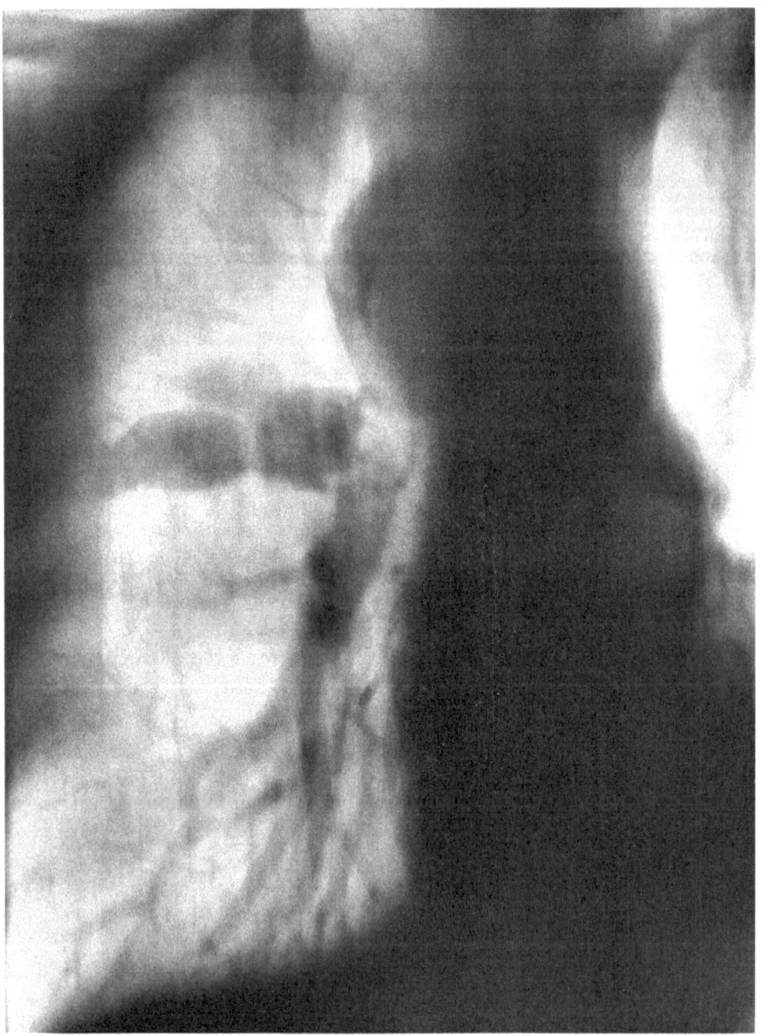

Fall 149 · N. A., ♂, 31 Jahre

Vorgeschichte: Bei einer Röntgenreihenuntersuchung wurde vor 7 Jahren eine taubeneigroße Verschattung am rechten Hilus festgestellt, der bakteriologische Befund und die Tuberkulinprobe waren mehrfach negativ. Nie Beschwerden. Vor 3 Jahren Hepatitis epidemica

Befund: Guter körperlicher Zustand. Klinisch unauffällig. Normale Laborbefunde

Mediastinoskopie: Tumorverdächtiges Gewebe im rechten Tracheobronchialwinkel, dessen histologische Untersuchung ein teils trabekuläres, teils alveoläres Bronchusadenom zeigt

Röntgenbefund

Tomogramm des rechten Hilus und rechten Mittelfeldes in 11 cm Tiefe. Hühnereigroße Verschattung im rechten Tracheobronchialwinkel. An der Grenze vom rechten Ober- zum rechten Mittelfeld zwei scharfrandig begrenzte, elliptische, waagerecht ausgerichtete, weichteildichte Verschattungen mit z.T. höckriger Begrenzung

Verlauf: Nach Oberlappenresektion rechts und Entfernung einer mediastinalen Metastase rezidiv- und komplikationsfrei bisher über 6 Jahre

Diagnose: *Metastasierendes Bronchusadenom*

VI. Aufhellungen im Lungenbild

Im formalen Gegensatz zu den verschiedenen Verschattungen des Röntgenbildes der Lungen stehen Aufhellungen der Lungenfelder, die entweder lokalisiert oder diffus, einseitig oder doppelseitig vorkommen. Ursächlich können ihnen angeborene Anomalien, angeborene oder erworbene Minderdurchblutungen oder ein Untergang des Parenchyms und des Interstitiums zugrunde liegen, wobei sich einzelne Faktoren auch überschneiden können.

So lassen sich unterscheiden:

1. die reversible Lungenblähung,
2. das Emphysem,
3. angeborene Zystenbildungen,
4. Einschmelzungen im Gefolge eines entzündlichen Prozesses,
5. angeborene und erworbene Gefäßhypoplasien, Gefäßeinengungen und Verschlüsse (Embolien) ohne Infarkt.

1. Eine *Lungenblähung* kann *funktionell* oder *organisch* bedingt sein, wobei die funktionelle Überblähung beide Lungen etwa gleichmäßig betrifft, während die organische sich i. allg. auf ein Organ oder Teile desselben beschränkt. Ein charakteristisches Beispiel einer funktionell bedingten Überblähung der Lungen ist das **Volumen pulmonum auctum** des Asthmatikers. Der Thorax steht in Inspirationsstellung, die Interkostalräume sind weit und vertikal gestellt, beide Zwerchfellhälften stehen tief und sind abgeflacht. Der Lungensitus ist durch die Blähung in seiner Gesamtheit vergrößert, dementsprechend sind die Lungenfelder hell. Obwohl der Zustand rückbildungsfähig ist, kann er aber mit anhaltender Dauer in ein **substantielles Emphysem** übergehen, weil die spastischen Bronchien, die als primäre Ursache der Überblähung angesehen werden, im Laufe anhaltender Krankheitszustände durch begleitende entzündliche Schleimhautveränderungen an den Bronchien oder Bronchiolen (Bronchitis und Bronchiolitis obliterans) von einer organischen Bronchusstenosierung mit all ihren Folgen auf das Parenchym abgelöst werden. Eine organisch bedingte Durchlüftungsstörung ist Folge einer umschriebenen Lumeneinengung eines Bronchus, z. B. durch Schleimhautschwellungen und Beläge, Schleim- und Blutpfröpfe, endo- und peribronchiale Narbenzüge, Fremdkörper und Tumoren. Solange die Bronchusstenose unvollständig ist, kann es peripher davon im zugehörigen Lungenabschnitt inspiratorisch zu einer mangelhaften Belüftung mit Trübung und noch eindrucksvoller exspiratorisch infolge einer Ventilstenose zu einer Überblähung mit Bewegungseinschränkung und Tiefstand der gleichseitigen Zwerchfellhälfte (air trapping), bisweilen zu einem Mediastinalwandern nach der gesunden Seite hin kommen. Dabei wird der Gefäßbaum entsprechend der Lungenvolumenvermehrung gespreizt, die dichotomen Aufzweigungswinkel werden größer. Sehr oft entsteht gleichzeitig eine sekundäre Minderdurchblutung mit Verschmälerung der Gefäßbänder und Verkleinerung des Hilus (Westermark, 1938a; Herrnheiser, 1951; Strnad, 1958; Kraus u. Strnad (1961); Schulze, 1961). Gerade diese Verkleinerung des Hilus kann ein wichtiges und frühzeitiges Symptom eines unvollständigen Bronchusverschlusses sein, das in seiner Bedeutung oft nicht genügend gewürdigt wird und dessen Ursache mit allen diagnostischen Mitteln nachzugehen ist, da sich dahinter z. B. auch ein **Bronchialkarzinom** verbergen kann (Strnad, 1958). Bei vollständigen Bronchialverschluß kommt es zur **Atelektase,** zur Verkleinerung des Versorgungsgebietes und damit zur kompensatorischen Ausweitung der benachbarten Lungenabschnitte, ebenfalls mit ihren Folgen auf die Gefäßstruktur und die Strahlenabsorption.

2. Beim **Lungenemphysem** handelt es sich um ein Krankheitsbild, das sich durch eine Volumenerhöhung der distal der terminalen Bronchiolen

gelegenen Lufträume auszeichnet und auf einer Ausweitung oder Zerstörung ihrer Wände beruht (CIBA Guest Symposium, 1959). Prinzipiell sollte das Emphysem nach morphologischen Kriterien definiert werden, wenngleich sich auch andere, mehr nach klinischen Erfordernissen orientierte Differenzierungen eingebürgert haben. So wird z.B. das *primäre* genuine Altersemphysem von verschiedenen Formen des *sekundären* Emphysems, wie z.B. dem Obstruktionsemphysem, dem Narben- oder Schrumpfungsemphysem und dem Dehnungsemphysem, unterschieden. Aus der Pädiatrie ist außerdem ein kongenitales lobäres Emphysem bekannt, dessen Ätiologie noch ungeklärt ist.

Pathologisch-anatomisch liegen diesen beiden Formen zugrunde: das *zentrolobuläre* Emphysem, welches das Parenchym in der Peripherie des Lobulus intakt läßt, und das *panlobuläre* Emphysem, das den ganzen Azinus betrifft, d.h. das gesamte Parenchym jenseits des terminalen Bronchiolus. Diese morphologische Unterscheidung entspricht auch einer unterschiedlichen Pathogenese.

So tritt das *zentrolobuläre* Emphysem als Endzustand langsam fortschreitender, entzündlicher, bronchiolärer Prozesse auf, die das Lumen und die Struktur der Bronchiolen verändert haben. Es handelt sich hier also um die Spätkomplikation der chronischen Bronchitis. Das *panlobuläre* Emphysem hingegen ist durch einen destruktiven Prozeß charakterisiert, bei dem Entzündung und Einengung des Bronchiolenlumens fehlen oder nur eine unbedeutende Rolle spielen. Eine Obstruktion in der Lungenperipherie läßt sich hierbei nicht feststellen, weshalb man eine Gewebsinsuffizienz oder eine mehr proximal in Höhe der Bronchien liegende Obstruktion vermutet. Auch wenn das Emphysem keineswegs eine seltene Lungenerkrankung darstellt, sei es gestattet, hier einzelne ausgewählte, in ihrer Ausprägung besonders typische Fälle vorzustellen.

Der Fall eines **Altersemphysems** (Fall 152) zeigt dabei eine beidseitige diffuse Aufhellung der Lungenfelder, die durch eine im Alter eintretende Atrophie der Alveolarwände und durch eine Ausweitung der Bronchioli respiratorii bedingt ist. Dabei täuschen die perihilären und peripheren Gefäßstrukturen, die Interlobärsepten und die Bronchien gegenüber der atrophischen Umgebung mit einem erhöhten Luftgehalt einen erhöhten Kontrast bzw. eine verstärkte Lungengerüstzeichnung vor, wodurch sich auch die gelegentliche Bezeichnung als »sklerotisches Emphysem« erklärt.

Im Gegensatz zu dem diffus entwickelten Altersemphysem erscheint das **bullöse Emphysem** mehr umschrieben lokalisiert, es kann allerdings einseitig oder doppelseitig vorkommen. Seiner Entstehung kann eher ein umschriebener Ventilmechanismus auf dem Boden einer bronchitischen oder bronchiolitischen Obstruktion zugeordnet werden (Hartung, 1958; Kröker, 1960). Besonders exzessiv ausgeprägte Formen des bullösen Emphysems können jedoch keinesfalls mehr als eigenständiges Krankheitsbild im Sinne einer »progressiven Lungendystrophie« (nach Heilmeyer, 1961; Heilmeyer u. Schmid, 1956) angesehen werden, da die Progression eines solchen Krankheitsbildes (»vanishing lung«, Uehlinger, 1957) nicht durch einen eigenständigen pathologisch-anatomischen Prozeß, sondern durch den klinischen Verlauf mit Remissionen und Rezidiven einer zugrundeliegenden Bronchitis zustande kommt. Als Beispiel sei in diesem Zusammenhang der dezidierte Verlauf bei einer Boeckschen Erkrankung dargestellt, bei der sich im Laufe weniger Jahre durch Deformierung und Stenosierung der zugehörigen Bronchien ein großbullöses Emphysem entwickelte, wobei es offen bleiben muß, ob die Obstruktion durch die Grundkrankheit selbst bedingt ist, da bei einem Morbus Boeck trotz relativ häufiger Bronchusstenosen solche Verläufe in der Regel nicht beobachtet werden (Fall 155). Eine röntgenologische Differenzierung unterschiedlicher Formen eines großbullösen Emphysems muß sich oft lediglich auf die Beschreibung der Ausdehnung gegenüber dem gesunden Lungenparenchym und auf die Lokalisation beschränken (Fall 153 u. 154).

Das **Narbenemphysem** oder perinoduläre Emphysem tritt nach entzündlichen Prozessen in mehr diffuser (s. z.B. Fall 156 u. 157) oder, wenn es lokalisiert ist, in mehr bullöser Form auf. Die engen Beziehungen solcher meist umschriebenen emphysematischen Lungenbezirke zu Residuen entzündlicher Prozesse und die Verlagerung von Bronchien und des Hilus in das Emphysemgebiet – im Gegensatz zu der Abdrängung der Bronchien und des Hilus beim obstruktiven Lungenemphysem oder bei großen Spannungszysten – geben die diagnostischen Leitsymptome im Röntgenbild zur Differenzierung gegenüber anderen zur Rarefizierung der Lungenzeichnung führenden Prozessen.

Das **Dehnungsemphysem** entsteht als Folge eines Elastizitätsverlustes bei chronischer Anspannung der Lungen in einem starr erweiterten und durch Kyphoskoliose deformierten Thorax (Laur u. Wedler, 1955).

Weiterhin stellt das **kongenitale lobäre Emphysem** eine isolierte Überblähung eines Lungenlappens oder -segmentes dar, die sich klinisch meist schon in den ersten Stunden oder Tagen nach der Geburt unter dem Bild uncharakteristischer therapieresistenter Störungen seitens des Respirationstraktes äußert. Das Krankheitsbild wurde zuerst von Nelson 1932 beschrieben und dann von Overstreet 1939 anhand einer zweiten Beobachtung als lokalisiertes Emphysem von den übrigen zystischen Lungenveränderungen abgegrenzt. Die erste Mitteilung im deutschsprachigen Schrifttum stammt von Helmer et al. (1962), die erste Beobachtung in Deutschland von Plechl (1963). Nach Plechl sind in der Weltliteratur bisher mehr als 150 Fälle bekannt geworden, die klinisch-röntgenologisch und pathologisch-anatomisch eine ausreichende Übereinstimmung zeigen, um die Erkrankung als eine eigene Krankheitseinheit von angeborenen Zysten, dem bullösen Emphysem oder dem erworbenen Emphysem abzugrenzen. In fast der Hälfte der Fälle waren Knorpelanomalien, seltener Schleimhautfalten der afferenten Bronchien oder eine Kompression durch ein aberrierendes Gefäß mit Obstruktion und Ventilwirkung als Ursache erkennbar. In den übrigen Fällen war die Ätiologie oder Pathogenese unklar. Klinische Symptome reichen bei dieser Erkrankung von leichter Dyspnoe und flüchtiger Zyanose bis zu schwersten Anfällen von Atemnot und zyanotischen Krisen. Im Gegensatz zu den Lungenzysten führt das lobäre Emphysem frühzeitig, fast ausnahmslos schon im ersten Lebensmonat, zu Krankheitserscheinungen.

Das Röntgenbild ist durch eine oft fast einen ganzen Lungensitus einnehmende Aufhellung mit deutlich erkennbarer Lungenzeichnung, hochgradiger Mediastinalverlagerung, Zwerchfellhochstand und Erweiterung der Interkostalräume und auf der seitlichen Aufnahme durch eine ausgedehnte retrosternale Aufhellung, die das Sternum vorwölbt, gekennzeichnet. Die Diagnose wird aufgrund des über einige Zeit unveränderten Röntgenbefundes gestellt (Fall 159). Eine Punktion zu diagnostischen oder therapeutischen Zwecken ist kontraindiziert. Die Kenntnis dieses angeborenen Krankheitsbildes hat große praktische Bedeutung, denn durch eine Lobektomie ist eine vollständige Heilung zu erreichen, während eine Spontanheilung nicht zu erwarten ist. Anhaltende Atemstörungen beim Säugling sollten daher immer der Anlaß zu sorgfältiger klinischer Exploration und Röntgenuntersuchung sein.

3. Die **angeborenen Zystenlungen** zeigen je nach der Stelle, die von der Entwicklungsstörung des Bronchialbaums betroffen ist, eine unterschiedliche Größe der zystischen Hohlräume (Kröker, 1960), die sich nur in einzelnen oder auch mehreren Lappen bzw. Lappenteilen finden. Dabei ist die erhöhte Transparenz solcher zystisch veränderten Lungenabschnitte nicht nur Folge der Hohlraumbildungen, sondern auch einer begleitenden Gefäßhypoplasie. Zysten, die keine Verbindung zum Bronchus haben, sind meist flüssigkeitsgefüllt und imponieren dann als Rundschatten. Sie liegen oft subpleural in der Nähe des Lappenspaltes, besonders links von dem Oberlappen, weshalb diskutiert wird, ob es sich um Anlagen zu einem linken Mittellappen handelt (Schmidt, 1962). Das i. allg. charakteristische Röntgenbild mit feinen, sich kreis- oder wabenförmig überschneidenden, bogenförmigen Linien kann durch sekundäre entzündliche Prozesse mit ihren Folgen (Vernarbungen und Schrumpfungen) stark verändert werden (Fall 35, 156, 157). Im Fall 157 war die Schrumpfung dabei so hochgradig, daß das Röntgenbild vor allem durch das hierdurch bedingte kompensatorische Emphysem bestimmt wurde.

Zu den Zysten ist auch die **adenoid-zystische Lungendegeneration des Säuglings,** eine sehr seltene Fehlbildung mit lobärer Lokalisation, zu rechnen. Das Krankheitsbild wurde zuerst von Stoerk 1897 beschrieben. Pathologisch-anatomisch handelt es sich um eine adenoide Hypoplasie (Craig et al., 1956) bei aufgehobener Läppchen- und Bronchienstruktur und völligem Knorpelmangel. Der Knorpelmangel bewirkt offenbar einen exspiratorischen Kollaps der Bronchiolen und damit eine zunehmende Dilatation ihrer Strukturen und gleichzeitig eine zunehmende Überblähung der zu Zysten umgebildeten Alveolen, so daß es zu bedrohlichen intrathorakalen Verdrängungserscheinungen kommt. Dabei ist das klinische Bild uncharakteristisch, ähnlich wie z.B. beim kongenitalen lobären Emphysem. Die Röntgenaufnahme des Thorax (Fall 162) zeigt eine erhebliche Ausdehnung der erkrankten Thoraxhälfte mit Mediastinalverlagerung nach der gesunden Seite und Kompression der übrigen Lunge. Die starke Volumenzunahme des erkrankten Lungenanteils kann bis zur Hernienbildung über die Mittellinie führen. Die betroffene Lunge weist eine vermehrte Schattendichte auf, die von Aufhellungen in Arealen aufgelockert ist. Darin unterscheidet sich dieses Krankheitsbild vom kongenitalen lobären Emphysem, das in dem geblähten Lungenlappen überall eine nur feinlineare Lungenzeichnung erkennen läßt. Therapeutisch ist eine Lobektomie indiziert, sobald die Diagnose gestellt ist, da die Gefahr einer weiteren Spannungssteigerung im Thoraxraum besteht.

In diesem Zusammenhang sind auch die **solitären Lungenzysten** zu erwähnen, die sich aufgrund ihrer schärferen Abgrenzung gegen das umgebende Lungengewebe i. allg. gut erkennen lassen. Sie können wie die multiplen Zysten angeboren sein, sie können aber auch im Laufe des Lebens erworben werden, wie Fall 160 zeigt, bei dem sich aus einer Abszeßhöhle eine Zyste entwikkelte. Durch einen Ventilmechanismus des zugehörigen Bronchus vergrößern sich u.U. die Zysten ganz erheblich (Fall 158, 160) und führen zu Verdrängungen des umgebenden Lungengewebes oder des Mediastinums. Nach pneumonischen Infiltrationen können vor allem bei Kindern lokale Emphysembildungen durch Aufblähung von Alveolen oder Alveolengruppen auftreten, sog. **Pneumatozelen.** Der Unterschied zur solitären Zyste liegt in der Rückbildungstendenz der Pneumatozele etwa 2–3 Monate nach ihrer Entstehung (Schmidt, 1962).

Zu den zystischen Mißbildungen der Lungen kann schließlich auch die sog. **Lungensequestration** (s. Kap. I, S. 10) gerechnet werden.

4. Meist umschrieben anzutreffende Aufhellungen der Lungenstruktur mit relativ dichtem Randwall entstammen ätiologisch einem Gewebszerfall und werden pathologisch-anatomisch als *Einschmelzung* bzw. *Kavernisierung* oder *Abszeßbildung* beschrieben. Dabei finden sich röntgenologisch in dem betroffenen Lungenbezirk zunächst durch Exsudation Verschattungen, wobei sich im Laufe eines stürmischen entzündlichen Prozesses oder einer Ischämie eine Nekrose abgrenzen kann, die sich dann zentral verflüssigt und endlich Anschluß an den Bronchialbaum erhält, wodurch die Höhle partiell oder total von Luft ausgefüllt werden kann.

Als Beispiele seien kavernöse Einschmelzungen auf dem Boden einer pulmonalen **Kokzidioidomykose** (Fall 163 u. 164, s. auch Kap. III, S. 119) angeführt. Hierbei ist die besonders feinstreifige Eingrenzung der Aufhellungen mit nur geringer perifokaler Reaktion hervorzuheben, die gelegentlich dazu beiträgt, eine differentialdiagnostische Unterscheidung gegenüber anderen einschmelzenden Prozessen (Tuberkulose, unspezifische Abszeßbildung) vorzunehmen, jedoch kommen auch dickwandige Höhlenbildungen vor (Hyde, 1968; Winn, 1957). Die Höhlenbildungen werden bei der Kokzidioidomykose vorwiegend im anterioren Segment des Oberlappens angetroffen (Klein u. Griffin, 1965).

5. Eine weitere Gruppe von Veränderungen, die zu Aufhellungen des Lungenbildes führen, sind durch eine *verminderte Durchströmung* des kleinen Kreislaufs bedingt. Laur und Wedler (1955) haben für solche einseitig lokalisierten Formen den Begriff der »einseitig hellen Lunge« geprägt. Als Ursachen hierfür sind eine angeborene **Hypoplasie der Lungengefäße** (Fall 150), angeborene Herzfehler mit begleitender **Pulmonalstenose** und erworbene Einengungen der Strombahn durch **Thrombosen** (Fall 151), durch **Embolien** ohne Lungeninfarkt, durch **Tumorkompression** oder **entzündliche Prozesse** (Laur u. Wedler, 1955) anzuführen.

Die einseitigen röntgenologischen Veränderungen betreffen meist die ganze Lunge, bei der Embolie auch nur Teile davon. Bei den angeborenen Vitien mit einer Pulmonalstenose ist die Durchblutungsminderung dagegen in der Regel doppelseitig, wobei i. allg. die zugehörigen Hilusgefäße ebenfalls schmal sind und der Hilus insgesamt dadurch verkleinert erscheint. Bei Thrombosen oder Embolien der A. pulmonalis und bei der pulmonalen Hypertonie können allerdings die zentralen Gefäßschatten noch breit sein, wobei der rasche Kaliberschwund der zentralen arteriellen Lungengefäße zu dem Bild der sog. Hilusamputation führt. Pulmonale Embolien sind oft an einer erhöhten Strahlendurchlässigkeit bzw.

an einem umschriebenen hellen Feld in der Lunge zu erkennen, solange eine Infarzierung wegen der Versorgung über den Bronchialkreislauf noch nicht ausgebildet ist. Auf diesen Befund haben Westermark (1938b), Shapiro und Rigler (1948) u.a. aufmerksam gemacht. Laur und Diller (1962) haben ebenfalls eindrucksvolle Beispiele hierfür gezeigt.

In der differentialdiagnostischen Betrachtung von Aufhellungen innerhalb des Lungenfeldes sei darauf hingewiesen, daß auch die Verlagerung lufthaltiger Magen-Darm-Abschnitte in den Thoraxraum das Bild von Lungenzysten vortäuschen kann. Solche **angeborenen Zwerchfellhernien** sind nicht ganz selten (Fall 161). Im pädiatrischen Krankengut können sie zu einer erheblichen Behinderung der Atmung mit ausgesprochener Tachypnoe, Zyanose und Verdrängungserscheinung des Herzens und Mediastinums führen, wobei in schweren Fällen lediglich die sofortige operative Korrektur die einzige Möglichkeit darstellt, die Gefahr des letalen Ausgangs zu vermeiden. Unser Fall 161 stellt insofern eine Ausnahme dar, als er erst im Schulalter anläßlich einer Reihenuntersuchung festgestellt wurde. Bei unerkanntem Bestehen des Leidens infolge fehlender Krankheitssymptome und befriedigendem Gedeihen kann der Zustand allerdings bis ins Erwachsenenalter bestehen. Therapeutisch kommt hierbei in jedem Fall die operative Reposition mit Verschluß der Zwerchfellücke in Betracht.

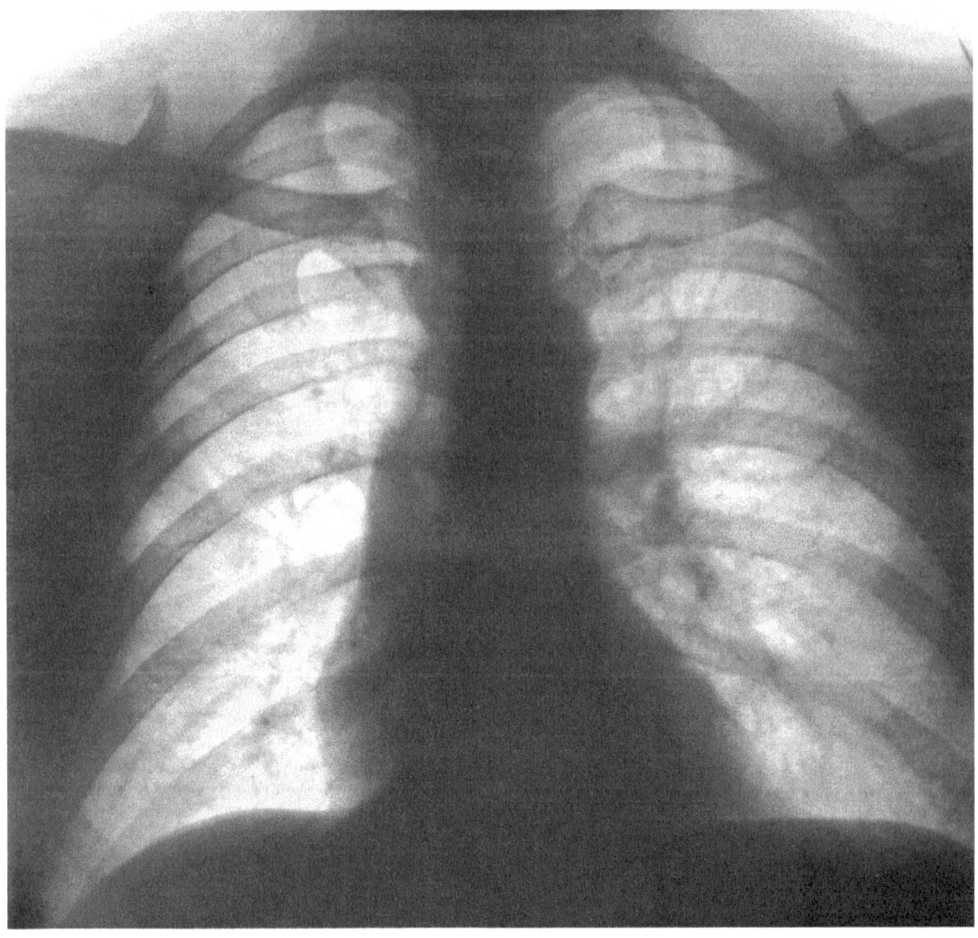

Fall 150 · M.A., ♂, 42 Jahre

Röntgenbefund

Übersicht. Hochgradige Verschmälerung der rechten Lungenarterien mit kleinem Hilusschatten und Verschmälerung der Lungenvenen (als schmale horizontal verlaufende Bandschatten im rechten Unterfeld erkennbar). Erhöhte Strahlendurchlässigkeit der rechten Lunge

Diagnose: *Rechtsseitige Hypoplasie der Lungengefäße*

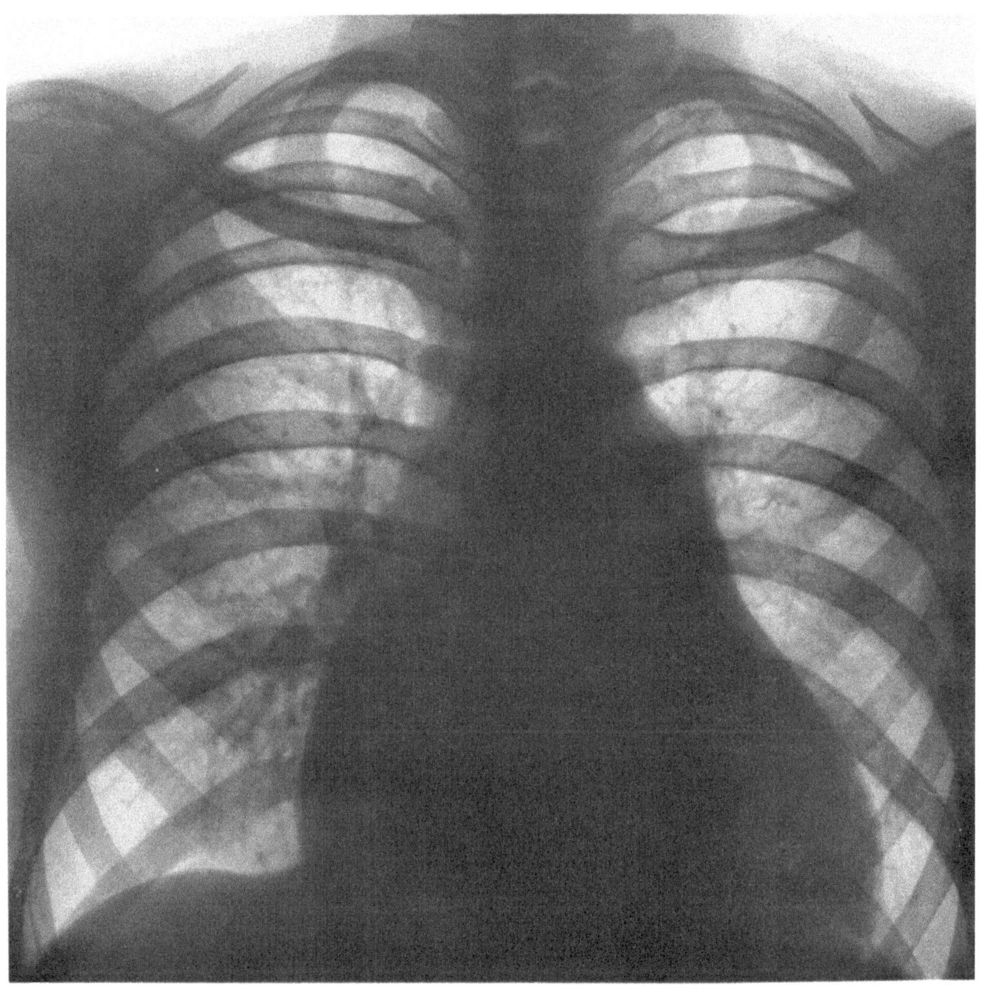

Fall 151 · K., ♂, 24 Jahre

Röntgenbefund

Übersicht. Deutliche Verschmälerung der linksseitigen Lungengefäße. Erhöhte Strahlendurchlässigkeit der linken Lunge. Prominenter Pulmonalbogen und starke Herzvergrößerung mit den Zeichen des Cor pulmonale

Diagnose: *Thrombose der linken Pulmonalarterie nach Embolie. Schweres Cor pulmonale*

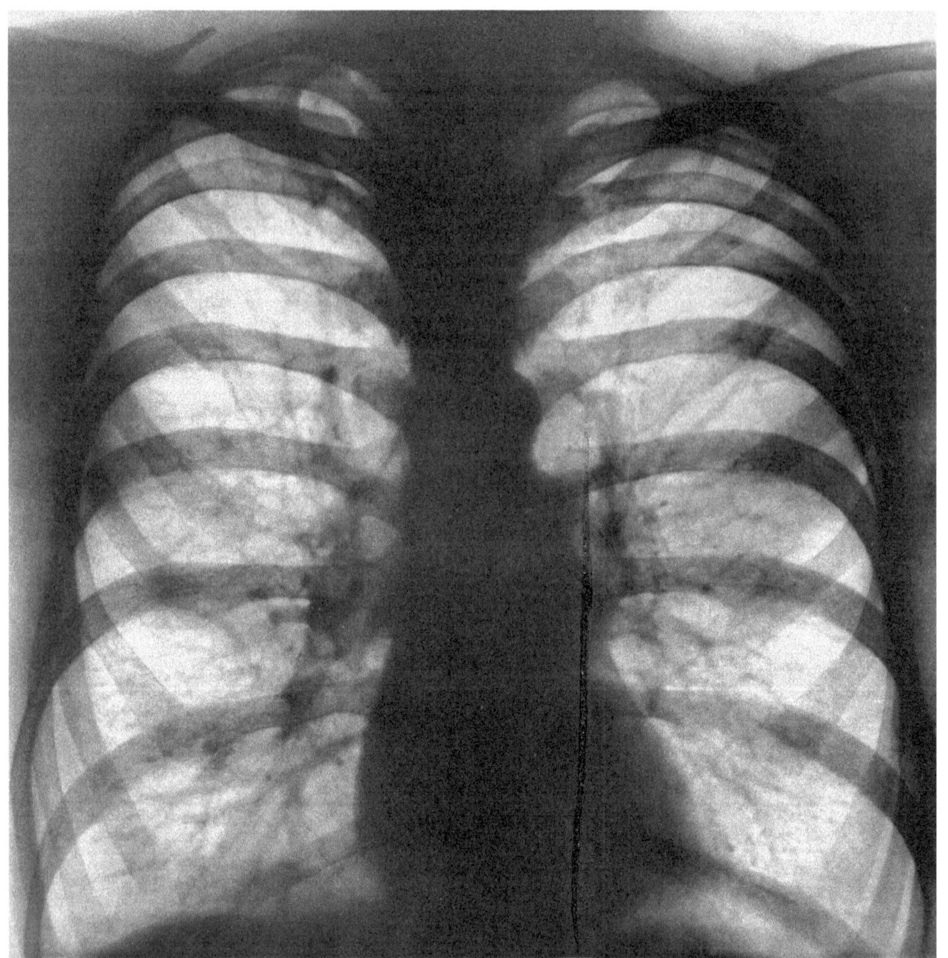

a

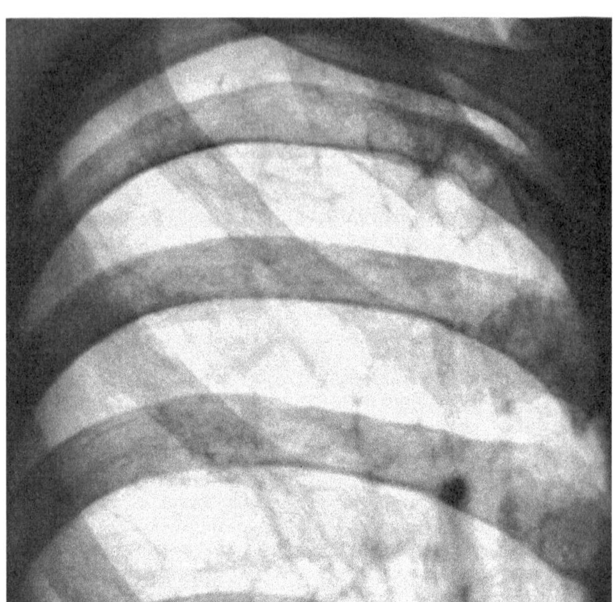

b

Fall 152 · K. F., ♂, 49 Jahre

Röntgenbefunde

Bild a. *Übersicht.* b, *Ausschnitt rechtes Oberfeld.* Strähnig-rarefizierte Zeichnung des Lungenmantels mit erhöhter Strahlendurchlässigkeit der Lungen. Erweiterung der zentralen, Verengung der peripheren Lungenarterien und schmale Lungenvenen (im rechten Unterfeld erkennbar). Prominenz des Conus pulmonalis

Diagnose: *Ausgedehntes beidseitiges sklerotisches Emphysem*

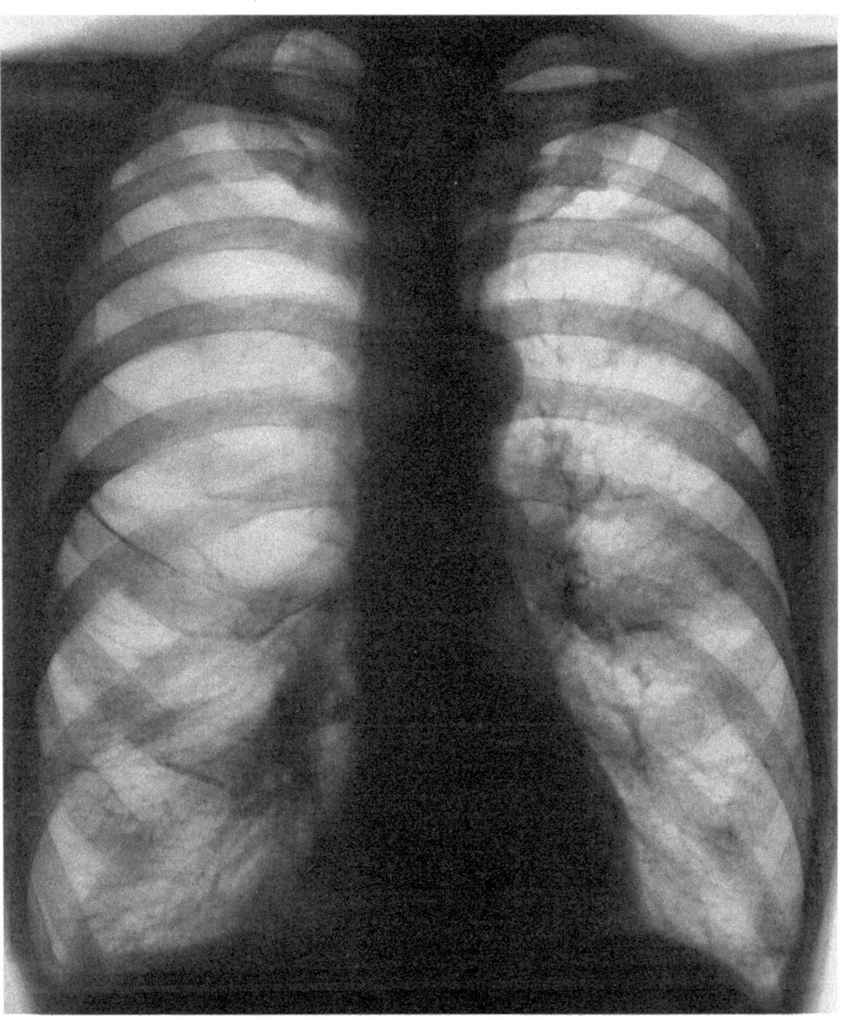

a

b

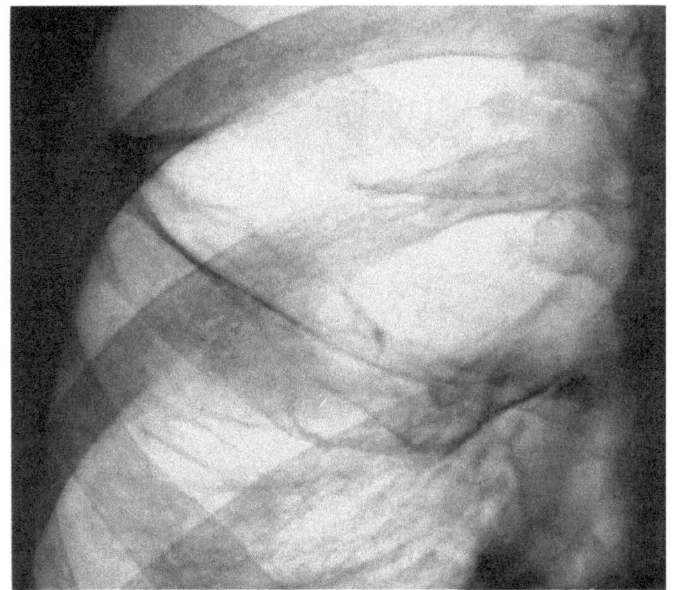

Fall 153 · H. A., ♂, 61 Jahre

Röntgenbefunde

Bild a. *Übersicht*, b. *Ausschnitt rechtes Mittelfeld.* Fehlende Lungenzeichnung im rechten Oberfeld und in Teilen des Mittelfeldes sowie in der linken Spitze. Verlagerung des rechten Hilus nach unten. Die Lungenzeichnung der restlichen rechten Lunge ist gegenüber links vermehrt und teilweise bogenförmig angeordnet

Diagnose: *Großbullöses beidseitiges Emphysem*

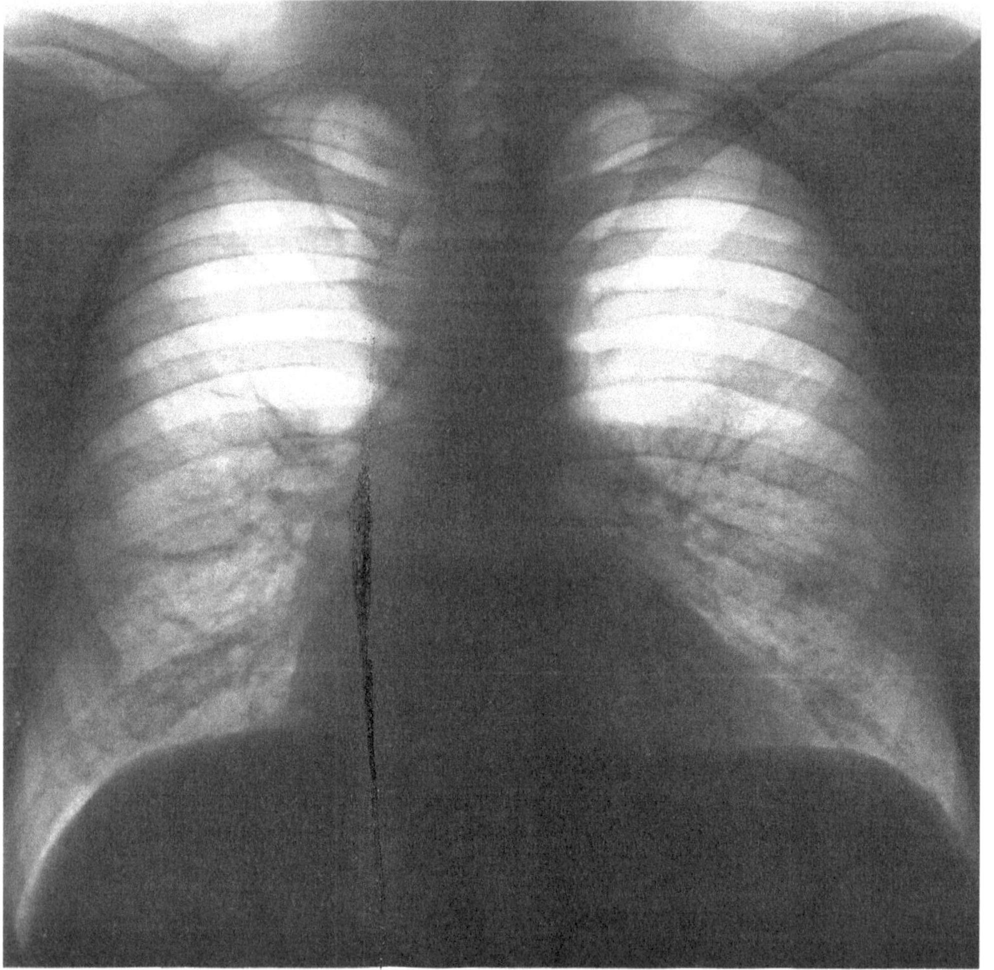

a

Fall 154 · B.W., ♂, 33 Jahre

Vorgeschichte: Bis vor 11 Jahren vollständig leistungsfähig, der Patient konnte mittelschwere Arbeiten ohne weiteres leisten und Sport treiben. Von da ab zunehmende Atemnot bei Belastung, die schließlich so stark wurde, daß eine Untersuchung durch den Lungenfacharzt erfolgte. Danach Einweisung zur weiteren diagnostischen Klärung und eventuellen Behandlung in die Klinik unter der Verdachtsdiagnose eines doppelseitigen Pneumothorax

Befund: Belastungsdyspnoe. Leichte Zyanose. Blutbild und Blutsenkung unauffällig. Verminderung des Atemgrenzwerts auf 73%, des Tiffeneau-Tests auf 63% und der arteriellen O_2-Sättigung auf 93% der Norm

Röntgenbefunde

Bild a. *Übersicht.* Weitgehend fehlende Lungenzeichnung in beiden Spitzen-Oberfeldern, die nach kaudal in fließendem Übergang in eine dichter stehende Lungenzeichnung übergeht. Geringe Verlagerung der Hili nach unten

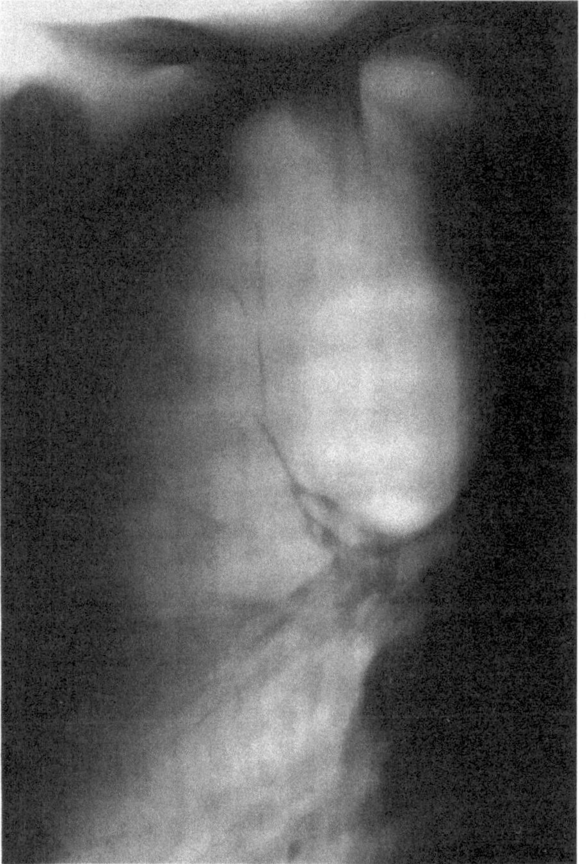

b

Bild b. *Schicht in 12 cm.* In das Oberfeld ziehen nur noch einzelne zarte Gefäß- und Bronchialschatten (wie hier im rechten Oberfeld auch links)

Weiterer Verlauf: Durch Resektion beider Oberlappen wurde eine bessere Entfaltung der normal strukturierten restlichen Lungen erreicht und damit auch eine bessere Lungenfunktion wiedererlangt

Diagnose: *Beidseitiges großbullöses Lungenemphysem*

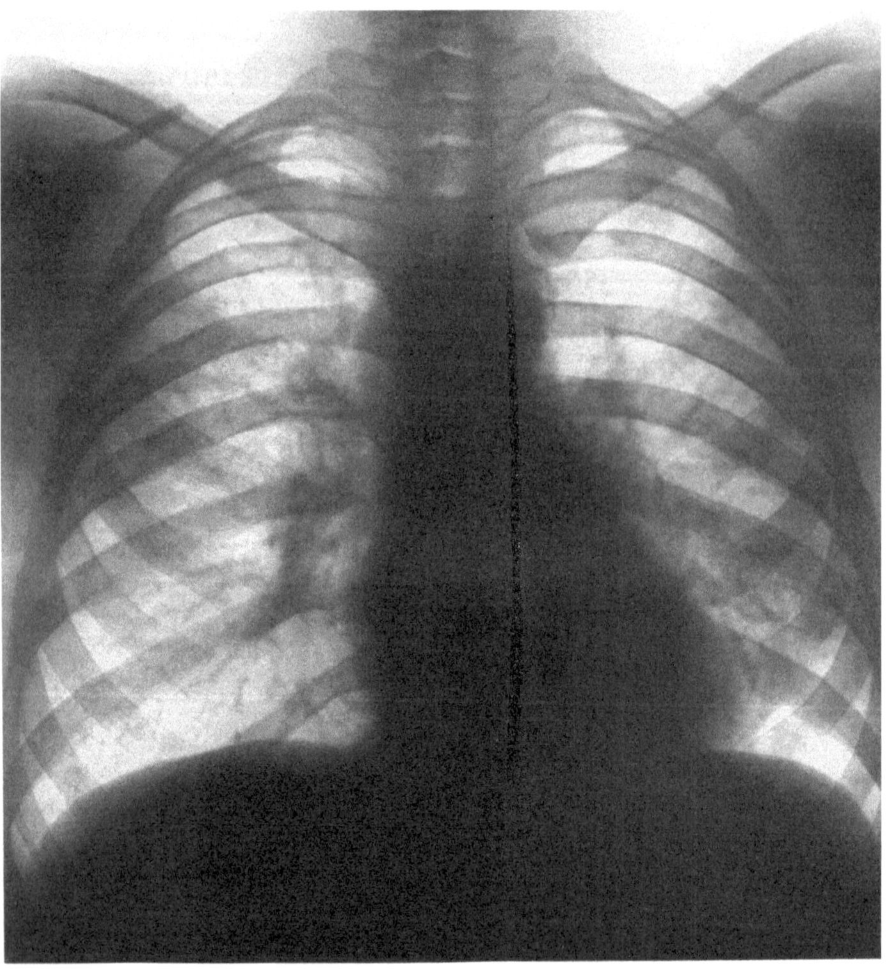

a

Fall 155 · W. K., ♂, 36 Jahre

Vorgeschichte: Vor 8 Jahren erste stationäre Behandlung in einer Tuberkuloseheilstätte unter der Diagnose einer doppelseitigen, produktiven Tuberkulose

Damaliger Befund: Außer vereinzeltem Giemen und Pfeifen über der Lunge kein bemerkenswerter Auskultationsbefund. Blutbild und Urin o.B., Auswurf stets Tb-negativ. Blutsenkung 25/28 bzw. 5/14

Röntgenbefunde

Bild a. *Übersicht.* Vergrößerte Lymphknotenschatten im rechten oberen Mediastinum und – wie auch das nicht abgebildete Schichtbild bestätigt – in beiden Hili. Verwaschene, streifigflächige Verschattungen im rechten Oberfeld und im linken Mittel-Unterfeld. Unauffällige Gefäßstrukturen

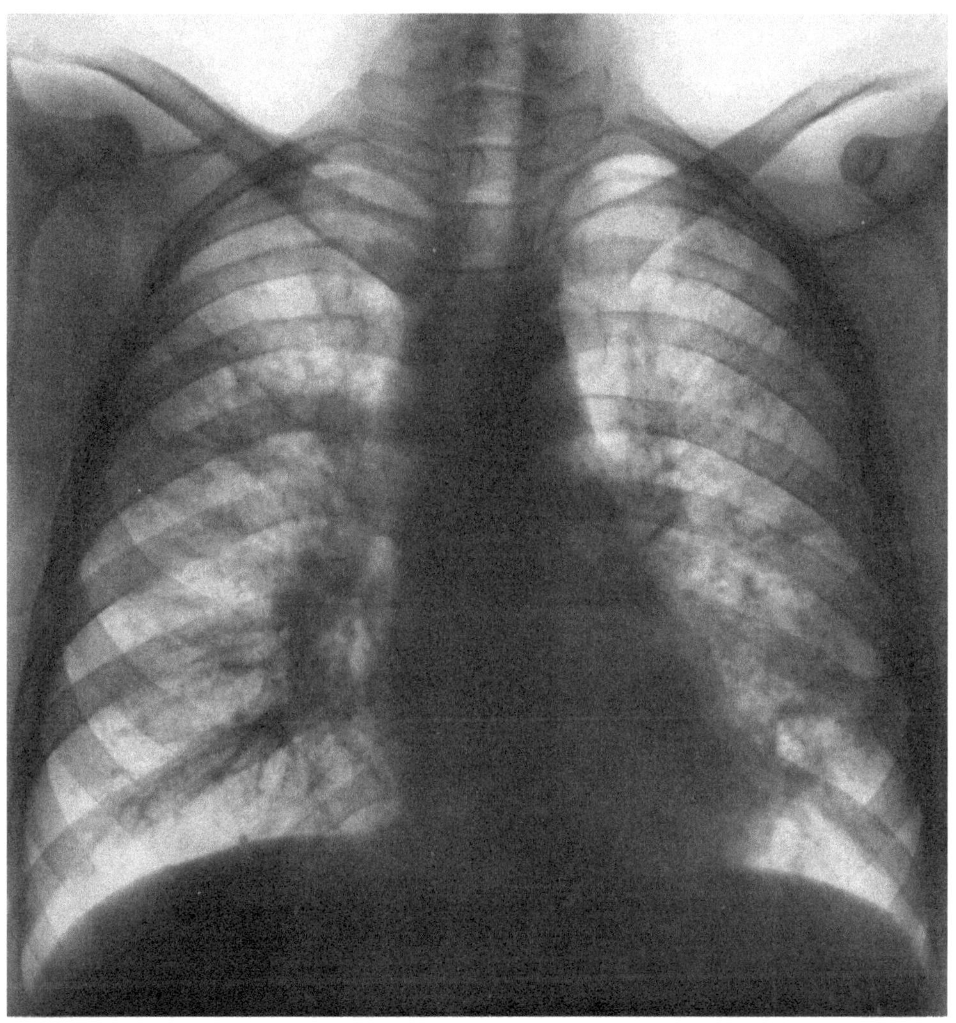
b

Weiterer Verlauf: 10 Monate später zweite Heilstättenbehandlung von 8 Monaten unter der Diagnose einer streuenden kavernösen Tuberkulose

Bild b. *Übersicht* (nach Abschluß der Heilstättenkur, $18^1/_2$ Monate nach Bild a). Erhebliche Zunahme der Verschattungen, die im rechten Oberfeld einen grobmaschigen, im linken Oberfeld einen fleckförmigen Charakter erkennen lassen. Ausgedehnte pleuro-perikardiale Adhäsionen am linken Herzrand. Unveränderter Lymphknotenbefund

Bilder c—e s. S. 292/293

Bild 155

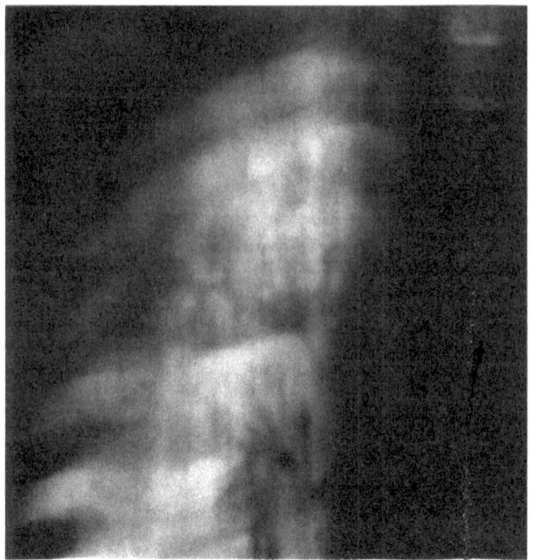

c

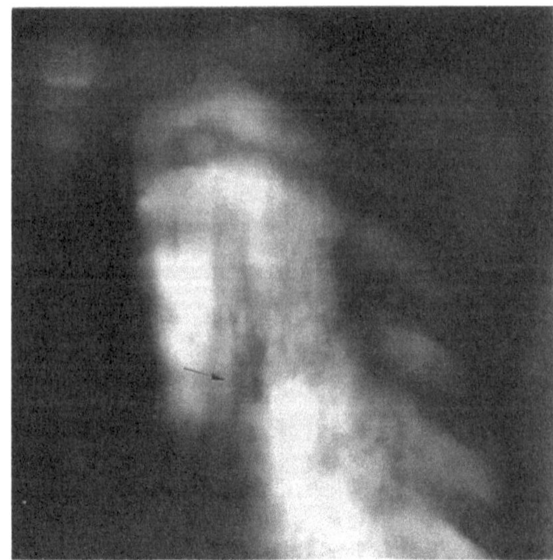

d

Röntgenbefunde (Fortsetzung)

Bild c. *Zugehörige Schicht des rechten Oberfeldes in 7 cm.* Flächige inhomogene Verschattung mit grobwabigen Aufhellungen, nach kaudal durch den Lappenspalt begrenzt

Bild d. *Zugehörige Schicht des linken Oberfeldes in 7 cm.* Verdichtungen und Deformierungen von Bronchialwandungen (↑). Fein- bis mittelblasige Aufhellungen ohne stärkere Verschattungen der Umgebung (ähnliche Veränderungen im nicht abgebildeten Mittel-Unterfeld)

Weiterer Verlauf: Schon 3 Monate später dritte stationäre Behandlung für 5 Monate, weiterhin unter der Diagnose: Tuberkulose mit großer, unter Neoteben sich reinigender Kaverne und Streuungen in beiden Lungen

Befund: Husten, mäßige Atemnot, geringer eitriger Auswurf. Über beide Lungen Giemen und Pfeifen. Blutbild o.B. Im Urin geringe Eiweißausscheidung. Blutsenkung 44/67, später 20/40. Zweimal mikroskopisch säurefeste Stäbchen im Sputum, jedoch Kultur- und Tierversuch im Sputum und im Magensaft auf Tuberkelbakterien negativ

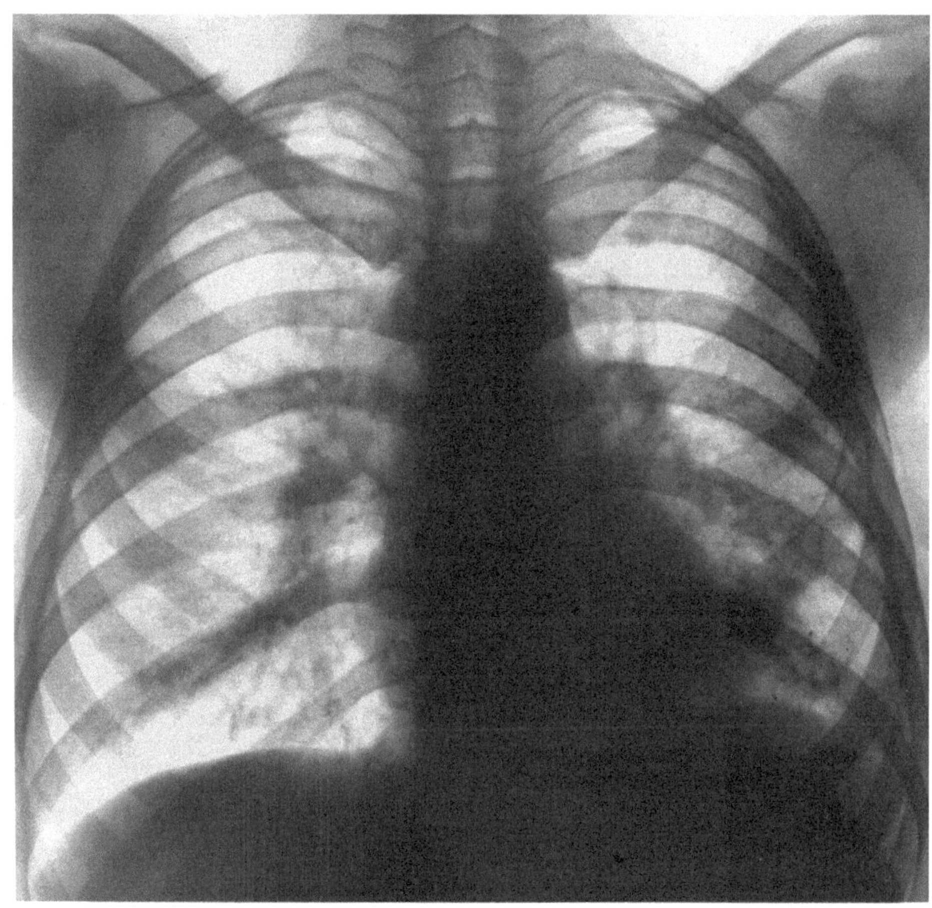
e

Bild e. *Übersicht.* 5 Monate später Rückbildung der flächig-infiltrativen Verschattungen im rechten Oberfeld unter Verbleib einer apfelgroßen, zartwandigen Hohlraumfigur ohne Spiegel. Streifig-netzförmige Verdichtungen im Lingulagebiet und linken Unterlappen mit Schrumpfungstendenz. Verziehung des Herzens und Hochraffung der rechten Zwerchfellkuppe. Noch vorhandene, aber deutlich zurückgebildete Lymphknotenvergrößerung im rechten oberen Mediastinum

Weiterer Verlauf: Während einer unmittelbar anschließenden, 9monatigen (vierten) Heilstättenbehandlung bleibt der klinische und der Röntgenbefund gleich. Im Blutbild geringe Eosinophilie (4–8 %). Alle Tuberkulinproben, Toxoplasmoseprobe und Pilznachweis negativ. Die Erkrankung wird jetzt als eine Zystenbildung unbekannter Ursache angesehen, eine Tuberkulose ist nicht mehr wahrscheinlich

Bilder f u. g s. S. 294/295

Fall 155

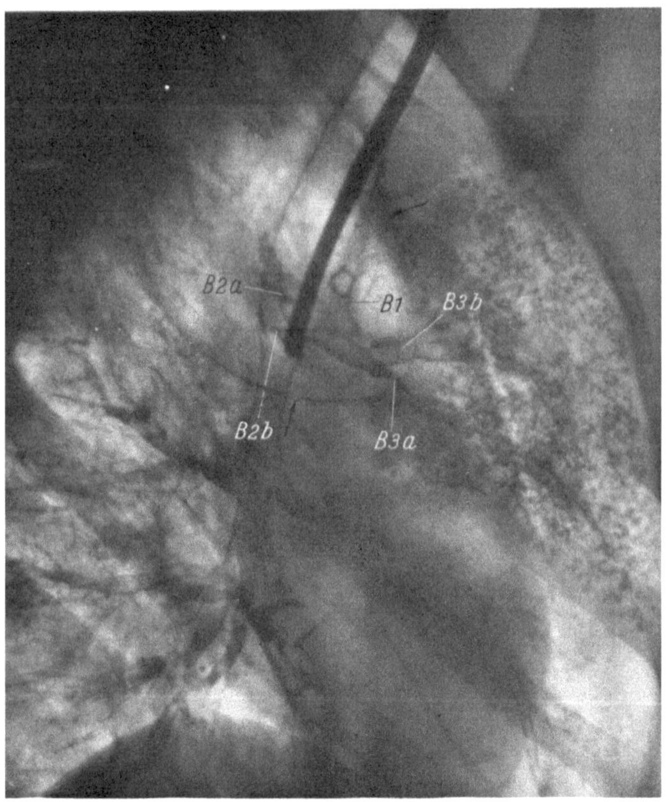

f

Röntgenbefunde (Fortsetzung)

Bild f. *Bronchogramm der rechten Lunge im überdrehten Schrägdurchmesser, annähernd seitlich* (während der Heilstättenbehandlung, 7 Monate nach Bild e). Deformierung und Stenose beider Subsegmentbronchien des posterioren Segmentbronchus (B 2a und b). Noch durchgängige Stenose des posterioren Subsegmentbronchus des anterioren Segmentbronchus (B 3a) unmittelbar hinter der Aufzweigung über eine Strecke von annähernd 1 cm

Der prall ausgespannte Hohlraum ist als zart konturierter ovaler Schatten im lateralen (axillären) Anteil des posterioren Segmentes erkennbar (↑)

Weiterer Verlauf: 7 Monate nach Entlassung erneute (fünfte) Krankenhausbehandlung wegen zunehmender Atemnot

Befund: Über beiden Lungen leises Atemgeräusch mit Giemen. Vitalkapazität 1,3 l. Blutbild o. B. Blutsenkung 48/68. Takata 50. Starke γ-Globulin-Erhöhung. Sputum- und Magensaftuntersuchungen auf Tuberkulose negativ, auch im Anreicherungsverfahren. Kein Pilznachweis

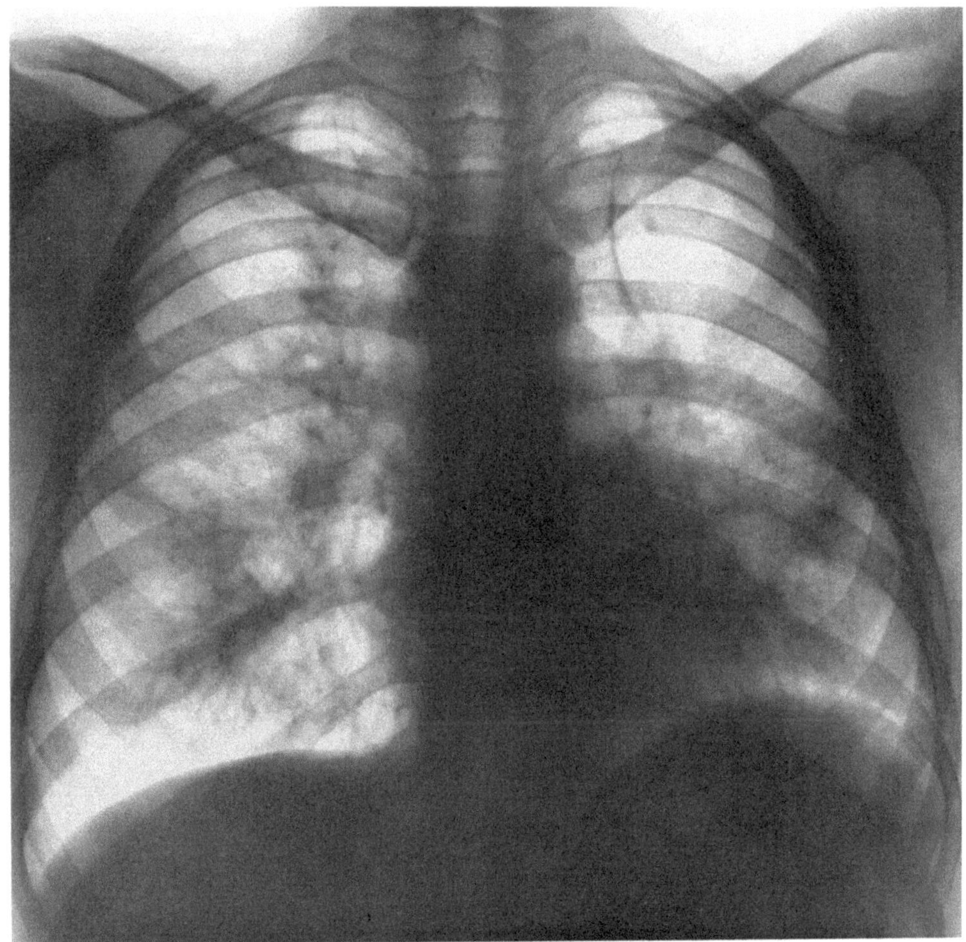

g

Bild g. *Übersicht* ($1^1/_2$ Jahre nach Bild e und 1 Jahr nach Bild f). Erhebliche Zunahme der groben, streifig-netzförmigen und flächigen Verschattungen in beiden Mittel-Unterfeldern mit zunehmender Schrumpfung, pleuro-perikardialer Adhäsion und Verziehung des Herzens und Zwerchfells sowie im rechten Mittel-Unterfeld mit Verziehung des Hilus. Geringe Zunahme der Hohlraumfigur im rechten Oberfeld, die das laterale rechte Spitzen- und Oberfeld einnimmt. Große Hohlraumfigur im linken Spitzen-Oberfeld, die (nach den nicht abgebildeten Tomogrammen) mehrfach gekammert bis ins Mittelfeld reicht. Rückbildung der Lymphknotenvergrößerung rechts mediastinal. Verbreiterte Pulmonalarterie im Hilusbereich

Weiterer Verlauf: Subjektive und klinisch weitere Verschlechterung des Krankheitszustandes. Deshalb erneute kurzfristige (sechste) stationäre Behandlung

Befund: Es wird keine aktive oder behandlungsbedürftige Tuberkulose, sondern ein langsam progredienter beidseitiger Lungenprozeß mit zunehmendem Emphysem festgestellt und damals eine „progressive Lungendystrophie" in Betracht gezogen

Bilder h u. i s. S. 296/297

Fall 155

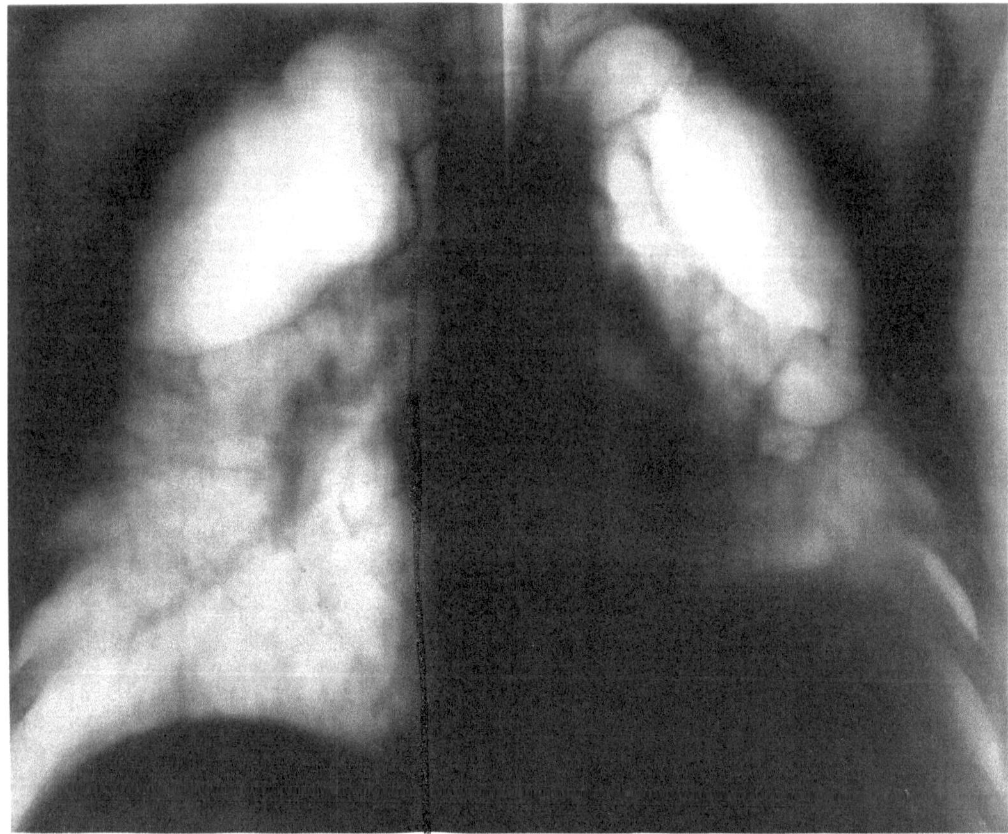

h

Röntgenbefunde (Fortsetzung)

Bild h. *Schicht in 8 cm* (2 Jahre und 2 Monate nach Bild g). In beiden Spitzen-Oberfeldern zart umgrenzte, zeichnungsleere Räume, die an Ausdehnung erheblich zugenommen haben; darunter anschließend innerhalb der Lungenfelder kleinere, teils deutlich, teils weniger deutlich begrenzte Aufhellungen. Zunahme der streifig-flächigen Verschattung im linken Mittel-Unterfeld und der pleuro-perikardialen Adhäsionen mit zunehmender Schrumpfung (Verziehung des Herzens und Raffung des Zwerchfells)

Weiterer Verlauf: Wiederum 2 Jahre und 5 Monate später Klinikeinweisung

Befund: Reduzierter Allgemeinzustand. Mattfahle Hautfarbe, Lippenzyanose. Schwere Ruhedyspnoe mit exspiratorischem Stridor. Deutliche Klopfschallverkürzung und abgeschwächtes Atemgeräusch mit mittel- und feinblasigen Rasselgeräuschen über dem linken Unterfeld. Über den Oberfeldern hypersonorer Klopfschall; leises, teils verschärftes Atemgeräusch mit Pfeifen und Brummen. Prätibiale und Knöchelödeme. Normale Temperatur. Im EKG P-pulmonale, unvollständiger Rechtsschenkelblock bei Rechtstyp. Eitriges *Sputum* (30 ml/24 Std) mit unspezifischer Bakterienflora. Tuberkulosekulturen und Tierversuche von Sputum, Nüchternsekret und Urin wiederholt negativ

Tuberkulinreaktion (Mendel-Mantoux) bis 10^{-1} (1 : 10) negativ. Blutsenkung 110/118. Blutbild ohne Besonderheiten. Befunde einer Amyloidnephrose, die durch Nierenpunktion gesichert wurde: Albuminurie bis $12^0/_{00}$ Esbach, im Sediment hyaline, granulierte und Wachszylinder. Vermehrung der Lipoide im Serum. Kongorotschwund 59 %. Keine Retention harnpflichtiger Substanzen im Serum, normale Elektrolytwerte

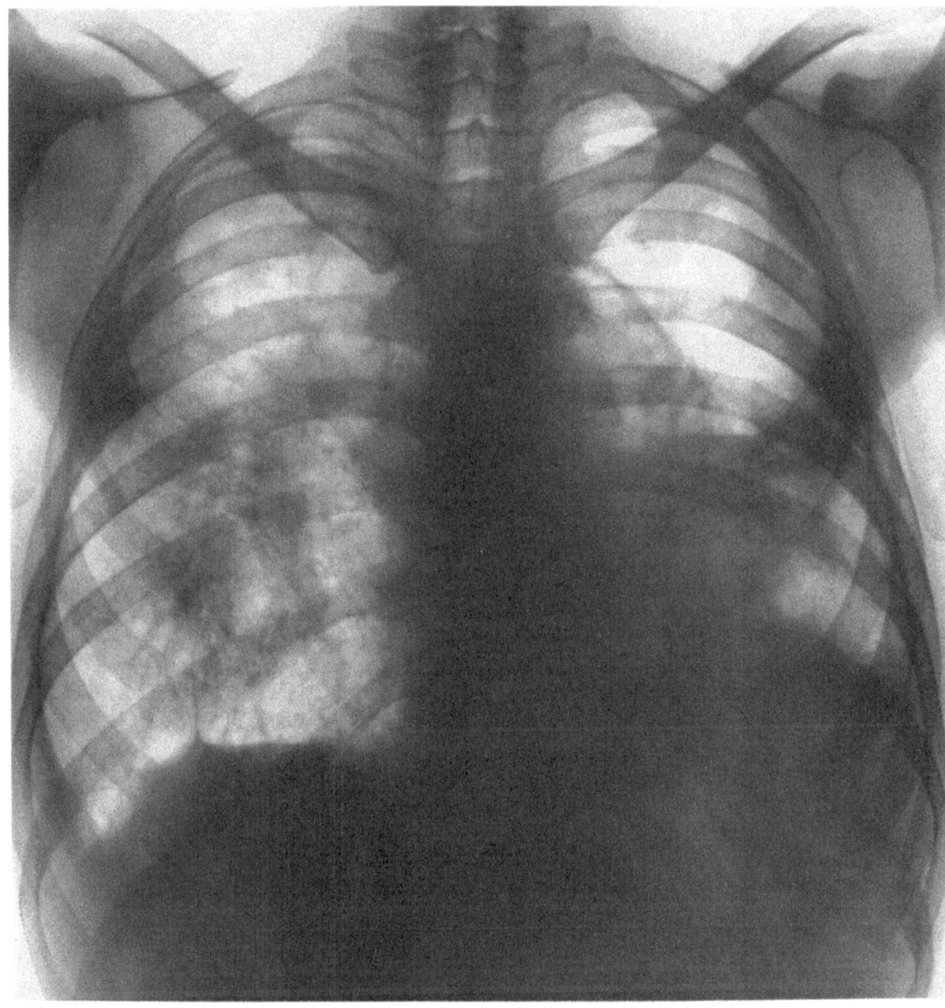

i

Lungenfunktionsprüfung: Extreme Erniedrigung der Vitalkapazität auf 29,5% des Sollwertes, Verminderung des Atemgrenzwertes auf 19% der Norm, Verminderung des Sekundenwertes (Tiffeneau) auf 750 cm^3 (57,3%). Erhöhung des Residualvolumens auf 48% der Totalkapazität und des Atemvolumens auf 10 l. O_2-Aufnahme 290 ml/min. Insgesamt hochgradige Einschränkung der dynamischen Atemgrößen, Verminderung der Lungendehnbarkeit, Strömungswiderstände mäßig erhöht

Herzsondierung: Erhöhte Druckwerte in der A. pulmonalis (78/11 mm Hg) und im rechten Ventrikel (89/0 mm Hg) während Körperruhe. Normale Vorhofwerte (4/–1 mm Hg)

Bronchoskopie: Atrophische, teilweise verdickte Schleimhaut. Probeexzision ergibt herdförmige Ansammlungen von Epitheloid- und Langhansschen Riesenzellen mit lymphozytärer Infiltrierung der Randbezirke. Keine Nekrose (Verkäsung)

Bild i. *Übersicht* (2 Jahre und 5 Monate nach Bild h). Die Hohlraumfigur im rechten Oberfeld ist kleiner geworden, der rechte Hilus ist stark nach oben, die rechte A. pulmonalis bogenförmig nach lateral verzogen. Durchmesser der rechten A. pulmonalis 22 mm. Keine wesentliche Befundänderung links

Diagnose: *Morbus Boeck (Stadium IIIb) mit Entwicklung eines großbullösen Lungenemphysems beidseits. Pulmonalsklerose und Cor pulmonale. Amyloidnephrose infolge sekundärer Lungenveränderungen (durch Probeexzisionen histologisch gesichert)*

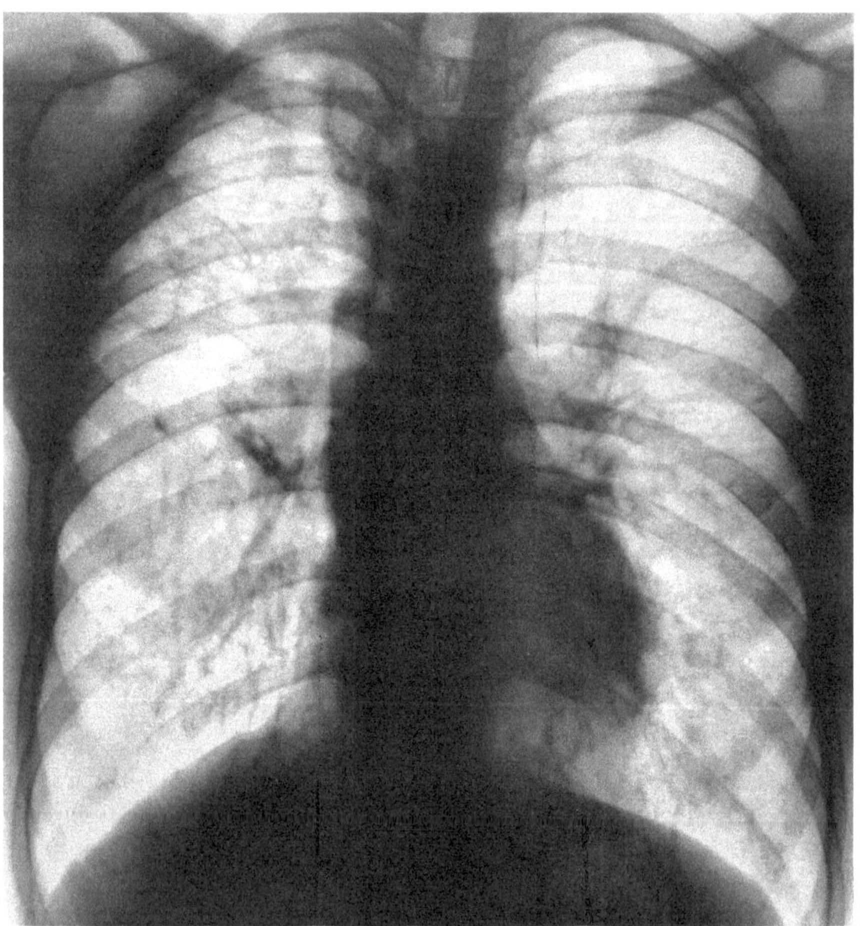

a

Fall 156 · M. F., ♂, 26 Jahre

Vorgeschichte: Seit Kindheit Bronchitiden mit eitrig-stinkendem Auswurf. Mehrmals traten Hämoptoen auf. Schon bei geringer Belastung Atemnot, Krampfhusten und stechende Schmerzen bei der Atmung

Befund: Mäßig reduzierter Allgemeinzustand. Ruhedyspnoe. Keine Temperaturen. Blutbild unauffällig. Blutsenkung 6/20. Negative Kongorot-Probe

Spirometrie: Ausreichende Atemreserven, Erniedrigung der Sauerstoffsättigung durch intrapulmonale Kurzschlüsse

Röntgenbefunde

Bild a. *Übersicht.* Mittel- bis grobwabige Zeichnung des rechten Spitzen-Oberfeldes mit Verschwielung und Verziehung des Mediastinums und bogenförmiger Verlagerung des großen Interlobärspaltes nach oben

Bild b. *Ausschnitt rechtes Oberfeld*

Bild c. *Bronchogramm p.a.* Es füllen sich multiple Zysten, vor allem im geschrumpften Oberlappen, aber auch im Unterlappen

Diagnose: *Rechtsseitige Zystenlunge mit Schrumpfungsemphysem im rechten Mittel-Unterfeld (durch Resektion der rechten Lunge bestätigt)*

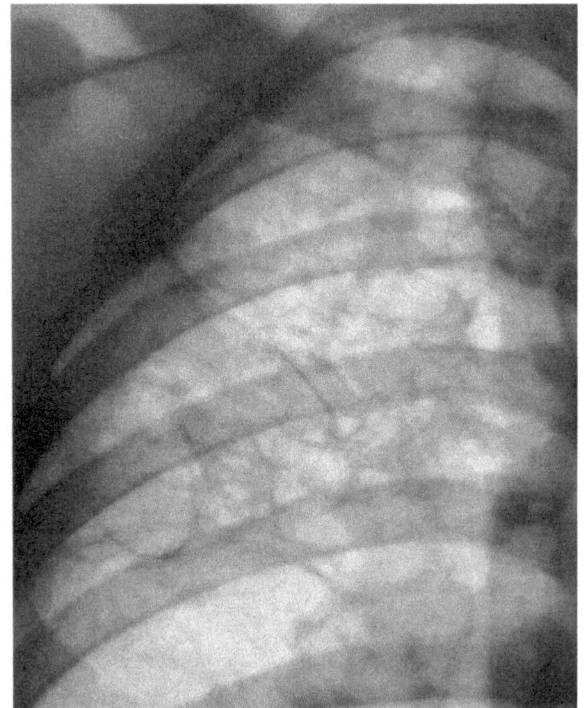
b

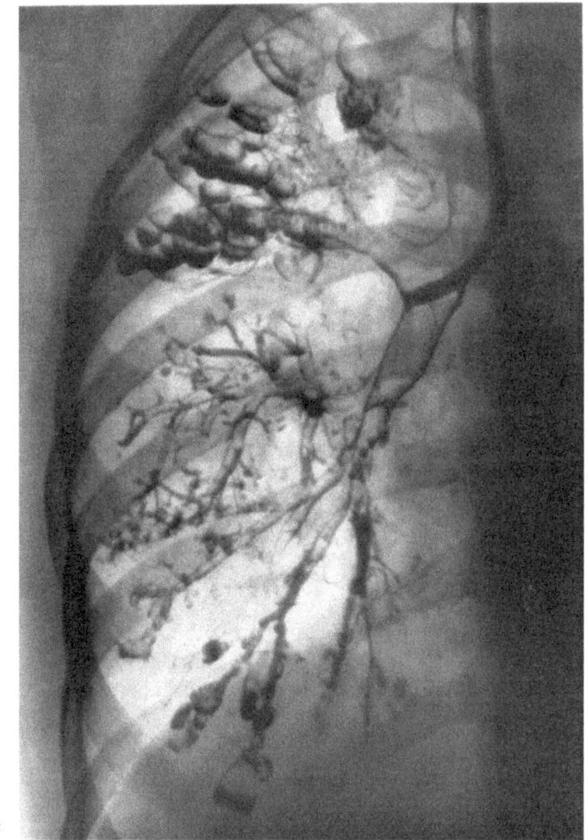
c

Fall 157

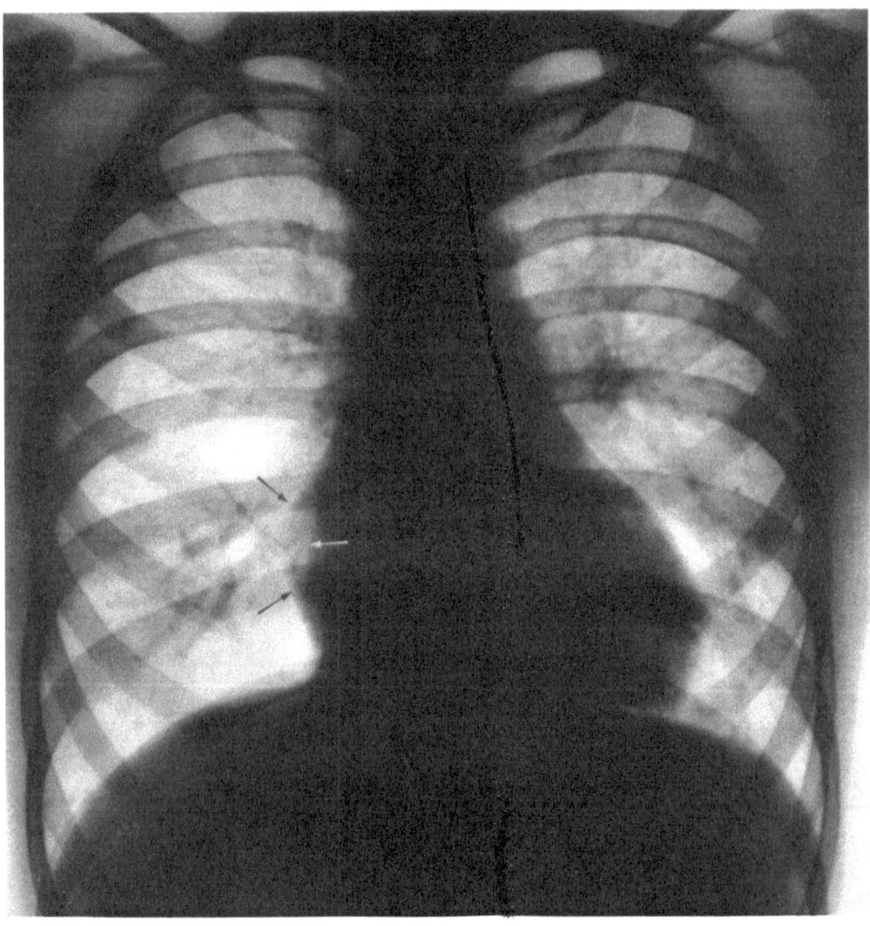

a

Fall 157 · M. P.-G., ♂, 16 Jahre

Vorgeschichte: Schon im 7. Lebensmonat wegen Lungenentzündung klinisch behandelt worden. Später mehrfach Lungenentzündungen und häufig Bronchitiden mit asthmoider Komponente. Der Junge kam jetzt zur Abklärung der häufigen Bronchitiden

Befund: Leichte Zyanose, keine Dyspnoe. Über dem rechten Unterfeld hypersonorer Klopfschall, trockene und feuchte Rasselgeräusche. Blutsenkung und Blutbild unauffällig. Temperatur normal. Im Sputum unspezifische Mischflora, keine Tuberkulosebakterien

Spirometrie: Respiratorische Ruheinsuffizienz, deutliche O_2-Untersättigung bei erheblich erhöhter CO_2-Spannung. Erhebliches Emphysem mit mechanischer Behinderung der Atmung

Röntgenbefunde

Bild a. *Übersicht.* Im rechten Unterfeld neben dem Herzschatten (heller Pfeil) schmale zeltförmige Verschattung (↑), deren Spitze auf den gering verdichteten großen Interlobärspalt weist. Das übrige rechte Unterfeld und das Mittelfeld sind arm an Zeichnung und erhöht strahlendurchlässig

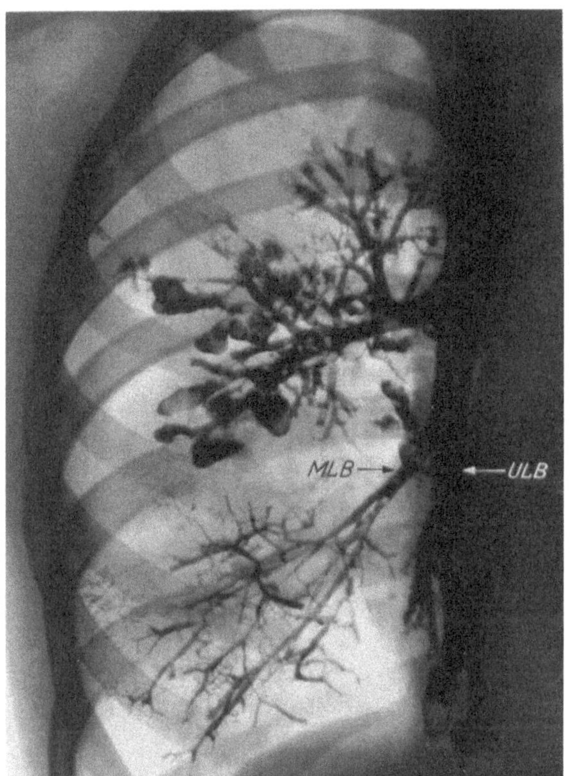

b

c

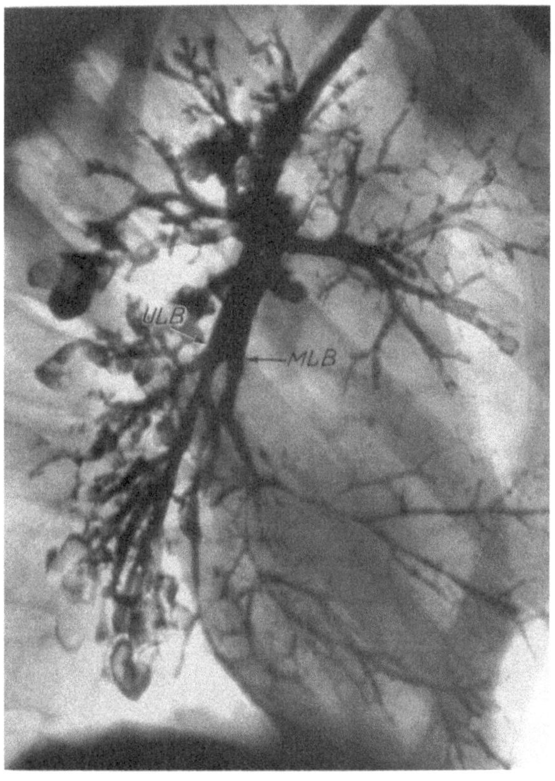

Bild b u. c. *Bronchogramm rechte Lunge, p.a. und seitlich.* Der rechte Unterlappen ist hochgradig geschrumpft und liegt im rechten kostovertebralen Winkel. Das Bronchialsystem ist dementsprechend gebündelt. Die Bronchien sind zystisch umgewandelt, in Teilen auch deformiert. Einzelne Zysten auch im posterioren Oberlappensegment. Kompensatorische Vergrößerung des Oberlappens mit Spreizung der Bronchien. Mittellappen nach dorsal unten verlagert und erheblich erweitert. Hier auffallend enge Bronchien (MLB = Mittellappenbronchus, ULB = Unterlappenbronchus)

Bronchoskopie: Diffuse hypertrophische Bronchitis mit schleimig-eitrigen Belägen, vor allem im rechten Unterlappenbronchus

Diagnose: *Angeborene Zystenlunge, vor allem im rechten Unterlappen, mit hochgradiger Schrumpfung des rechten Unterlappens und kompensatorischem Emphysem des Mittellappens*

Fall 158

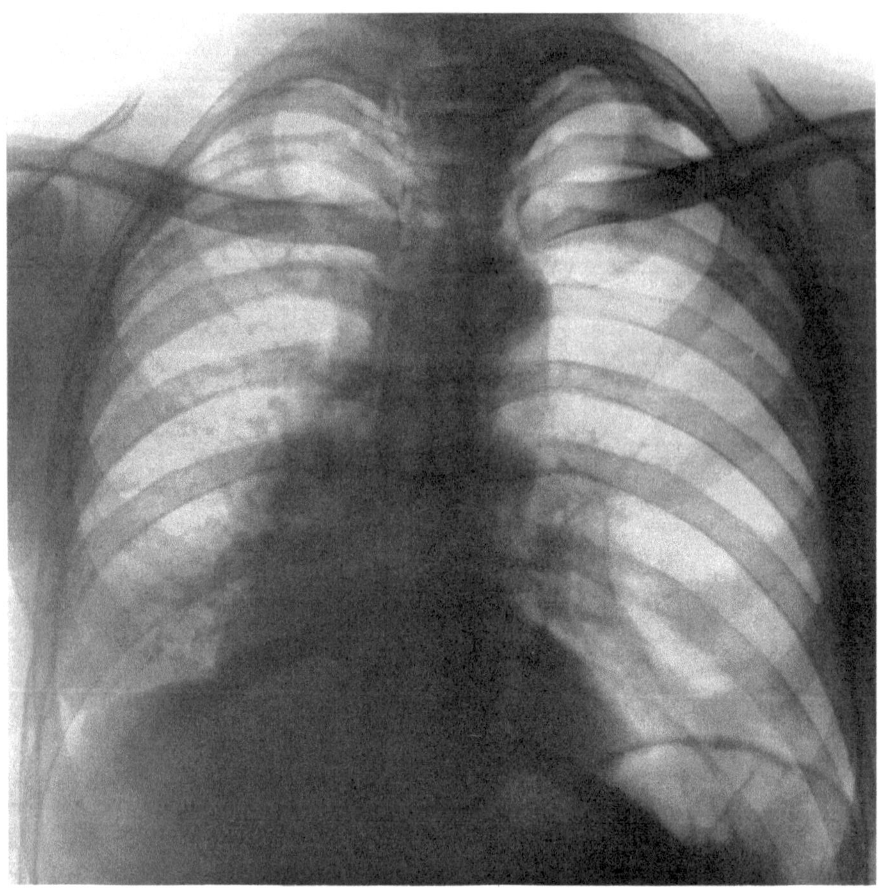

a

Fall 158 · B. H., ♂, 46 Jahre

Vorgeschichte: Seit 2 Jahren Beschwerden in Form von Stechen in der linken Thoraxseite und von Atemnot. Bei einer interkurrenten Erkrankung der rechten Lunge Feststellung von Zysten links, die im weiteren Verlauf größer wurden und zu einer zunehmenden Verdrängung des Mediastinums führten. Seit Jahren schon besteht häufiger Husten

Befund: Auskultatorisch war die linke Seite dorsal stumm, ein Atemgeräusch war nur parasternal zu hören

Röntgenbefunde

Bild a. *Übersicht.* Erhöhte Strahlendurchlässigkeit der linken Lunge, die nur in den medialen unteren Anteilen eine bogenförmig verlaufende Lungenzeichnung erkennen läßt. Verdrängung des Mittelschattens nach rechts mit verstärkter Verlagerung bei der Exspiration

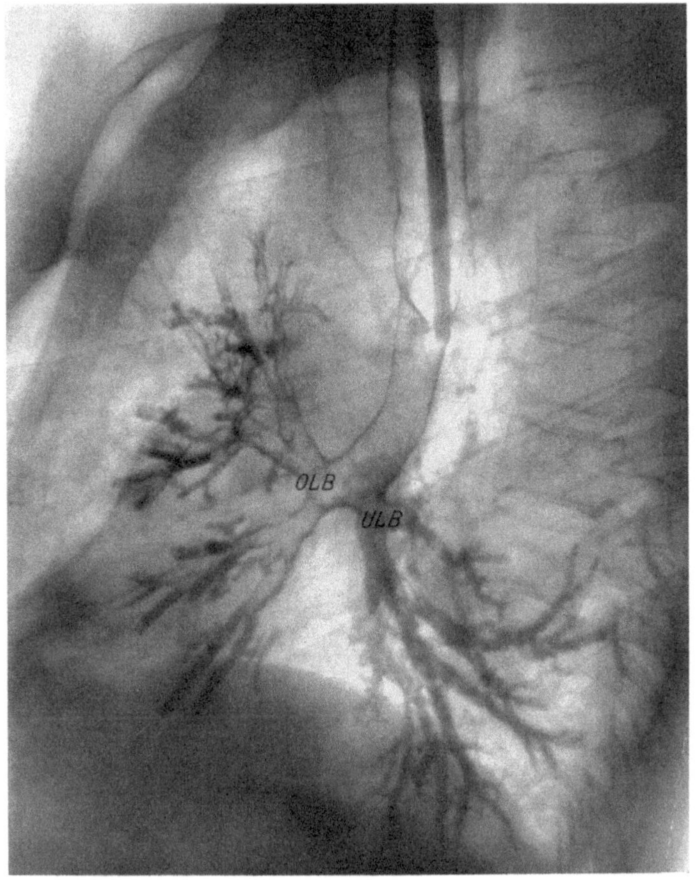

b

Bild b. *Bronchogramm, fast seitlich.* Der linke Stammbronchus ist bogenförmig nach ventral, der Oberlappenbronchus (OLB) nach ventral und kaudal und der Unterlappenbronchus (ULB) nach kaudal verlagert. Keine Bronchialzeichnung in den oberen und dorsalen Anteilen der Lunge

Diagnose: *Gestielte große Spannungszyste mit zwei kleineren Blasen im linken Unterlappen. Emphysem des linken Oberlappens mit mehreren kirschgroßen Blasen (Befund bei Thorakotomie)*

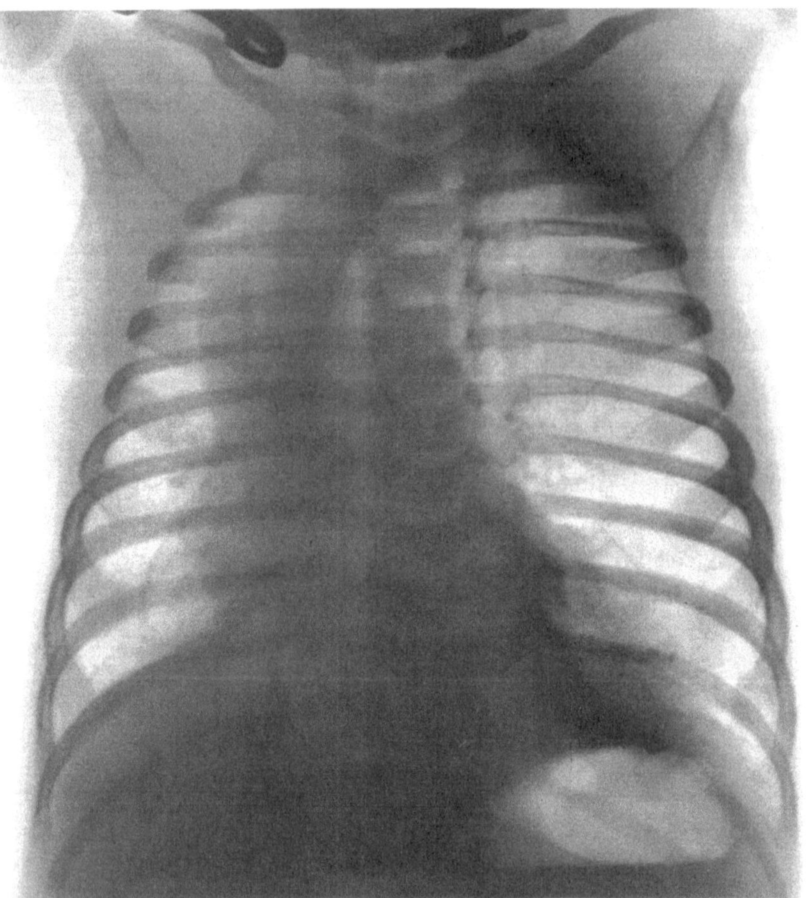

Fall 159 · J. E., ♂, 7 Jahre

Vorgeschichte: Frühgeburt von 2140 g. Unauffällige Neugeborenenperiode. Mit 6 Wochen Tachypnoe, leichte periorale Zyanose und Erbrechen nach den Mahlzeiten. Keine Temperaturerhöhung. Einweisung unter der Diagnose Bronchiolitis

Befund: Schwerkrank erscheinendes Kind mit hochgradiger Atemnot und perioraler Zyanose. Die linke Thoraxhälfte ist stärker gewölbt und bleibt bei der Atmung zurück. Über der linken Lunge unterhalb der Clavicula hypersonorer Klopfschall und abgeschwächtes Atemgeräusch. Herztöne retrosternal abgeschwächt

Röntgenbefunde

Bild a. *Übersicht p.a.* Erhöhte Transparenz des linken Lungensitus im Oberlappenbereich bei erhaltener zarter Lungenzeichnung. Hochgradige Verdrängung des Mediastinums und des Herzens nach rechts. Diffus streifige Verschattung im medialen linken Unterfeld

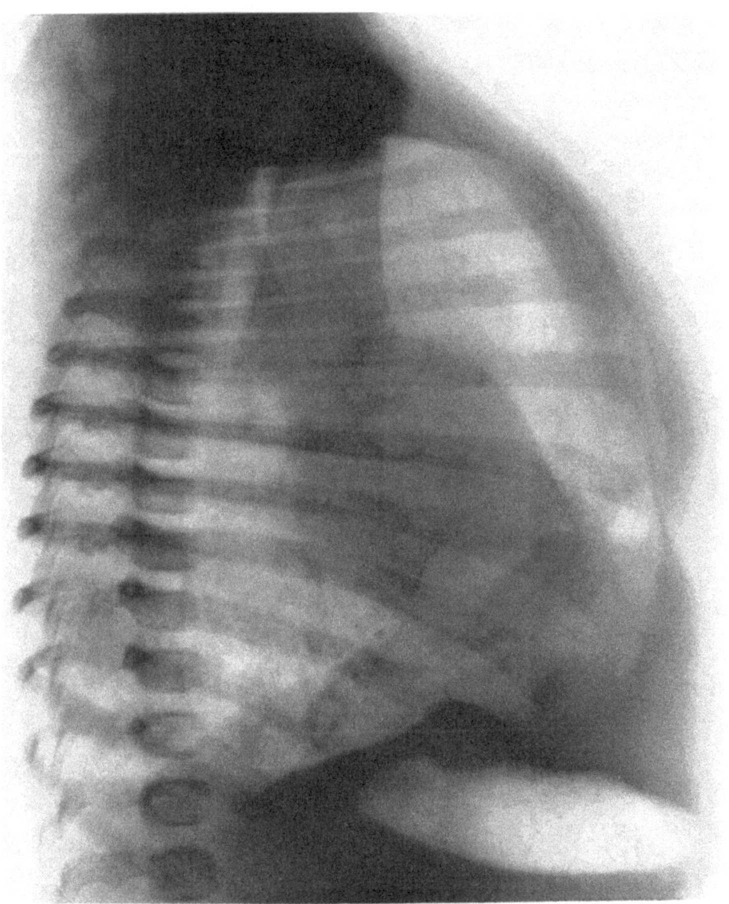
b

Bild b. *Seitliche Übersicht, rechts anliegend.* Ausgedehnte retrosternale Aufhellung mit eben erkennbarer zarter Lungenzeichnung. Das Herz wird nach dorsal verdrängt, das Sternum nach ventral vorgewölbt

Die Röntgenbilder weisen auf eine hochgradige Überblähung des linken Oberlappens mit Ausbildung einer Hernie im vorderen Mediastinum. Die Mittelfeldorgane sind nach rechts hinten und der Unterlappen nach medial unten verdrängt

Weiterer Verlauf: Nach Abklingen der akuten Erscheinungen wurde der linke Oberlappen entfernt, der nach Eröffnung der Pleura gebläht hervorquillt

Pathologisch-anatomischer Befund: Maximale Blähung des Oberlappens mit hochgradiger Erweiterung der Alveolen. Bronchien und Gefäße unverändert. Kein Anhalt für proximal liegende Bronchusstenose oder für Veränderungen im Bereich der elastischen Fasern

Diagnose: *Kongenitales unilobuläres Lungenemphysem (durch Lobektomie gesichert)*

Fall 160

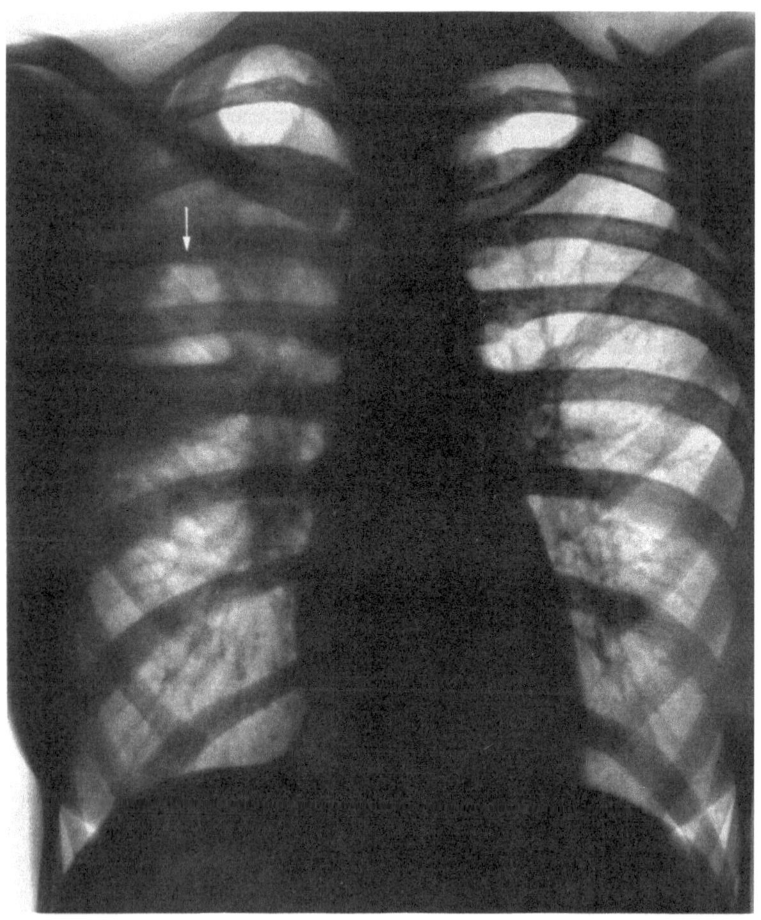

a

Fall 160 · Sch. E., ♀, 28 Jahre

Vorgeschichte: Seit Kindheit Asthma bronchiale. Vor etwa 10 Jahren Krankenhausbehandlung wegen Abszeß im rechten Oberlappen (Bild a). Danach entwickelte sich aus der Abszeßhöhle im Verlauf mehrerer Jahre eine langsam größer werdende Zyste (Bild b u. c). In den letzten Monaten zunehmende Kurzatmigkeit auch in den asthmafreien Intervallen

Röntgenbefunde

Bild a. *Übersicht.* Großflächige, konfluierende Verschattung im rechten infraklavikulären Oberfeld und im Mittelfeld mit großer Abszeßhöhle (↓)

Bild b. *Ausschnitt rechtes Ober-Mittelfeld.* 1 Monat später findet sich nach fast vollständiger Resorption der großen Infiltration eine zart begrenzte, nicht ganz runde Zyste in den lateralen Anteilen des rechten Oberfeldes

Bild c. *Bronchogramm rechte Lunge p.a.* 10 Jahre später hat die Zyste deutlich an Größe zugenommen, ihre Wand ist großbogig ausgespannt. Auseinanderdrängung der Bronchien des rechten Oberlappens und Verdrängung der Mittellappenbronchien

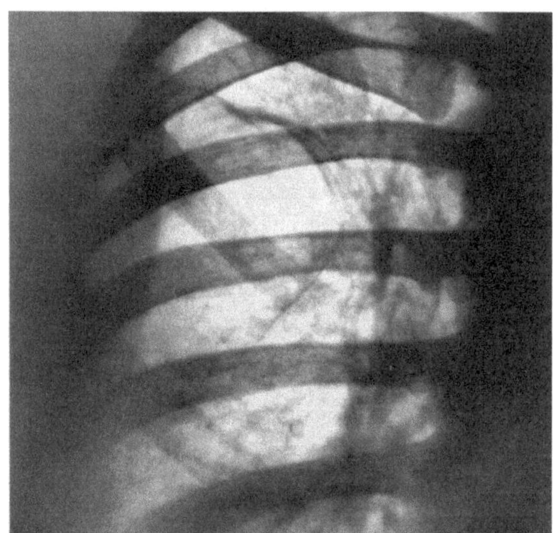

b

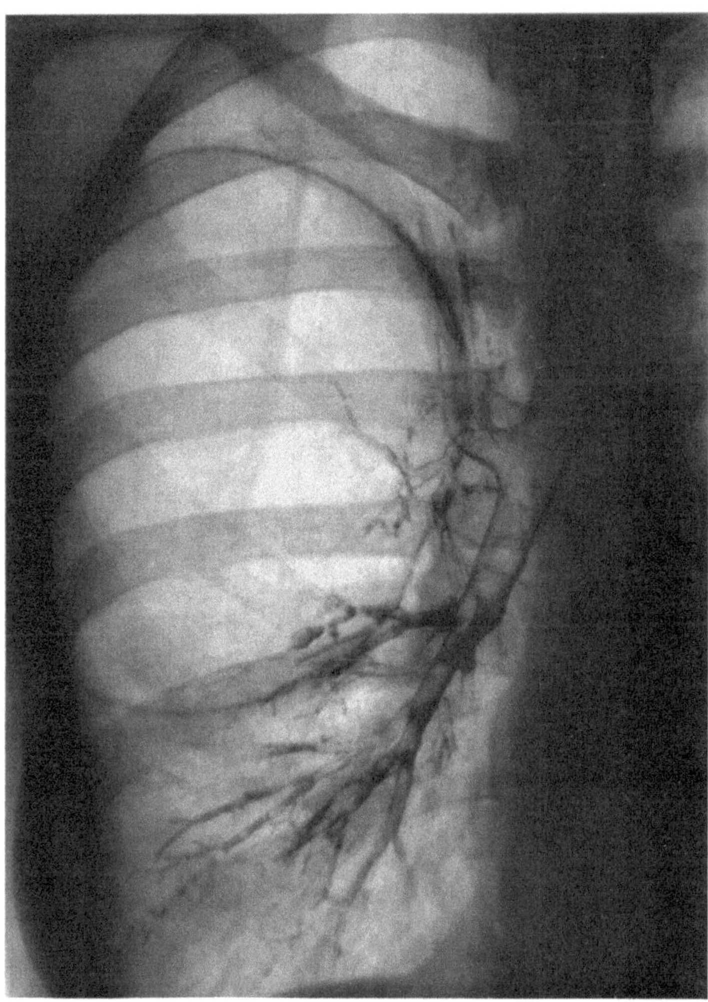

c

Diagnose: *Große gestielte Spannungszyste im rechten Oberlappen als Abszeßfolge (durch Thorakotomie gesichert)*

Fall 161

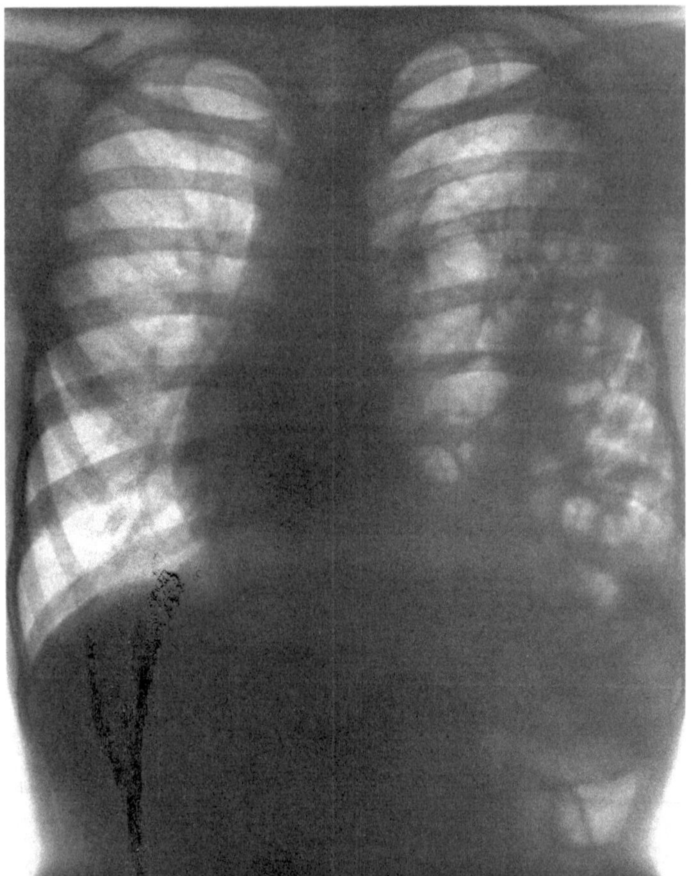

a

Fall 161 · L. K., ♀, 9 Jahre

Vorgeschichte: Das Kind war immer etwas untergewichtig, hatte aber nie auffällige Krankheitssymptome. Normaler Schulbesuch. Bei einer Schirmbilduntersuchung wurde Verdacht auf einen Hydropneumothorax geäußert und das Kind zur Klärung der Diagnose eingewiesen

Befund: Ordentlicher Allgemeinzustand, Beschwerdefreiheit. Leichte Asymmetrie des Thorax zuungunsten der linken Seite. Regelmäßige, nicht beschleunigte Atmung. Auskultatorisch sind über dem linken Hemithorax Darmgeräusche hörbar, das Atemgeräusch rechts ist normal. Perkutorisch links basal breite Dämpfung. Vitalkapazität deutlich vermindert. Kahnbauch. Normale Laborbefunde

Röntgenbefunde

Bild a. *Übersicht p.a.* Im linken Lungenfeld sind zahlreiche rundliche, meist glatt begrenzte Aufhellungen erkennbar, die von kaudal bis infraklavikulär reichen. Nur im Spitzen- und infraklavikulären Lungenfeld ist noch eine normale Lungenstruktur erkennbar. Zwerchfell links nicht abgrenzbar, aber kein Ergußschatten. Mediastinum und Herz nach rechts verlagert. Rechte Lunge unauffällig

Bild b. *Übersicht seitlich, links anliegend.* Die ventralen, rundlichen, hellen Strukturen lassen ohne weiteres die Folgerung auf einen verlagerten Dickdarm zu

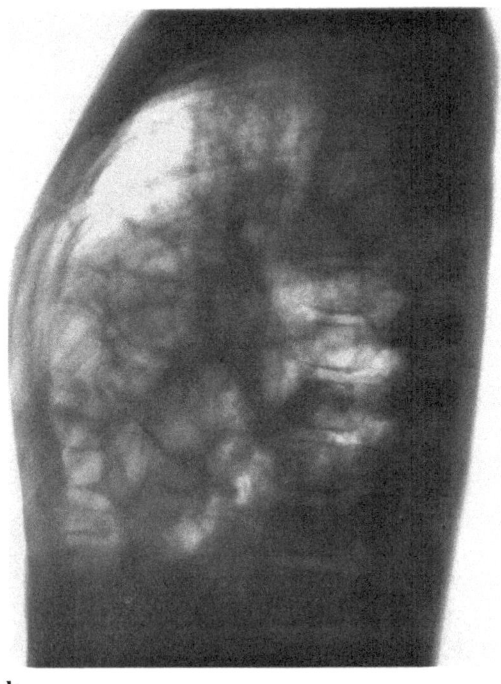

b

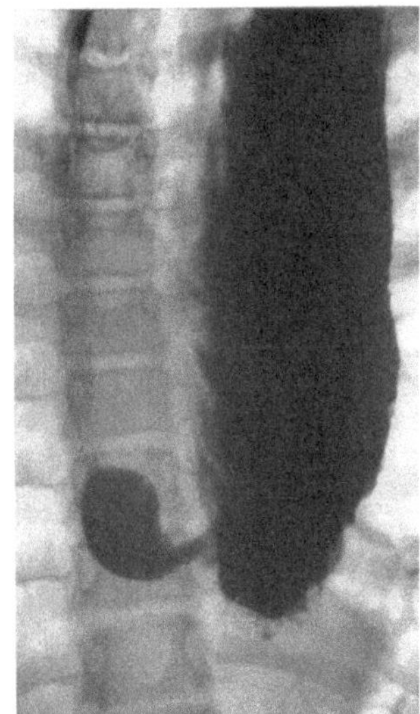

c

Bild c und d. *Magen-Darmpassage.* Ösophagus und Kardia normal gelegen. Magen in seiner Gesamtheit in den hinteren Hemithorax, Pylorus bis in die obere Thoraxapertur (Bild c), Jejunum und Colon ascendens sowie ein guter Teil des Transversums in den linken Lungensitus verlagert. Erst das Colon descendens ist an üblicher Stelle gelegen (Bild d)

Weiterer Verlauf: Operativer Verschluß der Zwerchfellücke nach Reposition der in der Thoraxhöhle gelegenen abdominellen Eingeweide: $^{3}/_{4}$ des gesamten Dünndarms, Dickdarm bis zum oberen Descendens, ganzer Magen und Milz. Postoperativer Verlauf ungestört. *Durchleuchtungskontrolle*: Gute Ausdehnung der linken Lunge; Zwerchfellhochstand links bei nur geringer Beweglichkeit. Keine abdominellen Organe innerhalb des linken Hemithorax

Diagnose: *Angeborene Zwerchfellhernie links (operativ bestätigt)*

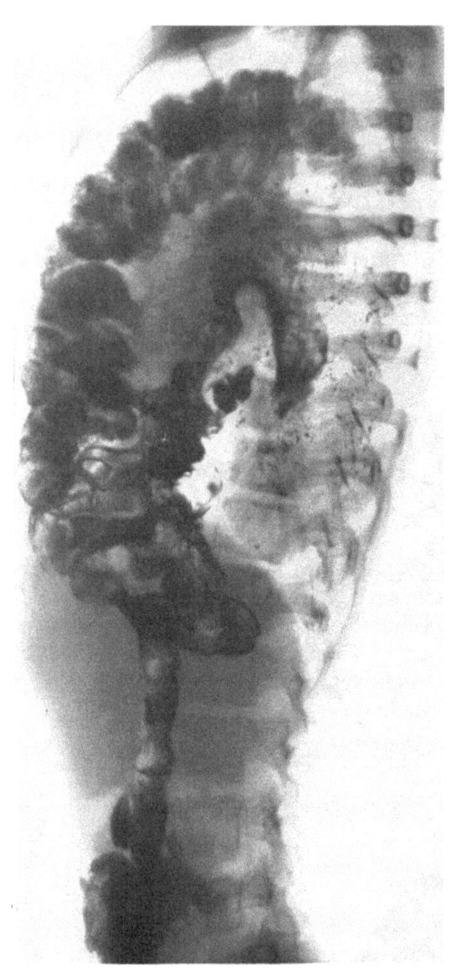

d

Fall 162

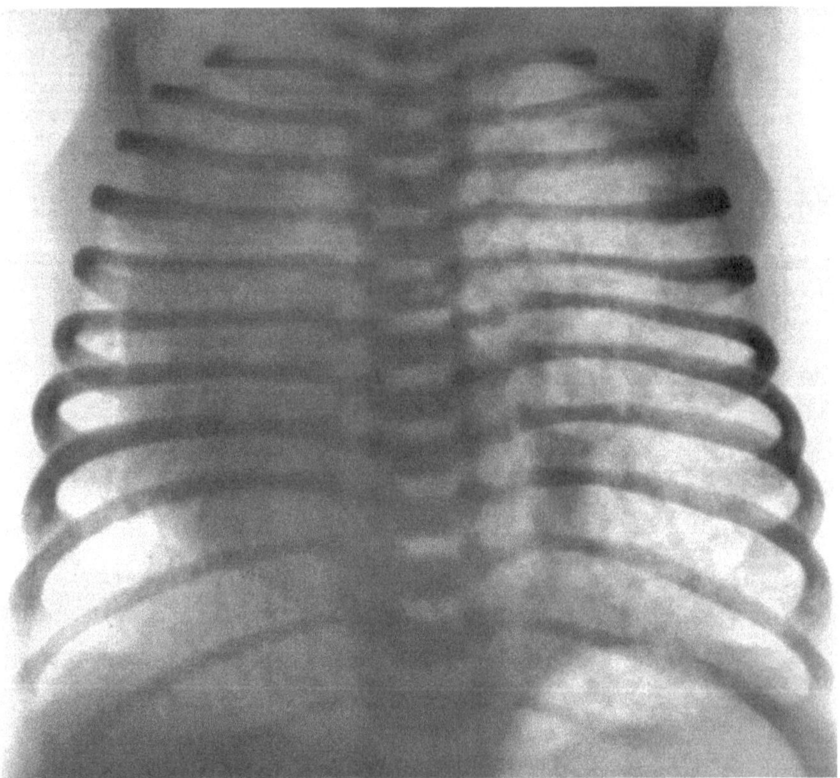

Fall 162 · A.T., ♂, 3 Wochen

Vorgeschichte: Seit 1 Woche stoßende Atmung, Tachypnoe und periorale Zyanose

Befund: Aplasie der Bauchdeckenmuskulatur. Über der linken Lunge hypersonorer Klopfschall und kaum hörbares Atemgeräusch. Herz perkutorisch nach rechts verlagert. Herztöne und Atemgeräusch rechts abgeschwächt. Im Blutbild Leukozytose von 15000 ohne Linksverschiebung. Sonst unauffällige Laborbefunde. Normales Ergebnis bei der Chromosomenbestimmung

Röntgenbefund

Übersicht. Die linksseitige Lungenzeichnung ist mit Ausnahme einer streifigflächigen Verschattung im linken Herzzwerchfellwinkel grob retikulär umgebildet. In Hilusnähe mehrere gut begrenzte, mittelgroße, zystische Aufhellungen. Das Herz und vor allem das obere Mediastinum sind hochgradig nach rechts verdrängt

Weiterer Verlauf: Trotz des außerordentlich schlechten Allgemeinzustandes wurde ein operatives Vorgehen versucht, wobei der Chirurg sich aber nicht zur Lobektomie des linken Oberlappens entschließen konnte. Exitus am folgenden Tag

Diagnose: *Adenomatös-zystische Entartung des linken Oberlappens und der Lingula (autoptisch gesichert)*

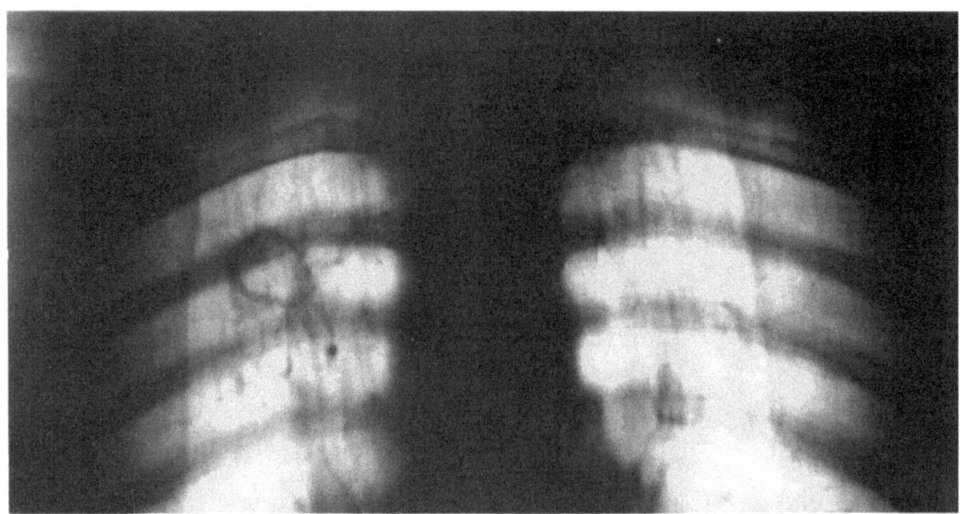

Fall 163 · A. R., ♂, 24 Jahre

Vorgeschichte: Husten und Hämoptysen seit 8 Monaten. Feststellung einer Kaverne in posterioren Oberlappensegment. Einweisung des Patienten unter dem Verdacht einer kavernösen Lungentuberkulose

Befunde: Dreimal negativer Tuberkulintest, negativer Histoplasmin-Hauttest, einmal negativer, bei Kontrolle zweimal positiver Kokzidioidin-Hauttest. KBR anfangs negativ, später 1 : 8 positiv. Zweimaliger Nachweis von Coccidioides immitis in der Sputum-Kultur

Röntgenbefund

Tomogramm der Lungenspitzen. Bandförmig zarter, kirschgroßer Ringschatten im rechten infraklavikulären, posterioren Oberlappensegment mit unregelmäßiger Kontur. Gering vermehrte Streifenzeichnung der Umgebung

Verlauf: Segmentresektion wegen rezidivierender Hämoptysen. Im Operationspräparat Nachweis von Coccidioides immitis

Diagnose: *Postprimäre Kaverne auf dem Boden einer pulmonalen Kokzidioidomykose*

Fall 164

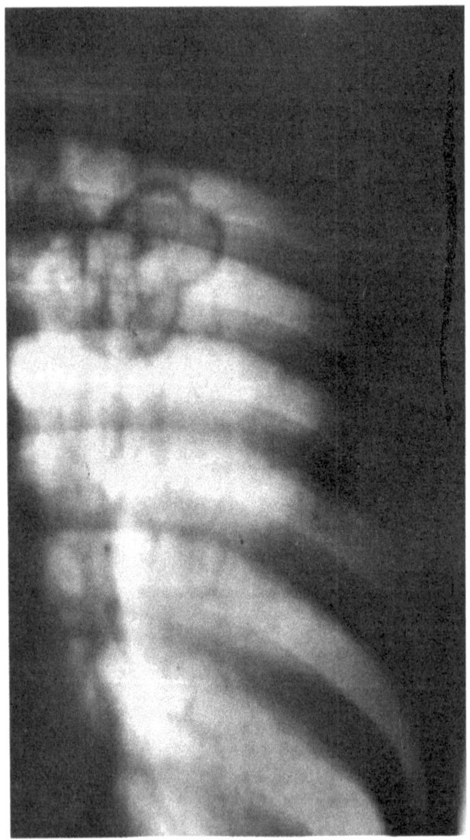

Fall 164 · N. H., ♂, 24 Jahre

Vorgeschichte: Der Patient erkrankte vor etwa 1 Jahr mit Husten, Fieber und Übelkeit. Eine Untersuchung ergab eine kavernöse Veränderung im linken Oberlappen. Da der Tuberkulintest positiv war, wurde zunächst eine Tuberkulose angenommen

Befund: Zahlreiche Sputumuntersuchungen auf Tuberkelbakterien waren negativ. Dagegen konnte Coccidioides immitis im Sputum nachgewiesen werden. Kokzidioidin-Hauttest positiv. Histoplasmin- und Blastomycin-Hauttest negativ. Komplementbindungsreaktion auf pathogene Pilze bei zweimaliger Untersuchung negativ

Röntgenbefund

Tomogramm des linken Mittel-Oberfeldes. Relativ zartwandige, mehrkammerige, polyzyklische, ringförmige Verschattung im posterioren Oberlappensegment. Unscharf begrenzte Fleck- und Streifenschatten in der Umgebung und in Richtung auf den linken Hilus

Verlauf: Ohne spezifische Behandlung bildete sich der Kavernenkomplex spontan innerhalb eines Jahres zurück

Diagnose: *Postprimäre kavernöse Kokzidioidomykose mit gutartigem Verlauf*

Literatur

Bartels, H., Bücherl, E., Hertz, C.W., Rodewald, G., Schwab, M.: Lungenfunktionsprüfungen. Methoden und Beispiele klinischer Anwendung. Berlin, Göttingen, Heidelberg: Springer 1959

Baumgartl, F.: Handbuch der Thoraxchirurgie, Bd. III. Derra, E. (Hrsg.). Berlin, Göttingen, Heidelberg: Springer 1958

Belli, N., Coppela, G.: Lesions induced by an antilung serum. Ann. Ist. Forlanini **20**, 45–58 (1960)

Bergmann, L.: Zur Pathogenese des Aspergilloms. Pneumonologie **124**, 88 (1961)

Bessler, W.: Veränderungen des Thoraxbildes bei Kollagenkrankheiten. Radiol. Clin. (Basel) **27**, 330 (1958)

Brednow, W.: Die Kollagenkrankheiten der Lunge. Pneumonologie **124**, 3 (1961)

Brill, N. E., Baehr, G., Rosenthal, N.: Generalized giant follicle hyperplasia of lymphnodes and spleen. A hitherto undiscribed type. J. Am. Med. Assoc. **84**, 668–671 (1925)

Brock, R. C.: Post-tuberculous bronchostenosis and bronchiektasis of the middle lobe. Thorax **5**, 5–39 (1950)

Bruwer, A.J., Kennedy, R.L.I., Edwards, I.E.: Recurrent pulmonary hemorrhage with hemosiderosis: so-called idiopathic pulmonary hemosiderosis. Am. J. Roentgenol. **76**, 98–107 (1956)

Bünger, P., Fassbender, C.W., Schütze, G.: Zur Mikrolithiasis alveolaris pulmonum. Fortschr. Röntgenstr. **97**, 775 (1962)

Bulgrin, J.G., Dubois, E.L., Jacobson, G.: Chest roentgenographic changes in systemic lupus erythematosus. Radiology **74**, 42 (1960)

CIBA Guest Symposium: Terminology, definitions and classification of chronic pulmonary emphysema and related conditions. Thorax **14**, 286 (1959)

Citron, K.R., Scadding, J.G.: Stenosing noncaseating tuberculosis (sarcoidosis) of the bronchi Thorax **12**, 18 (1957)

Coates, J.R., Bellamy, J.C.: Idiopathic pulmonary hemosiderosis. Ann. Intern. Med. **55**, 672 (1961)

Comroe, J.H., Forster, R.E., Du Bois, A.B., Briscoe, W.A., Carlsen, E.: The lung. Clinical physiology and pulmonary function tests. Chicago: The Year Book Publishers 1959

Cordasco, E.M., Haserick, J.R., Skirpan, P.J., van Ordstrand, H.S.: Pulmonic manifestations of systemic lupus erythematosus. J. Chronic Dis. **5**, 290 (1957)

Craig, J.M., Kirkpatrick, J., Neuhauser, E.B.: Congenital cystic adenomatoid malformation of the lung in infants. Am. J. Roentgenol. **76**, 516 (1956)

Dittrich, P.v., Reindell, H., Wurm, K., Zintz, R.: Zum Krankheitsbild der generalisierten Riesenzellarteriitis. Dtsch. Med. Wochenschr. **85**, 1842 (1960)

Doub, H.P., Goodrich, B.E., Gish, J.R.: The pulmonary aspects of polyarteritis (periarteritis) nodosa. Am. J. Roentgenol. **71**, 785 (1954)

Doering, P.: Die idiopathische Lungenhämosiderose. Ergeb. Inn. Med. Kinderheilkd. **14**, 481 (1960)

Doering, P.: Zur Klinik und Pathogenese der essentiellen Lungenhämosiderose. Pneumonologie **124**, 62 (1961)

Eck, H., Haupt, R., Rothe, G.: Handbuch der speziellen pathologischen Anatomie und Histologie, Bd. III/4: Die gut- und bösartigen Lungengeschwülste. Uehlinger, E. (Hrsg.). Berlin, Heidelberg, New York: Springer 1969

Feindt, H.R.: Beitrag zur Röntgendiagnostik der Thymome. Fortschr. Röntgenstr. **85**, 409 (1956)

Forster, R.E.: Exchange of gases between alveolar air and pulmonary capillary blood: pulmonary differing capacity. Physiol. Rev. **37**, 391 (1957)

Fraser, R.G., Paré, J.A.P.: Diagnosis of diseases of the chest, Vol. I and II. Philadelphia, London, Toronto: Saunders 1970

Friedberg, Ch.K.: Erkrankungen des Herzens, Bd. II. Stuttgart: Thieme 1972

Friedel, H.: Die Katheterbiopsie des peripheren Lungenherdes. (Ein Beitrag zur Frühdiagnose des Bronchial-Carcinoms.) Leipzig: Barth 1961

Gartmann, J.Ch.: Chronische Pneumonie – Lipoidpneumonie – Lungenabszeß. Pneumonologie **124**, 71 (1961)

Georgii, A., Eymer, K.P.: Über die alveoläre Lungenproteinose. Ergeb. Inn. Med. Kinderheilkd. **20**, 258 (1963)

Gerard-Marchant, R., Hamlin, I., Lennert, K., Rilke, F., Stansfeld, A.G., van Unnik, J.A.M.: Classification of non-Hodgkin's lymphomas. Lancet **1974** II, 406–408

Giese, W.: Die Atemorgane. In: Lehrbuch der speziellen pathologischen Anatomie, Bd. II/3. Berlin: de Gruyter 1960

Gould, D.M., Dalrymple, G.V.: A radiological analysis of disseminated lung disease. Am. J. Med. Sci. **238**, 621 (1959)

Graham, E.A., Burford, T.H., Mayer, J.H.: The middle lobe syndrome. Postgrad. Med. **4**, 29–34 (1948)

Gremmel, H., Schulte-Brinkmann, W., Vieten, H.: Differentialdiagnostische Besonderheiten neurogener Mediastinaltumoren. Radiologe **3**, 37 (1963)

Grilli, A.: Aspetti radiologici particolari delle cisti di echinococco del polmone. Arch. Tisiol. **17**, 643 (1962)

Grosse-Brockhoff, F.: Interstitielle Lungenfibrose (Hamman-Rich). Pneumonologie **124**, 21 (1961)

Grunze, H.: Tumoren der Thoraxorgane. In: Diagnostik der Geschwulstkrankheiten. Bartelheimer, H. u. Maurer H.-J. (Hrsg.), S. 358–492 Stuttgart: Thieme 1962

Hämmerli, U.: Diffuse progressive interstitielle Lungenfibrose (Hamm-Rich-Syndrom). Schweiz. Med. Wochenschr. **1955**, 597

Hamperl, H.: Die pathologische Anatomie der interstitiellen Pneumonie. Monatsschr. Kinderheilkd. **108**, 132, 164 (1960)

Hanford, R.B., Schneider, G.F., MacCarthy, J.D.: Massive thoracic extra-medullary hemopoiesis. New Engl. J. Med. **236**, 120 (1960)

Harbitz, F.: Extensive calcification of the lungs as a distinct disease. Arch. Intern. Med. **21**, 139–146 (1918)

Hartung, W.: Morphologie des bullösen Emphysems, seine Abgrenzung gegen Lungendystrophie. Pneumonologie **119**, 343 (1958)

Heilmeyer, L.: Die progressive Lungendystrophie. Pneumonologie **124**, 157 (1961)

Heilmeyer, L., Schmid, F.: Progressive Lungendystrophie. Dtsch. Med. Wochenschr. **81**, 2117 (1956)

Heilmeyer, L., Wurm, K., Reindell, H.: Klinik des Morbus Boeck. Pneumonologie **114**, 46 (1955)

Hein, J.: Zur Differential-Diagnose und Therapie der Rundherde. Internist (Berlin) **1**, 54 (1960)

Helmer, F., Krepler, P., Pollauf, F., Zeitlhofer, J.: Angeborenes lobäres Emphysem und cystische Mißbildung der Bronchien. Z. Kinderheilkd. **87**, 237 (1962)

Henell, H., Sussman, M.L.: The roentgen features of eosinophilic infiltrations in the lung. Radiology **44**, 328–334 (1945)

Hennemann, G., Hofmann, B.: Zur Klinik der diffusen interstitiellen Lungenfibrose. Med. Klin. **1960**, 839

Herrnheiser, G.: Röntgenanatomie der Lunge. Fortschr. Röntgenstr. **74**, 623 (1951)

Höffken, W.: Das Aspergillom der Lunge. Fortschr. Röntgenstr. **84**, 397 (1956)

Hottinger, A., Kaufmann, H.J., Weisser, K., Werthemann, A.: Über eine seltene Lungenerkrankung Frühgeborener. Ann. paediat. (Basel) **201**, 13 (1963)

Hughes, I.P., Stovin, P.G.I.: Segmental pulmonary artery aneurysms with peripheral venous thrombosis. Br. J. Dis. Chest **53**, 19–27 (1959)

Huzly, A.: Das Mittellappensyndrom. Fortschr. Röntgenstr. **97**, 407 (1962)

Huzly, A.: Die Bronchographie bei der Sarkoidose. XIII. Kongr. Ass. intern. Etude des bronches. Zürich 1963

Hyde, L.: Coccidioidal pulmonary cavitation. Dis. Chest **54** (Suppl. I), 273–277 (1968)

Jochem, W., Mennicken, U., Villnabit, K.: Angiographischer Nachweis einer extralobären Sequestration. Fortschr. Röntgenstr. **119**, 465–471 (1973)

Kähler, H.J., Heilmeyer, L.: Klinik und Pathophysiologie des Karzinoids und Karzinoidsyndroms unter besonderer Berücksichtigung der Pharmakologie des 5-Hydroxytryptamins. Ergeb. Inn. Med. Kinderheilkd. **16**, 292 (1961)

Kalbian, V.V.: Bronchial involvement in pulmonary sarcoidosis. Thorax **12**, 18 (1957)

Kaufmann, H.J.: Über eine neue Form von Lungenfibrose bei Frühgeburten. Fortschr. Röntgenstr. **97**, 434 (1962a)

Kaufmann, H.J.: Diskussionsbeitrag zur Differentialdiagnoe der adenoid-cystischen Lungendegeneration (Demonstration eines Falles). Basler Ges. für Kinderheilkunde 21. 2. 1962b

Klein, E.W., Griffin, I.P.: Coccidioidomycosis (diagnosis outside the Sonoran zone): the roentgen features of acute multiple pulmonary cavities. Am. J. Roentgenol. **94**, 653–659 (1965)

Kramer, A., Siede, W.: Das Hamman-Rich-Syndrom. Internist (Berlin) **3**, 366 (1962)

Kraus, R., Strnad, F.: Das umschriebene vikariierende Emphysem als wertvolles Differentialdiagnostikum des beginnenden Lungentumors. Morphologische Studien der Lungenzeichnung im Röntgenbild. Radiologe **1**, 43 (1961)

Kröker, P.: Zur Frage der sogenannten progressiven Lungendystrophie. Fortsch. Röntgenstr. **93**, 1 (1960)

Kümmerle, F.: Zur operativen Behandlung seltener Lungenerkrankungen. Pneumonologie **124**, 152 (1961)

Laur, A., Diller, W.: Diagnostik der Lungenembolie. Dtsch. Med. Wochenschr. **1962**, 720

Laur, A., Wedler, H.W.: Die einseitige helle Lunge im Röntgenbild. Fortschr. Röntgenstr. **82**, 305 (1955)

Leggat, P.O., Walton, E.H.: Wegener's granulomatosis. Thorax **11**, 94 (1956)

Lendes, G., Leicher, F.: Zum Krankheitsbild der Mikrolithiasis alveolaris pulmonum. Ärztl. Wochenschr. **3**, 692 (1948)

Lennert, K.: The germinal centers and their tumors. Pathologica **7**, 35–38 (1974)

Lichtenstein, L.: Histiocytosis X. Integration of eosinophilic granuloma of bone. Letterer-Siwe disease and Schüller-Christian disease as related manifestations of a single nosologic entity. Arch. Pathol. Lab. Med. **56**, 84–102 (1953)

Lichtenstein, L.: Histiocytosis X (Eosinophilic granuloma of bone). Letterer-Siwe disease and Schüller-Christian disease. J. Bone Joint Surg. (Am.) **46**, 76 (1964)

Lindgren, S., Löfgren, A.G.H.: Cavern formation in pulmonary sarcoidosis. Acta Chir. Scand. (Suppl.) **245**, 113 (1959)

Lindig, W.: Ein klinisch-röntgenologischer Beitrag zum Krankheitsbild der „Mikrolithiasis alveolaris pulmonum". Fortschr. Röntgenstr. **75**, 678 (1951)

Lindig, W.: Differentialdiagnose der selteneren chronischen Lungenkrankheiten unter Berücksichtigung klinischer Gesichtspunkte. Pneumonologie **124**, 113 (1961)

Linke, A.: Früherkennung des Krebses, ein kurzes Handbuch für die Praxis. Stuttgart: Schattauer 1962

Littmann, M.L., Zimmermann, L.E.: Cryptococcosis, torulosis or European blastomycosis. New York: Grune & Stratton, Inc. 1956

Loeckell, H.: Rundherdähnliche Infiltrate (Mycetome) bei Lungenmykosen. Radiologe **2**, 255 (1962)

Loosli, C.G.: Histoplasmosis. Med. Clin. North Am. **39**, 171 (1955)

Loosli, C.G.: Histoplasmosis. J. Chronic Dis. **5**, 473 (1957)

Lüthi, E.: Beitrag zur Kenntnis der Lymphogranulomatose (Morbus Hodgkin) unter besonderer Berücksichtigung der sekundären Lungenfibrose. Schweiz. Z. Tuberk. **18**, 330 (1961)

Lundberg, G.D.: Goodpasture's syndrome. Glomerulonephritis with pulmonary hemorrhage. J. Am. Med. Assoc. **184**, 915 (1963)

Lyons, H.A., Calvy, G.L., Sammons, B.P.: The diagnosis and classification of mediastinal masses I, a study of 782 cases. Ann. Intern. Med. **51**, 897–932 (1959)

Maus, H.: Leiomyomatosis pulmonum disseminata maligna. Frankf. Z. Path. **69**, 95 (1958)

Müller, H.: Handbuch der speziellen pathologischen Anatomie und Histologie, Bd. III/1: Die Nebenlungen. Uehlinger, E. (Hrsg.), S. 577. Berlin: Springer 1928

Müller, W., Musshoff, K.: Ampulläre Bronchiektasen, eine seltene Mißbildung der Bronchien. Fortschr. Röntgenstr. **91**, 701 (1959)

Müllly, K.: Die Geschwülste der Lunge. Pleura und Brustwand. Die Erkrankungen und Geschwülste des Mediastinums. In: Handbuch der inneren Medizin, 4. Aufl. Bd. IV/4. Bergmann, G., Frey, W., Schwiegk, H. (Hrsg.) Erkrankungen der Atmungsorgane. S. 391–566. Berlin, Göttingen, Heidelberg: Springer 1956

Musshoff, K., Krauss, H., Frisch, P., Reindell, H., Klepzig, H., Engstfeld, G.: Größen- und Formänderungen des Herzens und der Lungengefäße vor und nach Sprengung der Mitralstenose. Dtsch. Med. Wochenschr. **84**, 468 (1959)

Musshoff, K., Weinreich, J.: Röntgenologische Differentialdiagnostik chronischer seltener Lungenkrankheiten. Pneumonologie **124**, 100 (1961)

Nelson, R.L.: Congenital cystic disease of the lung; report of a case. J. Pediatr. **1**, 233 (1932)

Noetzel, H.: Multiple Angiome im Gehirn bei generalisierter Angiomatosis. Beitr. Pathol. **123**, 251 (1960)

O'Leary, D.J., Curry, F.J.: Coccidioidomycosis. Am. Rev. Tuberc. **73**, 501 (1965)

Overstreet, R.M.: Emphysema of a portion of the lung in the early months of life. Am. J. Dis. Child. **57**, 861 (1939)

Perrin, A., Fromeut, R., Gravier, J., Paupert-Ravault, M.: Miliaires hémosidérosiques et ossifications nodulaires de poumons dans les sténoses mitrales (à propos de 19 observations personelles). Arch. Mal. Cœur **49**, 153 (1956)

Plechl, S.-Ch.: Das kongenitale lobäre Emphysem. Dtsch. Med. Wochenschr. **88**, 2056 (1963)

Plenk, H.P., Swift, S.A., Chambers, W.L., Pletzer, W.E.: Pulmonary alveolar proteinosis — a new disease? Radiology **74**, 928 (1960)

Price, D.M.: Lower accessory pulmonary artery with intralobar sequestration of lung: a report of seven cases. J. Pathol. **58**, 457 (1946)

Puhr, L.: Mikrolithiasis alveolaris pulmonum. Virchows Arch. **290**, 156 (1933)

Purnell, D.C., Baggenstoss, A.H., Olsen, A.M.: Pulmonary lesions in disseminated lupus erythematosus. Ann. Intern. Med. **42**, 619 (1955)

Radenbach, K.L., Jungbluth, H.: Tuberkulöse Rundherde und Tuberkulome der Lunge. Radiologe **2**, 233 (1962)

Reed, Ch.E., Sosman, A., Barbee, R.A.: Pigeonbreeder's lung. A newly oberved interstitial pulmonary disease. J.Am.Med.Assoc. **193**, 261–265 (1965)

Rose, G.A.: The natural history of polyarteriitis. Br. Med. J. **1957** II, 1148

Rosen, S.H., Castleman, B., Liebow, A.A.: Pulmonary alveolar proteinosis. New Eng. J. Med. **258**, 1123–1142 (1958)

Rossier, P.H., Bühlmann, A., Wiesinger, K.: Physiologie und Pathophysiologie der Atmung. Berlin, Göttingen, Heidelberg: Springer 1958

Roth, F.I., Ranninger, K.: Selektive Arteriographie einer Nebenlunge. Fortschr. Röntgenstr. **119**, 464–465 (1973)

Ruckensteiner, E., Tschurtschenthaler, F.: Über das Hamartom der Lunge. Med. Klin. **1959**, 1353

Scadding, J.G.: Chronic diffuse interstitial fibrosis of the lungs. Br. Med. J. **1960** I, 443

Schaich, W.: Zur Klinik des tuberkulösen Rundherdes. Tuberk.-Arzt **8**, 698 (1954)

Schiessle, W., Germeshausen, H.: Interne bioptische Methoden zur Diagnose von Lungen-, Pleura- und Mediastinalkrankheiten. Med. Klin. **1962**, 913

Schildknecht, O.: Zur Pathogenese verkalkter Schichtungskugeln, sog. „corpora amylacea" in der Lunge (unter Mitteilung eines außergewöhnlichen Falles). Virchows Arch. **285**, 466 (1932)

Schinz, H.R., Baensch, W.E., Friedl, E., Uehlinger, E.: Lehrbuch der Röntgendiagnostik, Bd. III/1. Stuttgart: Thieme 1952

Schlungbaum, W., Schondore, K.-W.: Gibt es einen für die Malignität solitärer pulmonaler Rundherde pathognomonischen Röntgenbefund? Radiologe **2**, 246 (1962)

Schmidt, P.G.: Die Lungencysten und ihre Differentialdiagnose. Internist (Berlin) **3**, 346 (1962)

Schoenmakers, J., Vieten, H.: Atlas postmortaler Angiogramme. Stuttgart: Thieme 1954

Schulze, W.: Röntgenologische Aspekte des oligämischen Obstruktionssyndroms im Lungenkreislauf bei chronischer massiver Pulmonalarterienthrombose. Radiologe **1**, 37 (1961)

Schulze, W.: Semimaligne Primärtumoren der Bronchien und Lungen. In: Handbuch der medizinischen Radiologie, Bd. IX/4c: Geschwülste der Bronchien, Lungen und Pleura. Diethelm, L., Heuck, F., Olsson, O., Ranniger, K., Strnad, F., Vieten, H., Zuppinger, A. (Hrsg.), S. 43ff. Berlin, Heidelberg, New York: Springer 1973

Schwarz, J., Baum, G.L., Straub, M.: Cavitary histoplasmosis complicated by fungus ball. Am. J. Med. **31**, 692 (1961)

Seidel, H.: Die Klinik der Lungenadenomatose. Pneumonologie **124**, 45 (1961)

Shapiro, R., Rigler, L.G.: Pulmonary embolism without infarction. Am. J. Roentgenol. **60**, 460 (1948)

Silverman, F.N., Schwarz, J., Lahey, M.E., Carson, R.P.: Histoplasmosis. Am. J. Med. **19**, 410 (1955)

Soergel, K.H., Sommers, S.C.: Idiopathic pulmonary hemosiderosis and related syndromes. Am. J. Med. **32**, 499–511 (1962)

Spencer, H.: Pathology of the lung. Oxford, London, New York, Paris: Pergamon Press 1963

Stack, B.H.R., Grant, J.W.B., Irvine, W.I., Moffat, M.A.J.: Idiopathic diffuse interstitial lung disease: a review of 42 cases. Am. Rev. Respir. Dis. **92**, 939–948 (1965)

Steiner, R.E.: The roentgenology of pulmonary manifestations in mitral heart disease and left heart failure. Prog. Cardiovasc. Dis. **2**, 1 (1959)

Stender, H.S., Schermuly, W.: Das interstitielle Lungenödem im Röntgenbild. Fortschr. Röntgenstr. **95**, 461 (1961)

Stöcker, E.: Über die intrapulmonale Sequestration der Lunge. Frankfurt. Z. Path. **69**, 452 (1958)

Stöcker, E.: Leiomyomatosis pulmonum disseminata maligna. Zbl. allg. Path. path. Anat. **99**, 143 (1959)

Stoerk, O.: Über angeborene blasige Mißbildungen der Lunge. Wien. klin. Wochenschr. **10**, 25 (1897)

Storey, C., Knudson, K.P., Lawrence, B.I.: Bronchiolar (alveolar-cell) carcinoma of the lung. J. Thorac. Cadiovasc. Surg. **26**, 331–406 (1953)

Strickland, B.: Pulmonary appearances in polyarteriitis nodosa. J. Fac. Radiol. (Lond.) **6**, 201 (1955)

Strnad, F.: Fragen zur Röntgendiagnostik der Lungentumoren. Verh. dtsch. Röntg-Ges., Bd. 40, Beiheft Fortschr. Röntgenstr. **88**, 42 (1958)

Stutz, E., Vieten, H.: Die Bronchographie. Stuttgart: Thieme 1955

Sundermann, A., Panzram, G.: Krankheiten der Atmungsorgane. Pulmonale Komplikationen bei akutem und chronischem Gelenkrheumatismus. Münch. Med. Wochenschr. **1962**, 2205

Symmers, D.: Follicular lymphadenopathy with splenomegaly, a new recognized disease of the lymphatic system. Arch. Pathol. Lab. Med. **3**, 816–820 (1927)

Taylor, T.L., Ostrum, H.: The roentgenologic evaluation of systemic lupus erythematosus. Am. J. Roentgenol. **82**, 95 (1959)

Thiede, T., Chievitz, E.: Increase in cell volume and pulmonary changes in polycythaemia vera. Acta Med. Scand. **170**, 443 (1961)

Uehlinger, A., Fuchs, W.A., Bühlmann, A., Uehlinger, E.: Über Lungenfibrosen. Klinik, Radiologie, Pathophysiologie und pathologische Anatomie. Dtsch. Med. Wochenschr. **85**, 1829 (1960)

Uehlinger, E.: Vanishing lung, progressive Lungendystrophie. In: Röntgendiagnostik, Ergebnisse

1952–1956, Schinz, H.R. u. Glauner, R. (Hrsg.), S. 363. Stuttgart: Thieme 1957

Uehlinger, E., Schoch, G.: Zur Diagnose und Differentialdiagnose der Lungengerüsterkrankungen: Entzündungen und Dystrophien. In: Röntgendiagnostik, Ergebnisse 1952–1956, Schinz, H. R. u. Glauner, R. (Hrsg.), S. 307. Stuttgart: Thieme 1957a

Uehlinger, E., Schoch, G.: Das Mittellappensyndrom. In: Röntgendiagnostik, Ergenisse 1952–1956, Schinz, H.R. u. Glauner, R. (Hrsg.), S. 373. Stuttgart: Thieme 1957b

Vanbreuseghem, R.: Données récentes sur l'épidémiologie, la symptomatologie, le diagnostic et la thérapeutique de l'histoplasmose. Ann. Soc. roy. Sci. méd. nat. Brux. **11**, 282 (1958)

Vivell, O., Buhn, W.H., Lins, G.: Erfahrungen mit der serologischen Diagnose der interstitiellen plasmacellulären Pneumonie von jungen Säuglingen und Frühgeburten. Z. Kinderheilkd. **78**, 653 (1956)

Vogel, K.-H.: Die Periarteriitis nodosa und ihre Verlaufsformen. Med.Welt. **1961**, 2328, 2392, 2504

Walter, E.A.: Giant cell granulom of the respiratory tract (Wegener's granulomatosis). Br. Med. J. **1958** II, 265

Walter, H.H.: Zum Bilde des Lungen-Boeck bei Kindern und Jugendlichen. Tuberk.-Arzt **14**, 828 (1960)

Walther, G., Heuck, F.: Die Klinik und Differentialdiagnose des Alveolarzellcarcinoms. Internist (Berlin) **3**, 378 (1962)

Wegmann, T.: Lungenmykosen. Med. Klin. **1962**, 1801

Weingärtner, L.: Zur Frage der idiopathischen Lungenhämosiderose. Fortschr. Röntgenstr. **87**, 482 (1957)

Weingärtner, L.: Metastasierendes Schilddrüsenadenom. Monatsschr. Kinderheilkd. **107**, 449 (1959)

Wellauer, J.: Die Lungensequestration und die Herzzwerchfellwinkel. Radiologe **2**, 74 (1962)

Westermark, N.: On bronchostenosis, a roentgenological study. Acta Radiol. (Stockh.) **19**, 285 (1938a)

Westermark, N.: On the roentgen diagnosis of lung embolism. Acta Radiol. (Stockh.) **19**, 357 (1938b)

Wilson, J.W.: Cryptococcosis. J. Chronic Dis. **5**, 445 (1957)

Wilson, M.G., Mitiky, V.G.: A new form of respiratory disease in prematures. Am. J. Dis. Child. **99**, 468 (1960)

Winn, W.A.: Coccidioidomycosis. J. Chronic Dis. **5**, 430 (1957)

Winn, W.A.: A long-term study of 300 patients with cavitary-abscess lesions of the lung of coccidioidal origin. An analytical study with special reference to treatment. Dis. Chest **54** (Suppl. I), 268–272 (1968)

Winslow, W.A., Ploss, L.N., Loitman, B.: Pleuritis in systemic lupus erythematosus; its importance as an early manifestation in diagnosis. Ann. Intern. Med. **49**, 70 (1958)

Woodruff, I.H., Ottoman, R.E., Isaac, F.: Bronchiolar-cell carcinoma. Radiology **70**, 335–348 (1958)

Wurm, K., Reindell, H.: Die mediastinalen Lymphknotenerkrankungen im Röntgenbild. Radiologe **3**, 42 (1963a)

Wurm, K., Reindell, H.: Verkalkungen bei der Sarcoidose (Morbus Boeck). Freiburger Med. Ges., 28. 5. 1963b

Wurm, K., Reindell, H., Heilmeyer, L.: Der Lungenboeck im Röntgenbild. Stuttgart: Thieme 1958

Verzeichnis der Einsender von Röntgenbildern

H. Behrend, Marburg, Medizinische Universitätsklinik (s. bei Reusch und Schermuly)

L. Bergmann, Apollensdorf b. Wittenberg: Fall 79

M. Birkenfeld, Bad Mergentheim, Caritas-Krankenhaus: Fall 80

H. Blaha und F. Cujnik, Gauting, Zentralkrankenhaus: Fall 105

F. Brecke, St. Blasien, Sanatorium: Fall 32

I. Bruchmann, früher Weilmünster i. Ts., Kinderheilstätte, jetzt Winterkasten i. Odw.: Fall 116

H. Brügger, Wangen (Allgäu), Kinderheilstätte (zusammen mit Walter): Fall 44, 122, 140

E. Buchborn, Köln-Merheim, Medizinische Klinik des Städt. Krankenhauses: Fall 100

H. Buser und W. Bohn, Barmelweid, Aargauische Heilstätte: Fall 48, 66

W. Diller, Leverkusen, Bayer, Ärztliche Abteilung: Fall 82

P. Doering, Göttingen, Medizinische Universitätsklinik: Fall 96

Eskuchen, Ulm, Medizinische Klinik der Städt. Krankenanstalt: Fall 2

W. Fink, Schorndorf, Innere Abteilung des Krankenhauses (zusammen mit Rastetter): Fall 42

J. Gartmann, Arosa, Heilstätte Altein: Fall 1, 3, 11, 34, 40

F. Grosse-Brockhoff, Düsseldorf, Medizinische Universitätsklinik: Fall 99, 107, 108

E. Hain, F. Lichtenauer und H. Hüsselmann, Hamburg-Harburg, Allgemeines Krankenhaus: Fall 16, 39, 41

Hempel, Leipzig, Universitäts-Kinderklinik (zusammen mit Weingärtner): Fall 19, 21, 52, 56, 95

W. Höffken, Köln-Merheim, Medizinische Universitätsklinik: Fall 78

A. Huzly, Gerlingen über Stuttgart-Feuerbach, Sanatorium Schillerhöhe: Fall 6, 33, 45, 65, 67, 72, 125, 126, 138, 158, 160

–, zusammen mit Seidel: Fall 22, 64, 134

G. Jacob, Karl-Marx-Stadt, Krankenhaus Leninstraße, Röntgenabteilung: Fall 18, 28, 106

H. J. Kaufmann, Basel, Basler Kinderhospital: Fall 161, 162

P. Kröker, Essen, Evang. Krankenhaus Huyssens-Stiftung: Fall 150, 151, 152, 153

E. Kuntz, Schwäbisch-Hall, Evang. Diakonissenanstalt, und W. Gronemeyer, Wiesbaden, Deutsche Klinik für Diagnostik AG: Fall 85

W. Langer und W. Klug, Rotenburg (Hann.), Versorgungskrankenhaus Unterstedt: Fall 58, 83

S. Lindgren und A.G.H. Löfgren, St. Göran's Hospital, Dept. of pulmonary diseases and pathology: Stockholm, Fall 30

W. Lindig, Leipzig, Bezirkskrankenhaus für Lungenkrankheiten (zusammen mit Medizinischer Universitäts-Poliklinik Freiburg i. Br.:) Fall 51

H. Löhr und P. Haug, Hamburg, Radiologische Universitätsklinik und Strahleninstitut: Fall 23

B. Loerbroks und P. Freise, Berlin-Wannsee, Städt. Klinik für Lungenkrankheiten, Heckeshorn: Fall 37

N. Markoff, Chur, Kantonsspital, Medizinische Klinik (s. bei Uehlinger)

E. Nägele, Gießen, Medizinische Universitäts-Poliklinik: Fall 101, 102, 109

K. Pütter, Freiburg i. Br., Robert-Koch-Klinik (s. bei Reimann)

H. Rastetter, Freiburg i. Br., Medizinische Universitätsklinik (s. bei Fink)

W. Reimann, Sanatorium Friedrichsheim über Müllheim (Baden) (zusammen mit Pütter): Fall 27

W. V. Reimold und J. Emmrich, Göttingen, Medizinische Universitätsklinik: Fall 77

G. Reusch, Königstein i. Ts., Haus in der Sonne: Fall 14, 25, 54, 60, 120, 135, 136

–, zusammen mit Schermuly und Behrend: Fall 155

W. F. Rosenblatt, Albuquerque, USA, State Tuberculosis Hospitals' board Fort Stanton: Fall 59, 110, 163, 164

W. Schaich, Sanatorium Luisenheim über Müllheim (Baden): Fall 118

W. Schermuly (zusammen mit Behrend und Reusch; s. auch bei Stender): Fall 155

H. R. Schinz, Zürich, Röntgeninstitut der Universität (s. bei Uehlinger)

H. Seidel, Gerlingen über Stuttgart-Feuerbach, Sanatorium Schillerhöhe: (s. bei Huzly)

H. J. Sielaff, Heidelberg, Medizinische Universitätsklinik: Fall 118

E. Sommer, Sanatorium Braunwald (Schweiz) (s. bei Uehlinger)

H.S. Stender, Marburg, Strahlenklinik und -poliklinik (zusammen mit Schermuly): Fall 111

F. Suter, Davos, Thurgauer-Schaffhauer Heilstätte (s. bei Uehlinger)

E. Uehlinger, Zürich, Pathologisches Institut: Fall 129

–, zusammen mit Markoff, Chur: Fall 130

–, zusammen mit Schinz: Fall 26, 88, 89, 90, 91, 121

–, zusammen mit Sommer: Fall 128

–, zusammen mit Suter, Davos: Fall 124

–, zusammen mit Kantonsspital Schaffhausen: Fall 49, 103

–, zusammen mit Kantonsspital Zürich: Fall 87

–, zusammen mit Kinderspital Zürich: Fall 98

–, zusammen mit Krankenhaus Schwyz: Fall 61

–, zusammen mit Pflegerinnenschule Zürich: Fall92

–, zusammen mit Stadtspital Waid, Zürich: Fall 119

–, zusammen mit Thurgauisch-Schaffhausische Heilstätte, Davos-Platz: Fall 104

K. Unholtz, Berlin-Kladow, Städt. Klinik für Lungenkranke, Havelhöhe: Fall 57

R. Vetter, Krankenhaus Waldkirch i.Br.: Fall 69

H. Vieten, Düsseldorf, Institut für medizinische Strahlenkunde, Medizinische Akademie: Fall 20

O. Vivell, Freiburg i.Br., Universitäts-Kinderklinik: Fall 93, 94

H.H. Walter, Heilstätte Wilhelmsheim über Backnang/Wttbg., früher Wangen (Allgäu), Kinderheilstätte (s. bei Brügger)

L. Weingärtner, Leipzig, Universitäts-Kinderklinik, jetzt: Halle a.d. Saale, Universitäts-Kinderklinik (s. bei Hempel)

D. Wentz, Waldhof-Elgershausen, Sanatorium: Fall 9, 81

W. Wolfart, Freiburg i.Br., Robert-Koch-Klinik, Chirurgische Abteilung: Fall 149

K. Wurm, Höchenschwand (Schwarzwald), Kurhaus: Fall 141

Bundeswehrmedizinalamt Bonn-Beuel: Fall 139,

Chirurgische Universitätsklinik Freiburg i.Br.: Fall 8, 15, 29, 35, 36, 69, 70, 73, 74, 86, 117, 131, 132, 133, 137, 146, 156

Medizinische Universitätsklinik Freiburg i.Br.: Fall 4, 7, 10, 12, 13, 17, 24, 31, 38, 43, 46, 47, 50, 53, 55, 62, 68, 75, 76, 84, 97, 112, 115, 123, 143, 144, 145, 154, 157

Universitäts-Kinderklinik Freiburg i.Br.: Fall 159

Medizinische Universitäts-Poliklinik Freiburg i.Br. (zusammen mit Lindig): Fall 51

Medizinische Klinik Süd, Lübeck, Städt. Krankenanstalten: Fall 5, 63, 113, 114, 127, 142, 147, 148

I. Medizinische Abteilung, München-Schwabing, Städt. Krankenhaus (zusammen mit Medizinischer Universitätsklinik Freiburg i.Br.): Fall 47

Universitäts-Hautklinik Zürich: Fall 71

Diagnosen- und Sachverzeichnis

H. Blaha

Die Lungentuberkulose im Röntgenbild

1976. 204 Abbildungen in 459 Einzeldarstellungen, 35 Tabellen. VIII, 388 Seiten.

Gebunden DM 390,– ; US $ 214.50

ISBN 3-540-07524-0

Die Röntgenologie nimmt bei der Lungentuberkulose nach wie vor eine zentrale Stellung ein. In der vorliegenden Monographie werden die eindrucksvollen Ergebnisse phthisiologischer Forschung unter dem Gesichtspunkt einer modernen Konzeption als Basis für die künftige Forschung zusammengefaßt.

In die Röntgenmorphologie einbezogen sind die pathologische Anatomie, die epidemiologischen Daten, die Pathogenese und die Bakteriologie. Das Substrat des Röntgenbildes wird damit in seine Zusammenhänge gestellt, um für die zahlreichen Manifestationsformen das erforderliche Verständnis zu ermöglichen. Das Buch ist in gleicher Weise für die Klinik wie für die Röntgenmorphologie geschrieben.

Handbuch der inneren Medizin

Begründet von L. Mohr, R. Staehelin
Herausgeber: H. Schwiegk

4. Band:

Erkrankungen der Atmungsorgane

5., völlig neubearbeitete und erweiterte Auflage
Subskriptionspreise werden gewährt bei Verpflichtung zur Abnahme aller 4 Teilbände bis Erscheinen des gesamten Bandes 4

1. Teil:

Pneumokoniosen

Herausgeber: W.T. Ulmer, G. Reichel

Mit Beiträgen zahlreicher Fachwissenschaftler
1976. 247 Abbildungen, 82 Tabellen. XVI, 692 Seiten.

Gebunden DM 390,– ; US $ 214.50
Subskriptionspreis Gebunden DM 312,– ; US $ 171.60

ISBN 3-540-07507-0

M. A. de Kock

Dynamic Bronchoscopy

With a Foreword by W.T. Ulmer

1977. 197 figures, 135 in color, 3 tables. X, 119 pages.

Cloth DM 112,– ; US $ 61.60

ISBN 3-540-08109-7

Contents: Introduction. – Indications for, and contra-indications to bronchoscopy. – Equipment and technique. – Normal anatomy and function of the airways as seen through the bronchoscopes. – Dynamic changes in the bronchial tree under conditions of quiet respiration or coughing. – Tumors. – Trauma of the airways. – Bronchial lavage and post-operative lobar and segmental collapse of the lungs. – Tuberculosis involving the airways. – The normal mucous membrane and inflammatory changes. – Bronchography via the bronchoscope.

The emphasis of this book is on observations of functional change as viewed through the rigid bronchoscope which the author regards as a useful research tool contributing to a better understanding of many pulmonary diseases, and not as a means merely to diagnose tumor or remove foreign bodies from the bronchial tree. Bronchoscopic technique is detailed, including the essentials of such manoeuvres as the catheterisation of specific lobes and segments of the lung, bronchial lavage and selective bronchography. The endoscopic appearances of intrabronchial tumor, airways trauma and diverse morbid anatomy, and the pathogenesis of tracheal stenosis are discussed.

The dynamics of the bronchi under conditions of quiet breathing and coughing, and the abnormal mechanics resulting in obstruction of the trachea and larger airways are fully described and illustrated.

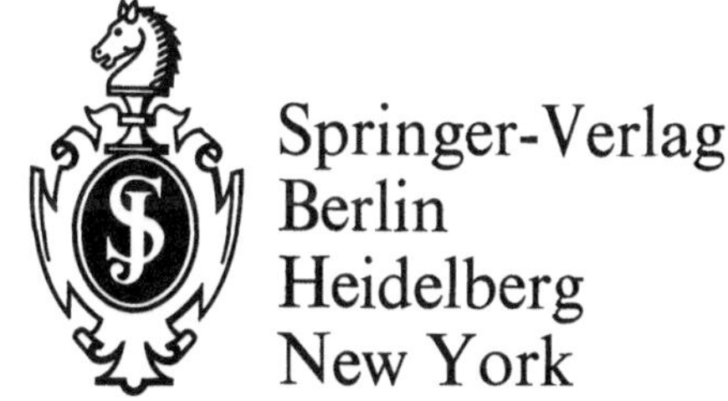

For Clinicians and Researches in Pulmonary Medicine

Lung

An International Journal on Lungs, Airways, and Breathing

Lung publishes original papers, reviews and editorials on all aspects of basic and clinical research dealing with the lungs, airways and breathing, including developmental, environmental and genetic aspects. Although there is emphasis on studies of the healthy and diseased lungs and bronchi – including diagnosis, pathogenesis and therapy – the scope of **Lung** includes work on neurophysiological and other aspects of the control of breathing, on the respiratory muscles and the chest cage, and work on the cellular and tissue level as well as studies in animals and in humans. **Lung** accepts papers from any one of the disciplines that contribute to our knowledge of the lungs, airways and breathing, including physiology, biochemistry, pharmacology, epidemiology, cell biology and environmental hygiene. Case reports, short communications, and technical notes are accepted if they are of particular interest.

For subscription information and sample copy requests please write to:

Springer-Verlag, New York Inc.,
175 Fifth Avenue, New York, NY 10010, USA
or
Springer-Verlag, Journals-Promotion Department,
Postfach 105280, D-6900 Heidelberg

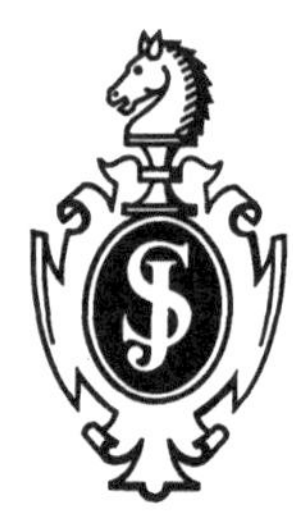

Springer-Verlag
Berlin
Heidelberg
New York